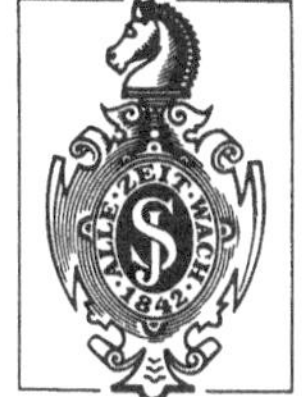

W.-W. Höpker H. Lüllig

Lungenkarzinom

Resektion, Morphologie und Prognose

Geleitworte von W. Doerr und F. Linder

Mit 221 Graphiken/Abbildungen sowie 208 Tabellen

Springer-Verlag
Berlin Heidelberg New York
London Paris Tokyo

Professor Dr. Wilhelm-Wolfgang Höpker
Institut für Allgemeine Pathologie und pathologische Anatomie
Ruprecht-Karls-Universität Heidelberg
Im Neuenheimer Feld 220/221, 6900 Heidelberg 1

Dr. Helmut Lüllig
Klinik für Lungenkrankheiten - Holdheim
Apfelallee 30, 2800 Bremen-Oberneuland

ISBN-13: 978-3-642-71530-3 e-ISBN-13: 978-3-642-71529-7
DOI: 10.1007/978-3-642-71529-7

CIP-Kurztitelaufnahme der Deutschen Bibliothek. Höpker, Wilhelm-Wolfgang:
Lungenkarzinom: Resektion, Morphologie und Prognose/W.-W. Höpker; H. Lüllig.
Mit Geleitw. von Wilhelm Doerr u. von Fritz Linder. - Berlin; Heidelberg; New York;
London; Paris; Tokyo:
Springer, 1987.
ISBN 3-540-16993-8 (Berlin ...)
ISBN 0-387-16993-8 (New York ...)
NE: Lüllig, Helmut:

Softcover reprint of the hardcover 1st edition 1987

Datenkonvertierung, Druck- und Bindearbeiten: Appl, Wemding
2119/3140-543210

Zum Geleit

Leider steigt in allen zivilisierten Ländern der Erde die Sterblichkeitsziffer bei den Trägern der bronchopulmonalen Karzinome weiter an. Grundsätzlich neue therapeutische Möglichkeiten zeichnen sich nicht ab. Nur beim kleinzelligen Bronchuskarzinom bringt die Chemotherapie bemerkenswerte Erfolge. Alles in allem aber stehen die therapeutischen Resultate in keinem befriedigenden Verhältnis zu den gigantischen Zuwachsraten der Lungenkrebssterblichkeit!

Die Verfasser haben ein Kollektiv von ca. 1000 operierten Kranken mit bronchopulmonalem Karzinom aus dem Erfahrungsgut des Tumorzentrums Heidelberg-Mannheim analysiert. Die sorgfältige morphologische Untersuchung der Operationspräparate wurde in eine Beziehung zu dem klinischen Verlauf eines jeden Falles gebracht. Es wurde dadurch so etwas wie ein therapeutisch gestalteter nosologischer Längsschnitt beim Lungenkrebs erarbeitet.

Im Jahre 1955 hatte ich im Auftrag der Deutschen Gesellschaft für Pathologie (37. Tagung, Zürich) über die therapeutisch bedingte Pathomorphose „großer Krankheitsbilder" zu referieren. An die „ordinären" Krebse konnte ich mich seinerzeit kaum heranwagen; bemerkenswerte Veränderungen der „Krankheitsgestalten" zeichneten sich aber beim M. Hodgkin und einigen Leukämien ab. Wir sind in allen vergangenen Jahren dem Problem des therapeutisch erzwungenen, aber auch des spontanen Gestaltwandels treu geblieben.

Mein langjähriger Schüler und Freund, Herr W.-W. HÖPKER, hat nun gemeinsam mit Herrn Kollegen H. LÜLLIG die im Tumorzentrum Heidelberg-Mannheim etablierte patientenbezogene Verlaufsdokumentation genutzt. Die Ergebnisse der morphologischen Untersuchung wurden dem klinischen Krankheitsverlauf gegenübergestellt. Das Problem, aus dem morphologischen Detail auf die Prognose eines Falles schließen zu können, ist alt und immer wieder erregend. Tatsächlich konnten HÖPKER und LÜLLIG zeigen, daß die diagnostisch verwendete Klassifikation der WHO für die bronchopulmonalen Kartzinome teilweise prognoserelevant, teilweise jedoch verbesserungsbedürftig erscheint.

Die Lektüre der Studie ist nicht ganz einfach; sie verlangt Geduld und Sachverstand. Sie kann jedem Internisten und Chirurgen, insbesondere dem Lungenfacharzt, aber auch dem diagnostisch verpflichteten Pathologen warm empfohlen werden. Der aufmerksame Leser erhält eine größere Sicherheit in der prognostischen Beurteilung der ihm anvertrauten Patienten.

Ich wünsche dieser wichtigen, situationskritisch bemerkenswerten Abhandlung eine weite Verbreitung.

Heidelberg, im August 1986 Wilhelm DOERR

Geleitwort

Bei der Konzeption des Tumorzentrums Mannheim-Heidelberg geht man wie andernorts von der Idee aus, die klinischen und theoretischen Grundlagen der Krebsbehandlung zu koordinieren. Zentrales Anliegen dieser interdisziplinären Organisation ist es, durch eine Verlaufsdokumentation patientenbezogene Forschung zu ermöglichen. In der vorliegenden Studie soll dies am Beispiel des Lungenkrebses exemplarisch dargestellt werden.
Als Grundsatz zur operativen Intervention gilt auch heute noch, daß - wann immer möglich - eine chirurgische Resektion versucht werden soll. Von den zur Verfügung stehenden Therapieverfahren (Chirurgie, Radiologie und Chemotherapie) ist die operative Behandlung nicht nur die älteste (MacEwen, Glasgow (1895); Heidenhain, Worms (1901) besonders aber Evarts Graham (1933) mit seiner ersten Pneumektomie), sondern auch heute noch immer die wirksamste. Wie die Erfahrung und auch diese Studie zeigen, ist freilich eine endgültige Heilung bei allen behandelten Fällen nur selten möglich (5-10%), während von den resezierten Patienten knapp 30% die Fünfjahresgrenze erreichen. Indessen kann aber von echten Fortschritten auch in den Fällen gesprochen werden, in denen eine Fünfjahresheilung nicht erzielt werden kann bzw. konnte. Voraussetzung für diesen Erfolg sind Beobachtungen, nach denen bestimmte Formen von Begleiterkrankungen das Operationsrisiko erheblich steigern können. Einen positiven Effekt zeitigen zudem parenchymsparende Resektionsverfahren (wie z.B. die erweiterte Lobektomie). Auch die in kurzen Intervallen erfolgende ambulante Überwachung kann ihre Bedeutung haben.
Darüber hinaus ergeben sich Hinweise, daß die Möglichkeiten einer Screeninguntersuchung (durch Sputumzytologie) noch nicht vollständig genutzt werden. Auch wird die Diskussion um standardisierte Operationsverfahren erneut aufgeworfen. Für ein postoperatives Staging ist eine systematische Lymphknotendissektion Voraussetzung.
Die Autoren Höpker und Lüllig haben den schwierigen chirurgischen und pathomorphologischen Problembereich verantwortungsvoll dargestellt. Die einschlägige Literatur wird - soweit erhältlich - lückenlos zitiert - und (dies ist das besondere dieser Monographie) ausführlich anhand der eigenen Ergebnisse kommentiert. Die eigenen chirurgisch-operativen als auch die pathomorphologischen Erfahrungen der Autoren sind es, die dem vorgelegten Bericht ihren Reiz verleihen und die Wissenschaftlichkeit der Arbeit unterstreichen.
Konklusion: Die Pathomorphologie bösartiger Lungentumoren kann als echte klinische Entscheidungshilfe dienen. Unter den krebserzeugenden Ursachen führt auch hier eindeutig das Zigarettenrauchen. Sollte die Reduktion des Nikotinkonsums zu den erstrebenswerten, aber sicher unerreichbaren Nullwert kommen, wäre dieser Weg die segensreichste Form der Prophylaxe.

Heidelberg, im August 1986 Fritz Linder

Vorwort

Das häufigste Krebsleiden beim Manne ab einem Lebensalter von 45 Jahren ist das Lungenkarzinom - die Tendenz ist weiter steigend. Gegenwärtig muß in der Bundesrepublik Deutschland mit 25000 Lungenkrebstoten pro Jahr gerechnet werden. Setzt sich diese Tendenz fort, so werden es im Jahre 2000 ca. 40000 Lungenkrebstote sein.
Ähnliche Zahlen werden von der American Cancer Society für 1985 mit einer Neuerkrankungsziffer von 139000 für das Lungenkarzinom (bezogen auf die Vereinigten Staaten von Amerika) mitgeteilt; 86% (121000) werden ihrem Leiden erliegen. Die hohe Sterberate ist nicht zuletzt zurückzuführen auf die späte Diagnosefindung und die therapeutische Hilflosigkeit in der Behandlung des fortgeschrittenen Tumorleidens.
Übereinstimmend gilt die Erfahrung, daß zum Zeitpunkt der Diagnosestellung nur ein Teil (etwa ein Drittel) aller an Lungenkrebs Erkrankter noch reseziert werden kann. Lobektomie und Pneumektomie sind die operativen Standardverfahren. Die exakte präoperative Risikoabgrenzung, die Beherrschung moderner Operationstechniken und ein erfahrenes Team haben geholfen, die Operationsletalität entscheidend zu verbessern. Dennoch liegt die durchschnittliche Fünfjahresüberlebensrate aller resezierter Patienten unverändert bei etwa 25%. Seit der Einführung der TNM-Klassifikation sind die Ergebnisse auch international vergleichbar geworden. Trotz übereinstimmender Indikation und Operationstechnik, trotz vergleichbarer peri- und postoperativer Behandlung und schematisierter adjuvanter Radio- und Chemotherapie werden unterschiedliche Ergebnisse genannt. Viele Fragen bleiben offen. So fehlt gegenwärtig eine standardisierte Nomenklatur zur anatomischen Lokalisation mediastinaler Lymphknoten.
Diese und einige andere Fragen (z. B. der Einfluß auf die Überlebenszeit bei intra- und perinodaler Tumorausdehnung) versucht diese Studie zu beantworten.
Als nicht weniger problematisch muß die morphologische Klassifikation des Lungenkarzinoms angesehen werden. Grundlage auch dieser Studie ist die histologische Typisierung nach den Empfehlungen der WHO (1981). Diese hat sich bewährt und weist die mit Abstand größte Reliabilität aller bisher bekannt gewordenen Klassifikationen auf. Die histologischen Abbildungen sind als Belege gedacht und zeigen meist Grenzfälle oder schwierig zu interpretierende Befunde, deren letztendliche Festlegung aufgrund der Kenntnis des Gesamttumors (und nicht nur des Bildausschnitts) erfolgt. - Große Hoffnungen werden in neue immunhistochemische Methoden gesetzt - bisher vergeblich. Wird als Maßstab der Beurteilung die Überlebenswahrscheinlichkeit oder die therapeutische Ansprechbarkeit zugrunde gelegt, so ist die klassische morphologische Typisierung des Lungenkarzinoms mit Abstand diejenige mit der größten prognostischen Aussagefähigkeit.
Entscheidende Verbesserungen der morphologischen Diagnostik im Einzelfall werden durch die Hinzuziehung der Elektronenmikroskopie er-

reicht. Auch einige immunhistochemische Methoden können zu einer sicheren Klassifizierung führen. Wie aber soll sich der Diagnostiker verhalten, wenn sich bei verschiedenen Untersuchungsergebnissen unterschiedliche oder (noch nicht) auflösbare Widersprüche ergeben? Aus unserer Sicht ist es angeraten, grundsätzlich beide Typisierungsergebnisse zu benennen:

1) Klassifikation nach der WHO;
2) Ergänzende Typisierung durch Verwendung zusätzlicher Methoden (Elektronenmikroskopie, Immunhistochemie).

Bei „widersprüchlichen" Egebnissen sollte der Morphologe eine Entscheidung treffen, um dem Therapeuten eine Handlungsanleitung zur Verfügung zu stellen. Wie viele Autoren mitgeteilt haben (und dies entspricht auch unseren Erfahrungen), geht die definitive Einordnung des Tumors nicht grundsätzlich zu Lasten des lichtmikroskopischen Bildes. Im Gegenteil: Für einige differentialdiagnostisch sehr schwierige Fragestellungen dürfen die Erwartungen bezüglich zusätzlicher „entscheidender" Informationen an neue und zusätzliche Methoden nicht zu hoch angesetzt werden.

So ist die Frage des therapeutischen Regimes und dessen Erfolg - und dies ist mit keiner anderen Tumorlokalisation vergleichbar - immer auch eine Frage der morphologischen Klassifikation des Lungenkarzinoms. Aus diesem Grund beobachten und beschreiben wir den klinischen Verlauf in dieser Ergebnisdokumentation aus der Sicht der Morphologie.

Das Untersuchungsgut - einschließlich der Angaben über den klinischen Verlauf - liegt in elektronisch gespeicherter Form vor und bildet die Ausgangsbasis für ein dialogfähiges Expertensystem. Das System wird Entscheidungshilfen geben können auf Fragen wie:

Mit welcher Prognose muß bei dem Patienten „x" gerechnet werden, dessen Tumor als dermoid ohne Verhornung mit ... (es folgen zahlreiche weitere Merkmale) eingeordnet wurde? Ist ein zytostatischer Versuch (bei $pT_3\,pN_2\,pM_x$) sinnvoll? Die Antwort basiert auf der Berechnung von statistischen Entscheidungsfunktionen, wobei die Ergebnisse der hier besprochenen Studie als „Erfahrungswissen" eingehen.

Die hier vorgelegte langjährige Studie konnte nur durch den Einsatz vieler helfender Hände abgeschlossen werden. Dem damaligen Vorsitzenden des Tumorzentrums Mannheim-Heidelberg, Herrn Prof. Dr. mult. h.c. F. LINDER, danken wir ebenso wie dem jetzigen Vorsitzenden, Herrn Prof. Dr. Ch. HERFARTH. Das Patientengut stammt aus der Klinik für Thoraxerkrankungen (Krankenhaus Rohrbach, Heidelberg), dessen Ärztlichem Direktor, Herrn Prof. Dr. I. VOGT-MOYKOPF, wir die langjährige Unterstützung der Studie verdanken. Das morphologische Material wurde im Pathologischen Institut der Universität Heidelberg bearbeitet: Dem damaligen Direktor, Herrn Prof. Dr. Dr. mult. h. c. W. DOERR, und dem jetzigen Direktor, Herrn Prof. Dr. H. F. OTTO, sei für die Zurverfügungstellung des Materials gedankt.

Die Verlaufsbeobachtung bei den Patienten, die Sichtung und Vervollständigung des Materials, das Anfertigen der Nachschnitte und die statistische Aufarbeitung haben Frau Dr. G. LACH-HERZOG, Herr Dr. H. SCHÖTTLER und Herr Dr. K. STEGMÜLLER durchgeführt. Sie wurden (in Fragen der statistischen Auswertung) von Herrn Dipl.-Math. W. BUNDSCHUH unterstützt, ihm verdanken wir die Wahrscheinlichkeitsberechnungen. Herr Prof. Dr. J. WAHRENDORF hat uns bei der Auflage und Darstellung der Studie abschließend beraten. Herr Dipl.-Inform. med. K. H. ELSÄSSER hat die teilweise sehr schwierigen Fragen der Verlaufsdokumentation gelöst. Herr

G. BERG hat die Anfertigung der Graphiken, Herr J. MOYERS die photographischen Abbildungen besorgt. Ohne diese vielfältige Hilfe hätte eine Studie dieses Umfangs nicht zu einem glücklichen Abschluß gebracht werden können.
Die sprichwörtlich gute Zusammenarbeit mit dem Springer-Verlag hat sich erneut bewährt. Unser Dank gilt v. a. Herrn Dr. GRAF-BAUMANN und seinen Mitarbeitern, die durch Aufwendung höchster Sorgfalt aus einem Graphiken- und Tabellenwerk ein lesbares Buch haben werden lassen.

Heidelberg, im August 1986 W.-W. HÖPKER H. LÜLLIG

Inhaltsverzeichnis

Prolog

Einer der ersten Inhaber des Lehrstuhles für Allgemeine Pathologie und pathologische Anatomie (damals: Allgemeine Pathologie) im (späteren) Deutschen Reich war Julius Arnold. Als Sohn des Anatomen Friedrich Arnold war er zunächst in Zürich, später (seit 1866 als Lehrstuhlinhaber) in Heidelberg tätig. Doch wurden bereits seit 1841 regelmäßig Sektionen in den „Akademischen Krankenanstalten zu Heidelberg" durchgeführt.

Die 12. Sektion des Jahres 1866 war am 12. Februar morgens um 10.30 Uhr von Professor Julius Arnold vorgenommen worden. Die Sektion betraf den Leichnam einer 49 Jahre alt gewordenen Margarete Sch. Die Verstorbene litt an einem „primitiven" Karzinom der linken Lunge mit Pleuritis carcinomatosa, mit Metastasen in Herz, Niere, Nebennieren, Pankreas und in der rechten Lunge. Außerdem hatte die Verstorbene eine mäßig aktive, jedoch streuende Lungentuberkulose (vgl. Faksimilewiedergabe mit Übertragung in lateinische Schrift).

Professor Arnold hatte an dem damaligen Montag den ersten belegten Fall eines Lungenkarzinoms in Heidelberg obduziert. Von 1841 bis 1900 wurden 6433 Sektionen vorgenommen, davon 3851 Männer und 2373 Frauen; von 209 Obduzierten ist das Geschlecht nicht überliefert. Von den 3851 Männern wurden bei 8 (0,21%) ein Lungenkarzinom diagnostiziert, bei den 2373 Frauen in 9 Fällen (0,38%). Zwischen beiden Geschlechtern besteht kein statistischer Unterschied ($p > 0,05$).

Seite 2–7: Originalprotokoll der Obduktion vom Montag, dem 12. Februar 1866, 10.30 Uhr, mit Wiederholung in lateinischer Schreibweise. Obduzent: Professor Julius Arnold. Das Protokoll unterscheidet streng zwischen Beschreibung („Deskription") und Diagnose („Interpretation"). Es erlaubt auch aus heutiger Sicht und gegenwärtigem Wissensstand recht zuverlässige Schlußfolgerungen. Für den Fall einer retrospektiven histologischen Einordnung in die WHO-Klassifikation (Typing) 1981 entstehen kaum Schwierigkeiten. Die Beschreibung von Professor Julius Arnold ist identisch mit der Definition der WHO für das „giant cell carcinoma". Auch die weiteren Umstände [Alter der Patientin (!), Metastasierungstyp, lokale Ausbreitung] fügen sich gut in diese Annahme

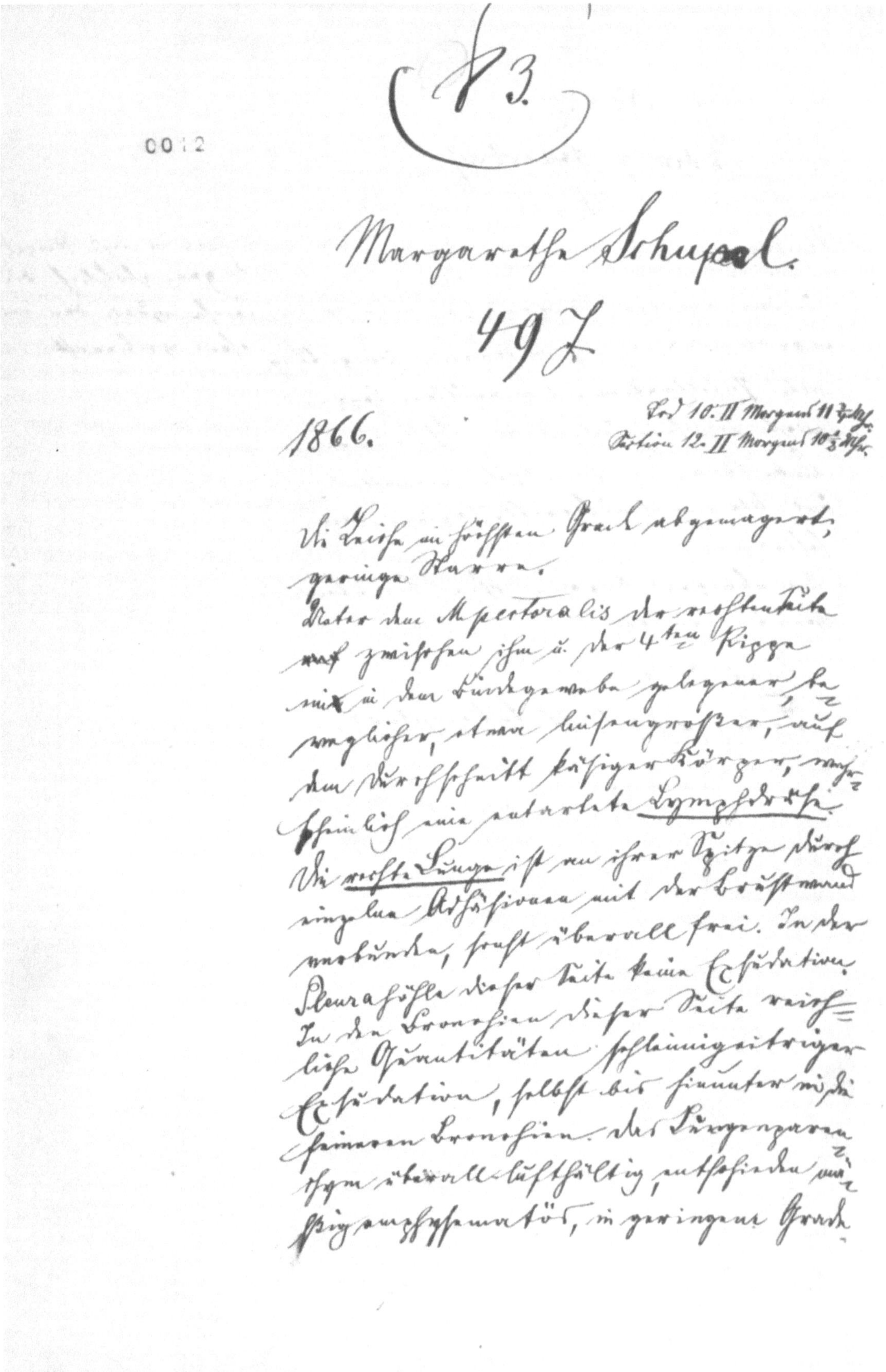

83.

0012

Margarethe Schuppel.

497

1866.

Tod 10. II Morgens 11 Uhr.
Section 12. II Morgens 10½ Uhr.

Die Leiche im höchsten Grad abgemagert, geringe Starre.
Unter dem M. pectoralis der rechten Seite und zwischen ihm u. der 4ten Rippe mit in der Drüsengewebe gelegen, ein ungleicher, etwa hühnereigroßer, auf dem Durchschnitt käsiger Körper, wahrscheinlich eine entartete Lymphdrüse.
Die rechte Lunge ist an ihrer Spitze durch einzelne Adhäsionen mit der Brustwand verbunden, sonst überall frei. In der Pleurahöhle dieser Seite keine Exsudation.
In den Bronchien dieser Seite reichliche Quantitäten schleimig-eitriger Exsudation, selbst bis hinunter in die feineren Bronchien. Das Lungengewebe überall lufthaltig, entschieden mäßig emphysematös, in geringem Grade

hyperämisch, in den hintersten Theilen stärker hyperämisch u. ödematös.
An dem vorderen Abschnitt des oberen Lungenlappens findet sich eine unter der Pleura gelegene, runde, etwa ½" im Durchmesser betragende Geschwulst, welche eine centrale, nabelförmige Vertiefung u. auf dem Durchschnitt ein homogenes, graues Gewebe zeigt.
In der Spitze des oberen Lappens erscheinen, narbige schiefrige Indurationen; zwischen denselben einige Gruppen grauliche, weißer, miliarer Körnchen.
Die Lungenarterienstämme frei.
In der linken Pleurahöhle 2 Schoppen einer gelbröthlichen, mit einzelnen Fibrinflocken gemengten Flüssigkeit. Nach hinten u. oben zeigen die Pleurablätter einige Verwachsungen; die freie Fläche des Cavum Pleurae überzogen mit einer fibrinös hämorrhagischen Schwartenschichte u. in dem Gewebe der Pleura ziemlich viel kleinere, runde, flache Geschwulstbildungen auf dem Durchschnitt von grauem, homogenem Aussehen u. ziemlicher Consistenz.
Das Parenchym der linken Lunge fast durchaus durchsetzt durch eine theils einfach graue, theils grauröthliche,

die Lunge durchbrochen u. tritt als eine
hühnereigroße, röthlichgraue, an der Ober
fläche mit zahlreichen Gefäßen durch
zogene Geschwulst zu Tage.
Im Herzbeutel einige Unzen
hellen, gelben Serums. Das Herz selbst
sehr atrophisch; das Herzfett bis
auf einen Rest eines gallertig aussehenden
Gewebes verschwunden. Die Kranz
gefäße stark geschlängelt u. besonders die Venen
sehr blutreich. An den freien
Rändern der Mitral- u. Tricuspidal
klappen leichte Verdickungen; im
übrigen sind die Klappen normal;
das Herzfleisch von brauner Fär
bung; in dem einen Papillarmuskel
der Mitralis eine ziemlich umfangreiche,
etwa kleinbohnengroße, metastati
sche, grauweiße Geschwulst (Krebs);
ein kleinerer Knoten findet sich unter
dem Endocard des rechten Vorhofs unmittelbar
unter der Einmündungsstelle der oberen
Hohlvene. Das Herz ist durch die
Geschwulst mäßig nach rechts
dislocirt.
Die Leber venös hyperämisch, atro
phisch, der rechte wie linke Lappen
sind durch eine tiefe, quere Schnür
furche in eine obere u. untere
Hälfte getheilt.

Die Gallenblase enthält ziemlich viel hellbraune Galle neben einer ziemlichen Anzahl kleiner, schwarzgrüner Steinchen.

Die Milz ziemlich klein, ihre Kapsel gerunzelt, das Balkengewebe sehr reichlich, die Pulpa rothbraun, ziemlich zäh. Sowohl Leber wie Milz sind durch mehrfache bandförmige [illegible] mit dem Diaphragma u. der Bauchwand verwachsen.

Die rechte Nebenniere ziemlich stark faltig, sonst normal. In der linken Nebenniere ein etwa wallnussgrosser, grauer Geschwulstknoten, in dessen Nähe einige kleinere; an der Oberfläche der Geschwulst sieht man eine [illegible] atrophischen Nebennierengewebes herüberziehen.

Die Nieren etwas dunkler roth, [illegible] in ihrem Parenchym ziemlich zahlreiche, theils Milien, bis bohnengrosse, derbe, metastatische Geschwulstbildungen. Das Nierenbecken der rechten Niere verdoppelt u. der Ureter dieser Seite in seiner ganzen Länge doppelt mit doppelter Einmündung in die Harnblase. Linkerseits ist

der Ureter zweifach
Harnblase normal, ebenso die Scheide
Im Grund des Uterus 2 nußgroße
Fibroide
Im Kopf des Pankreas eine hasselnuß-
großer Geschwulstknoten
Schilddrüse normal, ebenso Larynx
u. Trachea u. Ösophagus
der Magen zugemein stark zusammengezogen, seine Schleimhaut etwas
wulstig; auf der Schleimhaut der
Dünn- u. Dickdarms keine Veränderung; nur im untersten Theil des
Dünndarms finden sich mehrere klein
linsengroße Geschwürchen, welche
durch die Schleimhaut hindurchgehen,
u. in deren Umgebung mit kleinen
grauen Knötchen eingelagert sind.

Schädeldach ziemlich symmetrisch, ebenso
die Gehirnhäute
die Gehirnsubstanz selbst in allgemein hohem Grade ödematös u.
schlaff, sonst ohne Veränderung.

Anatomische Diagnose: Carcinoma
primitivum Pulmon. sinistr.; Pleuritis carcinomatosa; Metastasen
im Herzen, Nieren, Nebennieren
u. Pankreas u. in der r. Lunge.
Mäßige Lungentuberkulose rechter Seits;
tuberk. Darmgeschwüre.

Margarethe Sch.

49 J Tod 10.2. morgens 11¾ Uhr
1866 Sektion 12.2. morgens 10½ Uhr

Die Leiche im höchsten Grad abgemagert, geringe Starre.
Unter dem M. pectoralis der rechten Seite zwischen ihm u. der 4. Rippe ein in dem Bindegewebe gelegener, beweglicher, etwa linsengroßer, auf dem Durchschnitt käsiger Körper, wahrscheinlich eine entartete *Lymphdrüse.*

Die *rechte Lunge* ist in ihrer Spitze durch einzelne Adhäsionen mit der Brustwand verbunden, sonst überall frei. In der Pleurahöhle dieser Seite keine Exsudation.
In den Bronchien dieser Seite reichliche Quantitäten schleimig-eitriger Exsudation, selbst bis hinunter in die feineren Bronchien. Das Lungenparenchym überall lufthaltig, entschieden mäßig emphysematös, in geringem Grad hyperämisch in den hintersten Theilen stärker hyperämisch u. ödematös.
An dem vorderen Abschnitt des oberen Lungenlappens findet sich eine unter der Pleura gelegene, runde, etwa 1/2″ im Durchmesser betragende Geschwulst, welche eine zentrale, nabelförmige Vertiefung u. auf dem Querschnitt ein homogenes, graues Gewebe zeigt.
In der Spitze des oberen Lappens umschriebene, narbig schiefrige Indurationen; zwischen denselben einige Gruppen graulicher, weißer, miliarer Körnchen.

Die Lungenarterienstämme frei.
In der *linken Pleurahöhle* 2 Schoppen einer gelb-rötlichen, mit einzelnen Fibrinflocken gemengten Flüssigkeit.
Nach hinten u. oben zeigen die Pleurablätter einige Verwachsungen; die freien Flächen des Cavum Pleurae überzogen mit einer fibrinös hämorrhagischen Exsudatschicht u. in dem Gewebe der Pleura ziemlich viel kleinere, runde flache Geschwulstbildungen auf dem Durchschnitt von grauem, homogenem Aussehen u. ziemlicher Konsistenz.
Das Parenchym der *linken Lunge* fast durchaus durchsetzt durch eine theils einfach graue, theils graurötliche, knollige *Geschwulstmasse,* welche an vielen Stellen ein grüngelbliches, käsiges Aussehen an einigen anderen Stellen hämorrhagische Stellen zeigt, hier u. da erscheint die Geschwulstmasse in Erweichung begriffen, jedoch finden sich nirgends größere Höhlenbildungen.

Das *Mikroskop* zeigt, daß die Geschwulst aus sehr mannigfach gestalteten, zum Theil mit großen Ausläufern versehenen mächtigen Zellen besteht, welche theils nur einen großen, großentheils aber 2 u. mehr mächtige Kernen mit großen Kernkörperchen besitzen.
Die *Geschwulst* ist von ziemlich zäher Konsistenz u. läßt eine mäßige Menge eines milchigen Safts über die Schnittfläche abschaben. Die Geschwulst ist aus vielen größeren u. kleineren Knollen zusammengesetzt; das Parenchym der Lunge durch die offenbar vom Zentrum ausgehende Geschwulst nach außen gegen die Peripherie hin verdrängt und überzieht die Geschwulst fast überall als eine luft- u. blutleere, graue Masse; nur nach vorn u. oben sowie gegen die diaphragmale Fläche hin hat die Geschwulst die Lunge durchbrochen u. tritt als eine höckerige, rötlich-graue an der Oberfläche mit zahlreichen Gefäßen durchzogene Geschwulst zutage.

Im *Herzbeutel* einige Unzen helles, gelbes Serum. Das *Herz* selbst sehr atrophisch; das Herzfett bis auf einen Rest eines gallertig aussehenden Gewebes verschwunden. Die Kranzgefäße stark geschlängelt u. besonders die Venen sehr blutreich. An den freien Rändern der Mitral- u. Trikuspidalklappen leichte Verdickung, im übrigen sind die Klappen normal.
Das Herzfleisch von brauner Färbung – in dem einen Papillarmuskel der Mitralis ein ziemlich umfangreicher, etwa kleinbohnengroßer, metastatischer grauweißer Geschwulstknoten.

Ein kleinerer Knoten findet sich unter dem Endocard des Vorhofs unmittelbar unter der Einmündungsstelle der oberen Hohlvene. Das Herz ist durch die Geschwulst mäßig nach rechts disloziert.

Die *Leber* venös hyperämisch, atrophisch, rechter wie linker Lappen sind durch eine tiefe, quere Schnürfurche in eine obere und eine untere Hälfte getheilt.

Die *Gallenblase* enthält ziemlich viel hellbraune Galle neben einer ziemlichen Anzahl kleiner, schwarzgrüner Steinchen.

Die *Milz* ziemlich klein, ihre Kapsel gerunzelt, das Balkengewebe sehr reichlich; die Pulpa rotbraun, ziemlich zäh. Sowohl *Leber* wie *Milz* sind durch mehrfache, bandförmige, Adhäsionen mit dem Diaphragma u. der Bauchwand verwachsen.

Die *rechte Nebenniere* ziemlich stark fettig, sonst normal. In der *linken Nebenniere* ein etwa walnußgroßer, grauer Geschwulstknoten; in dessen Nähe einige kleinere ; von der Oberfläche der Geschwulst sieht man eine Schicht atrophischen Nebennierengewebes herüberziehen.

Die *Nieren* etwas dunkel blutreich; in ihrem Parenchym ziemlich zahlreiche miliare bis bohnengroße derbe, metastatische Geschwulstbildungen. Das *Nierenbecken* der rechten Niere verdoppelt u. der Ureter dieser Seite in seiner ganzen Länge doppelt, mit doppelter Einmündung in die Harnblase. Linkerseits ist der Ureter zweifach.

Harnblase normal, ebenfalls *Scheide.* Im Grund des Uterus 2 nußgroße Fibroide. Im Kopf des *Pankreas* ein haselnußgroßer Geschwulstknoten. *Schilddrüse* normal, ebenso *Larynx* u. *Trachea* u. *Ösophagus.*

Der *Magen* ungemein stark zusammengezogen; seine Schleimhaut etwas wulstig; auf der Schleimhaut des *Dünn-* u. *Dickdarmes* keine Veränderung. Nur im untersten Theil des Dünndarms finden sich mehrere, kleine, linsengroße Geschwürchen, welche durch die Schleimhaut hindurchgehen; u. in deren Umgebung miliare, graue Körnchen eingelagert sind.

Schädeldach ziemlich hyperämisch, ebenso die *Gehirnhäute.*

Die *Gehirnsubstanz* selbst in ungemein hohem Grade ödematös u. schlaff, sonst ohne Veränderung.

Anatomische Diagnose: Carcinoma primitivum Pulmon. sinistr.; Pleuritis carcinomatosa; Metastasen im Herzen, Niere, Nebennieren u. Pankreas u. in der r. Lunge. Mäßige Lungentuberkulose rechter Seits; tuberk. Enterophthise.

1. Teil: Einführung

I. Anmerkung

Nachfolgend werden Aspekte des Lungenkarzinoms besprochen, die *nicht* Gegenstand dieser Untersuchung sind. Sie kennzeichnen das Umfeld, in welchem Lungenkarzinome entstehen und wo an Lungenkarzinom Erkrankte ärztlich behandelt werden. Es ist wichtig, sich dieses Umfeldes bewußt zu sein. Die Gründe sind:

- die allen klinischen Studien gemeinsame, in der Regel sehr wirksame Auswahl der Patienten (Selektion) zu verdeutlichen; sie kann zu Verzerrungen des Untersuchungsgutes und zu einer fehlerhaften statistischen Interpretation führen;
- die natürlicherweise begrenzte Auswahl der Beobachtungen. Diese stützt sich auf das Vorwissen zum Zeitpunkt der Anlage der Studie und auf jene Hypothesen, die zu untersuchen gewinnversprechend erscheint. Durch das große Ausmaß nicht untersuchter Veränderlicher (Variablen) können mögliche Interaktionen übersehen und somit als Scheinkorrelationen echte Korrelationen vortäuschen (Generaleinwand nach LANGE 1970; statistischer Schlußfehler nach KOLLER 1964).

Nicht jeder Lungenherd ist ein Karzinom! In großen chirurgisch orientierten Lungenkliniken gilt die Faustregel, daß etwa die Hälfte der operierten Lungenrundherde bösartigen Erkrankungen *(Tabelle 1)* zuzuordnen sind (VOGT-MOYKOPF et al., 1981). Immerhin machen von diesen knapp 17% Metastasen (WRBKA 1980: 11,1%; n = 1266) bösartiger Tumoren anderer Primärtumorlokalisationen aus. Von den gutartigen Erkrankungen sind 46,3% der Tuberkulose zuzuordnen. Gutartige Lungentumoren sind in dem Untersuchungsgut mit 13,8% aller operierten Lungenrundherde beteiligt. Die weitaus größte Gruppe machen die Lungenkarzinome mit 38% aus. Es gilt die Regel: Mehr als jeder 3. resezierte Lungenrundherd ist ein bösartiger Primärtumor der Lunge!

Tabelle 1
Histologische Befunde von 955 operierten Lungenrundherden (aus VOGT-MOYKOPF et al. 1981). Bösartige Prozesse in der Lunge ergeben in ca. 50% der Fälle (49,11%) die Indikation für eine operative Intervention

Maligne Erkrankungen	(n = 469)	
Bronchialkarzinome	(n = 364)	
Plattenepithelkarzinome		171
Adenokarzinome		127
Alveolarzellkarzinome		22
Sonstige		44
Metastasen	(n = 89)	
Adenokarzinome		40
Plattenepithelkarzinome		32
Sarkome		12
Sonstige		5
Sonstige	(n = 16)	
Primäre Lungensarkome		6
Solitäre Plasmozytome		2
M. Hodgkin		2
Teratome		2
Sonstige		4
Benigne Erkrankungen	(n = 486)	
Benigne Tumoren	(n = 132)	
Chondrome		74
Neurogene Tumoren		22
Bronchusadenome		11
Benigne Mesotheliome		5
Sonstige		20
Tuberkulose	(n = 225)	
Sonstige	(n = 129)	
Chronische Pneumonie/Abszeß		23
Echinokokkuszysten		22
Bronchuszysten		21
Aspergillome		13
Zwerchfellhernien		11
Sonstige		39

II. Epidemiologie

Das Lungenkarzinom des Menschen ist der bösartige Tumor, der seit Anfang dieses Jahrhunderts eine stetige Beschleunigung seiner Häufigkeitsänderung erfahren hat (BEARD et al., 1985). Die Sterblichkeit an Lungenkarzinom im Kreise Olmsted (USA) war von 3,9 pro 100000 Einwohner (1935-1944) über 16,9 (1945-1954), 29,2 (1955-1964), 41,2 (1965-1974) auf 41,3 (1975-1979) gestiegen. ADLER (1912) stellt sämtliche damals bekannten Fälle von Lungenkarzinom aus der Weltliteratur zusammen und kommt auf n = 374. Bereits ein Jahrzehnt danach (KIKUTH 1925) hat die explosionsartige Zunahme der Lungenkrebssterblichkeit begonnen. KIKUTH wertet die Sektionen der Jahre 1889 bis 1929 aus und berichtet von 246 dokumentierten Verstorbenen mit Lungenkarzinom. Von diesen Fällen wurden in den Jahren 1889-1899 (12 Jahre) 10 Fälle, 1900-1911 (12 Jahre) 90 Fälle und 1912-1923 (12 Jahre) 146 Fälle beobachtet. Eine größere sektionsstatistische Zusammenstellung stammt von LESCHKE (1952). Unter 44437 Sektionen beschreibt er 612 Fälle von Bronchialkarzinom.

Heute ist die Situation in den zivilisierten westlichen Ländern *(Abb. 1)* nahezu gleich: Bösartige Tumoren des Pankreas, der Prostata, von Kolon und Rektum sind überwiegend konstant oder nehmen geringfügig zu (nach Angaben der amtlichen Mortalitätsstatistik), Krebse der weiblichen Brustdrüse, des Gehirns und des Magens (starke regionale Unterschiede) scheinen stärker zuzunehmen. Die Zunahme des Lungenkarzinoms in der Mortalitätsstatistik ist beispiellos und weist bis heute in den meisten Ländern nahezu eine exponentielle Zunahme auf. (MIZELL und CORREA 1984; DEVESA et al., 1984). Von HORM und KESSLER (1986) wird für die Vereinigten Staaten von Amerika ein seit 1983 gegenläufiger Trend mitgeteilt (die Berechnungen für 1984 und später liegen noch nicht vor).

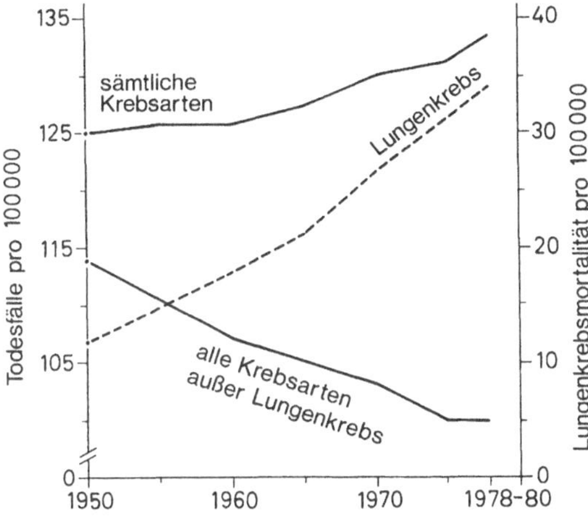

Abb. 1
Zunahme der Krebssterblichkeit in den USA 1950-1978 („The health consequences of smoking: cancer 1982"; US-Department of Health and Human Services). Die Darstellung zeigt, daß die Zunahme der Todesfälle (pro 100000) auf die überproportionale Zunahme des Lungenkrebses zurückzuführen ist. Alle anderen Krebsarten (außer Lungenkrebs) sind (als Todesursache) stark rückläufig

III. Ätiologie

Die Suche nach Verursachern des Lungenkarzinoms belebt eine noch anhaltende kontroverse Diskussion. Das eine Extrem besteht in dem Hinweis, Krebs (und damit auch das Lungenkarzinom) sei überwiegend ein Phänomen, welches auf die Zunahme der Lebenserwartung ursächlich zu beziehen ist: Krebs sei eine an die Lebenszeit gebundene, und somit der Endlichkeit des Lebens entsprechende Krankheit (OESER 1979, KOEPPE 1981). SCHMÄHL (1970) nimmt einen konträren Standpunkt ein, in dem er exogene chemische oder physikalische (z. B. Radioaktivität) Noxen für etwa 90% der Krebse des Menschen ursächlich verantwortlich macht.

Den Lungenkrebs verursachende Substanzen gelangen über die Atemluft in den Respirationstrakt. SHY (1984) beschreibt 3 Faktorengruppen, welche aus epidemiologischer Sicht mit der Todesrate durch Lungenkarzinom korrelieren:

1. Stadtfaktor (Stadt-Land-Vergleich, allerdings mit dem Nachteil, daß außer der Exposition gegenüber Luftverunreinigungen auch eine andere Lebensweise in Rechnung zu stellen ist);
2. berufliche Exposition (Kohortenstudien über Exponierte bringen zahlreiche Hinweise auf eine Beziehung zwischen inhalierbaren Substanzen und der Sterblichkeit an Lungenkarzinom);
3. Dosis-Wirkungs-Modelle (als Karzinogene für das Lungenkarzinom bekannte Substanzen zeigen in Populationsstudien eine jeweils charakteristische Dosis-Wirkungs-Beziehung).

Den Untersuchungen ist gemein, daß ein allgemein akzeptierter epidemiologischer Index für die Karzinogenexposition nicht existiert. Damit ist eine wichtige Grundlage für die Vergleichbarkeit zur Abschätzung von Lungenkarzinomrisiken nicht gegeben.

BLOT (1984) und BAILEY (1984) geben eine Übersicht über den gegenwärtigen Kenntnisstand bei beruflicher Exposition *(Tabelle 2)*. Die angeschuldigten Substanzen und die industriellen Fertigungsprozesse betreffen einen nur geringen Teil der an Lungenkarzinom Erkrankten. Selbst wenn in Rechnung ge-

Tabelle 2
Exposition durch chemische und physikalische Einflüsse (unter der Rubrik „Substanz") bzw. berufliches Umfeld (unter der Rubrik „Beruf, industrieller Fertigungsprozeß") mit nachgewiesener bzw. vermuteter Beziehung zum Lungenkarzinom. (Mod. nach BLOT 1984 und BAILEY 1984)

	Substanz	Beruf, industrieller Fertigungsprozeß
Nachgewiesen	Arsen Asbest Bichloromethyläther Chrom Kohlenwasserstoffe, polyzyklische, aromatische Nickel Radioaktivität Senfgas	Arsenproduktion Asbestverarbeitung Asbestproduktion Chemische Industrie Farbenindustrie Gasgeneratoren Kampfgasproduktion Kokereien Kupferhütte Nickelraffinerie Stahlproduktion Straßenbau Teerproduktion Uranbergbau Weinbau
Vermutet	Beryllium Akrylnitrit Vinylchlorid *Tierversuche* Cadmium Benzolchlorid Glasfasern Kunstfasern Lederkomponenten Siliciumdioxid Talkum	Fischerei Gießerei Gummiproduktion Konstruktionsberufe Maler und Anstreicher Pestizide, Verwendung von Petroleumveredelung Schweißen Zuckerrohrverarbeitung

stellt wird, daß eine etwa gleich große Zahl gleich wirksamer Substanzen noch unbekannt ist, ist dennoch ein aus epidemiologischer Sicht nennenswerter „Beitrag" zur Ätiologie des Lungenkarzinoms aus der Risikogruppe beruflich Exponierter nicht zu erwarten.

Der ohne Zweifel wichtigste Einflußfaktor ist das Rauchen (weit überwiegend das Zigarettenrauchen). Die Schwankungsbreite ist nur gering, i. allg. darf gesagt werden, daß über 90% der an Lungenkarzinom erkrankten Patienten Raucher sind (Übersicht bei MIZELL u. CORREA 1984). Eine größere epidemiologische Übersicht geben PETO u. DOLL (1984), für Skandinavien wird der Effekt des Rauchens in bezug auf das Lungenkarzinom von TEPPO (1984) erörtert, für Großbritannien von GEDDES et al., (1984).

Zwei Argumente sind im Rahmen der Diskussion Rauchen - Lungenkarzinom bedeutsam. So besteht eine sichere Dosis-Wirkungs-Beziehung (v. a. für Zigaretten), wobei die Zahl der lebenslang konsumierten Zigaretten exponentiell mit dem Risiko, an Lungenkarzinom zu erkranken, ansteigt (KUTSCHERA 1976; Übersicht: MIZELL u. CORREA 1984). Zum anderen zeichnet sich ein differenziertes Bild dergestalt ab, daß weibliche Raucher (bei gleich hohem Zigarettenkonsum) ein deutlich höheres Erkrankungsrisiko aufweisen als männliche (YARBRO 1981).

Tabelle 3
Rauchgewohnheiten für Männer und Frauen (n = 510). Als „Raucher" bzw. „Raucherin" werden Patienten gezählt, die mehr als 20 Zigaretten/Tag *selbst* angegeben haben. (*Ew:* Erwartungswert bzw. -anzahl). Patientinnen sind als Raucherinnen hochsignifikant unterrepräsentiert (1977-1982; p < 0,001)

		Männlich	Weiblich	Σ
Raucher	n Ew [%]	442 426,7 (95,05)	26 73,4 (32,50)	468
Nichtraucher	n Ew [%]	23 70,2 (4,95)	54 17,1 (67,50)	77
Σ	n [%]	465 (85,32)	80 (14,68)	510 (100)

In diesem Patientengut (Heidelberg; *Tabelle 3*) sind von den operierten an Lungenkarzinom Erkrankten 95,05% der männlichen und 32,50% der weiblichen Patienten Raucher (mehr als 20 Zigaretten pro Tag; *Tabelle 3*). Wird nach Art des histologischen Typs (WHO-Klassifikation: dermoid, kleinzellig, drüsig, großzellig) aufgeschlüsselt, so zeigt sich, daß Männer und Frauen verschiedene Tumorformen aufweisen (*Tabelle 4 a-c*). Dermoide Karzinome machen 95,7% der männlichen Raucher, aber nur 53,85% der weiblichen Raucher aus. Drüsige Karzinome finden sich bei 92,7% der männlichen, jedoch nur bei 27,27% der weiblichen Raucher.

Es gilt: Rauchen ist nicht nur ein Faktor, der zu einer relativen Häufigkeitszunahme bestimmter Typen des Lungenkarzinoms führt. Rauchen ist auch ein Faktor, der - wenn als Risikofaktor vorhanden - beide Geschlechter unterschiedlich trifft. Rauchen korreliert bei Männern und Frauen mit verschiedenen histologischen Typen des Lungenkarzinoms.

Das große Untersuchungsgut von MOULD u. WILLIAMS (1982) zeigt vergleichbare Verhältnisse (n = 2036). Erste Beobachtungen zu diesem Problem stammen von KREYBERG (1962), auf ihn geht die Unterteilung der histologischen Typen des Lungenkarzinoms in 2 Gruppen zurück. Er unterscheidet Reizkarzinome (dermoide und kleinzellige Karzinome) von den übrigen (drüsige, Sarkome, Karzinoide u. a.). Möglicherweise sind widersprüchliche Mittei-

Tabelle 4 a–c
Rauchgewohnheiten und Typ des Lungenkarzinoms. Dermoide und kleinzellige Karzinome sind bei Rauchern überrepräsentiert, drüsige Karzinome finden sich häufiger bei Nichtrauchern (1977–1982; $p < 0{,}001$). Der Testwert *(Ew)* ist für Männer und Frauen ***(a)*** signifikant, nicht aber für Männer alleine ***(b)*** bzw. Frauen alleine ***(c)***. Somit scheint die Geschlechtsabhängigkeit zum Tumortyp größer zu sein als der Effekt der Rauchgewohnheiten

a) Männer und Frauen

Tumortyp		dermoid	kleinzellig	drüsig	großzellig	Σ
Raucher	n	281	49	101	25	456
	Ew	264,4	45,9	121,4	24,3	
	[%]	(92,13)	(92,45)	(72,14)	(89,29)	(86,69)
Nichtraucher	n	24	4	39	3	70
	Ew	40,6	7,1	18,6	3,7	
	[%]	(7,87)	(7,55)	(27,86)	(10,71)	(13,31)
Σ	n	305	53	140	28	526
	[%]	(100)	(100)	(100)	(100)	(100)

b) Männer

Tumortyp	dermoid		kleinzellig		drüsig		großzellig		Σ
	n	[%]	n	[%]	n	[%]	n	[%]	
Raucher	267	(95,70)	49	(98)	89	(92,71)	25	(96,15)	430
Nichtraucher	12	(4,30)	1	(2)	7	(7,29)	1	(3,85)	21
Σ	279	(100)	50	(100)	96	(100)	26	(100)	451
[%]	(62,86)		(11,09)		(21,29)		(5,76)		(100)

c) Frauen

Tumortyp	dermoid		kleinzellig		drüsig		großzellig		Σ
	n	[%]	n	[%]	n	[%]	n	[%]	
Raucherinnen	14	(53,85)	0	(0)	12	(27,27)	0	(0)	26
Nichtraucherinnen	12	(46,15)	3	(100)	32	(72,73)	2	(100)	49
Σ	26	(100)	3	(100)	44	(100)	2	(100)	75
[%]	(34,67)		(4)		(58,67)		(2,67)		(100)

lungen (Matthys 1979) auf eine Interaktion zwischen der Zigarettenrauchexposition und zusätzlichen beruflichen Einflüssen zurückzuführen (Lyon 1984). Auch kann die von Schmidt (1982) abschließend diskutierte Frage als beantwortet gelten, daß das Passivrauchen bezüglich des Lungenkarzinoms als tatsächliches Gesundheitsrisiko für Nichtraucher einzustufen ist.

Erst in jüngster Zeit ist den Ernährungsgewohnheiten vermehrt Aufmerksamkeit geschenkt worden. In einer Übersicht beschreiben Greenwald u. DeWys (1984) den alimentär bedingten Vitamin-A-Mangel als konstanten epidemiologischen Einflußfaktor für das Lungenkarziom. Legardeur (1984) berichtet von einer größeren epidemiologischen Untersuchung bei 1161 Familien ($n = 5033$) in Louisiana (USA). Er gibt an, daß mit abnehmendem Gehalt von Vitamin A in der Nahrung eine Zunahme der Mortalitätsrate des Lungenkarzinoms für weiße Männer signifikant korreliert. Laboruntersuchungen an diesem Kollektiv mit Nachweis von β-Karotin im Serum haben einen ähnlichen Trend erkennen lassen, die Ergebnisse sind nicht signifikant. Aus anderen Studien wird berichtet, daß im Serum β-Karotin, Retinol und das Retinolbindungsprotein bei Trägern von Lungenkarzinom signifikant niedriger sind.

Genetischen Einflüssen scheint eine besondere Rolle zuzukommen (Mulvihill u. Bale 1984). Verwandte haben ein 2,5mal höheres Risiko am Lungenkarzinom zu erkranken als Nichtverwandte (unabhängig der Zigarettenrauchexposition). Varianzanalytische Berechnungen ergeben, daß das familiäre Risiko, allein an Lungenkarzinom zu erkranken, bei Rauchern niedriger ist als bei Nichtrauchern. Für dieses Phänomen mag die unterschiedliche Ausstattung mit Karzinogen metabolisierenden Enzymen (wie die Hydrocarbohydroxylase) verantwortlich sein. Wie auch immer, in einem relativ konstanten Anteil kleinzelliger Karzinome ist der chromosomale Marker 3p präsent (WHANG-PENG u. LEE 1985). Genetische bzw. konstitutionelle Faktoren, Ernährungsgewohnheiten, die allgemeine Luftverunreinigung, v.a. in den städtischen Ballungszentren, scheinen die Zahl der Neuerkrankungen an Lungenkarzinom bei beruflich Exponierten und/oder Zigarettenkonsumenten neben dem bevorzugten Auftreten bestimmter histologischer Typen zu beeinflussen. Für das Lungenkarzinom wird ein „demographischer Abstand" (eine Art Kennung) aus verschiedenen Maßzahlen bestimmt (BERG 1984). Die Kennung (eine einzige aus einer Summe gebildete Ziffer) setzt sich aus den Differenzen des Medians des Erkrankungsalters der Probanden, aus der Streuung der Altersverteilung, aus dem Geschlechtsverhältnis und dem Verhältnis der rassischen Zugehörigkeit (weiß, nichtweiß) zusammen. BERG zeigt, daß zwischen den einzelnen Typen unterschiedliche „demographische Abstände" bestehen und sich diese als relativ konstant erweisen.

IV. Früherkennung

In Resektionspräparaten bei Lungenkarzinom und auch im Obduktionsgut (bei Verstorbenen mit Lungenkarzinom) sind außerhalb des Tumorherdes in einem hohen Prozentsatz Epithelmetaplasien, Dysplasien, Carcinomata in situ im Tracheobronchialsystem nachweisbar. Dies spricht für eine systemische Exposition des Respirationstraktes mit einer schrittweisen Kanzerisierung (Übersicht: MÜLLER 1979). Hieraus lassen sich Früherkennungsmaßnahmen ableiten (Röntgenreihenuntersuchung, zytologische Sputumkontrolle).

Eine größere Serie von Röntgenreihenuntersuchungen stellt GÖTTSCHING (1979) vor. Er berichtet, daß pro 10000 Schirmbilder (pro Jahr) 2,5 Fälle mit Lungenkarzinom neu entdeckt werden. Ein umfassendes Screening teilen TAYLOR et al. (1981) mit (ausführlich besprochen und kommentiert von SCHENCK 1980 und PAYNE 1981). Die Arbeitsgruppe trifft zwischen 9000 Patienten eine streng zufällige Auswahl: Eine Gruppe von $n_1 = 4500$ Patienten (fortlaufendes Krankengut der Klinik) wird während eines Zeitraumes von 6 Jahren 4monatlich einem definierten Screening auf Lungenkarzinom unterworfen. In dieser Gruppe kommen nach 6 Jahren 98 neu entdeckte Fälle mit Lungenkarzinom zur Beobachtung. Die 2. Gruppe besteht aus $n_2 = 4500$ Patienten, ebenfalls aus dem fortlaufenden Krankengut der Klinik, die diesem Screening nicht unterworfen werden. In dieser Gruppe werden nach 6 Jahren 64 Neuerkrankungsfälle beobachtet (nachträglich durchgeführter χ^2-Test: $p < 0{,}001$). Erstaunlich ist, daß von 98 durch das Screening entdeckten Neuerkrankten 39 zum Stichtag verstorben sind, während es bei den nicht dem Screening unterworfenen Patienten 41 Personen sind (Unterschied nicht signifikant). Die Autoren schließen mit dem Hinweis, daß eine frühe Diagnose die Sterblichkeit an Lungenkarzinom nicht zu senken vermag.

Eine wichtige Säule der Diagnostik (einschließlich der Früherkennung) des Lungenkarzinoms ist die Sputumzytologie *(Präp. 1)*. MATTHEWS (1976) gibt eine Literaturübersicht zytologisch untersuchter und histologisch gesicherter Fälle mit Lungenkarzinom. Die Trefferquote schwankt zwischen 43,2 und 76,6%. Die falsch-negativen Befunde (DROESE et al., 1978) gehen weit überwiegend zu Lasten des Untersuchungsgutes ($n = 206$). Unter klinischen Voraussetzungen und unter klinischen Bedingungen der Materialgewinnung sind die Ergebnisse deutlich besser (SPRANGER 1981). SPRANGER berichtet, daß der morphologische Nachweis eines Lungentumors zytologisch in 90% der Fälle gelingt. Er weist auf eine weitere Problematik hin: im Gegensatz zur gynäkologischen Zytologie hat der Nachweis von Epitheldysplasien (unterschiedlichen Schweregrades) kaum Konsequenzen (LAMB 1984). Derartige Veränderungen sind im höheren Lebensalter häufig nachweisbar, sie sind wohl zum großen Teil rückbildungsfähig. – Die mangelnde Qualität der Sputumpräparate bei zudem großer Zahl wird von CLEE u. SINCLAIR (1981) beklagt. In ihrem Untersuchungsgut ($n = 377$) erweisen sich 59,7% (nahezu ⅔) als positiv oder zumindest verdächtig. Diese Autoren vergleichen ihre zytologischen Befunde mit der nachfolgenden histologischen Sicherung. Dies ist für übereinstimmend-positive Befunde angemessen, nicht aber für bioptisch-negative Befunde bei positivem zytologischem Nachweis (LAMB 1984). Wird die Trefferquote verschiedener präoperativer Untersuchungstechniken verglichen, so ist die Trefferquote der Sputumzytologie beachtlich (FISCHNALLER 1977; $n = 7002$).

Wie TAYLOR et al. (1981), so hat auch OESER (1979) auf die Bedeutung des Zeitpunkts der Diagnostik für die Prognose des Tumorkranken hingewiesen – beide mit entgegengesetzter Interpretation. Während TAYLOR et al. (1981) nachweisen, daß der Zeitpunkt der Diagnosestellung für die Prognose bei an Lungenkarzinom Erkrankten keine Bedeutung hat, schreibt OESER diesem Zeitpunkt (auch für das Lungenkarzinom) eine entscheidende Bedeutung zu (gleichlautender Hinweis: KROKOWSKI 1981; FEINSTEIN et al., 1985). Welche Erscheinungsformen und

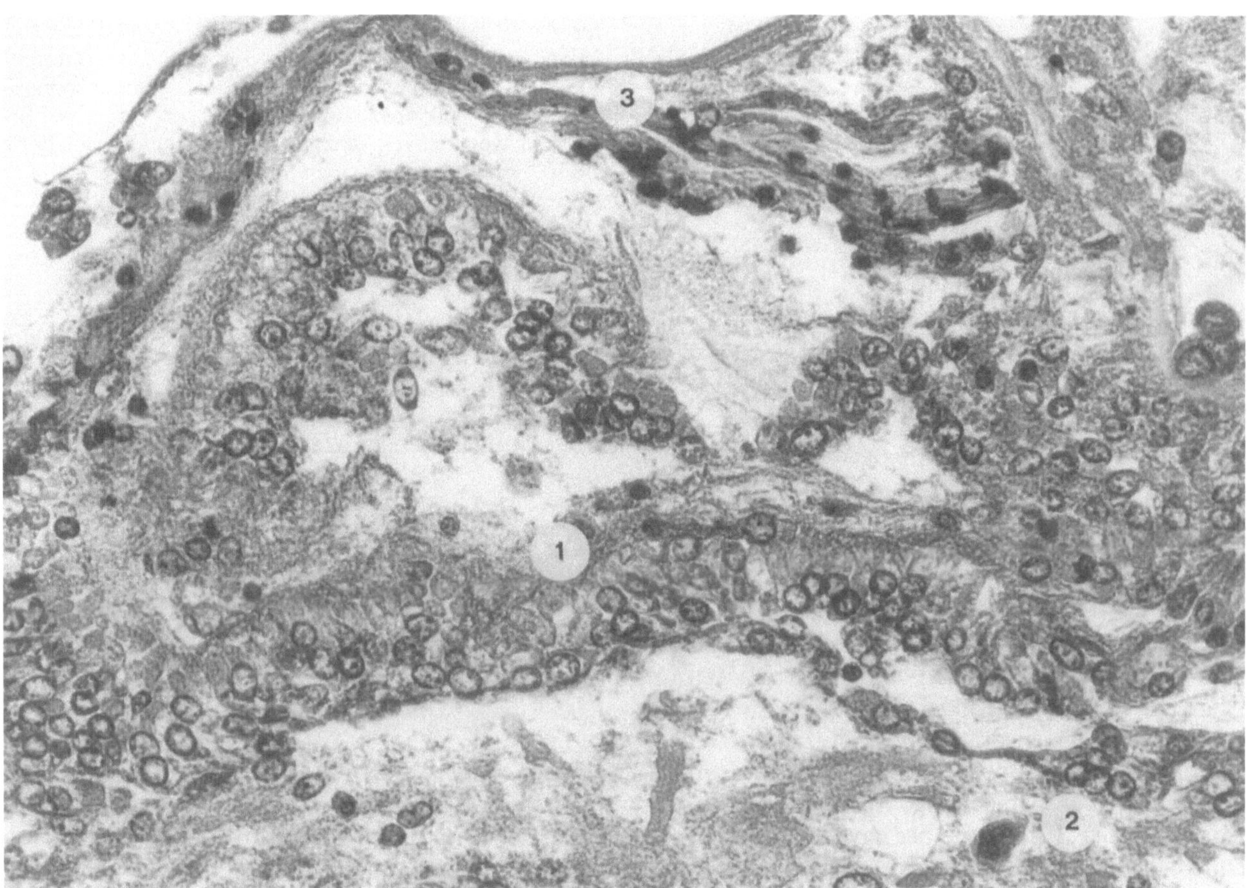

Präp. 1
Sputumzytologie: undifferenziert-großzelliges Karzinom (ohne drüsige oder schleimbildende Komponenten). Tumorzellen überwiegend blasig-isomorph *(1)*, teilweise mit hyperchromatischen Kernen *(2)*. Einzelne dermoide Metaplasien *(3)*. E 20309, Paraffineinbettung, HE, Vergr. 100:1 (Nachvergrößerung nicht berücksichtigt; dies gilt für alle Präparate)

Eigenschaften des Tumors allein für die Möglichkeit einer Frühdiagnose in Betracht kommen, haben LIEBIG et al., (1981; n = 518) beschrieben. Die klinische Manifestation des Lungenkarzinoms ist so komplex, daß nach den Untersuchungen dieser Arbeitsgruppe der Begriff der „fatalen Pause" (Verschleppungszeit zwischen erstem Auftreten der Symptome und Diagnosestellung) nicht anwendbar ist. Offensichtlich treten tumoreigene Eigenschaften (wie das biologische Wachstum des Tumors) mit der Lokalisation des Tumors, mit der Möglichkeit, eine klinische Symptomatik hervorzurufen, und mit der Zeitspanne bis zur ärztlichen Intervention in eine schwer entwirrbare Interaktion *(Abb. 2)*.
Lediglich der Aspekt der Tumorlokalisation soll besprochen werden.
GRESCHUCHNA et al., (1983) stellen einen Vergleich zwischen der diagnostischen Trefferquote der zytologischen Untersuchung des Bronchialsekrets und dem histologischen Befund am Resektionspräparat an. Zentral gelegene Karzinome werden bei 94,4%

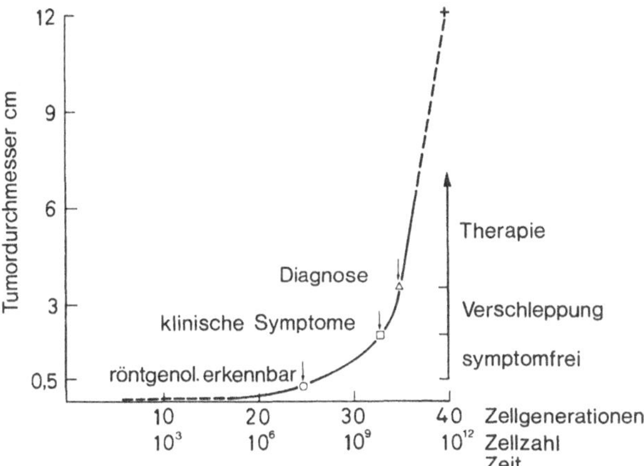

Abb. 2
Abhängigkeit von Tumordurchmesser und Tumorzellgeneration (Zellzahl, Zeit). Zwischen der möglicherweise röntgenologisch erkennbaren Tumorgröße von 0,5 cm Durchmesser und der Diagnosestellung liegen 10 Tumorzellgenerationen (Generation 25–35). Die als „Verschleppung" bezeichnete Zeitspanne (fatale Pause) scheint für das Lungenkarzinom nur von untergeordneter Bedeutung zu sein (vgl. TAYLOR et al. 1981). (Aus PICHLMAIER 1984)

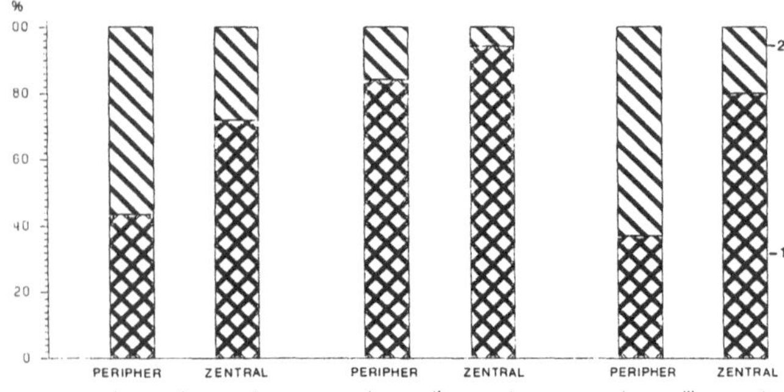

Abb. 3
Prozentualer Anteil positiver *(1)* zytologischer Befunde (negativ: *2*). Sputum präoperativ *(I)*, Probeexzision präoperativ bronchoskopisch *(II)*, Lavage präoperativ bronchoskopisch *(III)*. Getrennt jeweils für peripheren und zentralen Tumorsitz (1977-1982; n = 415)

der dermoiden, 40,0% der kleinzelligen und 66,7% der drüsigen richtig diagnostiziert. Bei peripheren Tumoren sind die Zahlen mit 66,7% bei den dermoiden, auf 75,0% bei den kleinzelligen und (erstaunlicherweise) bei den drüsigen mit 66,7% konstant. - Ähnlich sind die Beobachtungen bei unserem Untersuchungsgut (Heidelberg; *Präp. 3*). Sputumzytologie *(Tabelle 5)*, Zytologie der Lavage *(Tabelle 6)* und histologischer Befund der Probeexzision bei Bronchoskopie zeigen jeweils signifikante Unterschiede zwischen peripherer und zentraler Lokalisation des Lungenkarzinoms *(Tabelle 7)*.

Die Früherkennung scheint gegenwärtig die einzige Möglichkeit zu sein, die Prognose nach Erkrankung an Lungenkarzinom zu verbessern. Doch scheint auch ein engmaschiges radiologisches Screening den erwünschten Beitrag nicht liefern zu können. Günstiger ist die Situation bei zytologischer Auswertung des Sputums, wobei eine Trefferquote außerhalb der Klinik von etwa 50% zu veranschlagen ist. Regelmäßige Wiederholungsuntersuchungen scheinen den Erfolg zu verbessern (RÜHLE 1979).

V. Histomorphologie

Exposition und Typ des Lungenkarzinoms stehen miteinander in Beziehung (KREYBERG 1962). Zigarettenrauchen scheint einen erheblichen (LYON 1984), die Exposition gegenüber radioaktiver Strahlung keinen oder nur einen geringen Effekt zu haben (HORACEK et al., 1977). Die Exposition gegenüber Chloromethyläther führt mit zunehmender Dosis zu einem Überwiegen der kleinzelligen Karzinome (bis 80%). Dieser Effekt scheint durch Zigarettenexposition verstärkt zu werden: Hiervon ist nicht nur der Typ des Lungenkarzinoms betroffen, die Häufigkeit

Tabelle 5
Richtig-positive Befunde nach zytologischer Untersuchung des Sputums. Zentral gelegene Lungenkarzinome zeigen häufiger richtig-positive Ergebnisse (*Ew:* Erwartungswert bzw. -anzahl) als peripher gelegene (1977-1982; p < 0,001)

Lokalisation \ Befund		positiv	negativ	Σ
peripher	n	72	94	166
	Ew	100,4	65,6	
zentral	n	179	70	249
	Ew	150,6	98,4	
Σ	n	251	164	415

Tabelle 6
Richtig-positive Befunde nach zytologischer Untersuchung nach Lavage. Richtig-positive Ergebnisse werden signifikant (1977-1982; p < 0,001) häufiger bei zentral gelegenen Karzinomen gefunden. Der Befund entspricht Tabelle 5 (zytologische Untersuchung des Sputums)

Lokalisation \ Befund		positiv	negativ	Σ
peripher	n	62	106	168
	Ew	105,6	62,4	
zentral	n	204	51	255
	Ew	160,4	94,6	
Σ	n	266	157	423

Tabelle 7
Richtig-positive Befunde nach histologischer Untersuchung durch Probeexzision gewonnenen Materials (bei Bronchoskopie). Peripher gelegene Lungenkarzinome sind unterrepräsentiert (1977-1982; p < 0,05)

Lokalisation \ Befund		positiv	negativ	Σ
peripher	n	32	6	38
	Ew	34,9	3,1	
zentral	n	114	7	121
	Ew	111,1	9,9	
Σ	n	146	13	159

des Auftretens steht hierzu in inverser Beziehung (WEISS et al., 1979; n = 51; WEISS 1980; n = 125). Bei Asbestexposition konnte bislang die Prädominanz eines histologischen Typs nicht nachgewiesen werden (KANNERSTEIN u. CHURG 1972; HORACEK 1977). Insgesamt ist der Expositionseffekt auf den Typ des Lungenkarzinoms nur bezüglich des Zigarettenkonsums und der Exposition gegenüber Chloromethyläther in wiederholten Studien konstant nachweisbar und jeweils signifikant. ROTHSCHILD et al., (1982) gehen der Frage nach, ob in „high risk areas" gegenüber „low risk areas" (Mortalität an Lungenkarzinom) ein Unterschied im histologischen Typ zu beobachten ist (analog dem von LAUREN 1965 beschriebenen Phänomen der unterschiedlichen Erkrankungsziffer an Magenkarzinomen mit diffusem und intestinalem Typ in „high risk"- und in „low risk areas"). Das Untersuchungsgut ist stark ausgewählt (272 aus n = 815), die vermuteten Unterschiede haben sich nicht belegen lassen.

Das zeitliche Verhalten des Auftretens verschiedener Typen des Lungenkarzinoms scheint Änderungen unterworfen zu sein (PERCY et al. 1984). Das riesige lückenlos dokumentierte Untersuchungsgut der Jahre 1973-1981 (n = 54165) zeigt bezüglich der 4 großen histologischen Typen (entsprechend der Klassifikation der WHO) ein auffallendes Zeitverhalten, wobei vornehmlich die drüsigen und die kleinzelligen Karzinome zunehmen.

Fragestellungen dieser Art sind an reproduzierbare, leicht erlernbare und allerorts einsetzbare histomorphologische Klassifikationssysteme gebunden. Viele Widersprüche oder nicht erklärbare Untersuchungsergebnisse mögen ihre Ursache in Mängeln dieser ganz wesentlichen Voraussetzung haben.

VI. Operabilität und Inoperabilität

Bereits 1957 machen COLLIER et al. die Mitteilung, daß von 600 an Lungenkarzinom erkrankten Patienten nur 226 (37,7%) operiert werden. Der Anteil hat sich bis heute nicht wesentlich verschoben (HORT u. SCHMITT-GRÄFF 1979; VOGT-MOYKOPF et al. 1981; FERLINZ 1982). Damit steht das Lungenkarzinom an der Spitze der Negativerfahrung, daß nur bei der Hälfte bzw. einem Drittel der erkrankten Patienten überhaupt der Versuch einer kurativen Therapie unternommen werden kann.

Explorative Thorakotomien und Thorakotomien in kurativer Absicht werden von PAULSON u. REISCH (1976) in einer Gruppe von 1156 Fällen (Gesamtpatientengut: n = 2393) zusammengefaßt. Verständlicherweise ist die „Operabilität" mit 48% erstaunlich hoch. BERNEY u. HAHNLOSER (1981) untersuchen ein nicht selektiertes Patientengut (n = 209) der Beobachtungsjahre 1976-1980. Hiervon sind 142 nicht operabel, 67 operabel (32,1%). Bei BIESELT et al., (1982) sind über alle Altersgruppen (< 65, 65-69, > 70) 39,9% resezierbar (1959-1979; n = 4045). Damit hat sich das Bild seit der letzten größeren Zusammenstellung operationsfähiger Patienten des Heidelberger Raumes (ZEIDLER u. LINDER 1973; n = 2200) nicht wesentlich geändert.

In welchem Ausmaße Selektionseinflüsse wirksam werden, zeigt sich an der hohen Zahl bereits etablierter Metastasen zum Zeitpunkt der Diagnosestellung (WEISS u. GILLICK 1977). Obduzierte und zuvor operierte Träger von Lungenkarzinom (n = 125) zeigen in der überwiegenden Mehrzahl schon zum Zeitpunkt der Operation Metastasen. Die Autoren beobachten, daß lediglich in der „frühen" Phase der Tumorausbreitung der Typ prognostisch bedeutsam ist (undifferenzierte Karzinome setzen in der frühen Phase häufiger extrathorakale Metastasen als dermoid bzw. drüsig differenzierte). Auch SLACK (1970) gibt mit seinen Hinweisen Belege dafür, daß das Lungenkarzinom sehr häufig erst zum Zeitpunkt eines uniformen Spätstadiums diagnostiziert wird. In diesem Stadium sind Tumorgröße und histologischer Typ ohne prognostischen Einfluß. Werden hämatogene und lymphogene Metastasen nach histologischem Typ des Lungenkarzinoms unterschieden (n = 170), so ergibt sich auch hier ein uniformes Muster des Endstadiums (51 chemotherapeutisch oder operativ vorbehandelte Patienten; KUNZE et al., 1985).

Das Spektrum der metastatisch befallenen Organe (in Abhängigkeit der wichtigen 4 Haupttypen entsprechend der Klassifikation der WHO) wird von MATTHEWS (1976) dokumentiert (n = 418). HÖPKER (1985) gibt eine größere sektionsstatistische Übersicht mit Auswertung der Jahre 1930-1975 (n = 37323; 618 Fälle von Lungenkarzinom; *Tabelle 8a, b*). Die Tabelle macht deutlich, daß eine Abhängigkeit zwischen der Zahl der metastatisch befallenen Organe und dem Lebensalter besteht. Je höher das Lebensalter, desto weniger ist die Zahl der metastatisch befallenen Organe mit dem Leben vereinbar. Und: Herz, Milz und Schilddrüse sind durchaus geläufige Zielorgane metastasierender Lungenkarzinome.

Zieht man Bilanz und selektiert nicht nach operablen und nichtoperablen Patienten, so gelten auch heute noch die statistischen Angaben von WATERHOUSE (1974) und HEILMANN et al., (1976). WATERHOUSE gibt eine Fünfjahresüberlebensrate für alle Patienten mit Lungenkarzinom (korrigierte Ziffern) für Männer von 5,8% und für Frauen von 4,0% an, HEILMANN immerhin eine solche von 10%.

Tabelle 8 a, b
Obduktionsgut Pathologisches Institut Heidelberg (1930–1975; n = 37323). Bei 618 Fällen mit Lungenkarzinom werden mit zunehmendem Alter seltener Organe mit Metastasen gefunden - ein Hinweis auf den nach Manifestation des Tumorleidens vorzeitig eintretenden Tod *(a)*. Auch seltener betroffene Organe (Herz, Milz) stehen immerhin an 9. bzw. 13. Stelle (*b* beide Tabellen nur Männer)

a) Zahl der Organe mit Metastasen	Alter					
	<60	60–	70–	80–	90–	Σ
0	78	115	104	22	19	338
1	35	42	38	11	2	128
2	26	19	16	3	2	66
3	10	15	11	1	1	38
4	3	8	5	2	0	18
5	8	1	3	0	0	12
>5	13	3	2	0	0	18
Σ	173	203	179	39	24	618

b) Anzahl	Lokalisation
1038	Lymphknoten
560	Leber
482	Skelett
477	Lunge
360	Nebennieren
343	Pleura
264	Niere
263	Gehirn
192	Herz
131	Darm, Peritoneum
115	Retroperitoneum
101	Schilddrüse
64	Milz
64	Mediastinum
33	Hirnhäute
281	Sonstige

VII. Tumorbiologie

Aus zellkinetischer Sicht lassen sich in einem Tumor 4 Zellpopulationen differenzieren (Diehl 1981):

a) proliferierende Zellen, die sich entweder vor, in oder nach der Zellteilung befinden. Diese Zellen sind entscheidend für das Wachstum des Tumors und sprechen auf eine medikamentöse Therapie am besten an;
b) ruhende, z. Z. nicht im Zellzyklus befindliche Zellen (G_0-Zellen), die gegenüber Zytostatika praktisch insensibel sind, jedoch jederzeit wieder in den Zellzyklus (Teilung) eingeschleust werden können (sog. „recruitment“);
c) differenzierte, sich nicht mehr teilende Zellen, die das absterbende Kompartiment des Tumors ausmachen und für den Onkologen von geringer Bedeutung sind;
d) abgestorbene Zellen, meist im Zentrum großer nekrotischer Tumoren.

Diese Vorstellungen sind es überwiegend, die dem Tumorwachstum eine entsprechende Vermehrung der Zellzahl zuordnen (Spratt et al. 1963). Doch ist es die Wachstumsrate alleine nicht, welche die Volumenverdopplungszeit (auch in Abhängigkeit der histologischen Typen der Lungenkarzinome; *Abb. 4*) bestimmt (Weiss et al., 1968; n = 19). Kerr u. Lamb (1984; n = 27) messen den ^{3}H-Thymidin-Index, einen Zellverlustfaktor (dort definiert) und die radiologisch bestimmte Tumorverdopplungszeit *(Abb. 5)*. Sie beobachten, daß der ^{3}H-Thymidin-Index ansteigt, wenn der Zellverlust ansteigt - ein Phänomen überwiegend differenzierter Lungenkarzinome. Indessen ist zwischen der Tumorverdopplungszeit und dem histologischen Typ nur schwer eine Beziehung herzustellen. Fügt man diese Beobachtungen in die von Weiss (1984) mitgeteilten exponentiellen Wachstumsmodelle, so lösen sich die meisten Widersprüche auf. Auch therapeutisch scheinen diese Modelle weiterzuführen (Heinemann u. Jehn 1985). Sie testen die Radio- und Chemosensitivität (gleichzeitig) von Lungenkarzinomzellkulturen und beobachten, daß die Überlebenskurven der Kolonie den charakteristischen biologischen Dosis-Wirkungs-Beziehungen entsprechen. Insbesondere verhalten sich kleinzellige und nichtkleinzellige Lungenkarzinome bezüglich ihrer Radio- und Chemosensitivität unterschiedlich: kleinzellige Karzinome sind sensitiver. Sensitivitätsunterschiede können auch zwischen unbehandelten und vorbehandelten Kulturen dargestellt werden.
Die wenigen Hinweise machen deutlich, daß die angegebenen Parameter globale Zustände des Tumors messen und nur bedingt als Indikatoren benutzt werden können (*Tabelle 9*; Huber et al., 1980). Jenes Gegenargument bleibt stets gegenwärtig, nachdem in der weit überwiegenden Zahl der Lungenkarzinompatienten die Diagnose erst spät gestellt wird und damit ein monomorphes Endstadium beobachtet wird.

VIII. Nachsorge

Der Median der Überlebenszeit für das Lungenkarzinom beträgt (unabhängig von der Operabilität) für Männer 3,3 und für Frauen 12,6 Monate (Waterhouse 1974). Dieser kurze klinische Verlauf zwingt zu einer möglichst lückenlosen und engmaschigen Nachsorge (Matthys 1979). Die - wenn auch geringen - Chancen zur rechtzeitigen Erkennung eines

Tabelle 9

Typ des Lungenkarzinoms, Tumorverdopplungszeit und therapeutische Beeinflußbarkeit (mod. nach Huber 1980). Beachte die Schwankungsbreite der Ansprechrate auf zytostatische Medikamente

Tumortyp (Histologie)	Häufigkeit [%]	Tumorverdopplungszeit (Tage)	^{3}H-Tym.-Markierungsindex [%]	Operabilität [%]	Strahlensensibilität [%]	Ansprechrate auf zytostatische Medikamente [%]
Dermoid	42	100	3,5	39	41	20-30
Großzellig	22	80	?	25	55	30-50
Kleinzellig	18	33	15-24	13	90	60-90
Drüsig	10	148	3,3	32	35	20-50
Sonstige	8					

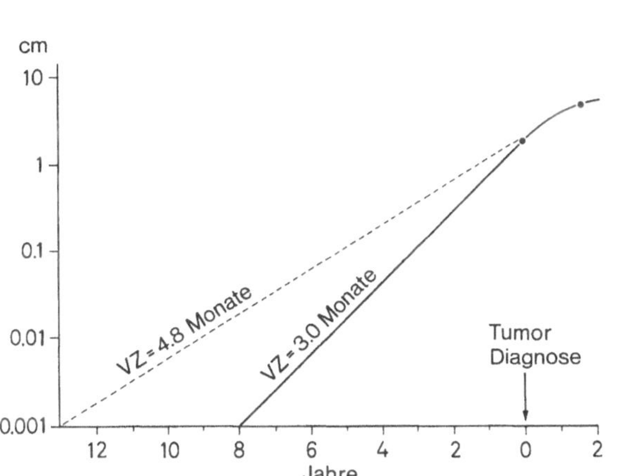

Abb. 4

Möglicher Einfluß der Abnahme der Tumorwachstumsrate (in Abhängigkeit von der Tumorgröße) zeitlich nach Stellung der Tumordiagnose (Zeitpunkt 0). Wird bei einer Tumorgröße von 2 cm Durchmesser (zum Zeitpunkt der Diagnosestellung) von einer Verdopplungszeit *(VZ)* von 3,0 Monaten ausgegangen, so ist die erste hypothetische maligne Tumorzelle 8 Jahre zuvor aufgetreten. Bei einer angenommenen Verdopplungszeit von 4,8 Monaten hingegen liegt diese 13 Jahre zurück. - Möglicherweise ist die Zunahme der Verdopplungszeit mit zunehmendem Tumordurchmesser noch größer, so daß sich die Zeitspanne bis zur ersten hypothetischen Tumorzelle noch weiter verringert (dieser Effekt ist nicht notwendigerweise mit einer Verringerung der Zellverdopplungszeit (Mitoserate) verbunden. (Nach Weiss 1984)

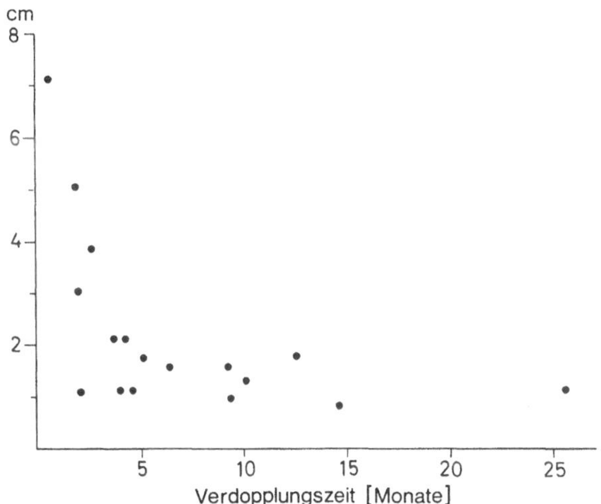

Abb. 5

Tumorverdopplungszeit (in Monaten) in Abhängigkeit vom Tumordurchmesser. Je größer der Tumordurchmesser, desto geringer die Verdopplungszeit (n = 17). Die Angaben beruhen auf röntgenologischen Untersuchungen mit Kontrolle 6 Monate nach Nachweis des Primärtumors. Möglicherweise muß ein Rastereffekt (wegen nicht zufälliger Festlegung des 6monatigen Untersuchungsintervalls) berücksichtigt werden. (Nach Weiss 1984)

Tumorrezidivs oder Komplikationen sollen durch entsprechende Schulung des Hausarztes genutzt werden (Drings et al., 1982). Wie bei kaum einer anderen Erkrankung ist beim Lungenkarzinom der ärztliche Auftrag gegenüber dem schnell eintretenden fatalen Ende so unmittelbar evident.

IX. Fragestellung

Die Fragestellung dieser Studie ist klinischer Natur: Welche Eigenschaften des Tumors (bzw. seines Trägers) sind zu Beginn der Therapie (operativ/nichtoperativ) zu beachten?

Die Frage schließt die Tatsache ein, daß nur Patienten in die Studie gelangen können, bei denen durch einen operativen Eingriff der Tumor gewonnen und eine entsprechende morphologische Untersuchung hatte durchgeführt werden können. Somit handelt es sich um ein selektiertes Untersuchungsgut, das nach

- vorher bekanntem Wissen zur Tumorausdehnung und Typisierung und
- zuvor bekannten zusätzlichen Erkrankungen, die eine Auswirkung auf die Operabilität der Patienten haben können,

eine Auswahl aus allen an einem Lungenkarzinom Erkrankten darstellt. Wichtigster exogener Risikofaktor ist der Zigarettenkonsum. Er ist gleichzeitig

wichtigster Risikofaktor für kardiovaskuläre Erkrankungen und für Karzinome einiger anderer Organlokalisationen. Demnach müssen konkurrierende Risiken für die an Lungenkarzinom erkrankten und operierten Patienten angenommen werden.
Für die Studie werden folgende Themenbereiche formuliert:

- *Pathogenese.* Rauchen gilt als der penetranteste ätiologische Faktor zum Lungenkarzinom. Der Anteil der Raucher bei Patienten mit operiertem Lungenkarzinom ist nach Angaben der Literatur bei beiden Geschlechtern unterschiedlich. Vor allem wird angegeben, daß bei Zigarettenexposition Männer und Frauen unterschiedliche Typen des Lungenkarzinomes ausbilden. Werden quantitative Unterschiede bezüglich des Ausmaßes angegeben, so sollen Frauen früher und eher als Männer von einem Lungenkarzinom getroffen werden.
- *Tumorbiologie und Früherkennung.* Den Früherkennungsmaßnahmen sind bisher relativ enge Grenzen gesetzt (Screeninguntersuchungen durch Röntgenaufnahmen bzw. Sputumzytologie). Zur Beurteilung der Wertigkeit der Sputumuntersuchungen ist neben der Messung der Trefferquote die Lokalisation des Lungenkarzinomes zu berücksichtigen. In welchem Ausmaß können peripher gelegene Lungenkarzinome durch Sputumuntersuchungen schwerer als zentral gelegene erfaßt werden?
  Langjährige ärztliche Erfahrung behauptet, daß bösartige Tumoren im fortgeschrittenen Lebensalter weniger „aggressiv" verlaufen, in dem Sinne, daß seltener bzw. später Metastasen gebildet werden. Liegt beim Lungenkarzinom diesem Verhalten des Primärtumors eine tatsächlich anders geartete biologische Aktivität zugrunde? Oder ist die Beobachtung nicht auf den Umstand zurückzuführen, daß im höheren Lebensalter eine nur geringere Zahl von Metastasen mit dem Leben vereinbar ist?
- *Histomorphologische Klassifikation.* Das „Histological typing of lung tumors" (WHO 1981) ist der Untersuchung zugrunde zu legen. Zu fordern ist eine konsistente Terminologie, die nicht nur eindeutige histomorphologische Merkmale des Tumors beschreibt, sondern auch den Umstand berücksichtigt, daß Lungenkarzinome häufig als Kombinationstumoren (bzw. multiforme Tumoren) in Erscheinung treten. Die differentialdiagnostischen Probleme sind für die einzelnen Typen darzustellen, wobei die Auswirkungen von Fehlklassifikationen auf die Berechnung der Überlebenswahrscheinlichkeiten zu berücksichtigen sind.
- *Methodik.* Zahlreiche bereits vorgelegte Studien zum Lungenkarzinom machen eine Wertung deshalb schwer, weil nicht oder nur weniger relevante Variable als Kontrollvariable in der Regel nicht mitgeführt werden. Voraussetzung für die Studie ist eine vollständige Nachbefundung unter Berücksichtigung des vielfältigen Erscheinungsbildes insbesondere der Kombinationstumoren. Das statistische Vorgehen hat der komplexen Fragestellung Rechnung zu tragen.
- *Operatives Vorgehen und Prognose.* Patienten mit Lungenkarzinom sind in der Regel Patienten höheren Lebensalters. Zusätzliche Erkrankungen vermögen das operative aber auch das postoperative Risiko zu steigern. Es ist zu untersuchen, welche Erkrankungen zu einer Steigerung des Risikos beitragen, welche Operationsverfahren günstige Ergebnisse liefern und inwiefern geschlechtsbzw. tumorlokalisationsabhängige Einflüsse wirksam werden.
- *Tumorstadium.* Bei unterschiedlichen Überlebenswahrscheinlichkeiten für die Tumorstadien I, II, III und IV (UICC) ist zu untersuchen, inwiefern die Tumorverschleppungszeit („fatale Pause") überlebenszeitrelevant wird. Wie groß ist die Differenz zwischen der prätherapeutischen (TNM) und posttherapeutischen (pTNM) Klassifizierung des Lungenkarzinomes im Vergleich zu den Mitteilungen anderer Autoren? Wie stellen sich postoperative Komplikationen und die Operationsletalität (in Abhängigkeit von der Art des operativen Eingriffes) dar? Und: Angesichts der großen Bemühungen mit überwiegend ausgedehnten kurativen Eingriffen stellt sich die Frage nach dem langfristigen Spätschicksal der Patienten.
- *Prognoserelevante Eigenschaften des Primärtumors.* Der Therapeut erwartet detaillierte Informationen darüber, welche Eigenschaften des Primärtumors prognoserelevant sind. Neben der Primärtumorgröße ist der Sitz des Tumors und der histologische Typ zu berücksichtigen. Wie verhalten sich kombinierte Karzinome im Vergleich zu nichtkombinierten Tumoren? Lassen sich aus der Art und der Häufigkeit des Auftretens von Kombinationsformen einzelner histologischer Tumortypen Gesetzmäßigkeiten ableiten, die für oder gegen eine nosologische Entität sprechen? Beispielsweise ist für dermoide Karzinome von Bedeutung, ob die Bildung von Keratin in der histologischen Diagnostik Berücksichtigung finden soll. Ist das kleinzellige Lungenkarzinom eine nosologische Entität? Ist der Nachweis von Muzin (bei drüsigen oder großzelligen Karzinomen) prognoserelevant? Und: Wo liegen die Grenzen konventioneller histomorphologischer Klassifikation?

- *Propagation des Primärtumors.* Bösartige Tumoren zeichnen sich dadurch aus, daß sie sich (zunächst lokal) ausbreiten. Dies geschieht innerhalb des Lungenparenchyms („Tumorfront"), dies geschieht durch Einbrüche in die Gefäße („Intravasation", „Lymphangiosis carcinomatosa") bzw. in die Bronchien („endobronchiale Propagation"). Selbstverständlich bestimmen derartige Kriterien das Stadium des Tumors - kennzeichnen sie doch eine Momentaufnahme der Tumorausbreitung. Von Interesse ist, ob diese Kriterien jeweils isoliert betrachtet Auswirkungen auf die Überlebenswahrscheinlichkeiten haben.
- *Tumor-Wirt Interaktion.* Hierunter sollen alle diejenigen histomorphologischen Phänomene zusammengefaßt werden, die von den regressiven Tumorveränderungen bis hin zu den humoralen Fernwirkungen des Tumors in den regionären Lymphknoten reichen. Die Frage ist offen, ob der nekrotische Zerfall des Primärtumors ausschließlich von der Primärtumorgröße abhängt oder ob ihm nicht zusätzlich die Eigenschaft als Prognosefaktor zukommt. Immunkompetente Zellen innerhalb und außerhalb des Tumors sind in ihrer Wertigkeit für die Überlebenswahrscheinlichkeiten bisher unterschiedlich beurteilt worden. Das gleiche gilt für die Ausbildung eines Tumorstromas bzw. einer Tumornarbe. Sind Narbenkarzinome eine eigenständige nosologische Entität? Hierbei ist zu berücksichtigen, ob nicht doch unterschiedliche Tumortypen eine differente desmoplastische Reaktion induzieren können.
  Als Fernwirkung des Tumors sind die Lymphangitis reticularis v. HANSEMANN als auch die „sarcoid like lesions" anzuführen. Beide kennzeichnen besondere Formen der Reagibilität des Wirtes in Interaktion mit dem Primärtumor.
  Für die Früherfassung des Lungenkarzinomes ist bedeutsam, ob bei Vorliegen von tumorbedingten lokalen Lungenveränderungen eine günstige Prognose (infolge einer früheren Diagnosestellung) anzunehmen ist.
- *Metastatische Tumoraussaat.* Die Stadieneinteilung nach der UICC ist zu überprüfen, die Auswertung hat nach den Kategorien der TNM-Klassifikation zu erfolgen. Welche Beziehungen bestehen zwischen dem Tumortyp und dem Lymphknotenbefallsstadium? In gleicher Weise ist der Differenzierungsgrad als auch die Lokalisation des Primätumors zu berücksichtigen. Ergeben sich Hinweise für eine weitere Differenzierung der N-Kategorie? Insbesondere ist zu überprüfen, ob bei der gegebenen notwendigerweise unscharfen Abgrenzung der einzelnen Lymphknotenstationen zusätzliche überlebenszeitrelevante Aussagen möglich sind.
  Analog der metastatischen Tumoraussaat in die regionären Lymphknoten bei anderen Tumorlokalisationen (z.B Mamma) soll untersucht werden, ob der numerische Anteil metastatisch infiltrierter Lymphknoten prognoserelevant ist. Auch erhebt sich die Frage, ob das Ausmaß des Infiltrates innerhalb eines Lymphknotens mit der Überlebenszeit korreliert.
- *Fernmetastasen.* Überlebenswahrscheinlichkeitsberechnungen bei Vorliegen von Fernmetastasen wurden bislang selten mitgeteilt. Das Untersuchungsgut soll die Frage beantworten, um wieviel ungünstiger die Prognose bei Vorliegen von Fernmetastasen ist.
- *Zweitkarzinom.* Der ätiologisch wichtigste Faktor des Lungenkarzinomes ist das Zigarettenrauchen. Dieses korreliert mit der Inzidenz bösartiger Tumoren auch anderer Lokalisationen. Wie häufig werden Zweitkarzinome (jeweils als Primärtumoren) bei bereits diagnostiziertem Lungenkarzinom beobachtet?
- *Chemotherapie und Radiatio.* Chemotherapie und Radiatio werden je nach Typ des Lungenkarzinomes unterschiedlich eingesetzt. Läßt sich ein positiver Effekt auf die Überlebenswahrscheinlichkeit beim kleinzelligen Bronchialkarzinom auch langfristig in einem (nach therapeutischen Schemata) nicht ausgelesenen Untersuchungsgut darstellen? Hat sich die adjuvante Therapie nach kurativer Resektion für nichtkleinzellige Karzinome bewährt? Es ist zu prüfen, inwiefern die Ergebnisse den Mitteilungen aus der Literatur gegenübergestellt und verglichen werden können. Insbesondere ist auf die Gegenüberstellung vergleichbarer Kriterien Wert zu legen.

2. Teil: Methodik

I. Klassifikation

Entsprechend den Empfehlungen der World Health Organization (WHO) und der Union Internationale Contre le Cancer (UICC) wird zwischen dem Ausbreitungsstadium eines Lungenkarzinoms, dem histomorphologischen Typ und dem (Differenzierungs)grad unterschieden. Während für die Bestimmung des Tumorstadiums und des Tumortyps verschiedene Untersuchungsgänge nötig sind, werden Typ und Grad eines Tumors am gleichen histologischen Präparat bestimmt. Die WHO trennt bisher die Festlegung des histologischen Typs nicht streng von der Einteilung des Grades (z.B. beim dermoiden Karzinom).

A. Staging

Die Klassifikation des Ausbreitungsstadiums erfolgt nach den Empfehlungen der UICC. Als Vorlage dient *TNM-Klassifikation der malignen Tumoren*, 3. Aufl. 1979, sowie *TNM-Atlas. Illustrated guide to the TNM/pTNM-classification of malignant tumours*, 2nd ed. 1985 (beide im Springer-Verlag, Heidelberg). Folgende anatomische Bezirke sind vorgegeben:

1. Trachea (162.0),
2. Hauptbronchen (162.2),
3. Oberlappen (162.3),
4. Mittellappen (162.4),
5. Unterlappen (162.5).

Als regionäre Lymphknoten sind die intrathorakalen Lymphknoten definiert. Sie werden gegliedert in die Lokalisationen:

a) peribronchial:
   1. intralobär, intersegmentär,
   2. interlobär,
   3. hilär;

b) mediastinal:
   4. tracheobronchial,
   5. paratracheal,
   6. paraaortal,
   7. paraösophageal,
   8. ligamentär,
   (9.) vorderes Mediastinum.

Aus der Anweisung geht hervor, daß die Regeln zur Klassifikation Minimalerfordernissen zur Bestimmung der T-, N- und M-Kategorie entsprechen. Zusätzliche Methoden können angewandt werden, wenn sie die Genauigkeit der Befunderhebung vorgängig der definitiven Behandlung verbessern. Eingeschlossen ist die Definition der regionären Lymphknoten wie auch die prätherapeutische und postoperative histopathologische Klassifikation. Die allgemeinen Regeln des TNM-Systems werden im Wortlaut wiedergegeben (3. Aufl. 1979):

„a) Prätherapeutische klinische Klassifikation: TNM
Sie basiert auf dem erhobenen Befund, der bis zum Entschluß zur endgültigen Behandlung abgeschlossen wurde (prätherapeutischer Befund). Die Befunderhebung basiert auf klinischen, radiologischen und endoskopischen und anderen relevanten Untersuchungen. Sie wird ergänzt durch die chirurgische Exploration vorgängig der definitiven Behandlung.

b) Postoperative histopathologische Klassifikation: pTNM
Bei dieser Klassifikation wird der vor der Entscheidung zur endgültigen Behandlung festgelegt Befund ergänzt oder abgeändert durch Erkenntnisse, die beim definitiven chirurgischen Eingriff und durch die histopathologische Untersuchung des therapeutisch entfernten Resektionspräparates gewonnen wurden.
Wenn dem definitiven chirurgischen Eingriff eine andere Behandlungsart vorausgegangen ist, wird dies durch das Präfix y gekennzeichnet."

Die Klassifikation der UICC *(Tabelle 10)* kann entsprechend den klinischen Erfordernissen in Stadien *(Tabelle 11)* gruppiert werden. Für die hier vorgelegte Untersuchung wird die Stadieneinteilung der UICC (1978; *(Abb. 6)* zugrunde gelegt.
Der erste Klassifikationsvorschlag zur Erfassung des Ausbreitungsstadiums des Lungenkarzinoms geht auf SALZER (1951) zurück. SALZER unterscheidet die

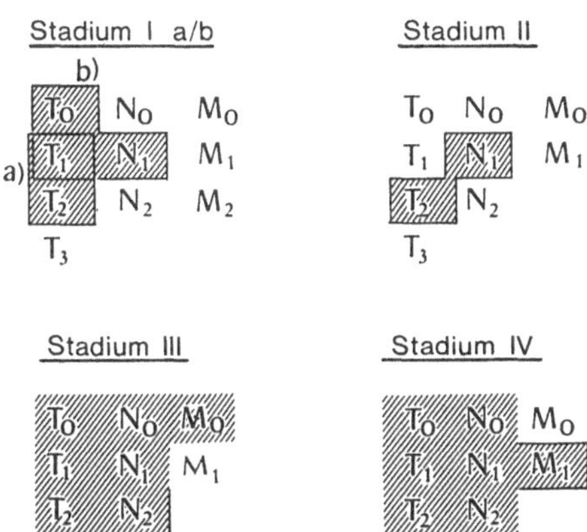

Abb. 6
Stadieneinteilung für das Lungenkarzinom nach der UICC (1978). (Mod., ergänzt, nach Pichlmaier 1984)

Fälle nach den Gruppen A, B, C und den Stadien 1, 2, 3:

A-Fälle: Tumor ist auf die Lunge beschränkt, gleichgültig, ob zentral oder peripher gelegen;
B-Fälle: Tumor hat die Pleura erreicht;
C-Fälle: Tumor hat kontinuierlich auf die Nachbarschaft übergegriffen.

Die Stadieneinteilung von Salzer (1951) bezieht sich überwiegend auf Lymphknotenmetastasen:

1. Stadium: Befall pulmonaler Lymphknoten;
2. Stadium: Befall extrapulmonaler Lymphknoten;
3. Stadium: Befall mediastinaler und entfernterer Lymphknoten.

Immerhin hat es bis 1966 gedauert, bis der deutschsprachige TNM-Ausschuß die Klassifikation der Lungentumoren vorlegte (1. Aufl. des TNM-Klassifikationssystems: 1970). Zwischenzeitlich erfolgen zahlreiche Verbesserungen, die sich überwiegend an der klinischen Praktikabilität des Einteilungssystems orientieren.

Ishikawa (1973) wertet 1946 Patienten von 104 beteiligten Institutionen aus und schlägt eine Stadienklassifikation vor, die von dem American Joint Committee for Cancer Staging (AJC; Peters 1977) und der UICC (1978) abweicht. Als Stadium I werden nur diejenigen Patienten klassifiziert, die (mit Ausnahme T_0) Lymphknotenmetastasen nicht aufweisen (N_0). Somit wird die Gruppe der $T_1N_1M_0$-Patienten im Stadium II aufgeführt. Zusätzlich wird empfohlen, Patienten mit kleinzelligen Karzinomen aus dem Stagingsystem herauszunehmen und dem Stadium III zuzuordnen.

Grundsätzlich gilt, daß der Vorschlag von Ishikawa (1973) und das AJC Staging (Peters 1977) mit dem

Tabelle 10
TNM-Klassifikation der malignen Tumoren (UICC 1979) Die Einteilung entspricht dem *TNM-Atlas. Illustrated guide to the TNM/- pTNM-classification of malignant tumors* (2nd ed., 1985)

pT	Primärtumor
pTis	präinvasives Karzinom (Carcinoma in situ)
pT_0	keine Evidenz für einen Primärtumor
pT_1	Tumor mißt in seiner größten Ausdehnung 3 cm oder weniger, ist umgeben von Lungengewebe oder viszeraler Pleura, ohne (bronchoskopische) Evidenz einer Infiltration proximal eines Lappenbronchus
pT_2	Tumor mißt in seiner größten Ausdehnung mehr als 3 cm *oder* Tumor jeglicher Größe mit begleitender Atelektase *oder* obstruktive Entzündung, die sich bis zum Hilus ausdehnt. Bei der Bronchoskopie darf die proximale Ausdehnung des Tumors höchstens bis 2 cm distal der Carina reichen. (Jede begleitende Atelektase oder obstruktive Pneumonie muß weniger als einen ganzen Lungenflügel betreffen, und es darf kein Pleuraerguß bestehen.)
pT_3	Tumor jeglicher Größe mit direkter Ausdehnung auf benachbarte Strukturen wie Thoraxwand, Zwerchfell oder Mediastinum *oder* Tumor (bei der Bronchoskopie) weniger als 2 cm distal der Carina (*oder* Tumor verbunden mit Atelektase oder obstruktiver Pneumonie eines ganzen Lungenflügels *oder* Pleuraerguß)
pTx	Tumor, der nicht beurteilt werden kann *oder* Tumornachweis durch maligne Zellen im bronchopulmonalen Sekret ohne radiologischen oder bronchoskopischen Nachweis
pN	**regionäre Lymphknoten**
pN_0	keine Evidenz für einen Befall der regionären Lymphknoten
pN_1	Evidenz von peribronchialen Lymphknoten *und/oder* homolateralen Hiluslymphknoten, einschließlich einer direkten Ausdehnung des Primärtumors
pN_2	Evidenz von Lymphknoten im Mediastinum
pNx	Die Minimalerfordernisse zur Beurteilung der regionären Lymphknoten liegen nicht vor
pM	**Fernmetastasen**
pM_0	keine Evidenz für Fernmetastasen
pM_1	Fernmetastasen vorhanden
pMx	Die Minimalerfordernisse zur Feststellung von Fernmetastasen liegen nicht vor

Vorschlag der UICC (1979) nicht kollidiert, wenn jeweils die vollständige TNM-Formel dokumentiert wird.

Shields et al. (1980) ordnet die T_1N_2-Tumoren der Lunge eher in das Stadium II als in das Stadium I ein

Tabelle 11
Einteilung in Stadien auf der Grundlage von TNM (UICC). (*AJC:* American Joint Committee for Cancer Staging; *UICC:* Union Internationale Contre le Cancer) Beachte die Unterschiede im Stadium I/II AJC gegenüber UICC 1976 und UICC 1978

AJC 1977 Stadium				UICC 1976 Stadium				UICC 1978 Stadium			
I	T_1	N_0	M_0	I	T_0	N_1	M_0	Ia	T_1	N_0	M_0
	T_2	N_0	M_0		Tx	N_1	M_0		T_2	N_0	M_0
	T_1	N_1	M_0		T_1	N_1	M_0	Ib	T_0	N_1	M_0
					T_2	N_0	M_0		T_1	N_1	M_0
II	T_2	N_1	M_0								
				II	T_2	N_1	M_0	II	T_2	N_1	M_0
III	T_3	N_0, N_1	M_0								
	jedes T	N_2	M_0	III	jedes T			III	T_3	N_0, N_1	M_0
	jedes T					jedes N_2			jedes T	N_2	M_0
		jedes N	M_1				jedes M_1				
								IV	jedes T		
										jedes N	M_1

und verweist auf die signifikant schlechtere Prognose. Anhand seines Untersuchungsgutes (n = 569) kommt er zu der Folgerung, daß alle kleinen zentral gelegenen Tumoren (von einem Durchmesser -3 cm), die distal eines Lappenabgangs lokalisiert sind, als T_1-Tumoren betrachtet werden sollen. Patienten mit T_1N-Tumoren haben eine Dreijahresüberlebensrate von nur 36,7%, welche den 39,8% der T_2N_1-Tumoren entspricht. Die übrigen Patienten im Stadium I haben bessere Überlebensraten: Patienten mit T_1N_0-Tumoren zeigen Drei- und Fünfjahresüberlebensraten von 68,5% und 54,4%; T_2N_0-Tumoren 53,6% und 40,0%. T_1N_1-Patienten sind es, die eher in Stadium II als in Stadium I einzuordnen sind. - Zu prinzipiell gleichen Schlußfolgerungen kommen GIEDL et al., (1983, n = 229). Sie berichten, daß sich die prognostische Aussagefähigkeit des pTNM-Systems mit der Unterscheidung der UICC (1978) in die Stadien I a und I b bewährt habe. Tumorgröße und Lymphknotenbefall sind für die Prognose entscheidend, gefolgt von der Art des histologischen Typs. Für kleinzellige Lungenkarzinome wird ein anderes Staging vorgeschlagen *(Tabelle 12)*. Unterschieden werden „Limited disease" und „Extensive disease" (zit. nach DRINGS et al., 1985; HOLOYE et al., 1977). Die Autoren verweisen auf das Restaging, um den Erfolg therapeutischer Versuche abschätzen zu können (Übersicht: WILDE u. DÜRSCHMIED 1985).

Aus der Literatur sind Arbeiten ersichtlich, die sich - ausdrücklich - auf die TNM-Klassifikation als Staging beziehen und die Ergebnisse gleichlautend interpretieren (z. B. WASSNER u. ZASTROW 1982). Nicht diskutiert wird, daß die von den Autoren benutzte Klassifikation N_1, N_2, N_3, N_4 nicht dem Vorschlag der TNM-Klassifikation (UICC) entspricht.

Tabelle 12
Klassifikation kleinzelliger Lungenkarzinome in „Limited disease" und „Extensive disease". (Aus DRINGS et al. 1985)

Limited disease	*Extensive disease*
Primärtumor auf Hemithorax beschränkt	Befall kontralateraler hilärer Lymphknoten
Befall ipsilateraler hilärer Lymphknoten	Befall kontralateraler supraklavikulärer Lymphknoten
Befall ipsilateraler supraklavikulärer Lymphknoten	Infiltration der Thoraxwand
Befall mediastinaler Lymphknoten	Pleuraerguß (groß und/ oder mit malignen Zellen)
Rekurrens- und/oder Phrenikusparese	Lymphangiosis carcinomatosa
Keine größere Obstruktion	Vena-cava-superior-Syndrom
	Metastasen in der kontralateralen Lunge
	Sonstige Fernmetastasen

Mißverständnisse und Fehlinterpretationen sind so vorgezeichnet. Auch wenn die TNM-Klassifikation allerorts gleichlautend Verwendung findet, ist Vergleichbarkeit der Patientenkollektive nur dann gegeben, wenn die intraoperative Lymphknotenentnahme regelmäßig und systematisch erfolgt (NARUKE et al., 1978, TROIDL et al., 1979). Nicht entnommene Lymphknoten können nicht klassifiziert werden. Entsprechen nicht entnommene Lymphknoten den Befallsregionen N_2, so ist verständlich, daß die Unterscheidung im Staging zwischen N_0, N_1 und N_2 wertlos sein muß. Aus ärztlicher Sicht ist andererseits ein systematisiertes Staging nicht bei jedem Patienten indiziert und durchführbar.

Die Auswertung dieses Materiales erfolgt unabhängig von dieser grundsätzlichen Einschränkung. Bei der Besprechung der prätherapeutischen und posttherapeutischen TNM-Klassifizierung und insbesondere bei der Erörterung der Überlebenskurven in Abhängigkeit des Lymphknotenbefallstadiums ist dieses Argument als Einwand zu berücksichtigen.

B. Typing

1. Übersicht

Ziel eines histomorphologischen Typing ist die präzise Zuordnung von Fällen zu Befundklassen. Die Befundklassen (Typen) sollen sich gegenseitig ausschließen und in ihrer Summe das gesamte Spektrum des histologischen Erscheinungsbildes beschreiben. Zudem soll das histologische Typing möglichst eng den klinischen Handlungsbedarf und die klinischen Handlungsmöglichkeiten widerspiegeln.
Wie schwierig die histologische Klassifizierung des Lungenkarzinoms ist, hat SALZER (1967) eindrucksvoll belegt. 15 Pathologen haben zu 100 identischen histologischen Präparaten mit Lungenkarzinom gutachterlich Stellung bezogen. Das Ergebnis beschreibt SALZER als „Fiasko". Entgegen anderslautenden Stimmen ist die in Reklassifikationsstudien dokumentierte „Grauzone" so groß, daß unterschiedliche Entscheidungskriterien auch nur in diesem einzigen Teilbereich im Rahmen einer klinischen Studie als ergebnisbestimmend angesehen werden müssen.
Seit 1967 sind große Anstrengungen unternommen worden, durch Schaffung einer geeigneten Klassifikation dieses Dilemma zu überwinden. Noch im gleichen Jahre erschien das *Histological Typing of Lung Tumours* der WHO (Hrsg. KREYBERG et al., 1967). Die Klassifikation entspricht im wesentlichen dem von der WHO initiierten Expertenkomitee Pathology Committee of the Veterans Administration Lung Cancer Therapy Study Group (VAL-Group). Die Gruppe hat die Voraussetzungen für das WHO-Typing (1967) durch die Bearbeitung eines größeren Untersuchungsgutes (n = 2897) geschaffen (YESNER et al., 1965). Weitere Arbeiten bestätigen die Gültigkeit des WHO-Typing (REINILÄ u. DAMMERT 1974, n = 175; SCHUBERT 1975; LESCH 1979, n = 664). KATLIC u. CARTER (1979, n = 435) weisen auf Differenzen zwischen der Klassifikation der WHO und der Veterans Administration Working Party Lung (WP-L) hin.
1981 legt die WHO eine überarbeitete Fassung des *Histological Typing of Lung Tumours* vor. Die Änderungen sind teilweise terminologischer, teilweise inhaltlicher Art *(Tabelle 13)*. Unterschiede zwischen der Klassifikation der VAL-Group und der WHO bleiben bestehen (LAMB 1984). Die VAL-Group empfiehlt eine Klassifizierung von Tumoren auch dann unter „squamous cell carcinoma", wenn Keratin und interzelluläre Brücken fehlen, jedoch ein squamoides (dermoides) Wachstum offensichtlich ist. Die WP-L empfiehlt, diese Tumoren unter „großzellig mit Stratifikation" einzuordnen. Noch 1967 schlägt die WHO vor, den Terminus „large cell carcinoma, solid tumours without mucin" zu benutzen. 1981 wird schlicht „large cell carcinoma" angegeben (LAMB 1984). Klassifizierungsprobleme treten auch bei kleinzelligen und großzelligen Karzinomen auf (u.a. LARSSON u. ZETTERGREN 1976; MATTHEWS 1985).
Unproblematisch erscheint die Kodierung des WHO-Typing (1961) mittels des von der SNOMED (WINGERT 1984) bzw. der ICD-O (einschließlich der Deutschen Ausgabe, JACOB et al., 1978) angegebenen Schlüssels.

2. Probleme des WHO-Typing

Die Unterscheidung von dermoiden, kleinzelligen, drüsigen und großzelligen Karzinomen (nur um diese großen Gruppen soll es hier gehen) scheint für uniforme Tumoren unproblematisch zu sein. Von der WHO werden zusätzlich Subtypen angegeben *(Tabellen 14 und 15)*: Dermoide Karzinome erfahren eine Gradeinteilung (Grading) in hoch, mäßig und gering (UICC 1979: hoch, mittel, gering) differenzierte Tumoren. Spindelzellig differenzierte dermoide Karzinome erscheinen als „Variante". Auch bei großzelligen Karzinomen wird von „Varianten" bezüglich des riesenzelligen und des klarzelligen Typs gesprochen.
In beiden Fällen ist die Intention nicht eindeutig festzustellen. Ist ein Teil der großzelligen Karzinome „riesenzellig" und „klarzellig" differenziert, so ist selbstverständlich auch die Restmenge der nicht riesenzelligen sowie nicht klarzelligen, jedoch großzelligen Karzinome als solche eindeutig zu benennen. Und: „Grading" ist nicht gleich „Typing".
Die Summe der Klassen innerhalb einer Klassifikation soll das gesamte Erscheinungsbild beschreiben. Dies ist für die Formulierung eines Therapieplans für den Patienten (BERG 1984) und - mehr noch - für jede wissenschaftliche Untersuchung zwingend notwendig (STEELE 1983). Erfolgt die Festlegung vor einer Studie nicht, so wird eine inkonsistente Benutzung der Klassen (Klassifizierung) provoziert und damit die Aussagefähigkeit des Untersuchungsgutes

Tabelle 13
Histological Typing of Lung Tumours: WHO classification 1967; WP-L classification 1976; WHO classification 1981 (*WHO:* World Health Organization; *WP-L:* Working Party of Therapy of Lung Cancer). Verwirrend ist die Gliederung der kleinzelligen Karzinome, nicht gelöst ist die Restgruppe der großzelligen Karzinome (LAMB 1984 bezeichnet die Rubrik als „rag bag", „Lumpensack")

WHO classification 1967	WP-L classification 1976	WHO classification 1981
I. Epidermoid carcinoma	10. Epidermoid carcinoma	1. Squamous cell carcinoma
Highly differentiated	11. Well differentiated	- Well differentiated
Moderately differentiated	12. Moderately differentiated	- Moderately differentiated
Slightly differentiated	13. Poorly differentiated	- Poorly differentiated
		a. Spindle cell (squamous) carcinoma
II. Small cell anaplastic carcinoma	20. Small cell anaplastic carcinoma	2. Small cell carcinoma
1. Fusiform	21. Lymphocyte-like (oat-cell)	a. Oat cell carcinoma
2. Polygonal	22. Intermediate cell (fusiform, polygonal, others)	b. Intermediate cell type
3. Lymphocyte-like		c. Combined oat cell carcinoma
4. Others		
III. Adenocarcinoma	30. Adenocarcinoma	3. Adenocarcinoma
1. Bronchogenic	31. Well differentiated	a. Acinar adenocarcinoma
a. Acinar	32. Moderately differentiated	b. Papillary adenocarcinoma
b. Papillary	33. Poorly differentiated	c. Bronchiolo-alveolar carcinoma
2. Bronchiolo-alveolar	34. Bronchiolo-alveolar/papillary	d. Solid carcinoma with mucin formation
IV. Large cell carcinoma	40. Large cell carcinoma	4. Large cell carcinoma
1. Solid tumors with mucin	(40/30) with mucin production	a. Giant cell carcinoma
2. Solid tumors without mucin	(40/10) with stratification	b. Clear cell carcinoma
3. Giant cell	41. Giant cell	
4. Clear cell	42. Clear cell	5. Adenosquamous carcinoma

Tabelle 14
Histological Typing of Lung Tumors: WHO-Classification 1981. „Typing" und „Grading" sind nicht streng getrennt - entsprechende Änderungen liegen dieser Untersuchung (Heidelberg) zugrunde. *: als Grading aufgenommen; **: nach morphologischen Formen jeweils gesondert dokumentiert; ***: sinngemäß ergänzt

I. Epitheliale Tumoren
- B. maligne
  - 1. dermoides Karzinom
    - a) gut differenziert*
    - b) mäßig differenziert*
    - c) gering differenziert*
    - d) Spindelzellkarzinom
  - 2. kleinzelliges Karzinom
    - a) haferzelliges Karzinom
    - b) intermediäres Karzinom
    - c) kombiniertes haferzelliges Karzinom**
  - 3. drüsiges Karzinom
    - a) azinäres Karzinom
    - b) papilläres Karzinom
    - c) bronchioloalveoläres Karzinom
    - d) solides Karzinom mit Muzinbildung
  - 4. großzelliges Karzinom
    - a) großzelliges Karzinom***
    - b) klarzelliges Karzinom
    - c) riesenzelliges Karzinom
  - 5. drüsig-dermoides Karzinom**

grundsätzlich in Frage gestellt. - Bei der Benutzung des WHO-Typing ist die Situation geläufig, daß Zweifel an der Zuordnung zum Subtyp bestehen bleiben oder daß die Festlegung des Typs nicht befriedigend erfolgen kann. Dies ist der Grund für die in dieser Studie festgelegten Klassifikationen bezüglich des Typs, des Subtyps, der Form und des Grades *(Tabelle 15)*, welche eine befriedigende Festlegung von multiformen Karzinomen, von Kombinations-, Kollisions- und Kompositionstumoren erlauben.

Ist der Untersucher zu dem Schluß gekommen, daß mit der Einordnung in das vorgegebene Klassifikationssystem der Tumor eindeutig und erschöpfend beschrieben werden kann, so wird er als *isomorph* klassifiziert. Andernfalls wird er als *pleomorph* eingruppiert *(Tabelle 15)*.

Auch unter konstanten äußeren Bedingungen (Fixierung des Präparates, Schneidetechnik, Färbungen) kann eine lichtmikroskopisch erfolgte Klassifizierung bei nachfolgender elektronenmikroskopischer Aufarbeitung eine Korrektur erfahren. AUERBACH et al., (1982) haben 49 Fälle mit Lungenkarzinom lichtmikroskopisch und elektronenmikroskopisch untersucht. Von diesen werden 16 (32,6%) aufgrund der elektronenmikroskopischen Untersuchung einem anderen Typ zugeordnet. Allein die

Tabelle 15

Terminologie der verschiedenen Klassifikationen: Die Klassifikationen selbst überschneiden sich notwendigerweise, die Klassen innerhalb einer Klassifikation genügen formalen Ansprüchen (vgl. HÖPKER 1977). *: In der Auswertung wird zwischen „multiform" und „Kombination" unterschieden; die Auswertung erfolgt jeweils gesondert. **: Der Begriff der Differenzierung ist unabhängig von einer möglichen Produktion morphologisch sichtbarer Substanzen (Keratin, Muzin): So können auch niedrigdifferenzierte dermoide Karzinome Horn bilden. ***: Zusammengefaßte Typen oder Subtypen werden getrennt ausgewertet

Klassifikation	Klasse	Erläuterung	Beispiel
Gestalt	isomorph pleomorph	Gesamtvariabilität der Tumorzellen, ohne definierte Formen (Kompartimente) abgrenzen zu können	1. isomorph: kleinzelliges Karzinom vom Haferkorntyp 2. pleomorph: pleomorphes großzelliges Karzinom
Typ (Typing) (WHO)	dermoid kleinzellig drüsig großzellig	Haupttypen (*Histological typing of lung tumours,* 1981)	1. drüsig: azinäres Karzinom 2. großzellig: klarzelliges Karzinom
Subtyp (Subtyping) (WHO)	dermoid: (gut, mäßig, gering), spindelzellig kleinzellig: haferzellig, intermediär (kombiniert***) drüsig: azinär, papillär, bronchioloalveolär, solide mit Schleim großzellig: großzellig, riesenzellig, klarzellig	teils Subtypen (bei kleinzelligem Karzinom), teils zusätzliche Klassen (bei großzelligem Karzinom)	1. drüsig: bronchioloalveoläres Karzinom 2. großzellig: riesenzelliges Karzinom
Form*	uniform multiform Kombination	Formen (Kompartimente) gleichen oder unterschiedlichen Differenzierungsgrades (uniform, multiform), die Kompartimente können gleichen oder verschiedenen Typen bzw. Subtypen angehören (Kombination)	1. uniformer Typ: kleinzelliges Karzinom*** 2. multiformer Typ: hochdifferenziertes dermoides Karzinom mit Verhornung und spindelzelligen Anteilen*** 3. Kombinationstyp: kleinzelliges Karzinom mit dermoiden Anteilen***
Differenzierung* Grad (Grading) (UICC)	hoch mittel gering	Ähnlichkeit mit dem (vermuteten) Muttergewebe, histiotypisches Wachstum; histopathologisches Grading nach der UICC (TNM)	1. hoch: hochdifferenziertes Adenokarzinom 2. gering: gering differenziertes Plattenepithelkarzinom
Kollision	topisch different	unabhängige Tumorbildungen an unterschiedlichen Lokalisationen	gleichzeitig: drüsiges Karzinom im rechten Oberlappen und dermoides Karzinom des rechten Stammbronchus
Komposition	epithelial nichtepithelial	Tumor mit maligner epithelialer und maligner nichtepithelialer Komponente	Karzinosarkom

Hälfte sind dermoide Karzinome, die zu Misch- und Kombinationsformen klassifiziert werden (n = 8), weitere zwei als drüsig und einer als großzellig klassifizierte Tumoren werden dieser Gruppe zugeordnet (n = 3). Jeweils ein drüsiger und ein großzelliger Tumor wird in einen dermoiden Typ klassifiziert (n = 2), ein großzelliger und ein drüsiger in einen anderen drüsigen eingeordnet. Außerdem erweist sich ein Tumor als Karzinoid *(Präp. 17)*.

Hieraus folgt, daß unter Hinzuziehung konventioneller lichtmikroskopischer Methoden in etwa ⅓ der Fälle mit einer Fehltypisierung zu rechnen ist. Immerhin kann die Hälfte der Fehlklassifikationen vermieden werden, wenn sich die Möglichkeit eröffnet, multiforme und Kombinationstumoren in differenzierterer Weise anzugeben *(Tabelle 16)*. Dem steht jedoch die Empfehlung der WHO *(Tabelle 17)* für diejenigen Fälle entgegen, in denen histomorpholo-

Tabelle 16
Histologische Typisierung (WHO-Klassifikation 1981) von Lungentumoren: Vergleich zwischen lichtmikroskopischer und elektronenmikroskopischer Diagnostik (nach AUERBACH et al. 1982). Immerhin haben von n = 49 Fällen 32,6% (n = 16) eine Änderung erfahren. - Es muß damit gerechnet werden, daß knapp ⅓ lichtmikroskopisch typisierter Fälle von Lungenkarzinom als fehlklassifiziert einzustufen sind

	WHO - lichtmikroskopisch		WHO - elektronenmikroskopisch geändert in			
	Zahl der Fälle	Nicht geändert	5.	1.	3.	Sonstige
1. dermoid						
hochdifferenziert	11	9	2			
mittelgradig differenziert	11	5	6			
gering differenziert						
2. kleinzellig						
Haferzelltyp	2	2				
polygonal						
3. drüsig						
azinär	6	6				
papillär und/oder bronchiolär	7	6	1			
gering differenziert	4	0	1	1	1	Karzinoid
4. großzellig undifferenziert	6	3	1	1	1	
5. Misch- und Kombinationsformen	2	2				
Σ	49	33	16 (32,6%)			

Tabelle 17
Empfehlung der WHO für die Typisierung des Lungenkarzinoms (1981); sie bezieht sich auf die Klassifizierung in Fällen von multiformen bzw. Kombinationstypen

Typing	Zusätzliches Kriterium	WHO-Empfehlung (1981)
Dermoid („squamous cell")	Muzinnachweis intrazellulär positiv	Dermoid
Dermoid („squamous cell")	Spindelzellige Komponente (multiform)	Spindelzellig
Haferzellig („oat cell")	Dermoid	Kombiniert-haferzellig
Haferzellig („oat cell")	Drüsig	Kombiniert-haferzellig
Dermoid („squamous cell")	Drüsig	Drüsig-dermoides Karzinom

gisch zusätzliche Typen oder Subtypen nachweisbar sind, diese nach jeweils vorgegebenen Haupttypen einzuordnen. Unberücksichtigt bleibt der jeweilige relative Anteil der Teilkomponenten.

Historisch ist interessant (daran wird nicht ohne Ironie erinnert), daß MARCHESANI (1924) eine Klassifikation vorgeschlagen hat, die bezüglich der großen Typenklassen (allerdings in anderer Terminologie) den jetzigen WHO-Typen (1981) vollständig entspricht. MARCHESANI unterscheidet:

- Basalzellkrebse (heute: kleinzellig);
- polymorphzellige Krebse (heute: großzellig);
- verhornende Plattenepithel-Krebse (heute: dermoid);
- zylinderzellige Krebse (heute: drüsig).

Welche Klassifikation auch zugrunde gelegt werden mag, grundsätzliche Schwierigkeiten einer Typisierung bleiben. Die Gründe sind im einzelnen:

- Mit lichtmikroskopischer Methodik allein sind die geforderten Unterscheidungskriterien nur inkonstant zu erheben.
- Multiformität und Kombinationsformen der Lungenkarzinome machen es oftmals schwer oder gar unmöglich, *einem* Typ bei der Benennung den Vorzug zu geben.
- Schwierig ist, eine einmal in einem solchen Grauzonenbereich getroffene Entscheidung in einer ähnlichen Ausgangssituation in gleicher Weise zu fällen (Konsistenz der diagnostischen Entscheidung).
- Tumorlokalisation und -größe zusammen mit zusätzlichen tumoreigenen und nichttumorösen Veränderungen vermögen das Erscheinungsbild eines Tumortyps zu verändern (z.B. Nekrose, Ten-

denz zur intraorganären Ausbreitung mit Abweidung vorgegebener natürlicher Oberflächen, Differenzierungsverlust peripherer Anteile u. ä.).

- Inkonsistente Voraussetzungen sind darüber hinaus durch die lichtmikroskopische Präparationstechnik gegeben (Variabilität der Fixierung, der Schneidetechnik und der Färbung).
- Zu fordern ist, daß die Festlegung von Typ und Subtyp durch *einen* Pathologen erfolgt; für wissenschaftliche Studien ist eine Nachbefundung unumgänglich.

3. *Differentialmorphologie*

Das Epithel des Respirationstraktes ist enteraler Herkunft. Das Apud-System[1] (PEARSE 1977) als Teil des Darmepitheles ist auch Bestandteil des Bronchialepithels (YESNER 1976). Doch scheint es mehr als eine Form von Apud-Zellen oder Apud-ähnlicher Zellen zu geben, deren embryologische Herkunft noch nicht sicher geklärt werden konnte. Nicht alle Apud-Zellen stammen von der Neuralleiste ab. Sie leistet wohl einen noch nicht näher bestimmbaren Beitrag zur Differenzierung des Bronchial- und Lungenepitheles. Hieraus wird die Forderung einer Subklassifikation der lungenassoziierten Apud-Zellen abgeleitet (TISCHLER 1978).

Weitere zusätzliche Argumente begründen die überwiegend vertretene These, daß Lungenkarzinome eine Stammzelle als Ausgangsmatrix haben und unter verschiedenen Differenzierungs- und Modifikationsbedingungen sich Typen herausbilden (sog. unitarische Hypothese: HORIE u. OHTA 1981, n = 26; Übersicht: STEELE 1983). Welche „Bedingungen" als typenrelevant anzusehen sind, ist nicht bekannt.

Die Problematik der Typisierung wird für die wichtigen Klassen des dermoiden, des kleinzelligen, des drüsigen und des großzelligen Karzinoms (WHO-Typing) gesondert besprochen.

[1] Apud: Abk. für engl. „amine and precursor uptake and decarboxylation".

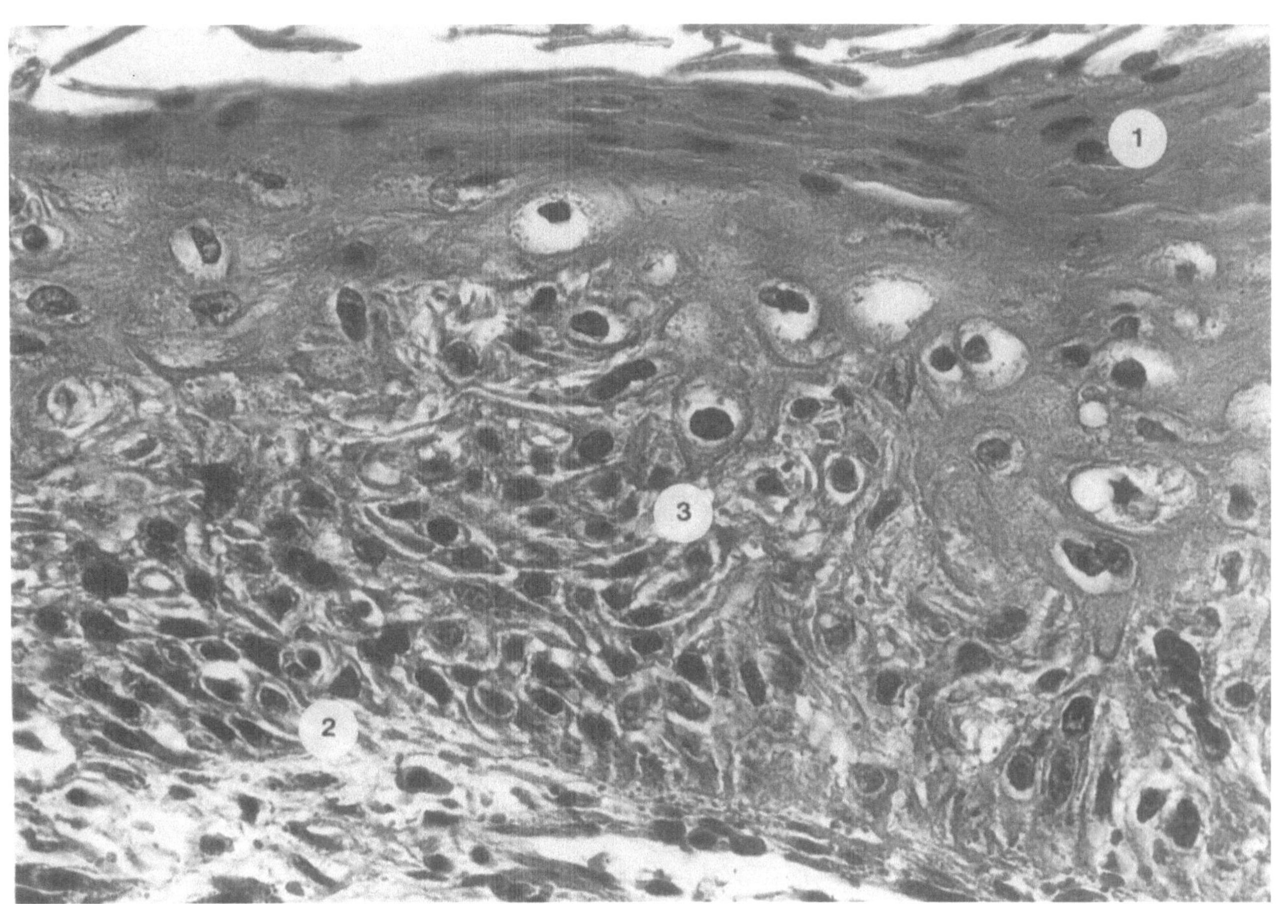

Präp. 2
Hochdifferenziertes dermoides Karzinom, die dyskeratotischen Hornlamellen werden in Richtung eines virtuellen Lumens abgeschilfert *(1)*. Deutliche Stratifikation, Differenzierungsrichtung scheinbar von einer basalen Begrenzung ausgehend *(2)*. Ausschnitt stammt aus einem zentralen Tumorabschnitt. Interzelluläre Brücken, polymorphe und hyperchromatische Kerne *(3)*. E 49283, HE, Vergr. 100:1

a) Dermoides Karzinom

Ein wichtiges erstes diagnostisches Kriterium ist ohne Zweifel die Stratifikation *(Präp. 2)*. Hierunter wird die Ausreifung der Epithelien (in ähnlicher Weise wie in der Dermis) mit Ausbildung angedeuteter Differenzierungsstufen in Richtung einer virtuellen Oberfläche verstanden. In der Regel jedoch fehlen eigentliche „Differenzierungsstufen". Die Stratifikation alleine ist als Unterscheidungskriterium nicht ausreichend, zur Diagnose des dermoiden Karzinoms wird der Nachweis interzellulärer Brükken (oftmals nur schwierig und nur mit Hilfe eines Grünfilters nachweisbar) gefordert *(Präp. 3)*. Sind die interzellulären Brücken nicht darzustellen, so ist die Entscheidung gegenüber einem großzelligen Karzinom insbesondere dann schwierig, wenn ein ausgesprochen dermoider Charakter der Epithelformationen vorliegt. Manchmal ist eine Tendenz zur Verhornung ersichtlich, oftmals sind lediglich wirbelartige Strukturen zu finden, die die Annahme eines dermoiden Tumors stützen. In unserem Untersuchungsgut wird in solchen Fällen die Entscheidung *für* das dermoide Karzinom und gegen das großzellige Karzinom gefällt. Steele (1983) schlägt vor, lediglich von einem „nichtkleinzelligen Karzinom" zu sprechen. Eine elektronenmikroskopische Untersuchung kann die Entscheidung bringen; eine Hornfärbung ist oft hilfreich.

Auf die Schwierigkeit dieser differentialdiagnostischen Entscheidung weisen Larsson u. Zettergren (1956) hin (n = 479). Sie bilden ein „transitional cell carcinoma" ab und fragen, ob dieses als dermoides oder als kleinzellig-anaplastisches Karzinom vom fusiformen Typ einzuordnen ist. Neuere Untersuchungen von Lamb (1984) unterstützen die auch in dieser Studie vertretene Auffassung, diese und ähnlich gelagerte Grenzfälle eher dem dermoiden Karzinom als dem großzelligen oder dem kleinzelligen zuzuweisen. Großzellige Karzinome mit Stratifikation zeigen eine günstigere Prognose als großzellige Karzinome ohne Stratifikation, sie entspricht der des dermoiden Karzinomes (Lamb 1984).

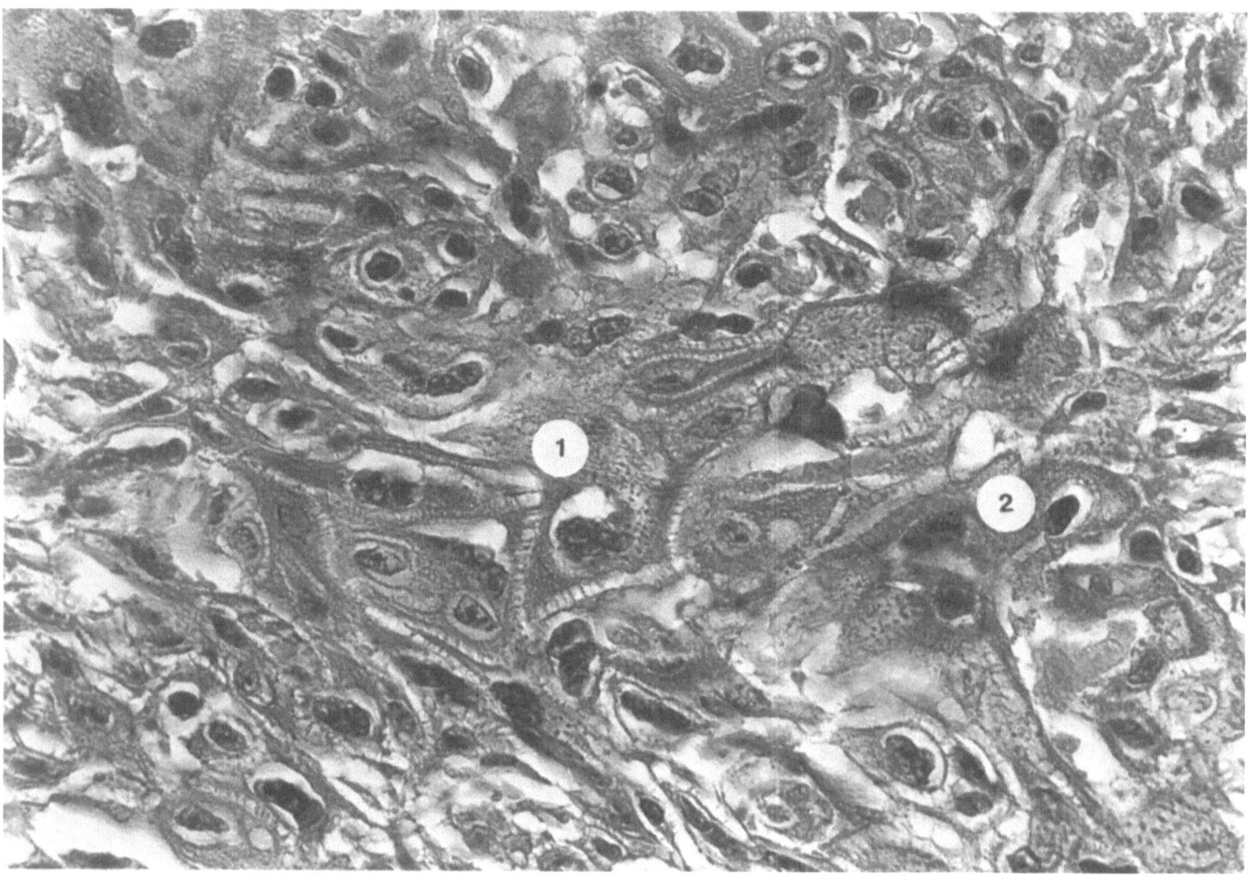

Präp. 3
Interzelluläre Brücken eines (insgesamt) hochdifferenzierten dermoiden Karzinoms mit Verhornung (gleicher Fall wie Präp. 2). Die interzellulären Brücken sind aufgrund von Schrumpfungsartefakten besonders deutlich *(1)*, auch die perinukleären Vakuolen dürften überwiegend Artefakten entsprechen *(2)*. E 49283, HE, Vergr. 100:1

In der Regel sicher zu interpretieren sind Riesenzellbildungen *(Präp. 4)*. Sie finden sich beim dermoiden Karzinom häufig in der mittel- oder unmittelbaren Umgebung von Nekrosezonen, sie werden als regressive Phänomene interpretiert. Nur ausnahmsweise können sie mit den charakteristischen Riesenzellbildungen des großzelligen Karzinoms verwechselt werden (HORIE u. OHTA 1981).

Hohlraumbildungen bzw. Lumina *(Präp. 5, 6)* sind ein häufiges Charakteristikum dermoider Karzinome. Die in breiten Bändern angeordneten Epithelformationen können zudem geringe Mengen intrazellulären Muzins *(Präp. 7)* enthalten. Ist der Nachweis positiv, steht der Befund nicht der Einordnung des Tumors als dermoides Karzinom entgegen. Vorsicht ist bei der Interpretation der PAS-Reaktion geboten: Intraepitheliales Glykogen darf nicht mit intraepithelialem Muzin verwechselt werden. Etwa 80% der Lungenkarzinome mit Ausbildung von Hohlräumen (Cava) sind dermoide Karzinome (STEELE 1983). Auch „klarzellige" Karzinome können dermoider Natur sein; das stark transparente Zytoplasma darf nicht vorschnell zur Einordnung unter den Typ der großzelligen Karzinome führen.

Dermoide Karzinome spindelzelligen Charakters *(Präp. 8)* sind nicht solche, die hoch differenzieren und Epithelien ausbilden, die morphologisch den obersten Reifungsschichten der Dermis (bzw. der Epidermis) entsprechen und damit ein „spindeliges" Aussehen erhalten. Meist sind bei der spindelzelligen Variante die interepithelialen Brücken nur schwer zu differenzieren, eine Hornbildung fehlt überwiegend, die differentialdiagnostische Abgrenzung erfolgt gegen das spindelzellige Sarkom. Zusätzliche Färbungen (Bindegewebsfärbungen) helfen weiter. Die prognostische Bedeutung der spindelzelligen Variante des dermoiden Karzinoms und deren Eigenständigkeit als nosologische Entität sind unklar (LAMB 1984).

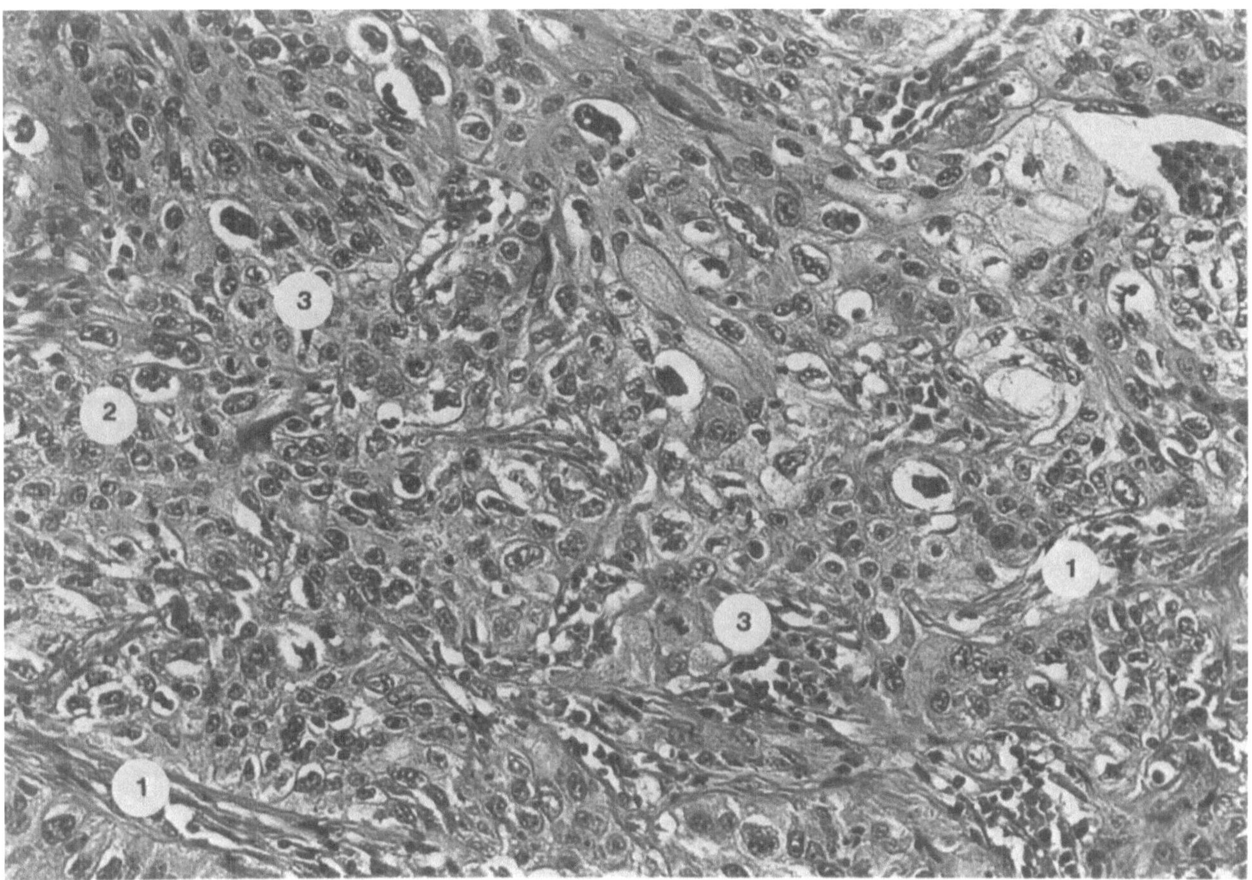

Präp. 4
Geringdifferenziert-pleomorphes dermoides Karzinom. Die Differentialdiagnose gegenüber einem großzelligen Karzinom ist schwierig, die angedeutete Stratifikation zwischen den bindegewebigen Septen *(1)* und vereinzelte interzelluläre Brücken *(2)* helfen weiter. Reichlich Mitosen *(3)*. E 45372, HE, Vergr. 40:1

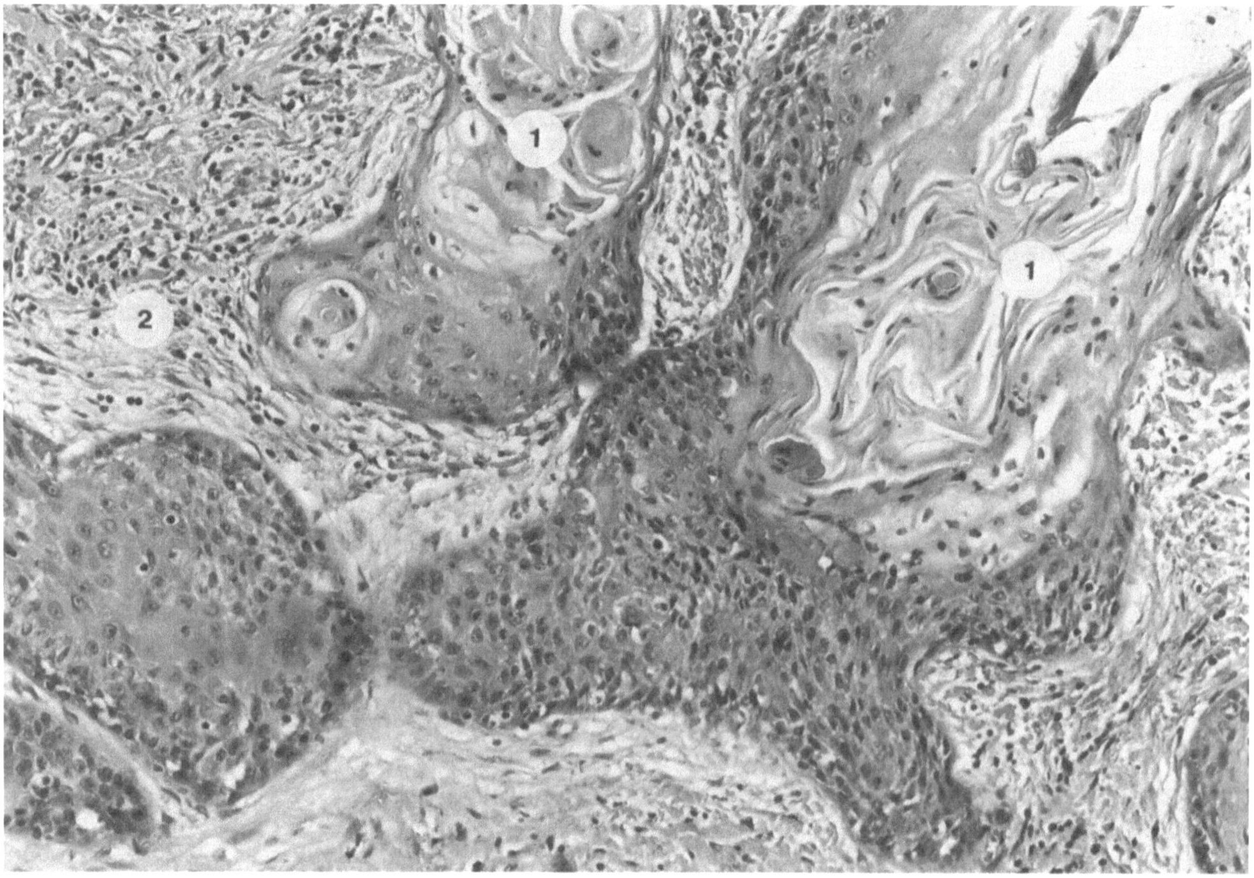

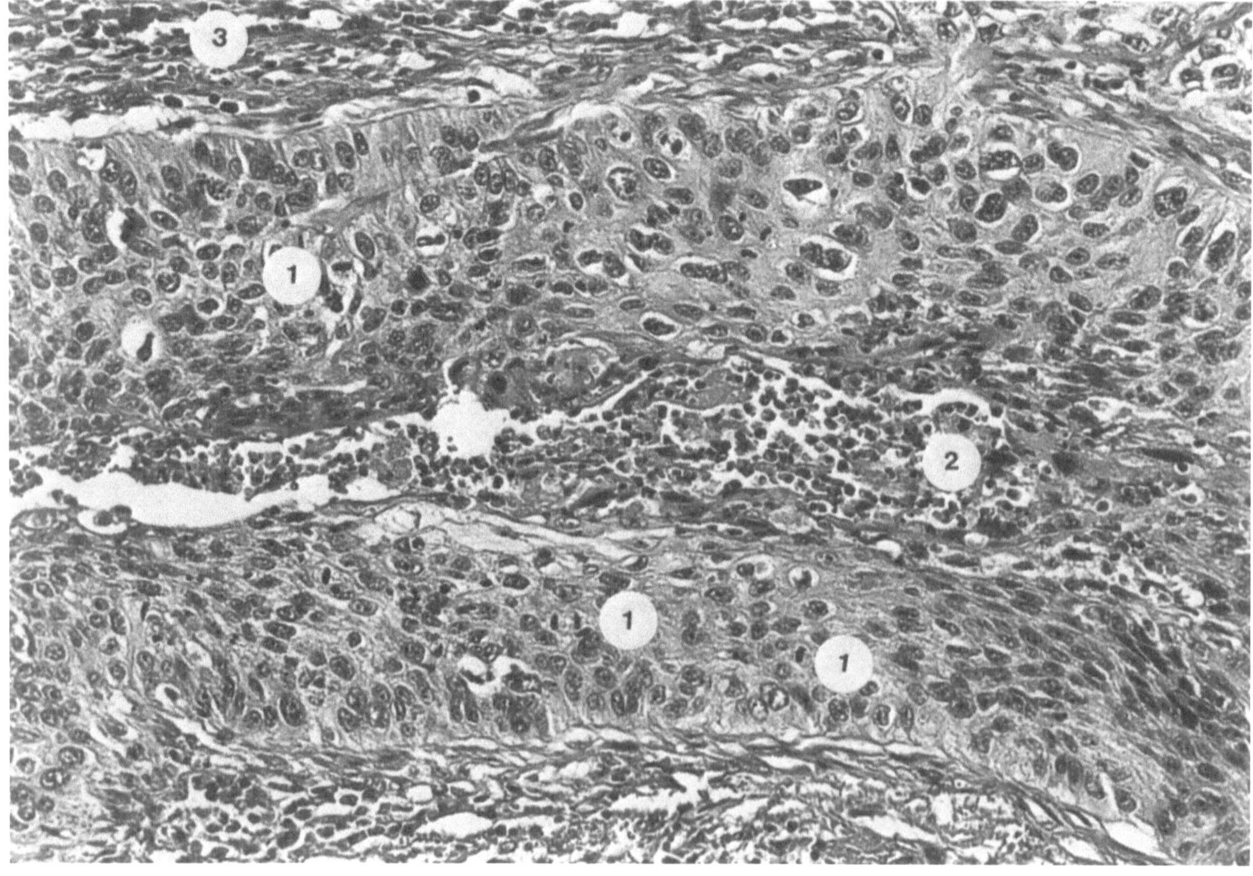
3
1
2
1
1

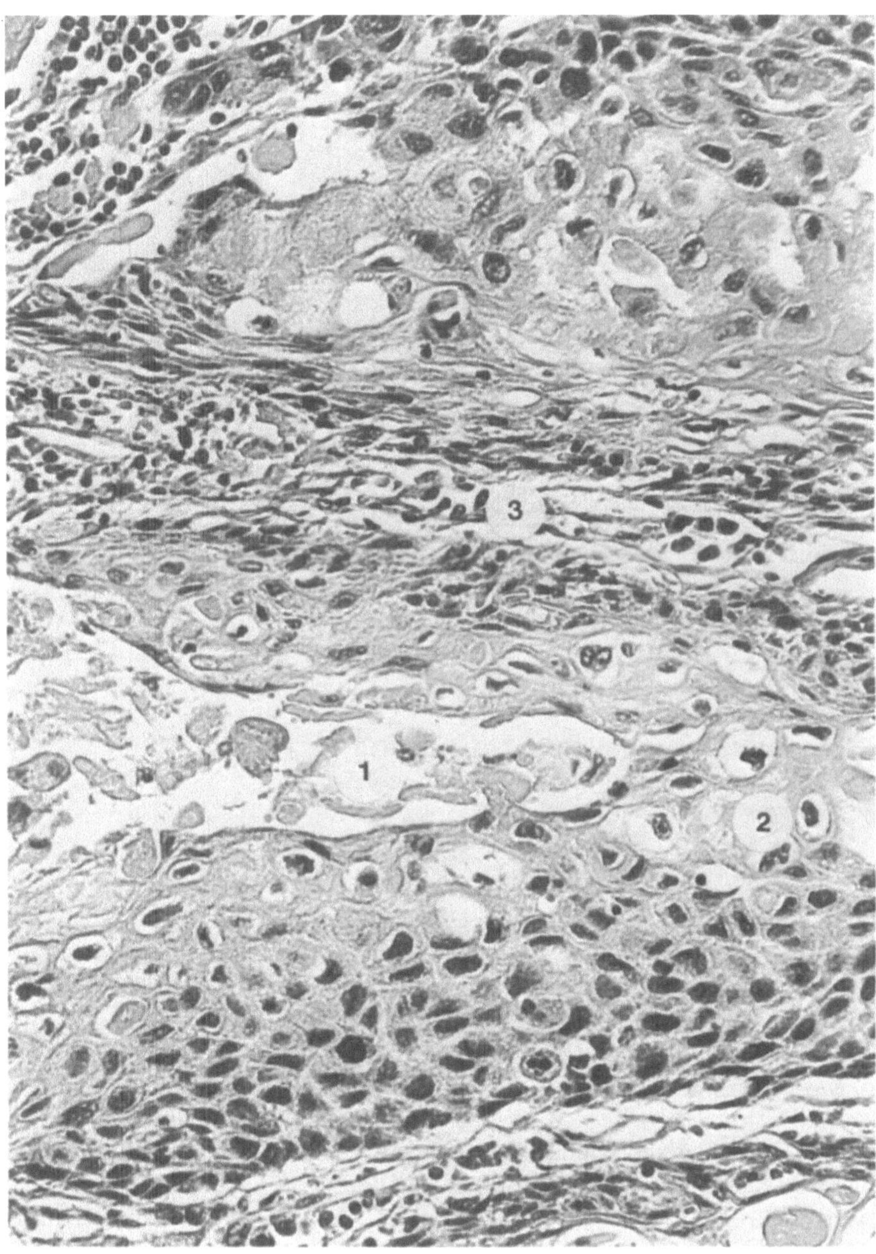

Präp. 7
Hochdifferenziertes nichtverhornendes dermoides Karzinom. Das Lumen ist mit freigesetzten Tumorzellen und -fragmenten angefüllt *(1)*. Vereinzelt PAS-positive Einlagerungen *(2)*. Ödem- und rundzellreiches interponiertes Stroma *(3)*. E 47169, PAS, Vergr. 63:1

◁ ***Präp. 5*** *(oben)*
Hochgradig differenziertes sowie verhornendes dermoides Karzinom. Die Tumorzapfen sind unterschiedlich breit und umschließen mit Hornperlen bzw. Hornlamellen angefüllte Lumina *(1)*. Kernreiches, teilweise lymphozytär infiltriertes Stroma *(2)*. E 23330, HE, Vergr. 40:1

Präp. 6 *(unten)*
Mittelgradig differenziertes nichtverhornendes dermoides Karzinom. Die Epithelbänder sind konstant breit und erreichen etwa 7-8 Epithellagen, reichlich Mitosen *(1)*. Das Lumen ist mit Detritus, Fibrin und teils rundzelligem, teils granulozytärem Exsudat angefüllt *(2)*. Rundzellreiches Tumorstroma *(3)*. E 27354, HE, Vergr. 40:1

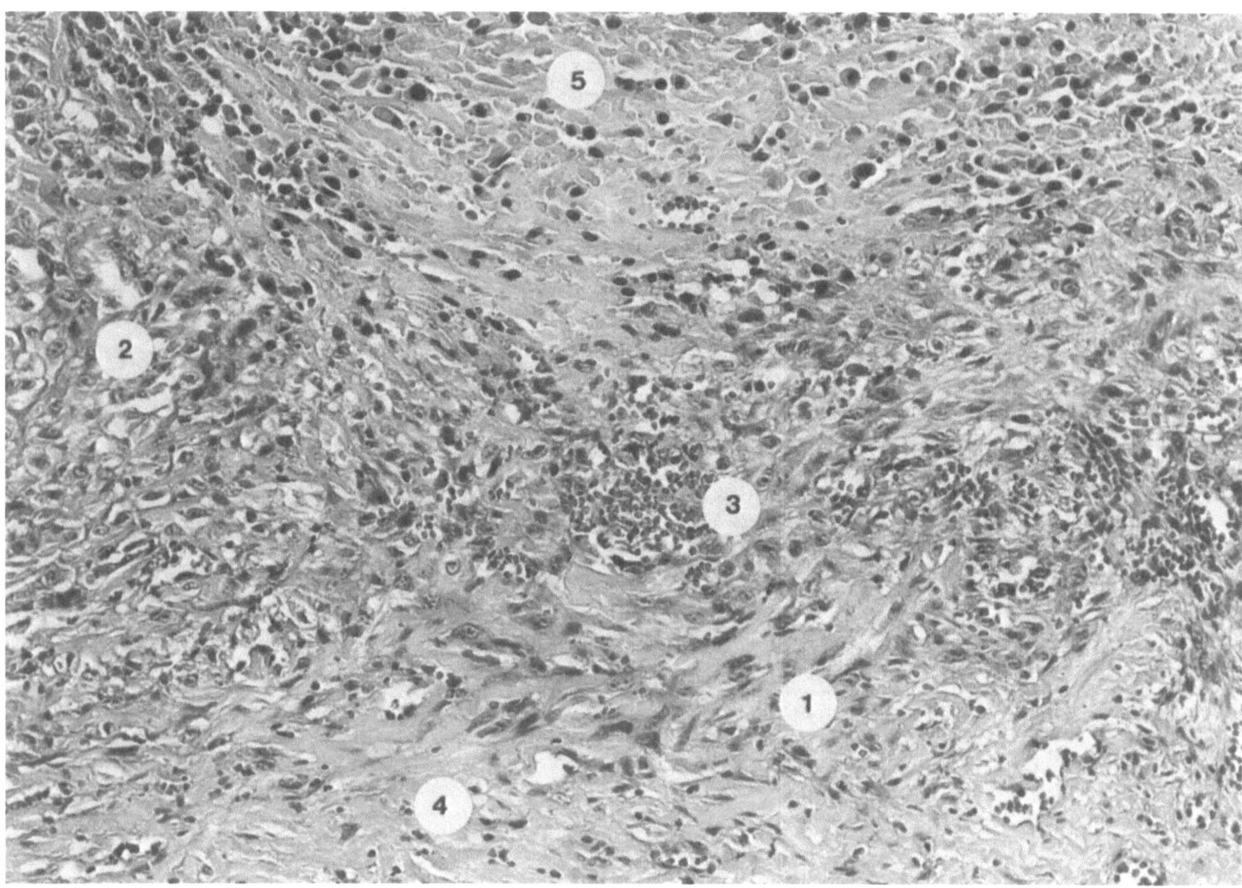

Präp. 8

Dermoides Karzinom in seiner spindelzelligen Variante. Der Tumor wird aus spindeligen, nur schwer als Epithelien identifizierbaren Zellen aufgebaut *(1)*. Auch undifferenzierte Areale mit deutlich erkennbarem Zytoplasmaanteil sind gegeben *(2)*. Reichlich Lymphozyten *(3)*, kollagenfaseriges Bindegewebe *(4)*, tumorzellhaltige Nekrosezone *(5)*. E 11827, HE, Vergr. 40:1

b) Kleinzelliges Karzinom

Die Histogenese des kleinzelligen Karzinoms ist nicht abschließend geklärt. BENSCH et al., (1968) postulieren als Ursprungszellen die KULTCHITSKY-Zellen (1897) und damit einen neuroektodermalen Ursprung. Möglicherweise ist die Grenze zu malignen Apudomen fließend. Die Deletion eines Chromosomenarmes (WANG-PENG 1982; GAZDAR et al., 1982) stützt das Argument, daß das kleinzellige Lungenkarzinom von einer primitiven Epithelzelle stammt, die aufgrund des Chromosomendefekts von K-Zellen ihren Ausgang nimmt. Die Annahme wird durch das häufige Auftreten von multiformen und Kombinationstumoren beim Lungenkarzinom ebenso gestützt wie durch den häufigen Nachweis neurosekretorischer Granula.

Die Versuche sind zahlreich, eine prognostisch relevante Subklassifikation für das kleinzellige Lungenkarzinom zu finden. LIVINGSTON (1980) berichtet, daß die klinische Relevanz der Subklassifikation in das Oat-cell- (oder lymphozytenähnliche) Karzinom (ca. 50%), in das intermediäre (polygonale, fusiforme, tubuläre) Karzinom (ca. 33%) und die Mischform (restlicher Anteil von ca. 15%) durchaus strittig ist. Möglicherweise korreliert der Befund von LITTLE et al. (1963) mit morphologischen Eigenschaften des Tumors, wonach 12% humane kleinzellige Lungenkarzinome einer Variante mit aktivierter Form des RAS-Onkogens (entstanden durch Punktmutation an den Aminosäuren 12 oder 61) entsprechen. Die Arbeitsgruppe um DAVIS (DAVIS et al., 1981; n = 620) und die an Zellkulturen gewonnenen Ergebnisse von CARNEY (1985) scheinen erfolgversprechend. CARNEY beschreibt eine Variante der klassischen kleinzelligen Tumorlinie mit klinisch schlechter Prognose. Es ist gelungen, gegen diese Zellinie monoklonale Antikörper zu erzeugen (MINNA et al., 1981). Somit scheint sich ein neues diagnostisches und auch neues therapeutisches Prinzip zu eröffnen. Die von ABE et al., (1985; n = 39) untersuchten kleinzelligen Lungenkarzinome zeigen bei unterschiedlichem DNS-Gehalt unterschiedliche Überlebenszeiten. Fraglich ist, ob es sich um gleiche oder

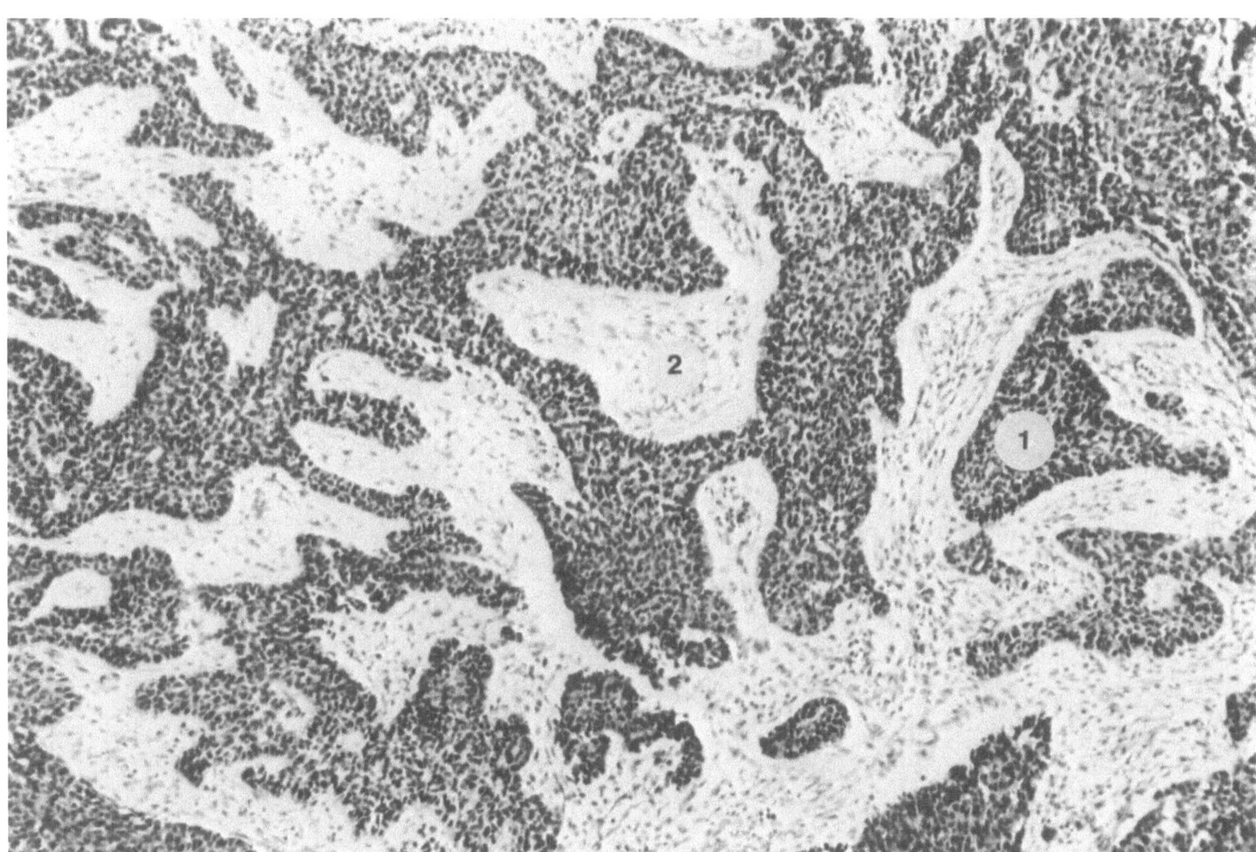

Präp. 9
Kleinzelliges Lungenkarzinom vom haferzelligen Subtyp. Häufig finden sich unterschiedlich breite Tumorbänder, die oftmals eine basaloide Epithelbegrenzung aufweisen *(1)*. Histio-fibrozytäres (in der Regel kollagenfaserfreies) Stroma *(2)* ohne entzündungszellige Einlagerungen. E 34873, HE, Vergr. 20:1

zumindest um ähnliche morphologische Typen handelt, die dem WHO-Typing (1981), der von LITTLE et al., (1983) isolierten Variante oder den von CARNEY (1985) differenzierten Zellinien entsprechen.

Nicht alle Lungenkarzinome mit „kleinen Zellen" sind „kleinzellig". Terminologisch besteht eine besondere Problematik (WHO 1967): Fusiforme (spindelzellige) Karzinome werden von lymphozytenähnlichen (haferzelligen) Karzinomen unterschieden *(Präp. 9, 10)*. Auch mit der Zusammenfassung dieser Begriffe in den Terminus des haferzelligen Karzinoms (Gruppe 2.a) und den intermediären Zelltyp (Gruppe 2.b) der WHO-Klassifikation von 1981 ist diese Unstimmigkeit nicht vollständig bereinigt. Tatsächlich kommen rundzellige kleinzellige Karzinome vor, die lymphozytenähnlich differenziert sind *(Präp. 11-13)*. STEELE (1983) hat in solchen Fällen den Paraffinblock um 90° gedreht und erneut Schnitte angefertigt: Der rundliche Charakter der Zellen ist nicht durch die Schnittebene bedingt. Da einige Tumoren leicht mit einem Lymphom verwechselt werden können, empfiehlt STEELE die Benutzung eines Meßokulares (der Lymphozytendurchmesser beträgt etwa die Hälfte des Durchmessers der Tumorzellen). Oftmals helfen weitere Charakteristika: Ein inhomogen getüpfeltes Zytoplasma (mit „dense core granuls") ist nur in 30-70% der Fälle gegeben (MATTHEWS 1985). Regelmäßiger ist die Neigung des Tumors ausgebildet, breite angedeutet stratifizierte Bänder und Pseudorosetten zu bilden. STEELE hebt hervor, daß Schleier und Schlieren von DNS-Ablagerungen in Gefäßwänden nur beim kleinzelligen Karzinom vorkommen und als diagnostisches Kriterium benutzt werden können *(Präp. 14)*. Auch in diesem Untersuchungsgut hat sich der Befund als wertvolle Stütze erwiesen.

Größere Nekrosezonen *(Präp. 15)* sind vorwiegend beim kleinzelligen Karzinom ausgebildet. Manchmal finden sich in der Umgebung groß-, aber auch einzelne riesenzellige Areale, doch ist dieser Befund ohne vorherige zytostatische Therapie bzw. Bestrahlung (in therapeutischer Absicht) selten. So sind Tumorverbände aus größeren, mehr pleomorphen Zellen von der Zellgröße her so „groß", daß dies allein ein wenig aussagekräftiges Unterscheidungskriterium ist.

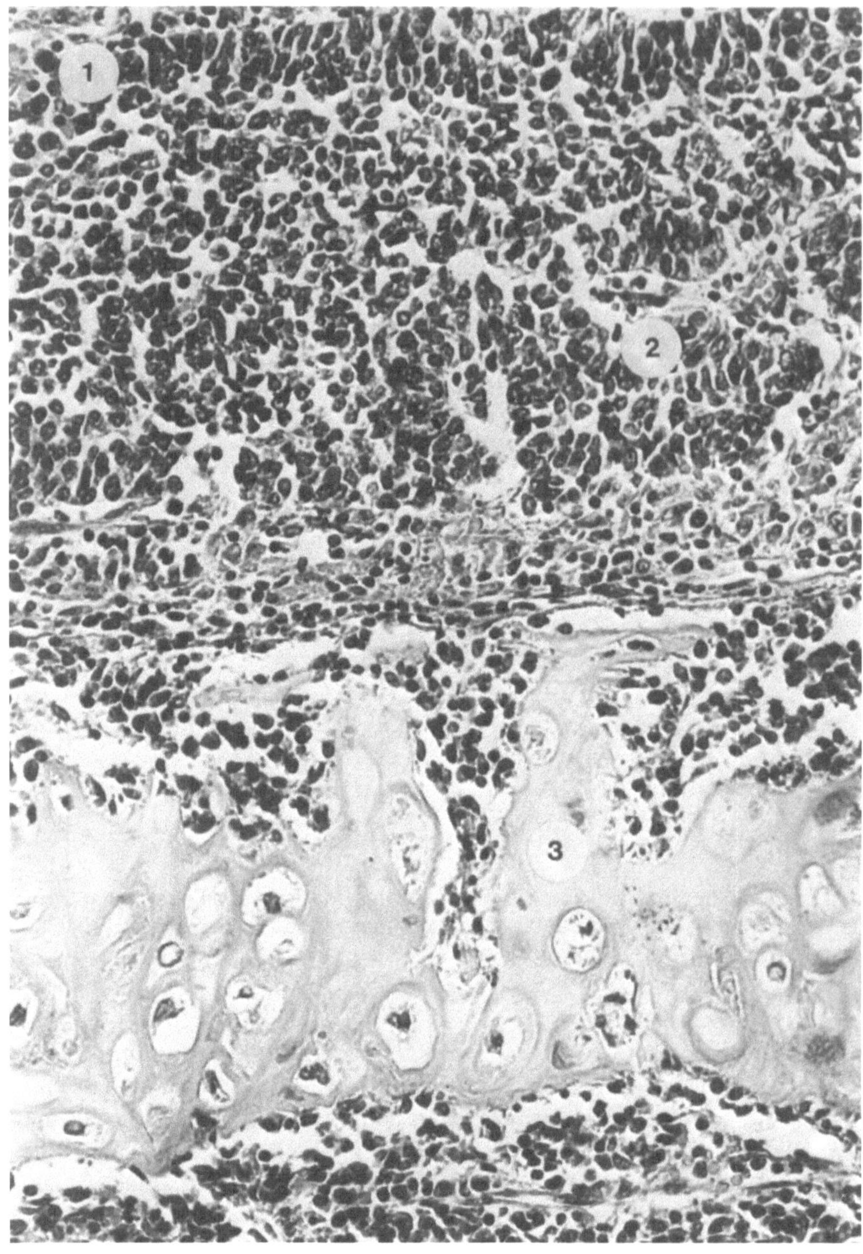

Präp. 10

Kleinzelliges Karzinom vom haferzelligen Subtyp. Ausschnitt aus den zentralen schleimhautnahen Abschnitten der primären Tumorregion. Angedeutete Stratifikation *(1)*, vakuolige Kernaufhellungen *(2)*. Chondrolyse der Bronchialwand (3). E 43650, HE, Vergr. 63:1

Präp. 11 *(oben)*

Kleinzelliges Karzinom vom lymphozytären Subtyp (jetzt: haferzellig). Gleichmäßig homogenes Bild isomorpher, scheinbar zytoplasmaloser Tumorzellen. Reichlich kleinere Gefäße, Nekrosen fehlen. E 41348, HE, Vergr. 16:1

Präp. 12 *(unten)* ▷

Ausschnittvergrößerung von Präp. 11 (gleicher Fall). Lediglich um Gefäße herum dichter gefügte lymphozytenähnliche Tumorinfiltrate *(1)*. Nur vereinzelt schmale Stromasepten ohne erkennbare topologische Beziehung zum Tumor (z. B. im Sinne von Weidenkätzchenphänomen: *2*). E 41348, HE, Vergr. 40:1

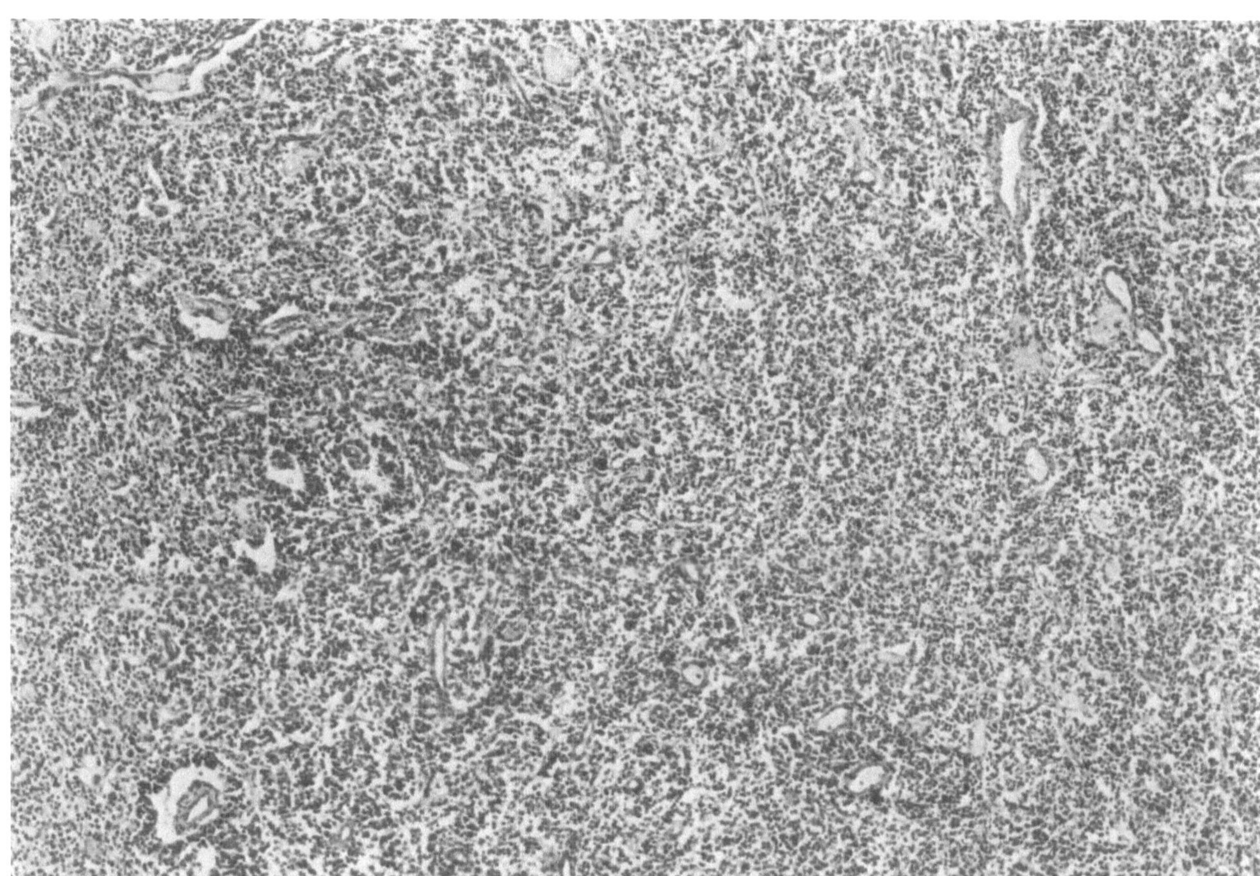

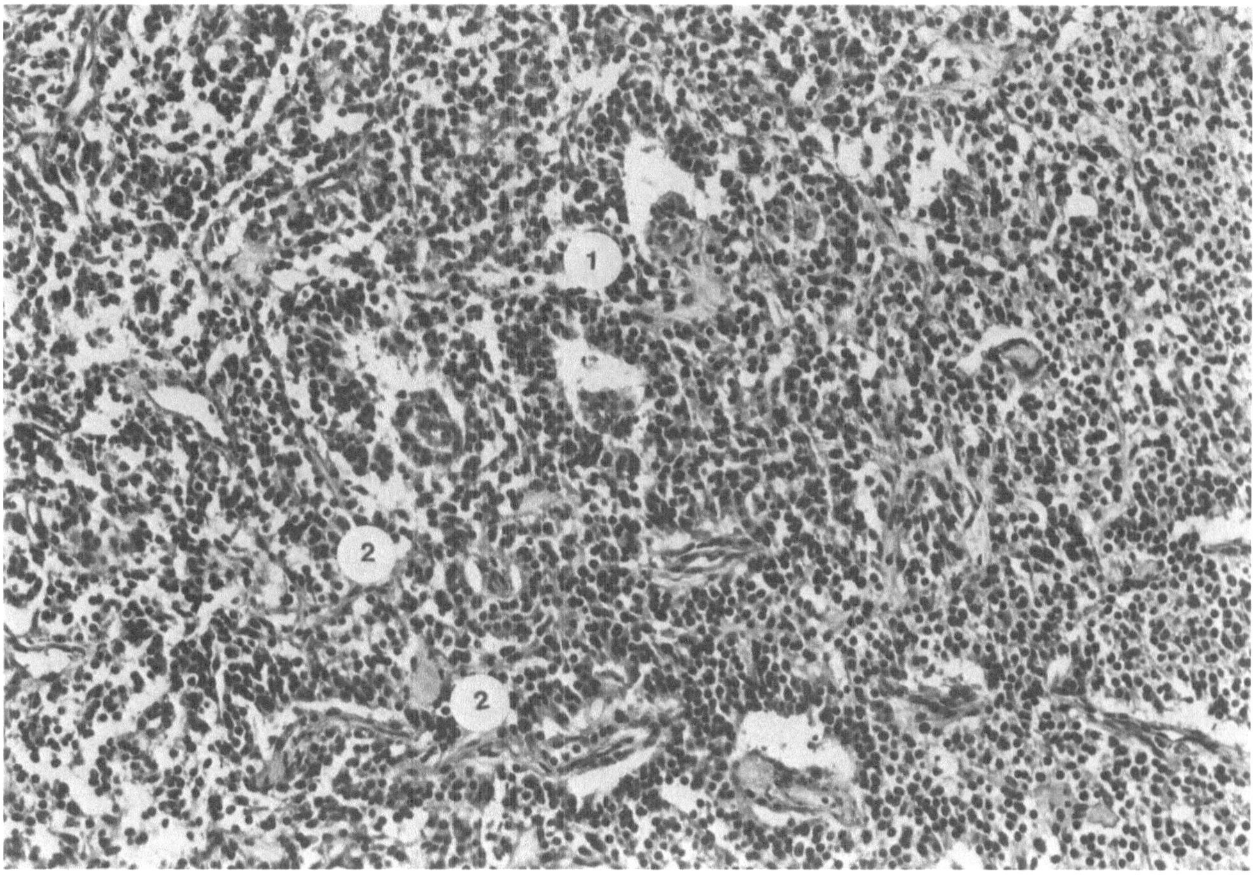

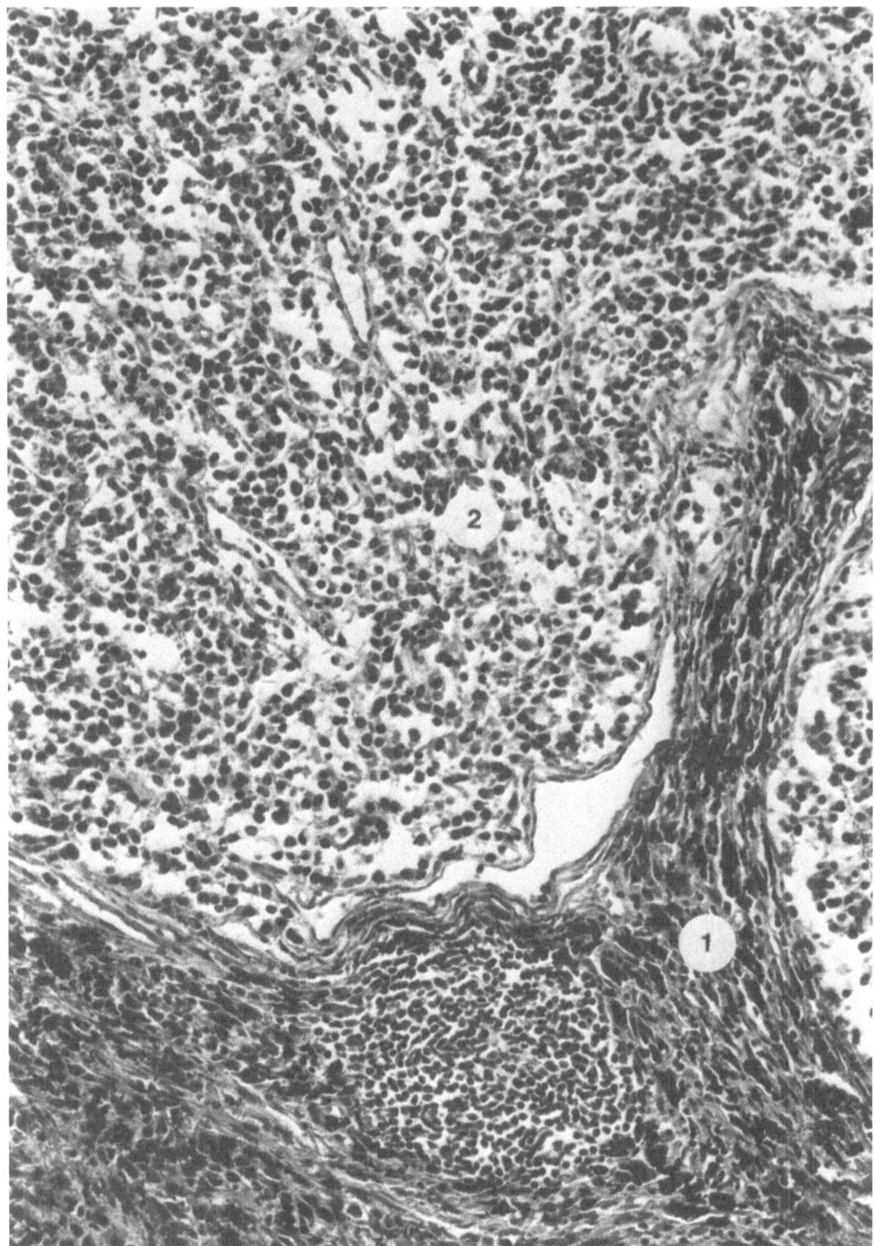

Präp. 13

Gleicher Fall wie Präp. 12, anderer Ausschnitt. Zentraler Tumorabschnitt des lymphozytenähnlich differenzierten kleinzelligen Karzinoms. Großes, septenähnlich ausstrahlendes Narbenfeld mit reichlich anthrakotischem Pigment, Fibrozyten, Kollagenfasern. Eingelagert ein angedeutet follikulär strukturiertes Lymphozytenfeld *(1)*. Beachte den Größenunterschied zu den Tumorzellen *(2)*. E 41348, HE, Vergr. 40:1

Präp. 14 *(oben)*

Kleinzelliges, von Nekrosen *(1)* verwüstetes Lungenkarzinom. Deutlich ist eine mehr rundzellige *(2)* und eine mehr anaplastische *(3)* Komponente zu differenzieren. Der Tumor hat eine Gefäßwand durchbrochen *(4)* und breitet sich intravasal aus. Teile der Gefäßwand sind mit feinkörnigem DNS-Material durchsetzt *(5)*. E 13484, HE, Vergr. 40:1

Präp. 15 *(unten)* ▷

Kleinzelliges nekrotisch zerfallendes Lungenkarzinom. Straßenförmig ausgebreitetes nekrotisches Material *(1)*, Tumorzellen zeigen ein „wasserklares" Zytoplasma *(2)*. Beachte die fließenden Übergänge zu Präp. 14 *(2)* und 16. E 46248, HE, Vergr. 63:1

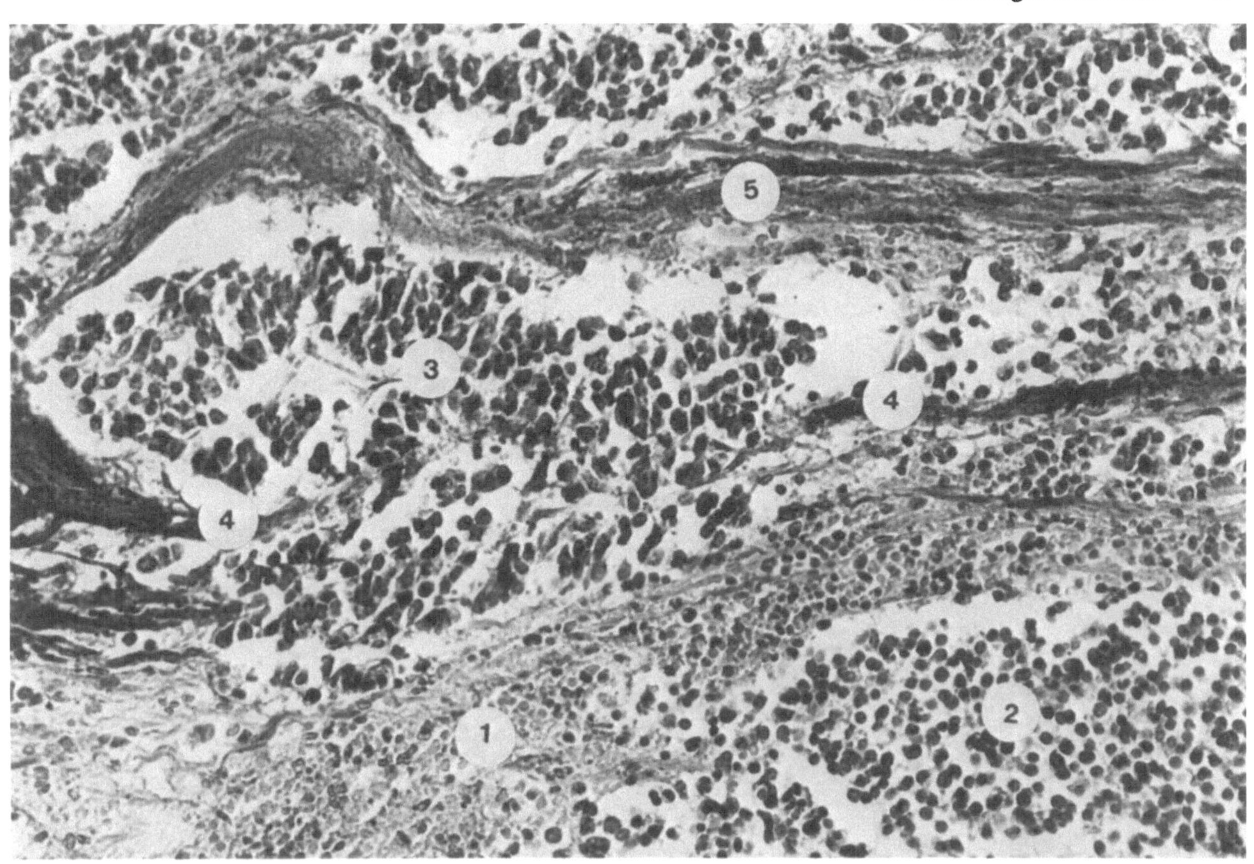
5
3
4
4
1
2

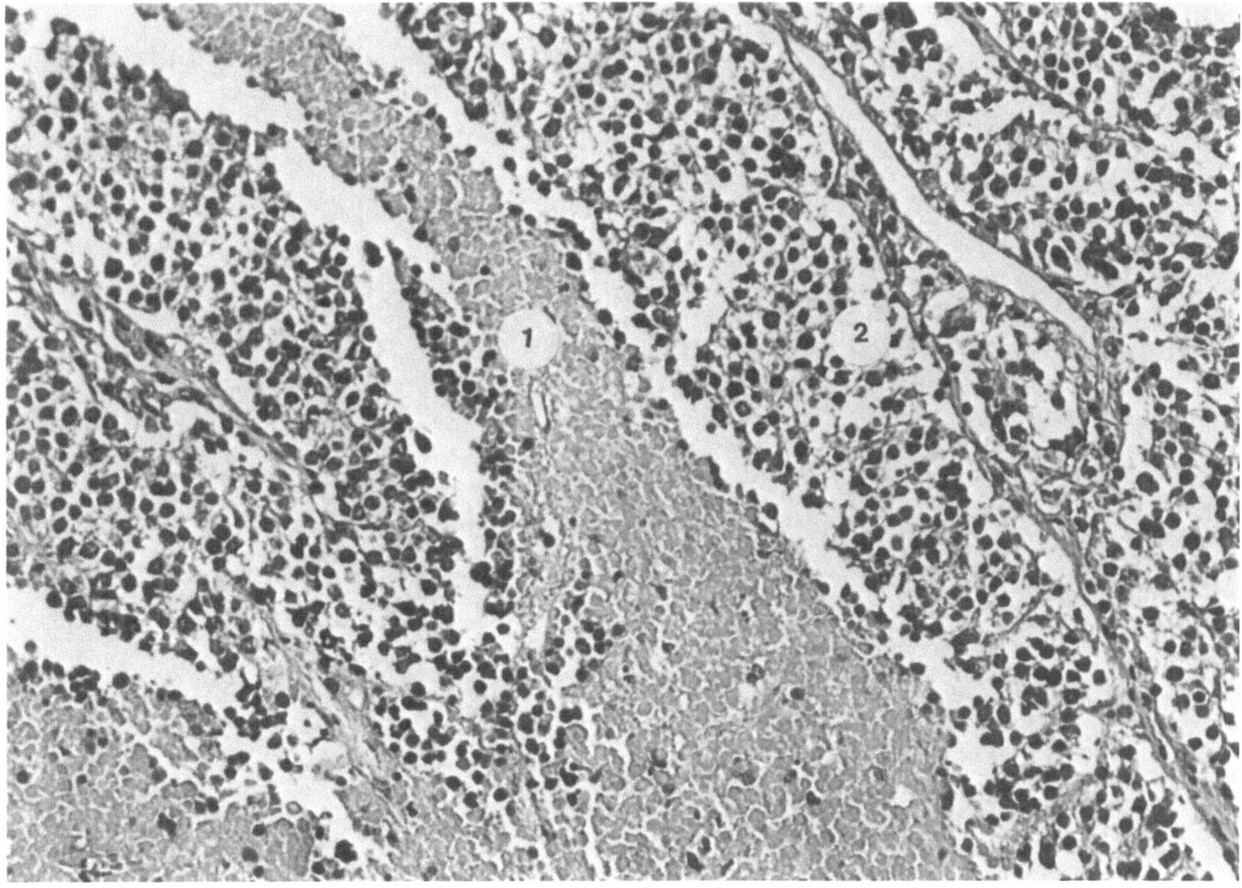
1
2

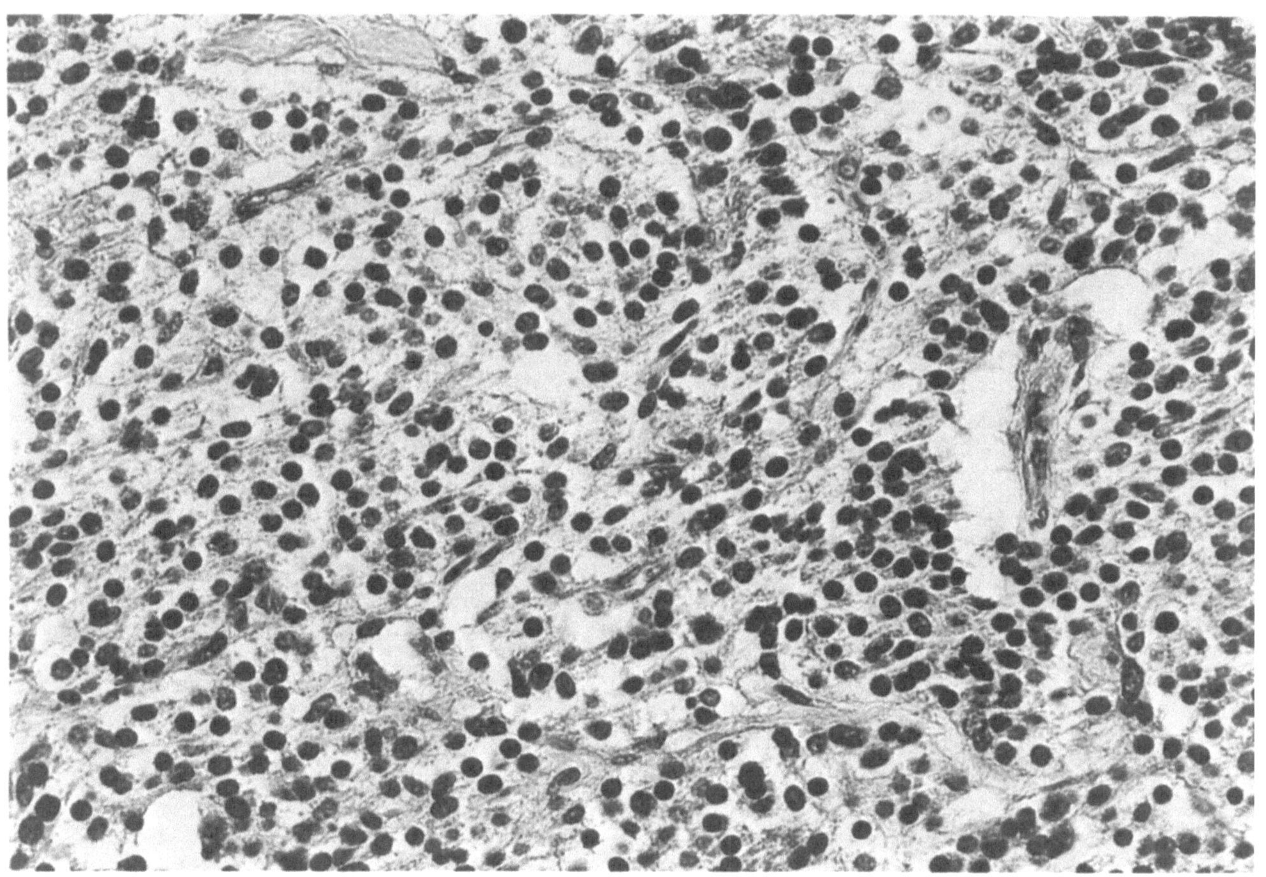

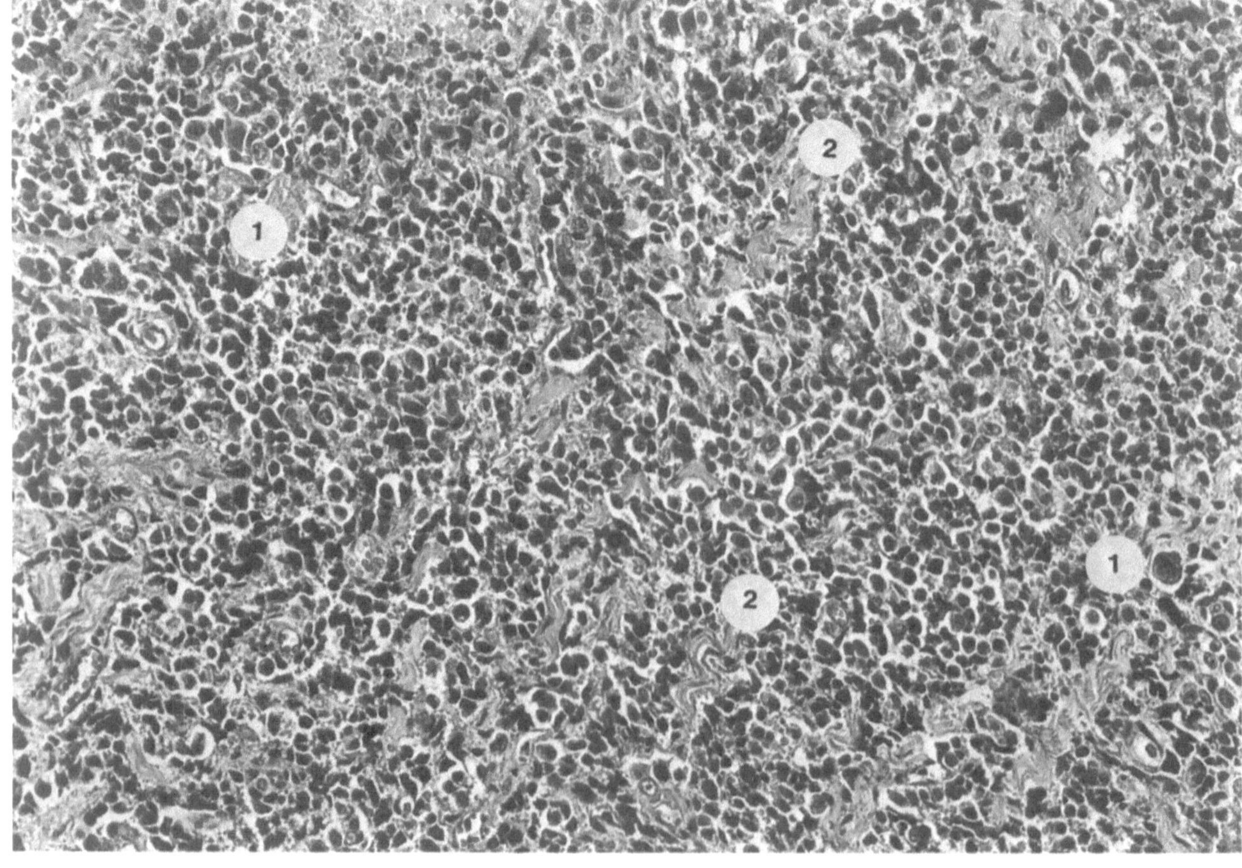
1
2
1
2

Drüsige Karzinome zeigen in zentralen Abschnitten manchmal kleinzellig-undifferenzierte Areale, auch fließende Übergänge zum atypischen Karzinoid (AUERBACH et al. 1982) werden beobachtet *(Präp. 16)*. Über den Nachweis argyrophiler Granula (GRIMELIUS 1968) liegen widersprüchliche Hinweise vor (in ca. 50% der Fälle positiv bei TATEISHI et al., 1978, in 0% der Fälle positiv bei STEELE 1983).
So sind es neben den genetischen v.a. histiotypische und auch zytotypische Charakteristika kleinzelliger Lungenkarzinome, die gelegentlich Zweifel an der Einheitlichkeit dieses Tumors aufkommen lassen. Einzelne Karzinome mit ausgesprochen anaplastischem Charakter erinnern an vergleichbare Tumoren des Magens und könnten einer adenoid-epithelialen Herkunft entsprechen *(Präp. 17)*. Andere sind einem Karzinoid so ähnlich, daß hier eine Verwandtschaft offenkundig ist.

c) Drüsiges Karzinom

Geringe Mengen intraepithelialen Muzins allein sprechen nicht für das Vorliegen eines drüsigen Karzinoms, doch ist der Schleimnachweis ein wichtiges Indiz. Immer ist an die Möglichkeit von Metastasen (Niere, Mamma, Kolon) zu denken. Drüsige Karzinome breiten sich gerne intraalveolär *(Präp. 18)* aus und können in der äußeren Tumorperipherie Ähnlichkeiten mit einem bronchioloalveolären Karzinom aufweisen (HACKEL 1973). Der Tumor gleitet entlang präformierter Oberflächen, das Gerüst bleibt in der Regel erhalten, die Deckepithelien werden zerstört.
Narbenkarzinome *(Präp. 19, 20)* sollen ca. 80% der drüsigen Karzinome ausmachen. In diesen zentralen tumorfreien Bezirken ist oftmals nekrotisches Material oder Schleim auszumachen. Tubuläre oder azinäre Differenzierungszonen *(Präp. 21)* können fehlen, papilläre Strukturen begegnen häufig. Auch sind psammomartige Kalkkörper häufiger eingestreut; sie können nicht als differentialdiagnostisches Kriterium gegenüber Metastasen benutzt werden.
Bronchioloalveoläre Karzinome *(Präp. 22)* produzieren in der überwiegenden Mehrzahl Muzine, doch ist nur ein Teil PAS- bzw. Alcian-Blau-positiv (CLAYTON 1986). Ihre Eigenständigkeit wird durch die Mitteilung von SINGH et al., (1981) wahrscheinlich gemacht: Mit Sialinsäureantisera kann die Herkunft von den Pneumozyten II nachgewiesen werden. Auffällige geographische Unterschiede, v.a. bei Vergleichen Europa-USA-Japan, sind der Hauptgrund für verschiedene Subklassifikationsvorschläge. Eine von der WHO (1981) abweichende Empfehlung geht auf CARTER u. EGGLESTON (1980) zurück. KEMULA (1978) differenziert die Subtypen des drüsigen Karzinoms:

1. „globeled cells" (becherzellig),
2. „mucus gland cells" (schleimdrüsenzellig),
3. „type II alveolar cells" (alveolarzellig),
4. „CLARA-cells" (CLARA-zellig).

Bei den von CLARA (1937) beschriebenen Zellen handelt es sich um bronchioläre zilienlose Epithelien, die häufig als Ausgangsmatrix für drüsige Karzinome (KEMULA 1978) - v.a. in Japan - angesehen werden. Auch in dieser Untersuchung hat sich die Abgrenzung solider Karzinome mit Schleimbildung von großzelligen Karzinomen als problematisch erwiesen *(Präp. 23)*. Die großzelligen Karzinome machen eine Restgruppe aus, die sich offensichtlich nur durch das Fehlen drüsiger Strukturen auszeichnet. So bleibt in manchen Fällen letztlich als einziges Einordnungskriterium lediglich das Ausmaß der Schleimbildung - sicherlich keine befriedigende Situation (LAMB 1984).

d) Großzelliges Karzinom

STEELE (1984) schlägt vor, die Gruppe der großzelligen Karzinome zu differenzieren und nicht als „rag bag" („Lumpensack", „Sammeltopf") zu benutzen (LAMB 1984). Nach beiden Seiten hin - in Richtung des soliden wie auch des dermoiden Karzinoms - ist die Abgrenzung schwierig.
Morphogenetisch sind die Vorläufer dermoider Karzinome wohl Metaplasien und Dysplasien von Plattenepithelien (der Begriff Metaplasie wird gleichbedeutend benutzt wie in der experimentellen Pathologie und der angelsächsischen Literatur). STEELE fordert, daß in gleicher Weise auch Übergangsepithelmetaplasien und -dysplasien auftreten können, die (wie im Harnleitungssystem) eine Muzinproduktion und auch Tonofilamente aufzuweisen vermögen.

◁ ***Präp. 16*** *(oben)*
Klarzelliges (?) Lungenkarzinom mit isomorph-lymphozytenähnlichen Kernen. Wenig Mitosen. Feingranuliertes, in einzelnen Abschnitten wasserklares Zytoplasma mit deutlich differenzierbaren Zellgrenzen. Mitosen fehlen. - Tumoren dieser Morphologie sind gegenüber einem atypischen Karzinoid nicht zu differenzieren (vgl. fließende Übergänge zu Präp. 15). Die Grenzen der phänotypischen Klassifikation werden evident. - Derartige Tumoren sind selten, Verschiebungen der statistischen Aussagen sind nicht zu erwarten. E 34481, HE, Vergr. 100:1

Präp. 17 *(unten)*
Kleinzellig-anaplastisches, ausgesprochen polymorphes Karzinom. Unregelmäßig gestaltete, überwiegend hyperchromatische Kerne *(1)* in einem ödematös aufgelockerten (jedoch nicht nekrotischen) Bindegewebe, restierende Kollagenfasern *(2)*. E 40636, HE, Vergr. 40:1

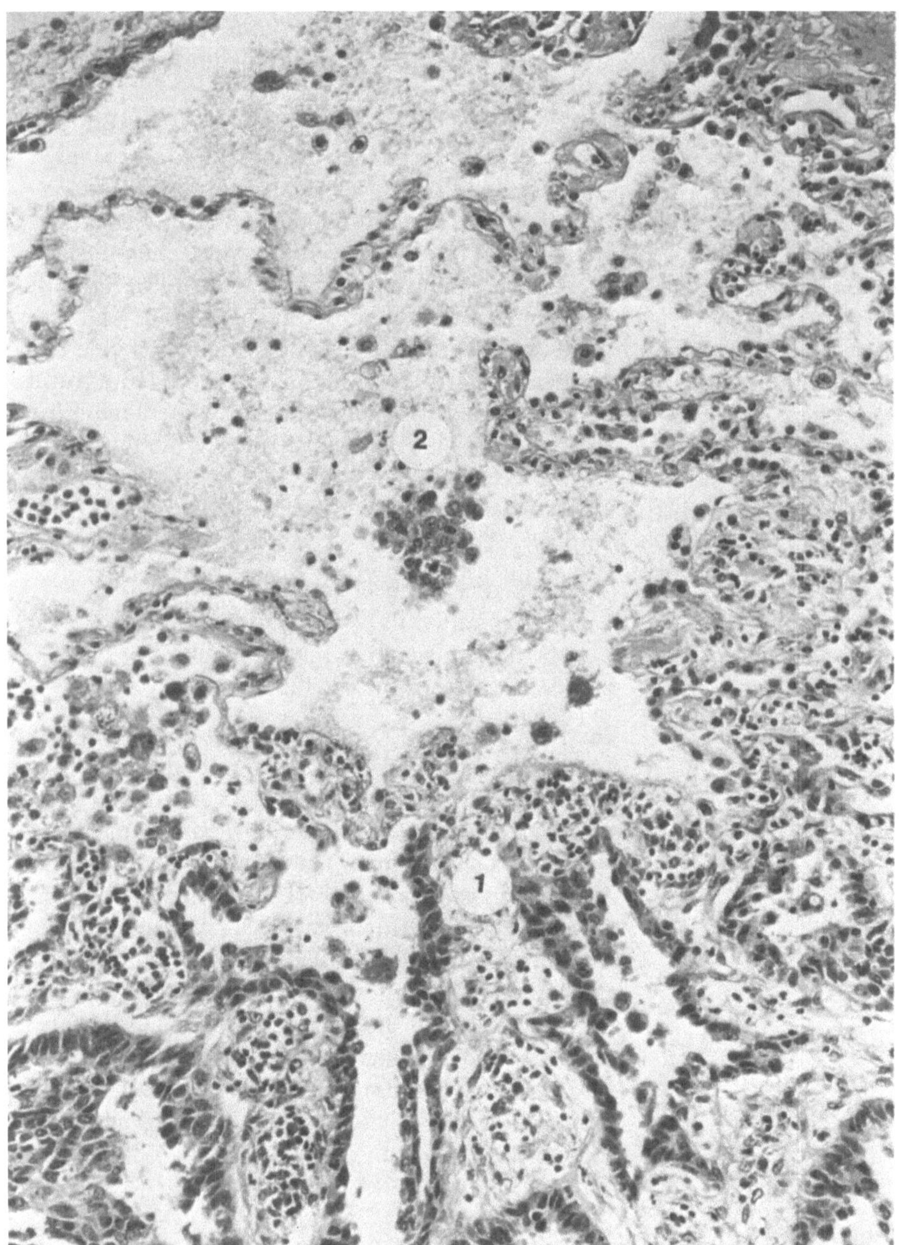

Präp. 18
Äußere Tumorperipherie bzw. intrapulmonale Ausbreitungsfront eines mittelgradig differenzierten drüsigen Karzinoms (vom azinären Subtyp). Der Tumor weidet die präformierten alveolären Oberflächen ab *(1)* und desquamiert in das Lumen *(2)*. E 3385, PAS, Vergr. 40:1

Präp. 19 *(oben)*
Drüsiges Karzinom vom papillären Subtyp, mit einer Narbe in Beziehung stehend (Randbereich: *1*). Der Tumor bildet schmale stromaarme Papillen, Muzin ist lediglich in geringen Mengen darstellbar. Reichlich verdichtete Kernknospen *(2)*, teilweise zu Psammomkörpern verkalkend. E 45787, PAS, Vergr. 16:1

Präp. 20 *(unten)* ▷
Typische papilläre Strukturen eines drüsigen Karzinoms (papillärer Subtyp; gleicher Fall wie Präp. 19). Mehrreihig angeordnete Kerne mit „dachziegelartigen" Überlappungsphänomenen *(1)*. Schmales kollagenfaserarmes, jedoch retikulinfaserreiches Stroma mit vereinzelt lymphozytären Rundzellen *(2)*. E 45787, Masson-Goldner, Vergr. 63:1

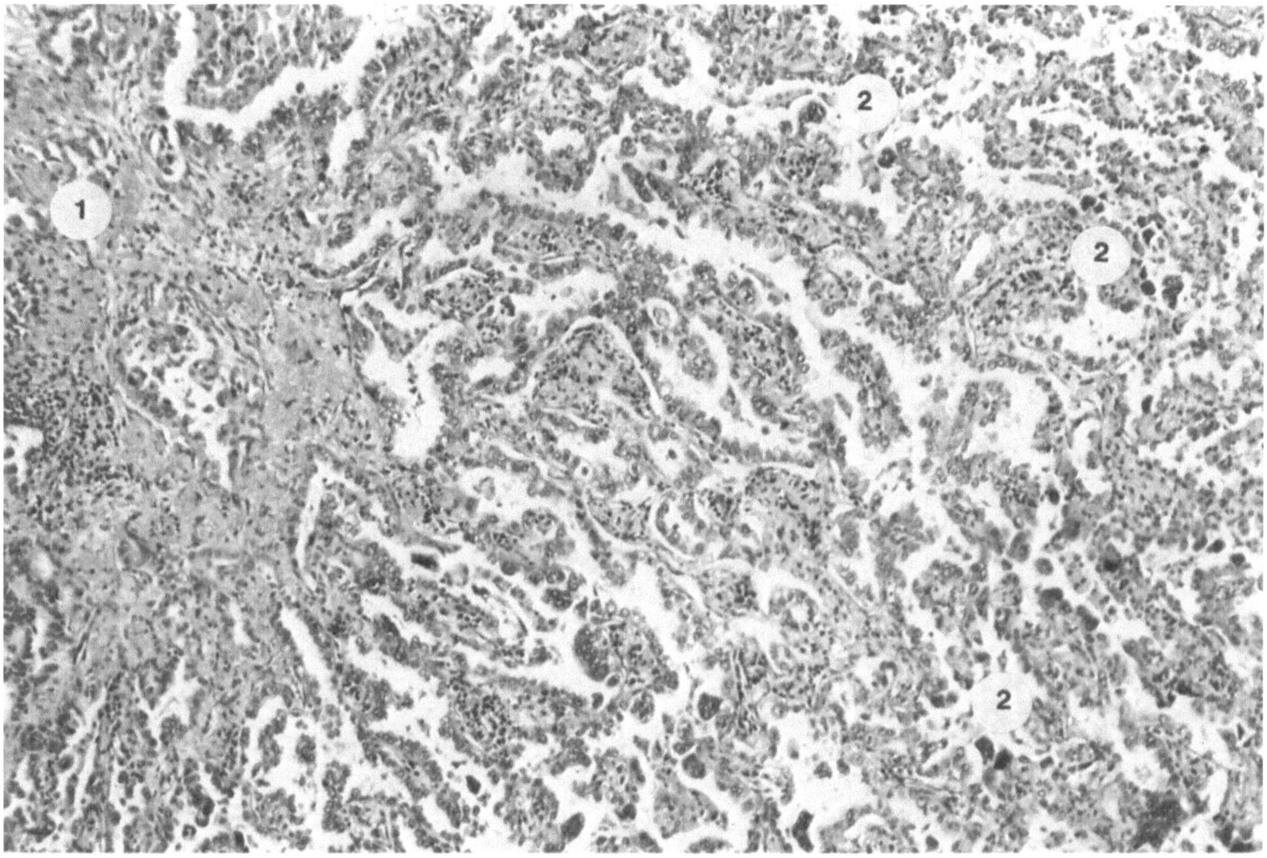

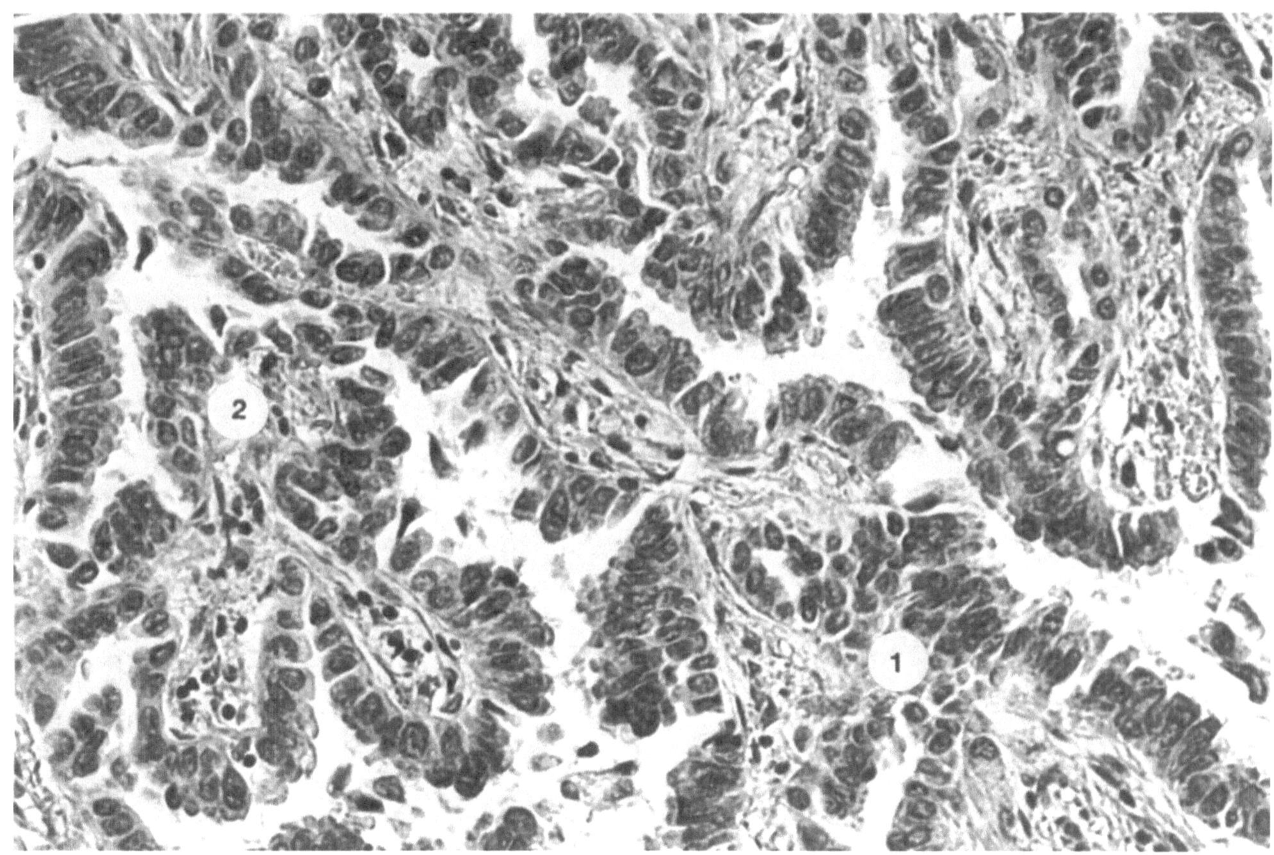
2
1

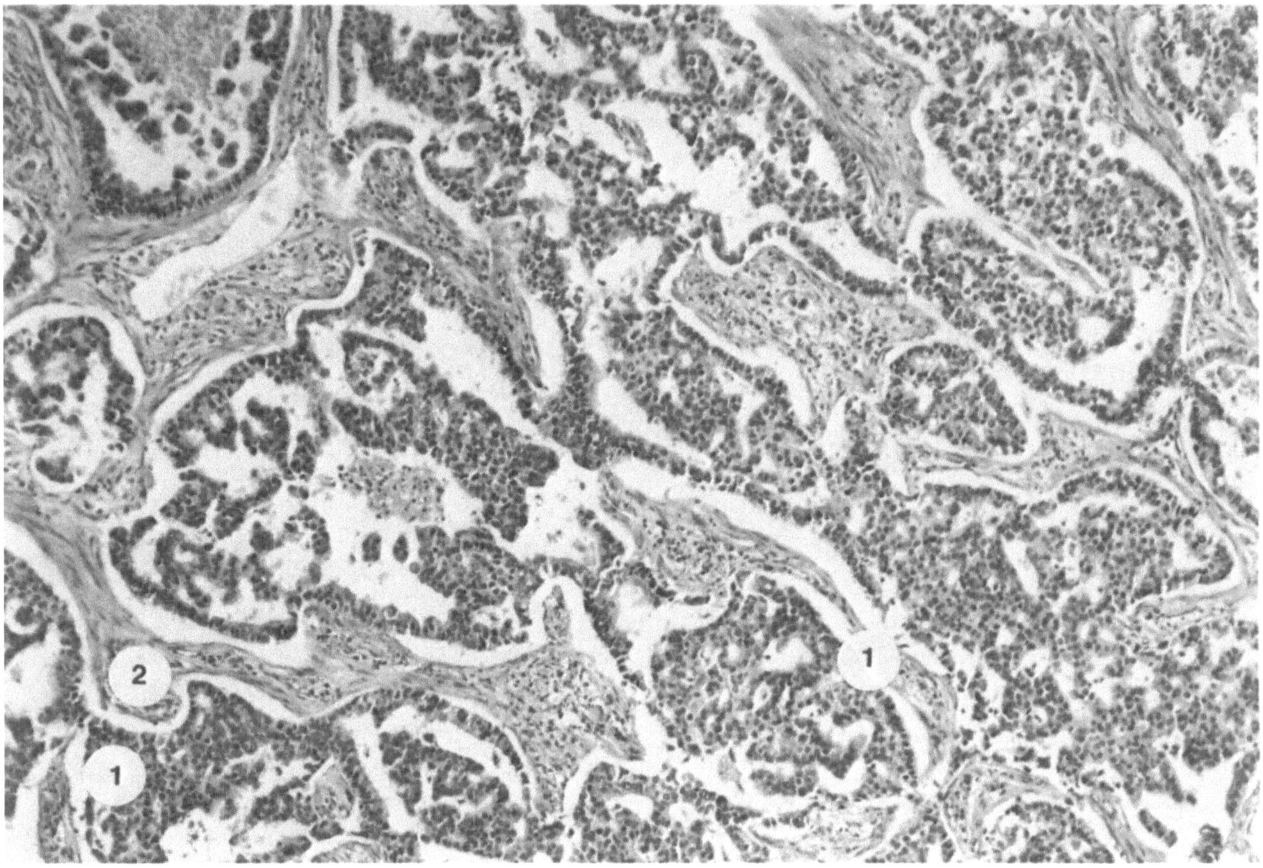

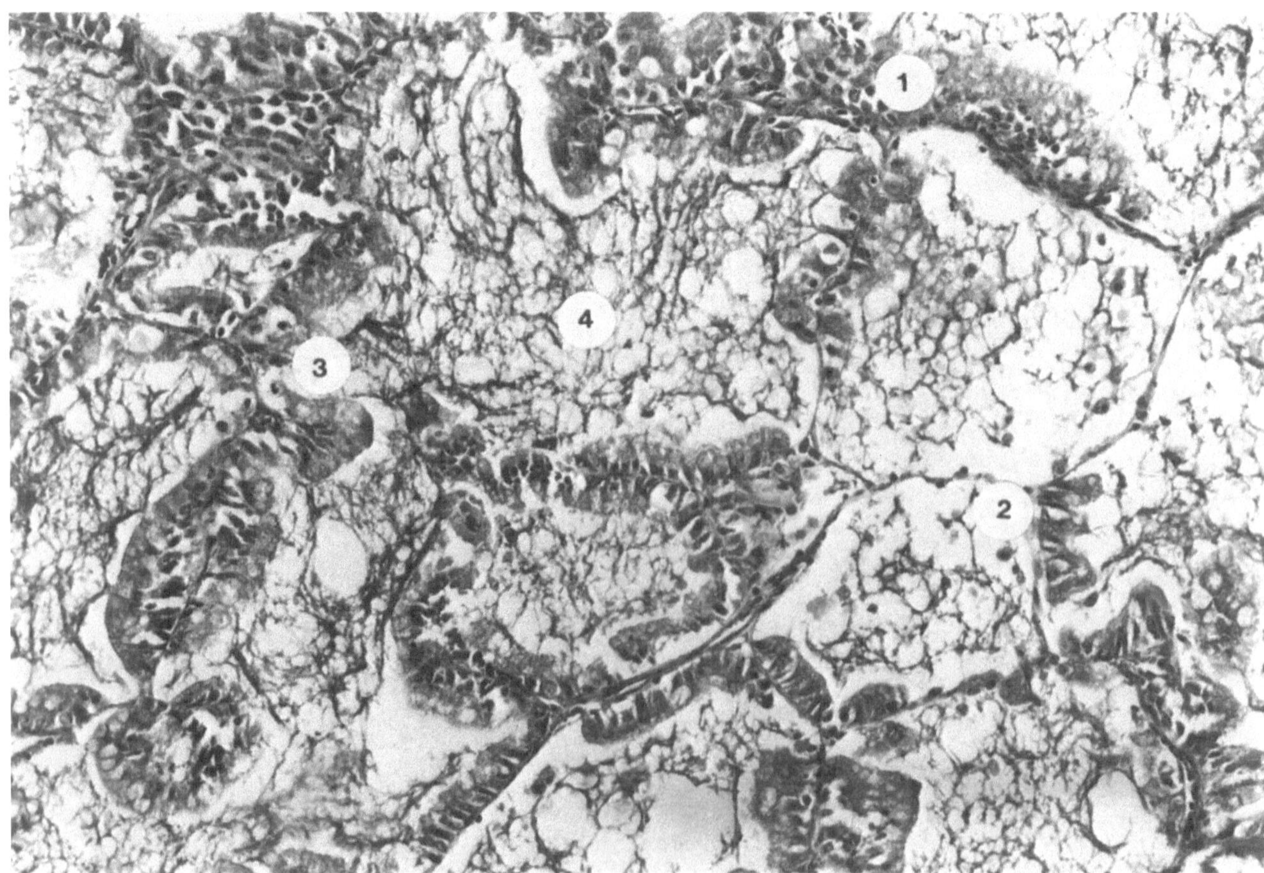
1
4
3
2

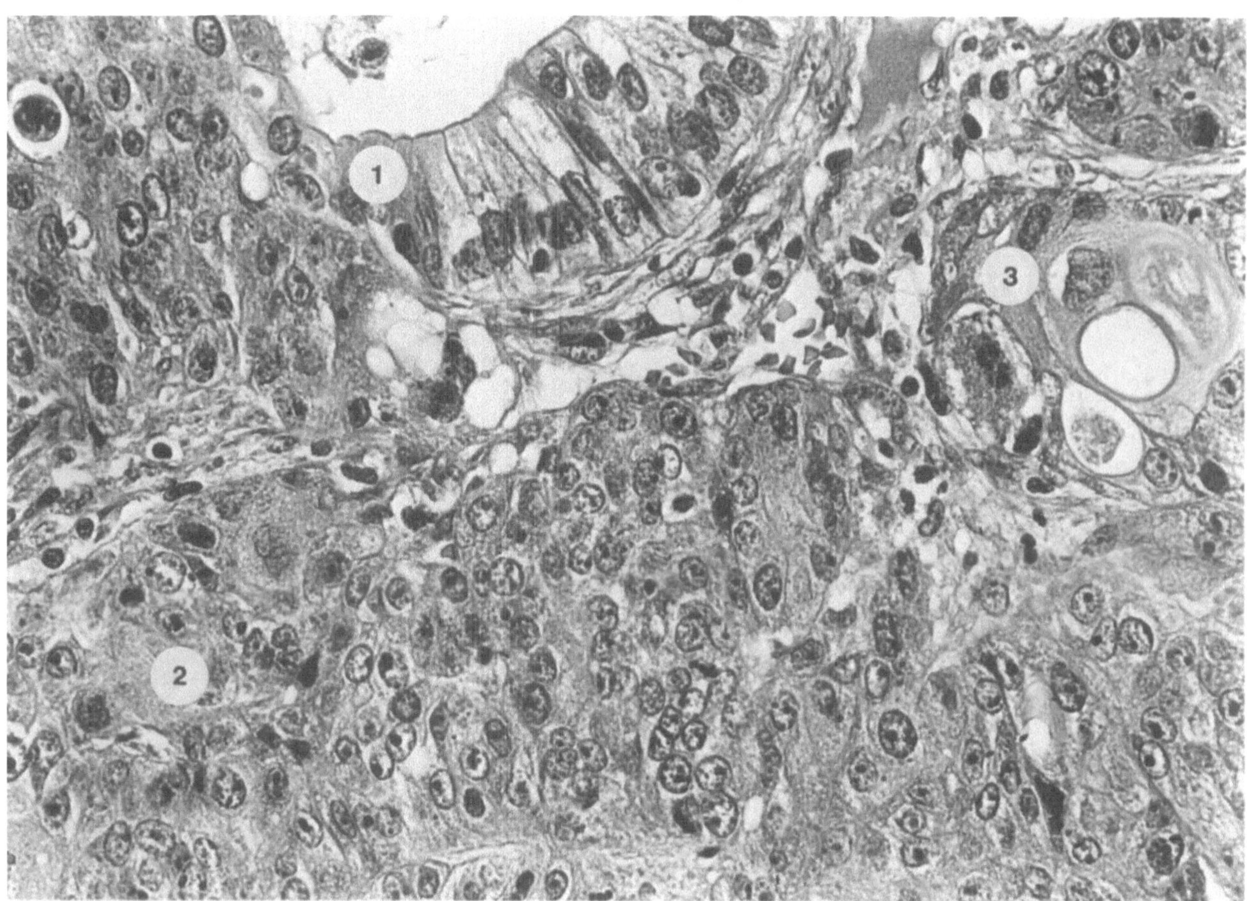

Präp. 23
Multiformes drüsiges Karzinom: Hochdifferenzierte azinäre Anteile *(1)* grenzen an solide, teilweise muzinpositive Partien an *(2)*. Zusätzlich sind dermoide Epithelmetaplasien ausgebildet *(3)*. E 20650, PAS, Vergr. 63:1

◁ ***Präp. 21** (oben)*
Mittelgradig differenziertes drüsiges Karzinom vom azinären Subtyp, Muzinnachweis negativ (PAS, Alcian-Blau). Einreihig angeordnete, teilweise cribriform konfluierende Epithelbänder mit auffallend isomorphen Kernen *(1)*. Breiteres, kernarmes Stroma mit vereinzeltem Kollagenfasernachweis *(2)*. E 54779, PAS, Vergr. 16:1

***Präp. 22** (unten)*
Stark muzinbildendes drüsiges Karzinom vom bronchiolo-alveolären Subtyp. Der Tumor weidet teils uni-, teils bilateral *(1)* präformierte alveoläre Septula ab *(2)*. Ausbildung pseudopapillärer Epithelknospen *(3)*, reichlich intraalveolärer Schleim *(4)*. E 20309, Alcian-Blau, Vergr. 40:1

Ein Teil der nichtdermoiden großzelligen Karzinome *(Präp. 24, 25)* mit Stratifikation *(Präp. 26)* gehört nach STEELE in die Gruppe der „transitional cell carcinomas“.
Die Berechtigung einer solchen Eingruppierung wird durch die Beobachtung von MAYER et al. (1982; n = 2352) unterstrichen, die zeigen können, daß großzellige Karzinome mit Stratifikation eine deutlich bessere Prognose haben als ohne Stratifikation. Zudem gehörten erstere signifikant häufiger niedrigeren Tumorstadien an.
Die Diagnose eines „transitional cell carcinoma“ (Übergangsepithelkarzinom) soll gestellt werden, wenn folgende Kriterien erfüllt (+) bzw. nicht erfüllt (−) sind:

+ Stratifikation	- kein Keratin,
+ Tonofilamente (elektronenmikroskopisch)	- keine interzellulären Brücken,
	- keine Wirbel- oder Knospenbildung,
	- keine Muzinbildung.

STEELE berichtet zudem von gering muzinbildenden großzelligen Karzinomen, deren Muzin sich von dem der übrigen drüsigen Karzinome unterscheidet: Es fehlt Sialinsäure (Neuraminsäure). Ein Befund, der gleichlautend ebenfalls an der Embryonalschleimhaut des Bronchialsystems erhoben wird. Diese Tumoren werden von STEELE den „transitional cell carcinomas“ (wenn auch niedrigerer Differenzierungsstufe) zugeordnet.

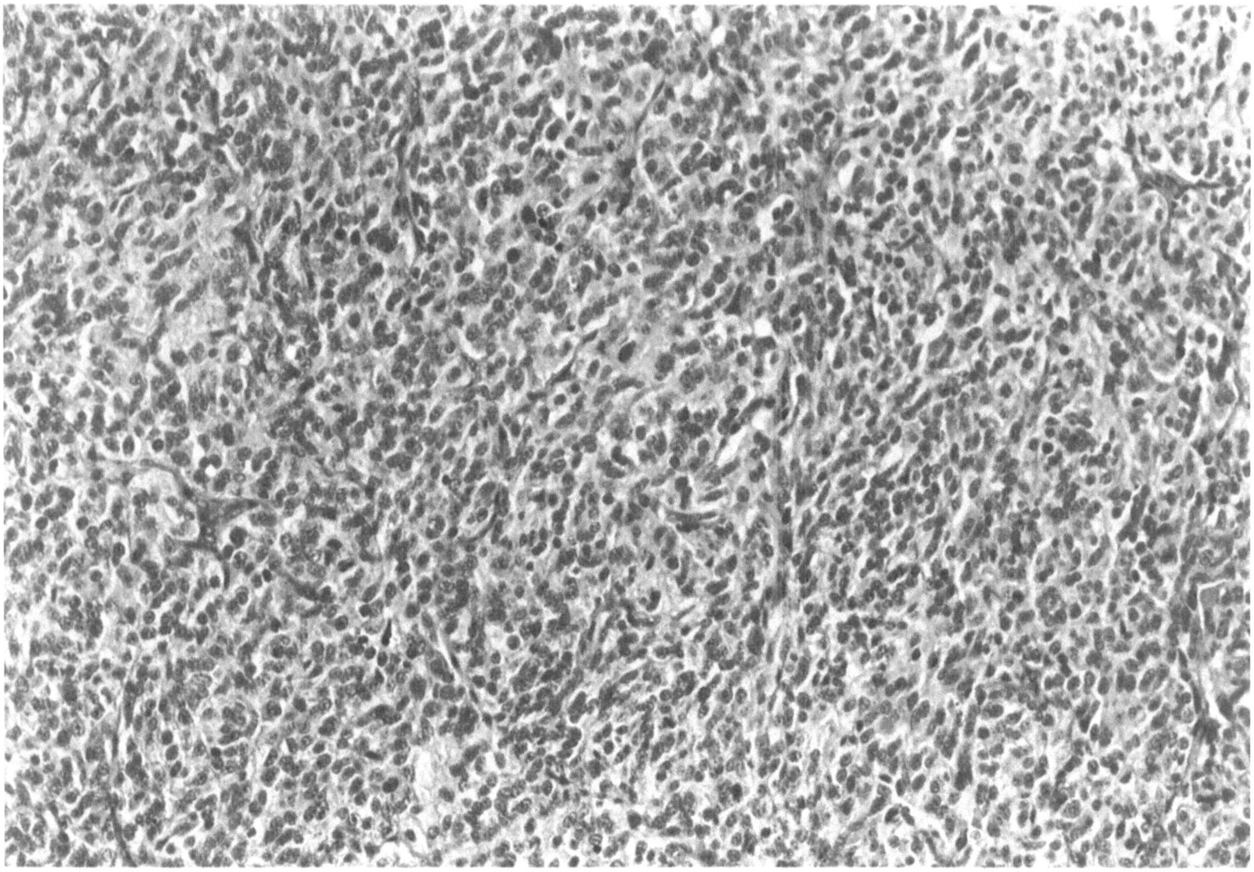

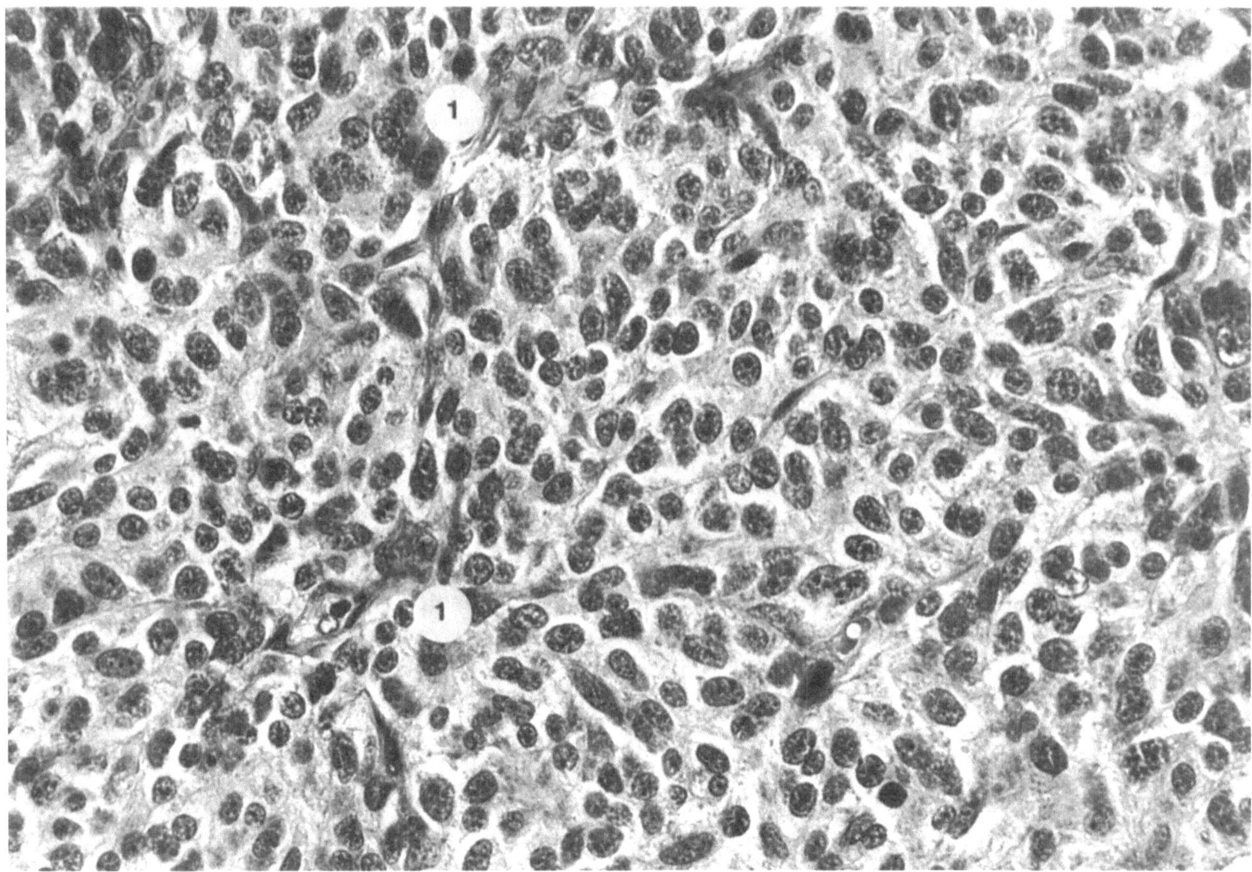
1
1

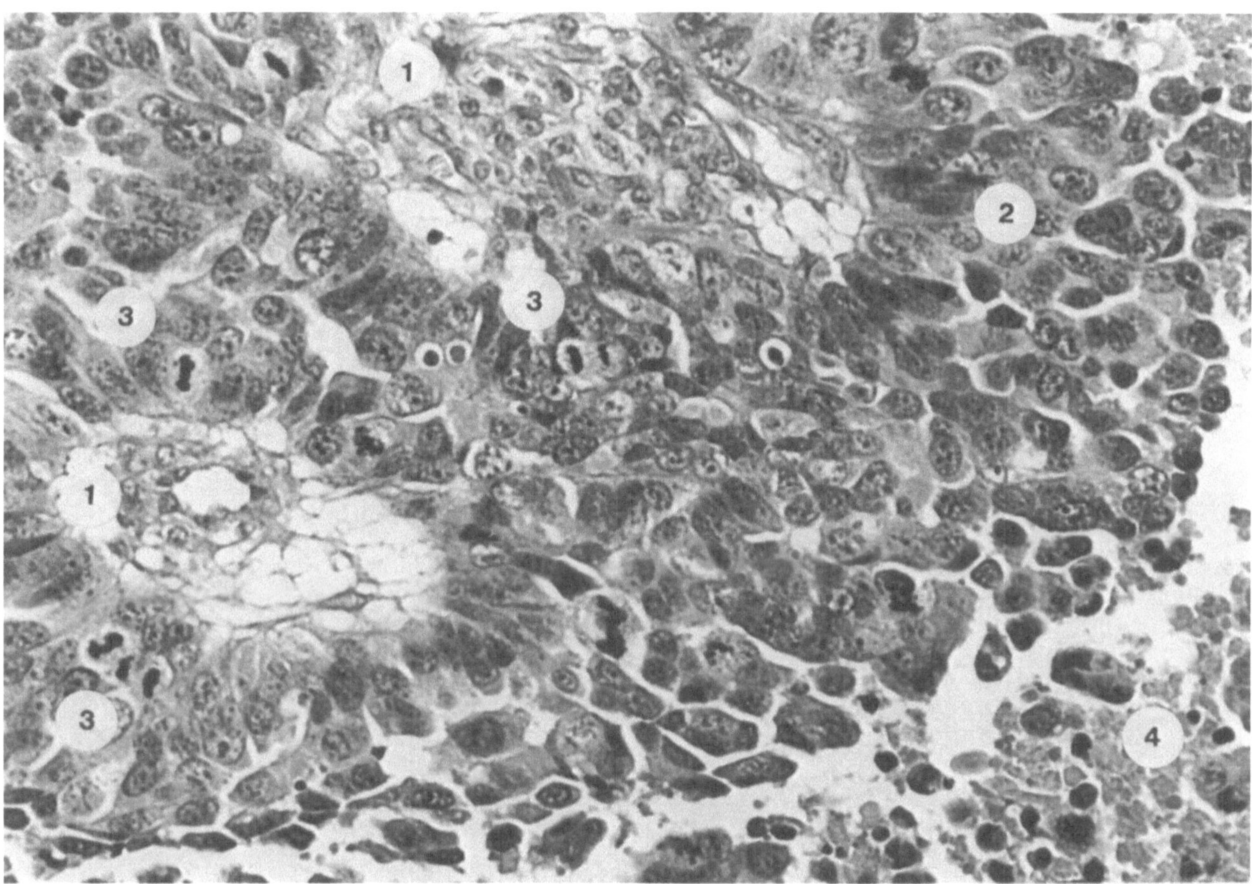

Präp. 26
Undifferenziertes großzelliges Karzinom, um breitere Stromazapfen *(1)* Pseudorosetten eine angedeutete Stratifikation ausbildend *(2)*. Zahlreiche Mitosen *(3)*, Nekrose *(4)*. Keine Schleimbildung. E 51257, PAS, Vergr. 63:1

◁ ***Präp. 24*** *(oben)*
Großzelliges, solide bzw. medullär wachsendes Karzinom. Kerngröße und -dichte lassen zunächst an einen kleinzelligen Tumor denken, die Struktur der Kerne hingegen mit dem breiten Zytoplasmasaum und teilweise erkennbaren Zellgrenzen eher an ein Übergangsepithelkarzinom. Kernüberlappungsphänomene, wenig Mitosen, keine Regressionsphänome. E 2229, HE, Vergr. 40:1

Präp. 25 *(unten)*
Großzelliges Karzinom, gleicher Fall wie Präp. 24. Unregelmäßig, teils tüpfelförmig, teils netzförmig angeordnetes Kernchromatin. Schwach eosinophil tingiertes feingranuläres Zytoplasma. Kaum Mitosen, Zellgrenzen nur teilweise erkennbar. Reichlich Kernüberlappungsphänomene, einzelne Riesenzellen *(1)*. E 2229, HE, Vergr. 100:1

Die Diagnostik riesenzelliger Karzinome erscheint unproblematisch *(Präp. 27, 28)*. Wang et al., (1976) führen ihre Herkunft auf multipotente Zellen der distalen Bronchiolen zurück. Histiotypische Wuchsformen werden in der Regel nicht gefunden, die Riesenzellen zeichnen sich durch ein extrem bizarre Morphologie aus.

Klarzellige Karzinome sind selten, die Diagnose wird nur bei durchgehend klarzelliger Differenzierung *(Präp. 29)* gestellt.

e) Kombiniertes Karzinom

Es soll zwischen uniformen, multiformen und kombinierten Karzinomen unterschieden werden (*Tabelle 15*; Empfehlung der WHO: *Tabelle 17*). Differenzierungsgrade, Typen und Subtypen können uneingeschränkt miteinander kombiniert sein. Die Schwierigkeit liegt in der Einordnung des Karzinoms in die vorgegebene Klassifikation (Typing) der WHO unter Benutzung konsistenter Kriterien:

- Soll dies nach dem quantitativ überwiegenden Typ (bzw. Subtyp) oder Differenzierungsgrad geschehen?
- Soll dies geschehen nach dem am wenigsten differenzierten Anteil?
- Hat zunächst eine Zusammenfassung von Subtypen zu erfolgen, um dann den Tumor nach dem quantitativ überwiegenden Typ einzuordnen?

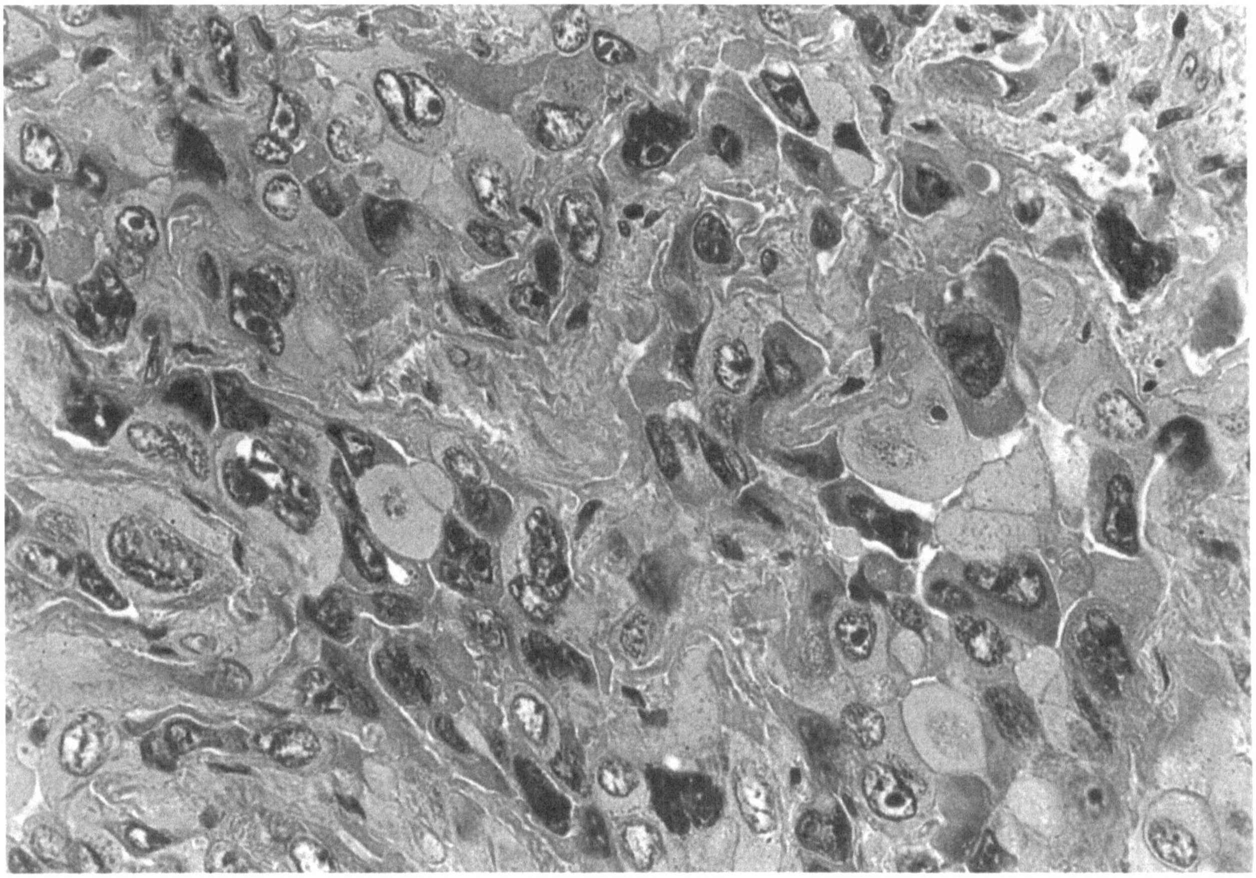

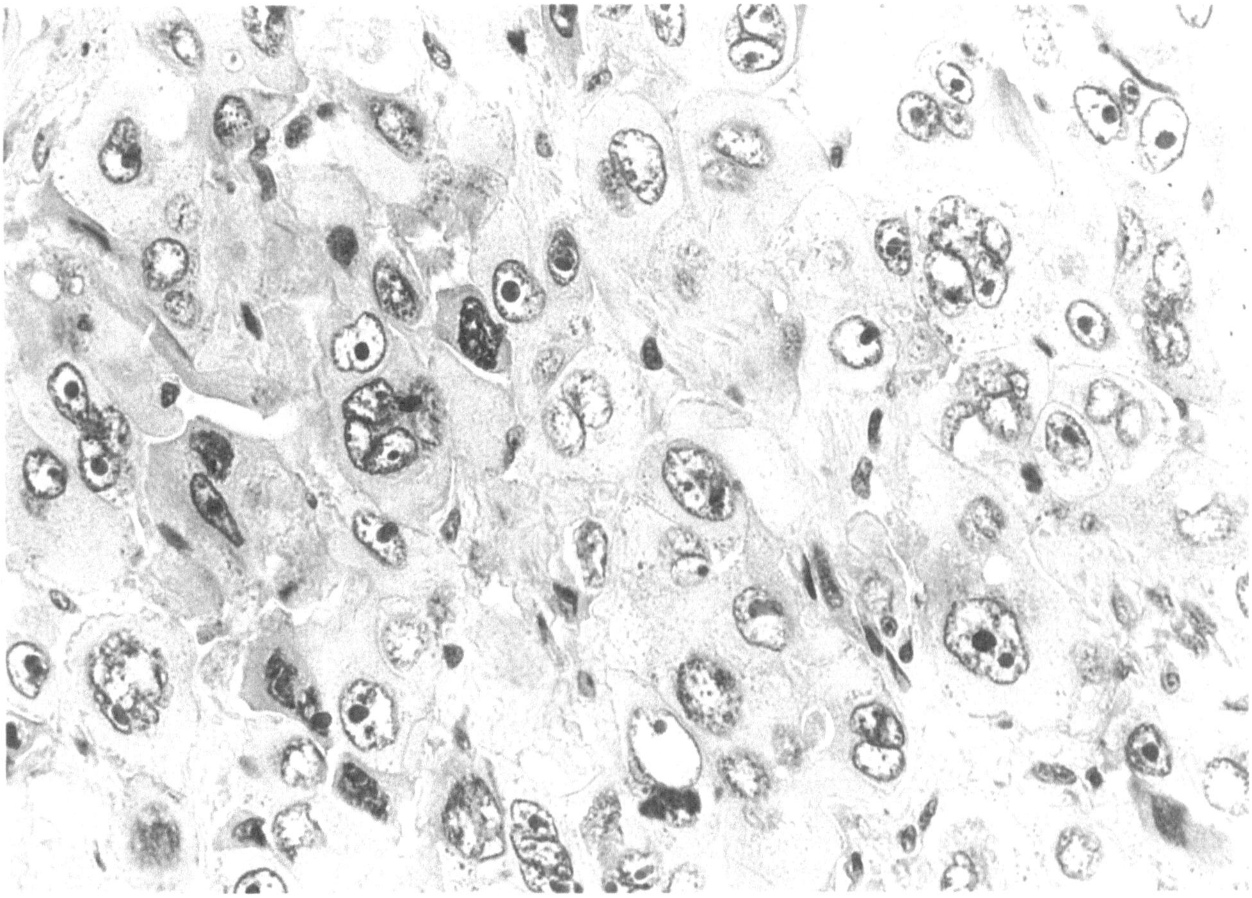

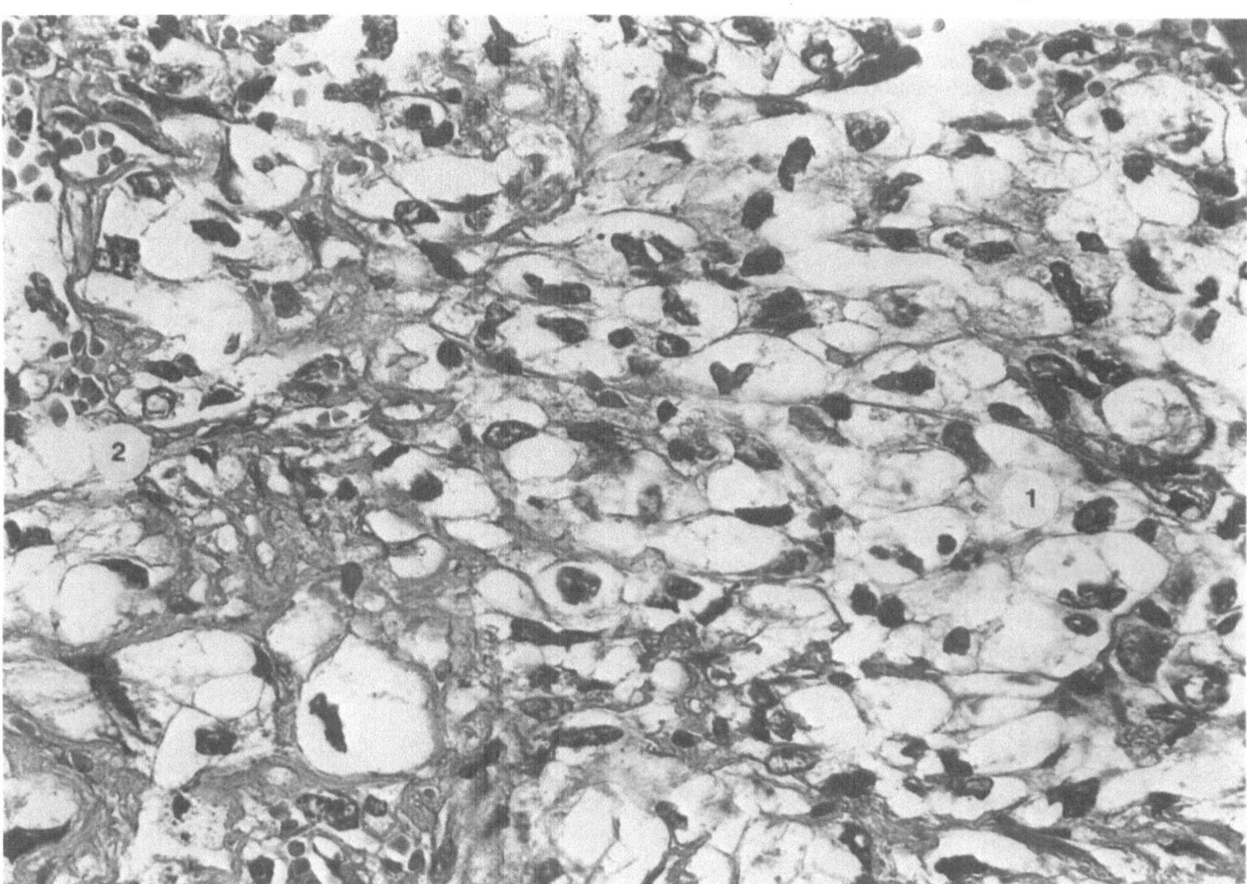

Präp. 29
Großzelliges Karzinom vom klarzelligen Subtyp (Muzinnachweis negativ). Mittelgroße, unregelmäßig gestaltete sowie chromatindichte Kerne innerhalb eines „wasserklaren" Zytoplasmas. Zellgrenzen teilweise darstellbar *(1)*, teilweise verwaschen *(2)*. Auch andernorts wenig Mitosen. E 25593, HE, Vergr. 100:1

◁ ***Präp. 27*** *(oben)*, ***28*** *(unten)*
Bizarre riesenhafte Epithelien mit gelappten und Mehrfachkernen, Kernvakuolen und -nukleolen. Dichtes feinstgranuläres Zytoplasma. Bindegewebsfärbung negativ, keine Muzinproduktion. Andernorts ausgedehnte Nekrosen mit flächenhaftem Tumorzerfall. - E 32727, Masson-Goldner (Präp. 27), PAS (Präp. 28), Vergr. 100:1. Die unterschiedlichen photographischen und Färbetechniken machen den nichtdermoiden als auch den nichtsarkomatösen Charakter des Tumors deutlich

- Ist der Anteil zu benennen, der für sich genommen die ungünstigste Prognose beschreibt?
- Sollen Regressionsformen oder ein topologisch bestimmtes Wuchsverhalten (z. B. Abweidung der Alveolarräume) unberücksichtigt bleiben?

Die WHO (1981) beantwortet diese Fragen nur teilweise *(Tabellen 14, 17)*. In diesem Untersuchungsgut werden die Tumorhaupt- und -nebenformen nach ihrem geschätzten relativen Anteil festgelegt und vollständig dokumentiert. Als einzige Bedingung gilt: *ein* Tumortyp muß als Haupttyp festgelegt werden.

4. *Histologische Marker*

Entsprechend der Vermutung von HEINEMANN u. JEHN (1985), wonach die Haupttypen des Lungenkarzinoms auf eine gemeinsame Ursprungszelle zurückzuführen sind (unitarische Hypothese), ist zu erwarten, daß tumoreigene Marker ähnlich vielfältig repräsentiert sind wie es dem geläufigen histomorphologischen Bilde des Lungenkarzinoms entspricht (HEYDERMANN et al., 1982; MATTHEWS 1985). Das kleinzellige Lungenkarzinom v.a. produziert eine Reihe tumoreigener Peptide, die zusammen mit anderen diagnostischen Prozeduren als Marker für das Staging und das Monitoring der Therapie benutzt werden können (zirkulierende Marker; HAVEMANN et al., 1985). Für die diagnostische Differenzierung und insbesondere für das histologische Typing sind die bisher bekannten Befunde nicht hinreichend *(Tabelle 18)*. Vor allem muß die Frage offen bleiben, ob eine bestimmte Rezeptoreigenschaft des Lungenkarzinoms (POSTMUS et al., 1986) in besonderem Maße das biologische Verhalten des Tumors bzw. seine

Tabelle 18

Tumoreigene Antigene mit Markerfunktion (↑: Nachweis erhöhter Werte im Serum; *: histologischer Nachweis im Tumor; Ø: Nachweis geführt, jedoch Befund negativ; ?: Nachweis geführt, jedoch Befund unsicher). (Mod., ergänzt, nach HEYDERMAN et al. 1982)

Abkürzung	Name	Typ				
		ohne Typ	dermoid	kleinzellig	drüsig	großzellig
Hormone, plazentare u. a. Proteine						
ACTH	adrenokortikotrophes Hormon			↑*		
ADH	antidiuretisches Hormon			↑*		
	Neurophysin			↑		
	Oxytoxin			↑		
STH	somatotrophes Hormon				↑	↑
	Calcitonin	?				
	Prolactin			↑		
	Parathyreoidhormon		↑		↑	↑
HCG	„human chorion gonadotropic hormone“			↑	↑	↑
HPL	„human placental lactogen“	Ø				
	schwangerschaftsspezifisches Glykoprotein	↑				
	plazentare alkalische Phosphatase	*				
	Bombesin			↑	↑	
	Somatostatin	*				
	Neurotensin		*	*	*	
	Serotonin			↑		
Onkofetale Antigene						
CEA	karzinoembryonales Antigen	↑	↑*	↑*	↑*	
AFP	α-Fetoprotein	↑				
EMA	epitheliales Membranantigen		↑	↑	↑	↑
Enzyme, Fibronektion, Blutgruppensubstanzen						
NSE	neuronspezifische Endolase,			↑		
	Histaminase,			↑		
	Fibronectin	↑				
A, B, AB0	Blutgruppensubstanzen	?				
Andere						
	Keratin		*			*

mögliche therapeutische Ansprechbarkeit anzeigt - eine auch für den histomorphologischen Phänotyp konventioneller Methodik nur teilweise beantwortete Frage.

5. *Trend*

Eine große epidemiologische Untersuchung haben PERCY et al., (1984) vorgelegt (Erfassung der neu aufgetretenen Fälle von Lungenkarzinom mit histologischer Typisierung der Jahre 1973-1981). Erfaßt werden 8% der weißen Bevölkerung der USA (Gesamtzahl 54165; Männer: 38785, Frauen: 15380). Die Arbeitsgruppe unterscheidet entsprechend dem WHO-Typing 4 große Gruppen und muß feststellen, daß die Gruppe „no other specification“ als „Sammeltopf“ ein Unsicherheitsfaktor in der Interpretation darstellt. Immerhin wird beobachtet, daß drüsige Karzinome bei Frauen häufiger sind und für beide Geschlechter im Beobachtungszeitraum um ca. 20% zugenommen haben. Auch kleinzellige Karzinome haben an Häufigkeit zugenommen. Die Verschiebung hat bei beiden Geschlechtern zuungunsten der dermoiden Karzinome stattgefunden.

Der Trend hat Folgen für die Evaluation von Screeningtests und für den Ansatz therapeutischer Strategien. Nehmen drüsige Karzinome zu, so geht dies zugunsten der peripher und zu Lasten der zentral lokalisierten Lungenkarzinome. Die Prognose könnte eine geringfügig günstigere sein. Andererseits haben (operable) dermoide Karzinome eine günstigere Prognose als drüsige, der mögliche Effekt könnte sich aufheben.

C. Grading

Entgegen den Empfehlungen der WHO (1981) folgen wir in dieser Studie den Vorschlägen der UICC

(1979); für die Klassifizierung wird eine strenge Trennung von Typ und Grad vorgenommen. Das Typing beschreibt die *Zuordnung* zu einem vorgegebenen histologischen Typ, das Grading das *Maß der Ähnlichkeit* mit dem mutmaßlichen Ausgangsgewebe. Die Differenzierung (Grading) ist eine zusätzliche Tumoreigenschaft, die allen Tumoren zukommt. Die Studie stützt sich auf das „G-histopathologische Grading" der UICC:

G 1: hoher Grad der Differenzierung,
G 2: mittlerer Grad der Differenzierung,
G 3: geringer Grad der Differenzierung oder Entdifferenzierung,
G x: Differenzierungsgrad kann nicht bestimmt werden.

Die Differenzierung wird als histiotypische (nicht als zytotypische) Eigenschaft verstanden. Histiotypie beschreibt die Ähnlichkeit mit einem *Gewebe*, in der Regel mit dem vermuteten Ausgangsgewebe (Dermis, Drüse). Ist ein Ausgangsgewebe nicht ersichtlich, fehlt die Möglichkeit eines histopathologischen Grading. Hierunter fallen alle Tumoren, die lediglich zytotypisch charakterisiert werden können (spindelzellige Sarkome, polymorphzellige Sarkome, kleinzellige Karzinome u.ä.). Für Lungenkarzinome ist ein Grading lediglich für die dermoiden und die drüsigen Karzinome möglich.
Das histologische (!) Typing der WHO (1981) sieht für das dermoide Karzinom (C. 1) ein Grading vor:

- „well differentiated",
- „moderatly differentiated",
- „poorly differentiated".

Für drüsige Karzinome wird bezüglich des histologischen Grading auf „konventionelle" Kriterien verwiesen, ein zytologisches Grading ist angefügt.
Es hat sich bewährt, das Grading an das Typing anzuschließen. Als histiotypische Eigenschaften eines Tumors gelten der Zusammenhalt der Tumorzellen, die Geschlossenheit der Wuchsform, die Gleichmäßigkeit des gewebeähnlichen Erscheinungsbildes. Die Festlegung des Differenzierungsgrades wird durch die Vorstellung gestützt, daß das Ausmaß tumorzelleigener interzellulärer Regulationsfelder möglicherweise mit seinem biologischen Verhalten (Indikator: Überlebenszeit) korrelieren könnte. Für das Untersuchungsgut von CHUNG et al., (1981; n=96) hat sich eine signifikante Verschlechterung der Prognose des Grades III gegenüber II/I ergeben. Der Befund korreliert mit dem Ausmaß des Lymphknotenbefalls.

II. Befunderhebung

A. Erhebungsformular

Die Befunderhebung ist retrospektiv und stützt sich auf Patientenunterlagen (Krankengeschichte, Bild- und sonstiges Dokumentationsmaterial) des Krankenhauses Heidelberg-Rohrbach (Klinik für Thoraxerkrankungen; Direktor: Prof. Dr. J. VOGT-MOYKOPF). Außerdem wird die pathomorphologische Begutachtung von Biopsie- und Resektionspräparat (wenn vorhanden: Zytologie) des Pathologischen Institutes der Universität Heidelberg (damaliger Direktor: Prof. Dr. Dres. h.c. W. DOERR) hinzugezogen (n=1003; 1973-1982). Zusätzlich erfolgt eine Befragung der Hausärzte.
Der klinische Erhebungsbogen *(Abb. 7)* wird aufgrund der Angaben in der Krankengeschichte ausgefüllt. Wegen Auslagerung eines Teils der Krankenakten ist die klinische Datenerhebung auf 610 Patienten beschränkt (Jahrgänge 1977-1982). Die Angaben werden durch Befragungen der Hausärzte bzw. Einwohnermeldeamt *(Abb. 8)* ergänzt. Die Antwortrate *(Abb. 9)* nach mehrmaligem Nachfassen) ist auffallend hoch, von 610 Patientenanfragen *(Abb. 21)* an Hausärzte bleiben nur 5 unbeantwortet (Antwortrate 98,5%). Die Angaben der makroskopischen Untersuchung entstammen der pathologischen Begutachtung. Die Entnahmeorte der Lymphknoten werden aus den klinischen Unterlagen (Operationsbericht) übertragen. Beide liegen im Krankenhaus Rohrbach mit besonderen Erhebungsbögen dokumentiert vor. Lediglich der mikroskopische Erhebungsbogen *(Abb. 10, 11)* wird neu erstellt. Für einen erheblichen Teil der Fälle müssen neue Schnitte (insbesondere für die Lymphknoten) erstellt werden, für großzellige, drüsige und einen Teil der dermoiden Karzinome wird eine PAS-Reaktion zusätzlich angefertigt. In manchen Fällen ist eine Trichrom-(Masson-Goldner-)Färbung angezeigt.
Für den klinischen wie für den pathoanatomischen Erfassungsteil erfolgt eine mehrfache Kontrolle. 10% der Krankengeschichten und etwa 10% der morphologisch verifizierten Fälle ($n_1=60$; $n_2=100$) werden in Unkenntnis des Sachbearbeiters erneut in den Arbeitsablauf eingeschleust und noch einmal aufgenommen. Weder im klinischen Erfassungsbereich noch bezüglich der histologischen Interpretation (hier von einem Fall abgesehen) haben sich Differenzen ergeben.
Literatur hierzu: vgl. Worksheet for staging lung cancer von CARR u. MOUNTAIN (1974). TNM-Werte und Stadien werden nach einem Punktesystem zusammengefaßt. Die Funktionstüchtigkeit der Vorgehensweise wird anhand des größeren Untersuchungsgutes belegt (n=581).

```
Nr.

Personalien:

Hausarzt-Adresse:
Facharzt-Adresse:

            Anamnese / Diagnostik            Größe:
                                             Gewicht:
Begleiterkrankungen:
Erste Symptome: wann, welche?
Rauchen:      nein / ja
Diagnosestellung: wann?

Sputum   Bronchialsekret   Broncheskopie   Mediastinoskopie

              Tumor-Daten:

Tumor-Lokalisation, Größe:
re.  Oberlappen   Mittellappen   Unterlappen
li.  Oberlappen   Lingula        Unterlappen
beidseits

Tumor-Typ:
Lymphknoten-Metastasen: nein  eine  mehrere  fraglich
Rest-Tumor:             nein   ja   fraglich
Tumor-Stadium:          = intraoperatif       T  N  M
                        = Posttherapeutisch  pT  N  M
Operationsdatum:
Operationsart:
Komplikationen:         nein
                        ja            extra Operation
                                      sonstiges

                  Therapie
Chemotherapie:          nein   ja   Schema nach:
Zahl der Zyklen:
Strahlentherapie:       nein   ja

Rezidivfreiheit in Monaten, Verlauf:
Zweittumor:
Lokales Rezidiv-Datum:

Fernmetastasen:         nein   eine   mehrere   fraglich
Letztes Nachsorge-Datum:
Todes-Datum:
Todes-Ursache:
Autopsie:               nein   ja
Überlebenszeit in Monaten:
Leistungsindex:

Zahl der stationären Behandlungen:              Gesamtzahl:

Zahl der abulanten Behandlungen (Nachsorge):    Gesamtzahl:

Sonstiges:
```

Abb. 7
Vorlage zur retrospektiven Befunderhebung klinischer Angaben aufgrund der Durchsicht von Patientenunterlagen (Krankengeschichte, Bild- und sonstiges Dokumentationsmaterial, Operationsberichte, zusätzliche Erhebungsbögen; Jahrgänge 1977-1982; n = 610)

B. Resektionspräparat: Makromorphologie

Das Resektionspräparat wird sofort nach Entnahme gekennzeichnet und nativ (unfixiert) in das räumlich nahegelegene Pathologische Institut der Universität gebracht. Dort erfolgt die makromorphologische Aufarbeitung mit Gewinnung des histologischen Untersuchungsgutes:

1. Feststellung der genauen Tumorlokalisation *(Tabellen 19, 20)* mit Beziehung zu den größeren arteriellen und venösen Lungengefäßen, zur Pleura und zum Lungenhilus.
2. Probenentnahme aus dem Primärtumor (zentraler und peripherer Tumoranteil); kleinere Tumoren werden vollständig eingebettet.
3. Fixierung in 10%igem ungepuffertem Formalin, konventionelle Entwässerungs- und Einbettechnik. Färbung mit Hämatoxilin-Eosin (HE) und (nachträglich) PAS-Reaktion („period acid Schiff reaction") für großzellige, drüsige und alle nicht sicher als dermoid klassifizierbare Tumoren.
4. Präparation der intrapulmonalen, der hilären und (sofern entnommen) weiterer Lymphknoten. Horizontale Zergliederung des Lymphknotens (Zahl der gelegten Schnitte von der Größe des Lymphknotens abhängig). Ist dies nicht erfolgt (bei älteren Jahrgängen), wird eine nachträgliche Aufarbeitung des Blockmaterials vorgenommen. Histologische Aufarbeitung wie Primärtumor.
5. Nachbefundung durch einen Pathologen (W.-W. Höpker) in Kenntnis der histologischen Vorbegutachtung.
6. Dokumentation des histomorphologischen Routinebefundes *und* des nachträglich erhoben Befundes eines Pathologen.

Abb. 8 (s. S. 51) ▷
Anschreiben an die Einwohnermeldeämter. Eine Anfrage dort erfolgt nur dann, wenn die Nachforschungen über den Hausarzt/sonstige Ärzte erfolglos bleiben

Abb. 9 (s. S. 52)
Antwortvordruck der Hausärzte. Antwortrate insgesamt: 98,5%. Nach patientenbezogener Zusammenführung der Angaben in der Krankengeschichte erfolgen Dokumentation und weitere Bearbeitung anonymisiert

Abb. 10, 11 (s. S. 53/54)
Makromorphologischer und histomorphologischer Erhebungsbogen - Abb. 11 Rückseite - (für die Jahrgänge 1972-1982; n = 1003). In diese Studie sind lediglich Karzinome der Lunge (nicht: Metastasen, nichtepitheliale Tumoren, Karzinoide) eingegangen

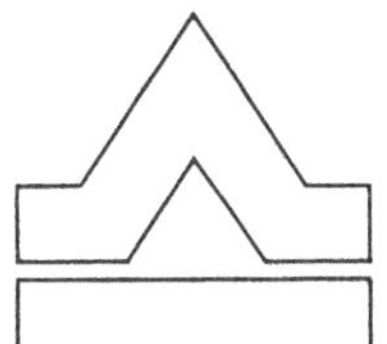

KRANKENHAUS ROHRBACH

Klinik für Thoraxerkrankungen

der Landesversicherungsanstalt Baden

Krankenhaus Rohrbach · Amalienstraße 5 · 6900 Heidelberg 1

An das
Einwohnermeldeamt

Heidelberg, den
Amalienstr. 5, Haupteingang Schelklystraße
6900 Heidelberg 1
Fernruf.
Sammel-Nr. (06221) 396-1
Durchwahl (06221) 396-

Sehr geehrte Damen und Herren,

bei unseren unten angeführten Patienten mußten wir eine eingreifende Therapie durchführen; deswegen obliegt uns eine individuelle Nachsorge. Leider ist mittlerweile weder uns, noch den beteiligten niedergelassenen Ärzten bei den hier genannten Patienten der weitere Verlauf und der Aufenthaltsort bekannt.
Wir bitten Sie daher um folgende Angaben zur Korrektur unserer Nachsorgekartei.

Für Ihre Mühe und die Rücksendung im beigefügten Umschlag danke ich Ihnen herzlich.

Neue Anschrift: ....

Sterbedatum: ....

Abb. 8

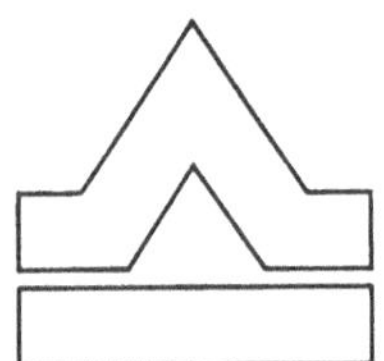

KRANKENHAUS ROHRBACH

Klinik für Thoraxerkrankungen

der Landesversicherungsanstalt Baden

Krankenhaus Rohrbach · Amalienstraße 5 · 6900 Heidelberg 1

Krankenhaus Rohrbach
Abt. Tumorregister
Amalienstr. 5
6900 Heidelberg 1

Heidelberg, den
Amalienstr. 5, Haupteingang Schelklystraße
6900 Heidelberg 1
Fernruf.
Sammel-Nr. (06221) 396-1
Durchwahl (06221) 396-

Betr. Name ....
Vornamen ....
Geb. Datum ....

Heutiges Datum ....

Grund des Ausbleibens

☐ Patient ist verstorben (1)
☐ Patient ist nicht auffindbar (2)
☐ Patient ist aus der Nachsorge ausgeschieden (3)
☐ Patient ist nicht mehr in unserer Betreuung (5)
☐ Patient ist anderweitig in Nachsorge (4)
(bitte Angabe von Name und Adresse, falls bekannt:

....

....

Im Todesfall

Sterbedatum ....
Ort ....
Todesursache ....
Todesursache ist

☐ tumorabhängig (1)
☐ tumorunabhängig (2)
☐ Tumorabhängigkeit nicht auszuschl.(3)
☐ fehlende Angabe (4)

Autopsie ☐ ja ☐ fehlende Angabe
☐ nein

....
Unterschrift des Arztes

Abb. 9

Patientenidentifikation

☐ maennlich ☐ weiblich

Pathoanatomie des Resektates

Eingesandt wurde(n) (☐ kein Resektat) ☐ Lungenfluegel ☐ Lungenlappen ☐ Segment(e) ☐ Lymphknoten vgl. Rueckseite ☐ Bronchus – Nachresektat

☐ anderes: ______ ⌴⌴ * ⌴⌴ * ⌴⌴ cm (Abmessungen ca.)

A Tumor

I. Makroskopische Untersuchung

☐ Tumor makroskopisch nicht nachweisbar

Tumor sichtbar: Abmessungen max. ⌴⌴ * ⌴⌴ * ⌴⌴ cm

Minimaler bronchialer Abstand vom Tumor zum Absetzungsrand: ⌴⌴⌴ mm ☐ nicht (mehr) bestimmbar ☐ entfaellt

Minimaler bronchialer Abstand vom Tumor zur Carina: ⌴⌴⌴ mm ☐ nicht (mehr) bestimmbar ☐ entfaellt

Makroskop. topographischer Tumorsitz: Lunge: ☐ zentral ☐ peripher ☐ multilokulaer ☐ ______ ☐ f.A.
Mediastinum: ☐ oberes ☐ unteres // ☐ ventral ☐ dorsal
sonstiges: ______

Befund in den Bronchien: funktionell bedeutsame Bronchusstenose ☐ keine ☐ partiell ☐ komplett

indirekte Tumorzeichen:
☐ Impression von aussen
☐ Schleimhautverwerfung
☐ sonstige: ______

☐ diffuser Schleimhautbefall

☐ Tumor sichtbar, ragt in:
☐ Segmentbronchus
☐ Lappenbronchus
☐ Bronchus intermedius
☐ Hauptbronchus
☐ Bifurcation
☐ Trachea
☐ f.A.

genaue Lokalisation	☐ f.A. rechts	links
Trachea ☐ ventr. ☐ dors.		
Bifurcation / Carina	☐	☐
Hauptbronchus	☐	☐
OL-Bronchus	☐	☐
Segm. apical	☐	☐
posterior	☐	☐
anterior	☐	☐
Bronchus intermedius	☐	☐
ML-Bronchus	☐	
Segm. lateral	☐	
medial	☐	
Lingula. superior	☐	
inferior		☐
UL-Bronchus	☐	☐
Segm. apical	☐	☐
cardial	☐	
anterobasal	☐	☐
laterobasal	☐	☐
posterobasal	☐	☐

Bitte Befund einzeichnen

Makroskopische Besonderheiten:

☐ isolierter Tumorknoten
☐ diffuses Wachstum ohne sichtbare Grenzen
☐ anderes: ______ (z.B. Infiltration benachbarter Organe)

☐ ausschliesslich polypoeses Wachstum endobronchial
☐ submukoese oder intramurale Ausbreitung bronchial
☐ Nekrosehoehle(n) Kaverne(n)

Arterie und Vene intraluminal: ☐ frei
wenn Tumorbefall: ☐ Tumorthrombus ☐ submukoeses Wachstum ☐ Befall der Adventitia ☐ ______

II. Mikroskopische Untersuchung

Primaersitz ☐ Autochthoner Lungen – / Bronchialtumor ☐ wahrscheinlich Metastase ☐ Metastase: ______ ☐ f.A.

Histomorphologische Tumorklassifikation

entweder ankreuzen oder %-Anteil oder: 1= hauptsaechlich, 2= kombiniert mit — ICD-O-DA

		ICD-O-DA			
⌴⌴	Plattenepithelkarzinom o.n.A.	8070/3	⌴⌴	Grosszell.Ca. ohne Schleimbildung	8012/3
⌴⌴	spindelzellig	8074/3	⌴⌴	Riesenzellkarzinom	8031/3
⌴⌴	verhornend	8071/3	⌴⌴	klarzellig	8310/3
⌴⌴	nicht verhornend	8072/3	⌴⌴	Carcinoma adenosquamosum	8560/3
⌴⌴	Kleinzelliges Karzinom o.n.A.	8041/3	⌴⌴	Karzinom o.n.A.	8010/3
⌴⌴	spindelzellig	8043/3	⌴⌴	Sarkom der Lunge o.n.A.	8800/3
⌴⌴	Haferzelltyp	80 /3	⌴⌴	Malignes Lymphom o.n.A.	9590/3
⌴⌴	intermediaer	80 /3	⌴⌴	benignes Bronchusadenom	8140/0
⌴⌴	kombiniert	80 /3	⌴⌴	semimalignes Carcinoid	8240/1
⌴⌴	Adenokarzinom o.n.A.	8140/3	⌴⌴	Chondrom	9220/0
⌴⌴	azinaer	8550/3	⌴⌴	Neurinom	9560/0
⌴⌴	papillaer	8260/3	⌴⌴	Lipom	8850/0
⌴⌴	(broncho)alveolaer	8250/3	⌴⌴	Struma maligna ______	9090/3
⌴⌴	solides Ca. (schleimb.)	8230/3	⌴⌴	______ ⌴⌴⌴⌴ / ⌴	
			⌴⌴	______ ⌴⌴⌴⌴ / ⌴	

Tumorstadium
T ⌴ C4; N ⌴ C4
vgl. Lkn schema umseitig !

M ⌴ C ⌴

Zusaetze u. Besonderes: ☐ ______

Differenzierungsgrad:
Primaertumor ☐ hochdifferenziert ☐ maessig differenz. ☐ gering differenz. ☐ ______
Metastase: ☐ gleich Primaertu. ☐ hoeher diff. ☐ niedriger diff. ☐ ______

Histopathologisches Bild

Bronchus-Absetzrand, Bronchus-Nachresektat:	☐ tumorfrei	☐ tumorinfiltriert	☐ ______		☐ f.A.
Tumorwachstum bronchial	☐ endobronchial	☐ paramural	☐ ______		☐ f.A.
Abgrenzung des Tumors	☐ scharf	☐ undeutlich	☐ anderes: ______		
Lymphangiosis carc.	☐ keine	☐ ja	☐ anderes: ______		
Tumorzerfall	☐ kein	☐ ja	☐ anderes: ______ (Tumornekrosen, Tumorkavernen)		
Gefaesseinbrueche	☐ keine	☐ selten	☐ gehaeuft	☐ anderes: ______	
Kaliber invadierter Gefaesse:			☐ klein	☐ mittel	☐ gross
Stroma		☐ kein	☐ maessig	☐ breit	☐ Fibrose ☐ ______
Reaktion im Tumor	☐ keine	☐ Stromainfiltration	☐ lymphozytaer	☐ granulozytaer	☐ plasmazellulaer ☐ sonstiges ______
Zellgroesse	☐ ungefaehr einheitlich		☐ auffallend unterschiedlich		☐ Zusaetze: ______
Zusaetze u. Besonderes:	☐ ______				

Abb. 10

Narbenkarzinom ☐ ja ☐ nein ☐ nicht entscheidbar ☐ f A.

Infiltration in benachbarte Gewebe und Organe ☐ keine nachgewiesen ☐ f A

☐ Pleura visceralis ☐ Pleura parietalis Brustwand ☐ Rippen ☐ Weichteile
☐ Pericardium parietale ☐ Pericardium viscerale ☐ Vornof ☐ Myocard
☐ Zwerchfell ☐ Mediastinum per continuitatem ☐ anderes : ______

Reaktive tumorassoziierte Lungenveraenderungen ☐ keine ☐ f A.

Tumorumgebung	tumorfern		
☐	☐ Pneumonie		
☐	☐ Narben mit Narbenemphysembildung		
☐	☐ Bronchiektasen		
☐	☐ perifokale Entzuendung , Zellulation	☐ schwach	☐ lympho – monocytaer
		☐ mittelgradig	☐ granulocytaer
		☐ ausgepraegt	☐ Makrophagen (xantnomatoese Pneumonie)
		☐ andere : ______	

Entnahmeorte und Befallstyp von exstirpierten Lymphknoten zur histopathologischen Einteilung des Tumorstadiums

Sitz			makroskopisch				mikroskopisch		Stad. I	II	III	IV	
entweder folgende genaue Entnahmeorte	re	li	Lkn. einzeln, abgegrenzt	(Tumor –) konglomerat	Besonderheiten Aspekt, Konsistenz, Umgebung	Volumen (Standardmodell–Nr.)	tumorfrei	Sarcoid – like lesions	tumoroes: unilocular	multiloculaer	vollstaendig	Kaps. durchbr.	Besonderheiten
1. lobaer	☐	☐	☐	☐	______		☐	☐	☐	☐	☐	☐	______
2. interlobaer	☐	☐	☐	☐	______		☐	☐	☐	☐	☐	☐	______
3. hilaer	☐	☐	☐	☐	______		☐	☐	☐	☐	☐	☐	______
3a hilaer an A. pulmonalis	☐	☐	☐	☐	______		☐	☐	☐	☐	☐	☐	______
4. vom Hauptbronchus	☐	☐	☐	☐	______		☐	☐	☐	☐	☐	☐	______
5. tracheobronchial	☐	☐	☐	☐	______		☐	☐	☐	☐	☐	☐	______
6. von der Bifurkation	☐	☐	☐	☐	______		☐	☐	☐	☐	☐	☐	______
7. paratracheal	☐	☐	☐	☐	______		☐	☐	☐	☐	☐	☐	______
8. subaortal	☐	☐	☐	☐	______		☐	☐	☐	☐	☐	☐	______
9. paraaortal	☐	☐	☐	☐	______		☐	☐	☐	☐	☐	☐	______
10. aus dem vorderen Mediastinum	☐	☐	☐	☐	______		☐	☐	☐	☐	☐	☐	______
11. aus dem Ligamentum pulmonale	☐	☐	☐	☐	______		☐	☐	☐	☐	☐	☐	______
12. paraoesophageal	☐	☐	☐	☐	______		☐	☐	☐	☐	☐	☐	______
oder aus folgenden Lymphknotengruppen													
A rechts paratracheal bis tracheobronchial			☐	☐	______		☐	☐	☐	☐	☐	☐	______
B links paratracheal bis tracheobronchial			☐	☐	______		☐	☐	☐	☐	☐	☐	______
C rechts lobaer, interlobaer, hilaer u.v. Hauptbr.			☐	☐	______		☐	☐	☐	☐	☐	☐	______
D links lobaer, interlobaer und hilaer			☐	☐	______		☐	☐	☐	☐	☐	☐	______
E Bifurkationsbereich u.v. linken Hauptbronch.			☐	☐	______		☐	☐	☐	☐	☐	☐	______
F rechts infra–, retro– und supraclaviculaer			☐	☐	______		☐	☐	☐	☐	☐	☐	______
G links infra–, retro– und supraclaviculaer			☐	☐	______		☐	☐	☐	☐	☐	☐	______

B ☐ kein Tumor oder ☐ Tumorunabhaengige (histo)morphologische Lungenveraenderungen

☐ keine ☐ f A

		Sitz(e)	
Tuberkulose:	☐ fibroes vernarbt ______	☐ re 162. ⌊_⌊_⌋	☐ li 162. ⌊_⌊_⌋ ______
	☐ exsudativ ______	☐ re 162. ⌊_⌊_⌋	☐ li 162. ⌊_⌊_⌋ ______
	☐ produktiv ______	☐ re 162. ⌊_⌊_⌋	☐ li 162. ⌊_⌊_⌋ ______
	☐ floride kavernoes ______	☐ re 162 ⌊_⌊_⌋	☐ li 162. ⌊_⌊_⌋ ______
	☐ Restkaverne ______	☐ re 162 ⌊_⌊_⌋	☐ li 162. ⌊_⌊_⌋ ______
	☐ Tuberkulom o.n.A ______	☐ re 162. ⌊_⌊_⌋	☐ li 162. ⌊_⌊_⌋ ______
	☐ mit Einschmelzung ______	☐ re 162. ⌊_⌊_⌋	☐ li 162. ⌊_⌊_⌋ ______
	☐ ohne Einschmelzung ______	☐ re 162. ⌊_⌊_⌋	☐ li 162. ⌊_⌊_⌋ ______
	☐ Bronchialtuberkulose ______	☐ re 162 ⌊_⌊_⌋	☐ li 162 ⌊_⌊_⌋ ______
	☐ Pleurabeteiligung ______	☐ re 162. ⌊_⌊_⌋	☐ li 162. ⌊_⌊_⌋ ______
	☐ Sonstiges ______	☐ re 162. ⌊_⌊_⌋	☐ li 162 ⌊_⌊_⌋ ______
unspezifisch:			
☐ chronische Bronchitis	______	☐ re 162. ⌊_⌊_⌋	☐ li 162. ⌊_⌊_⌋ ______
☐ Dysplasie	______	☐ re 162. ⌊_⌊_⌋	☐ li 162 ⌊_⌊_⌋ ______
☐ Metaplasie	______	☐ re 162 ⌊_⌊_⌋	☐ li 162. ⌊_⌊_⌋ ______
☐ Carcinoma in Situ	______	☐ re 162. ⌊_⌊_⌋	☐ li 162. ⌊_⌊_⌋ ______
☐ Pneumonie	______	☐ re 162 ⌊_⌊_⌋	☐ li 162 ⌊_⌊_⌋ ______
☐ bulloeses Emphysem	______	☐ re 162 ⌊_⌊_⌋	☐ li 162. ⌊_⌊_⌋ ______
☐ Narben im Narbenemphysem	______	☐ re 162. ⌊_⌊_⌋	☐ li 162. ⌊_⌊_⌋ ______
☐ Bronchiektasen	______	☐ re 162. ⌊_⌊_⌋	☐ li 162. ⌊_⌊_⌋ ______
☐ Anthrakose mehr als altersgemaess	______	☐ re 162. ⌊_⌊_⌋	☐ li 162. ⌊_⌊_⌋ ______
☐ Silikose	______	☐ re 162. ⌊_⌊_⌋	☐ li 162. ⌊_⌊_⌋ ______
☐ Asbestose	______	☐ re 162. ⌊_⌊_⌋	☐ li 162. ⌊_⌊_⌋ ______
☐ andere Pneumokoniose	______	☐ re 162 ⌊_⌊_⌋	☐ li 162. ⌊_⌊_⌋ ______
☐ Sarkoidose	______	☐ re 162. ⌊_⌊_⌋	☐ li 162. ⌊_⌊_⌋ ______
☐ Lungenfibrose	______	☐ re 162. ⌊_⌊_⌋	☐ li 162. ⌊_⌊_⌋ ______
☐ Alveolitis	______	☐ re 162. ⌊_⌊_⌋	☐ li 162. ⌊_⌊_⌋ ______
☐ Sonstiges :	______	☐ re 162. ⌊_⌊_⌋	☐ li 162. ⌊_⌊_⌋ ______

Abb. 11

Histologische Präparate und Blockmaterial bleiben für fortlaufende Anfragen (einschließlich Fehlerkorrektur) griffbereit. Können Teilfragen wie z. B. genaue Tumorlokalisation) nicht beantwortet werden, wird auf die Krankengeschichte, den Operationsbericht oder sonstige Dokumente (z. B. Röntgenbefund) zurückgegriffen.

Die Vorgehensweise weicht in einzelnen Punkten von der Empfehlung von CARTER (1983) ab. Je nach Lappenbefall und histologischem Typ (durch vorherige Biopsie oder Schnellschnitt bekannt) werden unterschiedliche Präparationstechniken empfohlen. In der Praxis wird die Vorgehensweise dahingehend modifiziert, daß oftmals Frischmaterial für weitergehende Untersuchungen sofort entnommen wird.

Tabelle 19

Tumorlokalisation im Resektionspräparat. In 99,0% der Fälle (1972-1982; n = 993) sind korrekte Angaben verfügbar. Unter der Rubrik „Lunge gesamt" und „Sonstiges" werden alle diejenigen Fälle aufgeführt, bei denen mehr als ein Lungenlappen tumorös befallen und/oder eine eindeutige Zuordnung zum Primärsitz des Lappenbefalls nicht möglich ist. Die Differenzen zwischen diesen beiden Rubriken sind interpretationsbedingt

Seite	Rechts		Links		Σ	
	n	[%]	n	[%]	n	[%]
Oberlappen	214	(35,8)	185	(46,8)	399	(40,2)
Mittellappen	20	(3,3)			20	(2,0)
Unterlappen	77	(12,9)	66	(16,7)	143	(14,4)
Lunge gesamt	118	(19,7)	134	(33,9)	252	(25,4)
Sonstiges	169	(28,3)	10	(2,5)	179	(18,3)
Σ	598	(100,0)	395	(100,0)	993	(100,0)

Tabelle 20

Tumorlokalisation (rechte Lunge, linke Lunge) und Geschlecht. Die beobachteten Werte entsprechen etwa den Erwartungswerten *(Ew)*, die Tafel ist nicht signifikant (1972-1982; p > 0,05). Eine Geschlechtsabhängigkeit in bezug auf den Ort des Eingriffs ist nicht ersichtlich

Geschlecht / Lokalisation		Männlich	Weiblich	Σ
rechts	n	515	83	598
	Ew	517,3	80,7	
links	n	344	51	395
	Ew	341,7	53,3	
Σ	n	859	134	993

C. Histomorphologie

Die histologische Nachbefundung erfolgt in Kenntnis der zuvor erstellten und dem Operateur übersandten Begutachtung. Nach der Reklassifizierung von ca. 300 Fällen sind fortlaufend (in Unkenntnis des begutachtenden Pathologen) die Fälle mit der laufenden Nummer 1-100 erneut in das Untersuchungsgut eingestreut worden. Überprüft werden sollte die Test-Retest-Reliabilität. Es ergibt sich, daß die wiederholte Reklassifizierung in 99% der Fälle mit dem bereits zuvor dokumentierten Befund übereinstimmt. Der unterschiedlich beurteilte Fall betrifft ein zunächst als großzellig klassifiziertes, dann als dermoid eingeordnetes Karzinom. Die letztendliche Entscheidung erfolgt zugunsten eines dermoiden Karzinoms.

Zwischen der Routinebefundung und der von einem Pathologen durchgeführten Nachklassifizierung sind Differenzen aufgetreten *(Tabelle 21)*. Sie betreffen die histologischen Typen in unterschiedlicher Weise und schwanken zwischen 14,2 und 55% (Durchschnitt: 17,9%). Zahlenmäßig größere Umschichtungen ergeben sich zwischen dem großzelligen und dem dermoiden Karzinom; kleinzellige bzw. drüsige Karzinome erweisen sich überwiegend als multiforme Karzinome, wenn sie anläßlich der Reklassifizierung einem anderen Typ zugeordnet

Tabelle 21

Test-Retest-Reliabilität zwischen Routinediagnostik *(oben)* und Nachbefundung durch *einen* Pathologen (*links;* 1977-1982). Die Rate nicht übereinstimmender Diagnosen schwankt zwischen 14,2 und 18,9% für die dermoiden, für die kleinzelligen und die drüsigen Karzinome. Die Rate von 55% unterschiedlicher Klassifizierung bei den großzelligen Karzinomen (n = 29) ist deshalb so hoch, weil Nachschnitte und zusätzliche Färbungen häufig den Nachweis interepithelialer Brücken erbringen. Die absolute Zahl der großzelligen Karzinome, welche im 2. Durchgang als dermoide Karzinome klassifziert werden ist mit n = 12 etwa genausogroß wie die „Wanderung" in umgekehrter Richtung (n = 14)

Routine / Nachbefund	dermoid	klein-zellig	drüsig	groß-zellig	Σ
dermoid	*296*	9	13	12	330
kleinzellig	21	*48*	6	3	78
drüsig	14	2	*124*	1	141
großzellig	14	0	10	*13*	37
Σ	345	59	153	29	586
nicht übereinstimmend	49	11	29	16	105
[%]	(14,2)	(18,6)	(18,9)	(55)	(17,9)

werden. Oftmals sind histologische Kriterien nicht zu erheben, weil das entsprechende Substrat nicht vorhanden oder im histologischen Präparat nicht getroffen ist *(Tabelle 22)*. Hierzu einige Beispiele:
In älteren Jahrgängen wird der *Absetzungsrand* histologisch nicht geprüft, wenn die Tumorlokalisation peripher und der Absetzungsrand sich makroskopisch eindeutig als tumorfrei erweist. Hier fehlt das Kriterium „Absetzungsrand frei". *Gefäßeinbrüche* können nur dann diagnostiziert werden, wenn mehrere histologisch eindeutig als Gefäße identifizierbare Strukturen innerhalb des Tumors oder in seiner unmittelbaren Umgebung (letzteres dann mit Tumor) getroffen sind. Auch entferntere Abschnitte der Lunge müssen erhalten sein, um den Befund der *Lymphangitis reticularis* (v. HANSEMANN) erheben zu können. Stehen regressive Veränderungen mit *Tumornekrose* im Vordergrund, so ist das Kriterium der *Isomorphie* bzw. der *Pleomorphie* nicht oder nur schwer zu klassifizieren. So kann nur *ein* histologisches Kriterium (das der *Narbe*) für alle Tumoren angegeben werden. Immerhin ist dies ein Hinweis darauf, daß die histologische Schnittführung jeweils ungefähr durch die Tumormitte erfolgt ist *(Präp. 25)*. Bleiben Zweifel bestehen, werden zusätzliche Färbungen zu Rate gezogen. Bei 2 Fällen von kleinzelligem Bronchialkarzinom hat der klinische Verlauf den letztendlichen Ausschlag zur Klassifizierung als Hauptdiagnose gegeben. STEELE (1983) hat sich in vergleichbarer Situation ähnlich verhalten. Der histologisch festgelegte Typ ist es auch in dieser Untersuchung, welcher als „Maß" für die zytologische Befunderhebung gilt. LAMB (1984) macht deutlich, daß es demgegenüber durchaus zytologische Kriterien gibt, die bei der Klassifizierung hilfreich sein können *(vgl. Präp. 1)*.
Bei multiformen oder Kombinationstumoren wird der überwiegende Tumortyp bzw. Subtyp (letzterer nicht zusammengefaßt) als Hauptdiagnose festgelegt. Die Entscheidung erfolgt unabhängig eines Vorwissens bezüglich der Prognose. Regressionsformen von Tumorteilen gehen in die Festlegung des Typs nicht ein.
Die Diagnose tumorös befallener Lymphknoten wird um so häufiger gestellt, je mehr Schnitte durch den Lymphknoten gelegt werden (OKAJIMA 1971, zit. nach TROIDL et al., 1979). Von 793 nachgewiesenen Metastasen in Lymphknoten können 88% durch einen histologisch gelegten Schnitt, 96,2% durch 2 und 100% durch 3 Schnitte nachgewiesen werden. REINILÄ u. DAMMERT (1974) empfehlen KREYBERGS Methode für die Schleimdarstellung und zur Darstel-

Tabelle 22a
Aus technischen Gründen (z. B. beurteilbares histologisches Kriterium nicht vorhanden; Beispiel: bei der Frage nach „Gefäßeinbruch" Gefäße im histologischen Schnitt nicht nachweisbar) beziehen sich histologische Befunde jeweils auf Teilkollektive. Die Datenpräsenz ist hoch, die Aussagefähigkeit der Untersuchung ist nicht eingeschränkt. Der Nachteil unterschiedlich großer Teilkollektive muß in Kauf genommen werden

Befund	+		–		Teilkollektiv (≙ 100%)
	absolut	relativ	absolut	relativ	
Absetzungsrand tumorfrei	667	87,9	92	12,1	759
Tumorausbreitung endobronchial	492	55,9	388	44,1	880
Tumorgrenze scharf	217	22,7	738	77,3	955
Lymphangiosis carcinomatosa	896	93,0	67	7,0	963
nekrotischer Tumorzerfall	694	72,1	269	27,9	963
Gefäßeinbruch	664	69,0	299	31,0	963
Tumorstroma	639	66,2	326	33,8	965
Entzündungszellige Reaktion im Tumor	351	36,3	615	63,7	966
Lymphangitis reticularis (Hansemann)	197	20,9	745	79,1	942
Isomorphie	359	37,3	604	62,7	963
Tumorunabhängige Lungenveränderungen	521	56,4	403	43,6	924
Tuberkulöse Residuen	327	34,8	614	65,2	941
Tumornekrose	694	71,8	273	28,2	967
Übergreifen auf benachbarte Gewebe und Organe	180	25,7	520	74,3	700
Narbe	267	26,6	736	73,4	1003

lung der interzellulären Brücken die Färbung nach LADEWIG (n = 175; reklassifizierte Fälle). Die von dieser Arbeitsgruppe angefertigten Nachschnitte, gefärbt mit HE haben in 4 von 175 Fällen (2,3%) einen anderen Befund ergeben.

Auf die Bedeutung der Reklassifizierung hat SALZER (1971) sehr eindrucksvoll aufmerksam gemacht (n = 100). Die Schwankungsbreite liegt bei dermoiden Karzinomen zwischen 81 und 36,6%, beim undifferenziert soliden Karzinom zwischen 46 und 5%, beim kleinzelligen Karzinom zwischen 38,8 und 3,6%, beim drüsigen Karzinom zwischen 27,6 und 3,4% und für die Adenomatose zwischen 5,7 und 0,5%. Von allen Untersuchern werden nur 4 Fälle einhellig als kleinzellig eingestuft. WEISS et al., (1970) führen aus, daß „statistische Unterschiede" häufig auf die Variabilität zwischen den Untersuchern bei der Klassifizierung zurückzuführen sind. Die Übereinstimmung bei dermoiden Karzinomen beträgt 84%, bei den kleinzelligen 52%, bei den drüsigen 78% und bei den großzelligen 66% (n = 161); 7% (n = 15) beträgt die Quote korrigierter Fälle bei RILKE et al., (1979; n = 215). Offenkundig ist, daß terminologische Unschärfen Verwirrung stiften können (HIRSCH 1982). Drei Pathologen klassifizieren übereinstimmend kleinzellige Karzinome in 90% der Fälle. Bei der Festlegung der Subtypen nach dem WHO-Typing 1967 ist die Übereinstimmung 38%, nach dem WHO-Typing 1981 54%. MALONEY et al., (1983) berichten von 17% veränderten Diagnosen bei kleinzelligen Karzinomen (n = 123); 8 Fälle werden von kleinzellig in großzellig, weitere 13 von großzellig in kleinzellig eingruppiert. Die Angaben weisen im Vergleich zu dieser Studie *(Tabelle 22)* darauf hin, daß die Untersuchungsgruppen von verschiedenen Klassifikationsfehlern betroffen sind.

Die Abbildungen sollen die Schwierigkeiten der histomorphologischen Klassifizierung dokumentieren, sie zeigen demnach in der Regel nicht „typische" morphologische Muster. Oft sind es Klassengrenzen oder multiforme Ausprägungen, die - gemeinsam mit der diagnostischen Entscheidung - diskutiert werden. So sind viele histologische Bilder geeignet, Anhaltspunkte für eine „Gleichnamigkeit" ähnlicher Stadien zu liefern. Sie sprechen überwiegend den klinischen Kollegen an, die unterstützende Werbung des sachkundigen Morphologen wird vorausgesetzt.

Zur Technik: Lupen- und kleine Vergrößerungen (angegeben wird die Originalvergrößerung ohne Nachvergrößerung) sind für diesen Zweck aussagekräftiger als höhere Vergrößerungen. Der Gesamteindruck vermittelt Aspekte des „Verhaltens" und des histiotypischen Wachstums, die weit bedeutsamer für die Festlegung des Tumortyps sind als zytotypische Eigenschaften.

III. Dokumentation und Statistik

A. Dateneingabe

Die Eingabe der Erhebungsbögen erfolgt innerhalb des Tumorzentrums Heidelberg/Mannheim. Die Daten werden formatiert, auf Magnetband gespeichert und am Universitätsrechenzentrum weiterbearbeitet.

Die Fehlerkontrolle ist eine mehrfache:

1. Bei der Eingabe erfolgen Plausibilitätskontrollen (über 80 jährige und unter 15 jährige nicht zugelassen, ohne Geschlechtsangabe keine weitere Eingabe möglich, etc.).
2. Die Dateneingabe erfolgt von Ärzten, die die Datenerhebung durchgeführt bzw. mit durchgeführt haben. Unstimmigkeiten und Fehler inhaltlicher Natur werden sofort eliminiert.
3. Die Datensätze werden vollständig ausgedruckt, die Listen vor der weiteren Bearbeitung kontrolliert.

Wegen des großen Umfangs der Datensätze muß für die weitere Bearbeitung auf den Großrechner des Universitätsrechenzentrums zurückgegriffen werden.

B. Statistik

Auf dem zentralen Rechner des Universitätsrechenzentrums (IBM 3081-D) ist das statistische Auswertungssystem SAS-Release 82.4 implementiert. Für die Listenerstellung, für die Erstellung der tabellarischen Übersichten, für die Berechnung der Überlebenswahrscheinlichkeiten (angegeben sind die Beobachtungswerte) und der verschiedenen statistischen Tests wurde ausschließlich dieses Programmsystem benutzt. Im einzelnen handelt es sich um folgende Funktionen:

GCHART	Balkendiagramme,
GPLOT	Überlebenskurve,
UNIVARIATE	deskriptive Statistik wie Median, Mittelwert, Verteilungsprüfung u. ä.,
FREQ	Häufigkeitszählungen, Erstellung von Kontingenztafeln, χ^2-Test auf Unabhängigkeit diskreter Merkmale,
ANOVA	einfache Varianzanalyse,
NPAR1WAY	nicht parametrische einfache Varianzanalyse, Wilcoxon-Test,
GLM	zweifaktorielle Varianzanalyse bei ungleicher Zellenbesetzung, unbalanciertes Design,

PHGLM	Berechnung des Kaplan-Meier-Schätzwertes für zensierte Überlebensdaten,
SURV-TEST	Gehan-Wilcoxon- und Logrank-Test für geschätzte Überlebenswahrscheinlichkeiten.

Zur Kontrolle werden einige Tabellen von Hand ausgezählt. Zahlreiche Tabellen werden mittels Tischcomputer geprüft: Unterschiede bei der Varianzanalyse, dem χ^2-Test und dem Wilcoxon-Test betreffen lediglich Rundungsfehler. Wo (wegen zu kleiner Beobachtungszahl) eine Transformation notwendig ist, erfolgt diese ohne besonderen Hinweis. Bei großen Kontingenztafeln (*Ew* Erwartungswert, *n* Beobachtungsziffer) werden Teile zu linearen Kontrasten zusammengefaßt (JESDINSKY 1968).

Der Gehan-Wilcoxon- (GEHAN 1965) und Logrank-Test sind unterschiedlich sensitiv (KAPLAN u. MEIER 1958; WEBER 1967). Während der Gehan-Wilcoxon-Test Unterschiede der „frühen" Überlebenswahrscheinlichkeit erfaßt, wird der Logrank-Test eher signifikant, wenn in der „späten" Beobachtungsphase Unterschiede in den Überlebenswahrscheinlichkeiten auftreten *(Abb. 12)*. Beide Tests werden nur dann durchgeführt, wenn sich die Kurven nicht überschneiden.

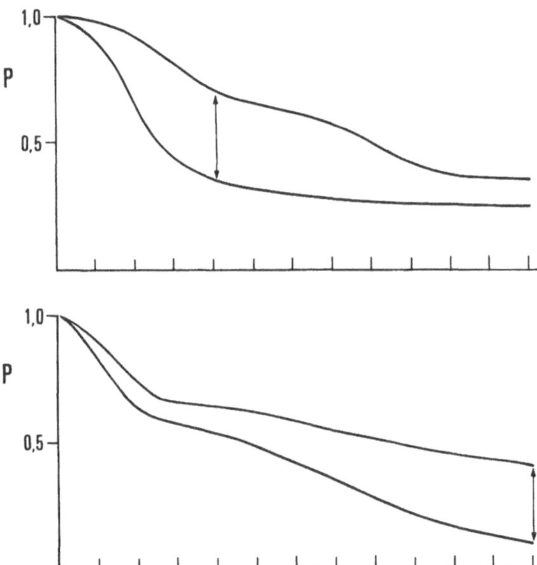

Abb. 12
Schematische (vereinfachte) Gegenüberstellung der Empfindlichkeit des Gehan-Wilcoxon-Tests gegenüber dem Logrank-Test. Der Gehan-Wilcoxon Test ist empfindlich auf frühe Differenzen der nach KAPLAN-MEIER geschätzten Überlebenswahrscheinlichkeiten ($P_Ü$; *oben*), der Logrank-Test wird eher bei zeitlich späteren Differenzen signifikant *(unten)*. Für dieses Untersuchungsgut werden stets beide Testergebnisse angeführt

Das Untersuchungsgut besteht aus operierten Patienten mit nachgewiesenem Lungenkarzinom. Methodisch kann der Therapieerfolg an der Überlebenszeit (Überlebenswahrscheinlichkeit) oder dem rezidivfreien Intervall (Wahrscheinlichkeit des Remissionsintervalls) gemessen werden. Aus Vergleichbarkeitsgründen wird der Überlebenswahrscheinlichkeit der Vorzug gegeben.

Hinweise auf die Überlebenszeit der Patienten liegen für das klinische Teilkollektiv ($n_1 = 610$) vor. Teilfragen, die dieses Kriterium mitbenutzen, werden mit diesem Teilkollektiv beantwortet. Für beide Kollektive gilt, daß ein signifikanter Unterschied nach Alters- und Geschlechtsverteilung und insbesondere nach Verteilung der histologischen Typen nicht besteht. Allerdings treten für die verschiedenen Teilfragen jeweils unterschiedliche Gesamtsummen auf. Diese entstehen durch fehlende, überwiegend durch nicht erhebbare Angaben. Es wird vermieden, das Gesamtkollektiv nur auf diejenigen Fälle zu reduzieren, von denen *alle* Erhebungsdaten vorliegen. Ein möglicher Selektionseffekt könnte kumulieren. Insgesamt erreicht die Datenpräsenz einen Wert von über 95%.

Die Hypothesen sind im Laufe der Nachbefundung (vor der Auswertung) formuliert worden. Entsprechend dem Vorwissen der Untersucher sind die Teile voneinander unabhängig, die Gesamtvariabilität des Untersuchungsgutes läßt Art und Zahl der Hypothesen angemessen erscheinen. Entgegen dem gegenwärtigen Trend werden Testergebnisse mit angenommenen Nullhypothesen („Ablehnen ist definitiver als Annehmen") ebenso wie scheinbar triviale Ergebnisse („Kontrollvariable") besprochen. So können zahlreiche nicht abschließend beantwortete Fragen (z. B. wegen zu geringer Zellenbesetzung) gezielt neu formuliert und Ausgangsort zusätzlicher Untersuchungen werden.

C. Reliabilität

Die Reliabilität (Zuverlässigkeit) der Untersuchung wird von verschiedenen Faktoren bestimmt (PFLANZ 1973):

1. Beobachtungsfehler im weiteren Sinne (Interpretationsfehler nicht nur in der morphologischen Diagnostik, auch im postoperativen Staging u. ä.);
2. Test-Retest-Reliabilität (v. a. für die Krankengeschichte und die Erhebungsbögen ist eine Situationsabhängikeit für die Datenerhebung anzunehmen);
3. Inkonstanz des Objekts (im klinischen Bereich sehr viel ausgeprägter und nachhaltiger wirksam als in der Morphologie).

Der Nachweis der Zuverlässigkeit der Untersuchung ist ein indirekter. Das Bestreben geht dahin, durch eine Vielzahl von Prüfstationen und eine möglichst vollständige Präsentation (auch „trivialer" bzw. „negativer" Ergebnisse) die Aussagekraft der Studie zu kontrollieren (SCHAEFER u. BLOHMKE 1972).

In Anlehnung an vorherige größere klinische Untersuchungen (HÖPKER 1974, HÖPKER et al. 1977) werden *Kontrollvariablen* definiert. Es sind Variablen, die zwangsläufig miterhoben werden und der Charakterisierung des Materials dienen. Ihre Auswertung führt zu vorhersagbaren oder bereits bekannten Ergebnissen. Weichen die Ergebnisse vom Vorwissen ab, so ist daraus ein Indikator für eine eingeschränkte Aussagekraft zu sehen.

Kontrollvariablen sind als redundanter Anteil einer Untersuchung von großem Wert. Unglücklicherweise werden sie in der Regel (auch in größeren Studien und Monographien) nicht berücksichtigt.

Die Kontrollvariablen durchlaufen identische Bearbeitungs-, Auswertungs- und Interpretationsschritte wie die übrigen Variablen. Sie werden nicht gesondert als solche zusammengefaßt dargestellt, sondern erscheinen sinngemäß in den Abschnitten, zu denen sie inhaltlich gehören.

Beispiele einer differenzierteren Zuverlässigkeitsprüfung sind der Vergleich der Routinediagnostik mit der Nachbefundung *(Tabelle 21)*, der Vergleich der prätherapeutischen und posttherapeutischen TNM-Klassifikation. Auch die Fragestellung Rauchen in bezug auf den histologischen Typ des Lungenkarzinoms unterstreicht die hohe Zuverlässigkeit des Untersuchungsgutes *(Tabellen 3, 4)*, obwohl nur für einen Teil der Patienten Angaben über die Rauchgewohnheiten aus den Krankengeschichten entnommen werden konnten.

D. Generaleinwand

LANGE (1970) hat einen grundsätzlichen Einwand bei klinischen Studien als Generaleinwand bezeichnet. Er betrifft das unvollständige Wissen zum Zeitpunkt des Studienbeginns, demgemäß noch nicht bekannte Erkrankungen bzw. Risiken, die Auswirkungen auf zu untersuchende Zielgrößen und damit auf die Untersuchungsgruppe haben und eine statistische Fehlinterpretation provozieren können. Statistisch signifikante Ergebnisse zwischen 2 Prüfgrößen (signifikante Korrelation) sagen zunächst wenig über deren inhaltliche Zusammengehörigkeit (KOLLER 1964) aus. In dieser Untersuchung werden - wo immer möglich - die Erwartungswerte (abgekürzt: *Ew*) den Beobachtungswerten (abgekürzt: *n*) gegenübergestellt, um die Richtung des Testergebnisses zu demonstrieren (beobachtete Kombination häufiger oder seltener, als es dem Erwartungswert entspricht). Drei entscheidende Auswahl- und Klassifikationsschritte bestimmen das Untersuchungsergebnis dieser Studie:

1. Auswahl zur Operation
   Hier handelt es sich um eine Selektion, die überwiegend unter klinischen Bedingungen nach dem Ergebnis des Staging (bei Nicht-N_0- bzw. N_1-Tumoren auch des Typing) erfolgt. Sie ist während des Erfassungszeitraums nahezu konstant.
2. Typing (einschließlich Subtyping)
   Die Gliederung nach dem histologischen Typ des Tumors stellt sich als das entscheidende patienteneigene Differenzierungskriterium heraus. Inhomogenität- oder Gemeinsamkeitskorrelationen (KOLLER 1964) können als falsch-positive Korrelationen auftreten, wenn die Festlegung des histologischen Typs inkonsistent ist oder einen systematischen Fehler enthält.
3. Unvollständigkeit der Angaben
   Unvollständige Daten können zu falsch-positiven (eher allerdings zu falsch-negativen) Ergebnissen führen. Auch ist zu berücksichtigen, daß bei der üblicherweise vorgegebenen Irrtumswahrscheinlichkeit von $p \leqslant 0{,}05$ statistisch gesehen jeder 20. Test falsch-positiv ausfallen kann. Es gilt: Die Nullhypothese anzunehmen ist definitiver als diese abzulehnen (IMMICH 1974).
4. Zusätzliche Interessen
   Auswirkungen zusätzlicher ärztlicher Interessen (wie spezielle Therapiestudien) sind möglich.
5. Vorwissen
   Änderungen des ärztlichen Vorwissens mit Auswirkungen auf Diagnostik und Auswahl der Patienten sind möglich.

Fließen in ein Untersuchungsmodell mehrere Variablen ein, so ist nicht nur die Wirkung einzelner Variablen, sondern auch die Interaktion (Tabelle 22b) derselben zu berücksichtigen. SLACK (1970) untersucht die Interaktionen zwischen therapeutischer Kategorie, Tumorgröße und histologischem Typ. Jede Variable für sich ist signifikant, die Interaktion der Variablen untereinander nicht ($n = 1192$).

Die Präsentation der Ergebnisse kann Mißverständnisse verhindern. WASSNER u. ZASTROW (1982) bevorzugen die Bearbeitung des Remissionsintervalles anstatt der Überlebenszeit. Für diese Studie werden beide Größen berechnet, ein entscheidender Informationsgewinn ist nicht ersichtlich. Auch der Vorschlag von ABEL (1984), die Überlebenskurven in solche mit primär ungünstiger und solche mit günstigerer Prognose zu gliedern, scheint nur dann von

Tabelle 22 b. Tumor- bzw. wirtseigene Eigenschaften (wenn nicht anders hervorgehoben: ja/nein) in Abhängigkeit vom Stadium (Irrtumswahrscheinlichkeit: *, $p \leq 0.05$; **, $p \leq 0.01$; ***, $p \leq 0.001$). Zur Erzielung maximaler Kontraste wurde das Stadium I und das Stadium IV den übrigen Stadien gegenübergestellt. - Es zeigt sich, daß die primärtumoreigenen Kriterien der Malignität signifikante Unterschiede gegenüber den übrigen Stadien nur im Stadium I aufweisen (endobronchiale Propagation, Lymphangiosis carcinomatosa u.a.). Kombinierte Karzinome sind häufiger in höheren Stadien - der Befund ist von der Tumorgesamtmasse abhängig. Befunde der Tumornekrose, der immunkompetenten Reaktion, des Tumorstroma, Narbe und insbesondere der Lymphangitis reticularis v. *HANSEMANN* und der „sarcoid like lesions" sind in beiden Kontrasten stadiumunabhängig. Das gleiche gilt für tumorassoziierte Lungenveränderungen und zusätzliche histomorphologische Komponenten. Die signifikanten Lymphknotenbefunde beschreiben das jeweilige Tumorstadium in differenzierterer Form. Hier muß Abhängigkeit gegeben sein. - Die Tabelle zeigt, daß Interaktionen nur insofern zu berücksichtigen sind, als unmittelbar stadiumbestimmende Variable erwartungsgemäß für frühe Stadien signifikant werden. Die übrigen Eigenschaften des Primärtumors bleiben hiervon unberührt

	Stadium	
	I-II, III, IV	I, II, III-IV
kombinierte Karzinome	*	∅
endobronchiale Propagation	***	∅
Intravasation	**	∅
Tumorfront (scharf-unscharf)	***	∅
Lympangiosis carcinomatosa	**	∅
Absetzungsrand (frei-nicht frei)	***	∅
Tumnornekrose	∅	∅
immunkompetente Reaktion	∅	∅
Tumorstroma	∅	∅
Narbe	∅	∅
Lymphangitis reticularis (v. *HANSEMANN*)	∅	∅
sarcoid like lesion	∅	∅
numerischer Anteil infiltrierter Lymphknoten	***	***
Ausmaß des metastatischen Infiltrates innerhalb Lymphknoten	***	***
tumorassoziierte Lungenveränderungen	∅	∅
zusätzliche histomorphlogische Komponenten	∅	∅

Gewinn zu sein, wenn nur globale (wenig differenzierte) Angaben gemacht werden.

Die Modelluntersuchung von GREENLAND (1977) kommt zu dem Schluß, daß ein gerichteter Selektionseffekt dann anzunehmen ist, wenn zwischen einer Untersuchungsgröße und der Erfassung des Probanden in der Studie ein Zusammenhang angenommen werden muß (BERKSON 1946; HÖPKER 1970). Für retrospektive Studien gilt der Datenverlust als möglicher Selektionsfaktor (THERMANN et al. 1981). Die Datenpräsenz des prospektiven Teils einer größeren Studie ist wesentlich höher als die des retrospektiven Teiles (n = 132). OESER (1979) und FEINSTEIN et al. (1985) beziehen die Erfolge in der Krebstherapie auf eine dramatische Vorverlegung des ärztlichen Interventionszeitpunkts („zero time shift"). Beim Lungenkarzinom sind es nicht die Möglichkeiten der Früherkennung (TAYLOR 1981), sondern die zutreffendere Einordnung der Patienten in prognostisch ungünstigere Tumorstadien. Grund sind die neuen diagnostischen Möglichkeiten, die es erlauben, früher als „good" klassifizierte Patienten jetzt einem „bad"-Stadium zuzuweisen (von FEINSTEIN et al. gewähltes Eponym: WILL-ROGERS-Phänomen). Auch die Selektion durch das Krankheitsgeschehen selbst kann zu Fehlschlüssen führen (PEARL 1929). PEARL empfahl wegen einer von ihm nachgewiesenen negativen Syntropie zwischen Lungenkarzinom und der Tuberkulose als prophylaktische Maßnahme gegen das Lungenkarzinom die Tuberkuloseinfektion. CARLSON u. BELL (1929) revidieren die Aussage noch im gleichen Jahr, indem sie ihrer Untersuchung (n = 11195 Obduktionen) eine zutreffendere Auswahl von Untersuchungs- und Vergleichsgruppen zugrunde legten.

Auch in dieser Studie erfolgt die Berechnung der Überlebenswahrscheinlichkeit bzw. der Wahrscheinlichkeit des Remissionsintervalls unter dem Gesichtspunkt des Therapieerfolgs. Der Einsatz der Chemotherapie und ihr Erfolg werden gemessen an dem Kriterium des „Responder" - demnach an den Patienten, deren Tumoren sich als beeinflußbar erweisen. OYE u. SHAPIRO (1984) geben zu bedenken, daß Responder eben auch ohne Chemotherapie eine gegenüber Non-Respondern günstigere Überlebenszeit aufweisen können - die durch Chemotherapie erfolgte Gruppierung in Responder und Non-Responder könnte Ausdruck zahlreicher Einflußgrößen sein. Verfehlt sei es, Erfolge der Chemotherapie allein mit diesem Maßstab zu messen.

Die Konsequenzen für diese Untersuchung lauten: Die Respondereigenschaft ist nicht Erfolgskriterium der Chemo- (oder Radio-)Therapie, sondern allein die günstigere oder ungünstigere Überlebenszeit bzw. das Remissionsintervall.

Dem Literaturgut entnommene Studien werden durch ihren Umfang (Zahl der untersuchten Patienten) charakterisiert. Weitere Hinweise wie Auswahl, Testverfahren, Vergleichsgruppen werden im Einzelfall diskutiert bzw. tabellarisch zusammengefaßt.

3. Teil: Krankengut

I. Chirurgische Therapie

A. Allgemeine Indikation

1. Übersicht

Die Indikation zur chirurgischen Therapie eines Lungenkarzinoms richtet sich nach

- dem histologischen Typ des Tumors,
- der Ausbreitung des Tumors,
- dem Allgemeinzustand des Patienten und hierbei
- besonderen Kriterien im höheren Lebensalter.

Nach der Empfehlung der Deutschen Gesellschaft für Chirugie (1978) soll eine kurative chirurgische Therapie bis zum Stadium $T_xN_2M_0$ eingeleitet werden.
CLIFTON (1966) und RUBIN (1966) geben Richtlinien zur chirurgischen Therapie an, die im wesentlichen der Empfehlung der Deutschen Gesellschaft für Chirurgie (BORST 1978) entsprechen. Als wichtigstes Kriterium für die Indikationsstellung erweist sich das prätherapeutische Staging (MARTINI 1979; LÜLLIG u. VOGT-MOYKOPF 1980, 1981). Neben dem Tumorsitz (WASSNER u. ZASTROW 1982) sind es beim nichtkleinzelligen Karzinom der Allgemeinzustand (nach dem KARNOFSKY-Index), das Ausmaß des Gewichtsverlustes und die Ausbreitung des Tumorleidens (STANLEY 1980), welche Berücksichtigung finden. MAASSEN et al. (1985) sehen in der chirurgischen Therapie beim kleinzelligen Lungenkarzinom einen integrierten Bestandteil für die Stadien I und II (Stadium I: Dreijahresüberlebenszeit 32%; Stadium II: Dreijahresüberlebenszeit 25%; n = 109). Die Empfehlungen des onkologischen Arbeitskreises Heidelberg/Mannheim (1985) weichen hiervon ab (chirurgische Therapie beim kleinzelligen Lungenkarzinom bis $T_2N_0M_0$).
In zunehmendem Maße werden auch über 70jährige Patienten einer kurativen chirurgischen Therapie zugeführt (WEBER et al. 1980, n = 3439; GRESCHUCHNA u. KONIETZKO 1981, n = 1042).

2. Potentiell kurative chirurgische Therapie

Der radikale chirurgische Eingriff gilt bei operablen nichtkleinzelligen Bronchialkarzinomen bis zum Stadium $T_3N_1M_0$ als die Behandlung der ersten Wahl. Er bietet die höchste Heilungschance und ist damit allen anderen Therapieverfahren überlegen. Bei $T_xN_2M_0$ erfolgt die Operation bei günstiger individueller Konstellation (ipsilateraler Lymphknotenbefall). Eine mit kurativem Ziel eingeleitete Resektionsbehandlung ist allerdings höchstens bei 30% aller Patienten möglich.

3. Potentiell kurative chirurgische Therapie beim kleinzelligen Karzinom

Das operative Vorgehen ist nur auf sichere Frühstadien (T_1-$T_2N_0M_0$, Stadium I) beschränkt. Gelegentlich werden kleinzellige Bronchialkarzinome als periphere Tumoren noch unbekannten histologischen Typs radikal operiert. Bei ausgedehnterer Tumorausbreitung (ab Stadium III) wird der Chemotherapie der Vorzug gegeben. WRIGHT (1984) sieht beim kleinzelligen Karzinom gründsätzlich von einer Operation ab.

4. Potentiell kurative chirurgische Therapie bei Patienten nach dem 70. Lebensjahr

Entscheidend für die Indikation ist das „biologische" Alter. Als Voraussetzung für einen radikalen chirurgischen Eingriff in kurativer Absicht (bei entsprechendem Tumorstadium und Tumortyp) gelten:

- präoperative histologische Sicherung mit Typisierung des Tumors;
- guter Allgemeinzustand des Patienten ohne wesentliche Funktionseinschränkungen des kardiopulmonalen Systems;
- keine Begleiterkrankungen (Zustand nach apoplektischem Insult bzw. zerebrovaskuläre Insuffizienz, Leber- bzw. Nierenfunktionsstörungen);
- bei peripherem Tumorsitz ist eine parenchymsparende Resektion (Keil-, Segmentresektion) möglich.

Bei zentralem Tumorsitz mit notwendiger ausgedehnterer Lungenresektion (Pneumektomie, erweiterte Pneumektomie) ist das Operationsrisiko für Patienten im hohen Lebensalter deutlich größer. Ausgedehntere Eingriffe werden nur bei Vorliegen besonders günstiger Voraussetzungen für Ausnahmefälle empfohlen (BISELT et al. 1982): bei Vorliegen kardiorespiratorischer Reserven bzw. der Möglichkeit bronchoplastischer Operationen zur Umgehung der Pneumektomie.

5. *Palliative chirurgische Therapie*

Die chirurgische Therapie verfolgt neben der kurativen Zielsetzung bei bedingter oder sicher kurativer Inoperabilität auch eine palliative Wirkung, die sich in einer Beseitigung von Beschwerden der Patienten ausdrückt. Die Indikation (BERRY 1984) ergibt sich aus verschiedenen Situationen:

- starke respiratorische Funktionseinschränkungen bei örtlich begrenztem Tumor (Keil- oder Segmentresektion);
- poststenotische Komplikation durch Tumor (endoskopische Tumorabtragung mit Bougierung);
- nekrotisch zerfallende Tumoren mit Einschmelzung bzw. Abszeßbildung;
- Hämorrhagien (Tumorblutung);
- Schmerzsymptomatik (bei Befall der Thoraxwand, Pancoast-Syndrom);
- Operationswunsch des Patienten.

Die Verminderung der Tumormasse mit dem Ziel, günstigere Voraussetzungen für ein weiteres therapeutisches Vorgehen (Chemotherapie, Radiotherapie) zu schaffen, hat keine günstige Auswirkung auf die Chemotherapie, auch nicht auf die Überlebenszeit (MAASSEN u. GRESCHUCHNA 1981).

B. Risiko

Die Auswahl zur chirurgischen Therapie erfolgt durch Erfassung des operativen Gesamtrisikos. Extrapulmonale Erkrankungen und Einflußfaktoren sind:

- fortgeschrittenes Alter,
- Übergewicht,
- Alkohol- und Nikotinabusus,
- kardiovaskuläre Erkrankungen,
- Hypertonie,
- Lebererkrankungen,
- Gerinnungsstörungen,
- Nierenerkrankungen,
- schwere Formen des Diabetes mellitus.

Zusätzliche nichttumoröse Erkrankungen der Lunge *(Tabelle 23; Abb. 13)* und anderer Organsysteme *(Tabelle 24; Abb. 14)* können das Operationsrisiko steigern (LODDENKEMPER et al. 1983). Auch Erkrankungen außerhalb des Respirationssystems sind solche, die mit einem erhöhten Operationsrisiko einhergehen.

Bereits SHIELDS et al. (1972) haben darauf hingewiesen, daß zusätzliche Lungenerkrankungen eine ungünstigere Prognose bewirken (n = 1803). Chronische Bronchitis, die Silikose (10,2%) und aktive oder geheilte granulomatöse Lungenerkrankungen (2,8%) sind bei RILKE et al (1979; n = 215) die häufigsten Lungenbegleitleiden. Die Empfehlungen von PICHLMAIER et al. (1979) zielen auf eine Modifikation der Operationsverfahren ab (n = 2579). Sind mediastinale Lymphknoten befallen, wird von MARTINI (1979) bei gleichzeitigem Vorliegen eines hohen Operationsrisikos eine chirurgische Therapie nicht angeboten.

Tabelle 23
Zusätzliche nichttumoröse Erkrankungen der Lunge zum Zeitpunkt der Operation bei Patienten mit Lungenkarzinom (1977-1982; n = 606). Etwa ⅓ der Patienten ist zum Zeitpunkt der operativen Intervention wegen eines Lungenkarzinoms anderweitig manifest lungenkrank oder lungenkrank gewesen (vgl. Abb. 13)

Lungenerkrankung	n	[%]
Chronische Bronchitis Emphysem pulmonale Hypertonie	115	(19,0)
Tuberkulose	33	(5,5)
Pneumokoniose	8	(1,3)
Sonstige	44	(7,3)
Keine	406	(67,0)
Σ	606	100

Tabelle 24
Extrapulmonale Erkrankungen zum Zeitpunkt des operativen Eingriffs wegen Lungenkarzinom (1977-1982; n = 609). Lediglich etwas über die Hälfte der Patienten (54,7%) weist kein weiteres Risiko auf (vgl. Abb. 14)

Erkrankung	n	[%]
Herz	91	(14,9)
Lunge	38	(6,2)
Leber	32	(5,3)
Sonstiges	36	(5,9)
Mehr als ein Risiko	79	(13,0)
Kein Risiko	333	(54,7)
Σ	609	(100)

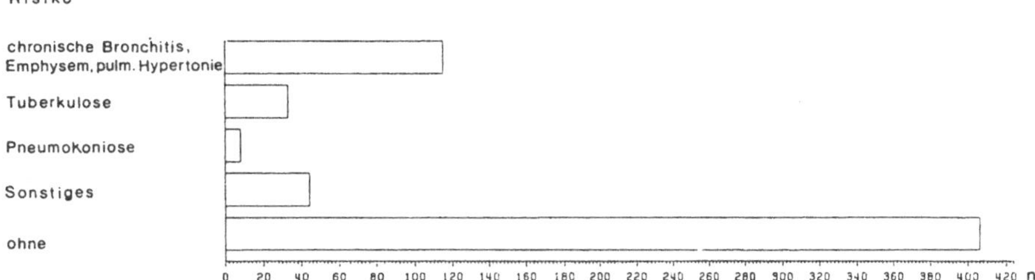

Abb. 13
Nichttumoröse Erkrankungen der Lunge zum Zeitpunkt der Resektion wegen eines Lungenkarzinoms (1977-1982; n=606). Nur 67% sind „anderweitig" lungengesund (vgl. Tabelle 23)

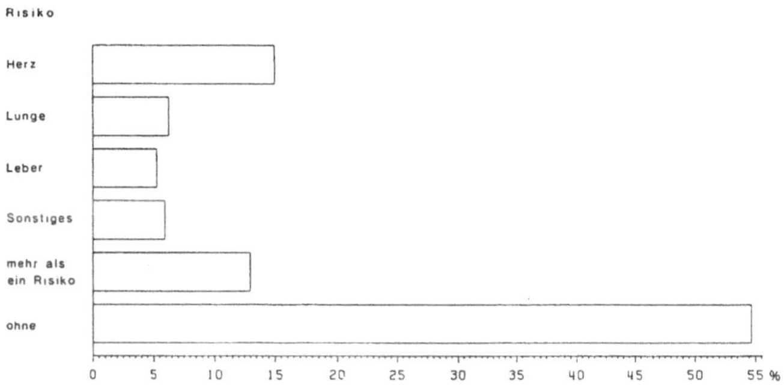

Abb. 14
Extrapulmonale Erkrankungen bei Lungenkarzinom zum Zeitpunkt der Resektion (1977-1982; n=609). Nur 54,7% der Patienten sind ohne zusätzliches Risiko

Für das kleinzellige Karzinom weisen DAVIS et al. (1981; n=620) nach, daß der KARNOFSKI-Index auf die Überlebenszeit einen signifikanten Einfluß beim intermediären Subtyp ($p < 0,05$) aufweist. Ist präoperativ ein Gewichtsverlust eingetreten, haben lymphozytenähnlicher und intermediärer Typ eine gleiche Prognose. PATER u. LOEB (1982) untersuchen gleichzeitig Tumorstadium, histologischen Typ und Therapie im Vergleich zur klinischen Symptomatik des Tumors, dem Allgemeinzustand, dem Gewichtsverlust und dem Alter der Patienten. Die beobachteten nichtanatomischen Faktoren erweisen sich nur dann als signifikant für die Überlebenszeit, wenn sie gleichzeitig mit tumoreigenen Charakteristika ausgewertet werden. Das bedeutet, daß für die Überlebenswahrscheinlichkeit ausschließlich tumoreigene Faktoren (und erst nachgeordnet nichttumoröse Faktoren) bedeutsam sind. - Zwischen kurz (weniger als 2 Jahre) und länger überlebenden (mehr als 2 Jahre) operierten Patienten mit Lungenkarzinom (n=63) liegt ein Unterschied im physischen Status nicht vor (HAMELMANN et al. 1983).

C. Technik

1. Übersicht

Die Literaturzusammenstellung (seit 1966) deutet auf eine durchgehend günstigere Bewertung der parenchymsparenden Resektionsverfahren beim Lungenkarzinom hin *(Tabelle 25)*. TROIDL et al. (1979) plädieren für eine Standardisierung der Resektionsverfahren mit systematischer Lymphadenektomie. Als Vorzüge werden die Voraussetzung für ein zutreffendes Staging, die Möglichkeit einer größeren Radikalität und - durch systematisches Vorgehen - ein risikoloseres Operieren genannt. Als Nachteile erweisen sich längere Operationszeiten, eine mögliche Verletzung von Nerven und Gefäßen und möglicherweise ein negativer Einfluß auf die Abwehrkräfte des Patienten.

Bei größtmöglicher Radikalität ist ein möglichst optimaler postoperativer Funktionszustand anzustreben (Thomsen 1978, n=88; BATES u. SUTTON 1984). PICHLMAIER (1984) verweist auf die Möglichkeiten wesentlich besserer funktioneller Ergebnisse, auch auf die Möglichkeiten besserer Fünfjahresüberlebensraten, insofern die Indikation richtig gestellt wird. In diesem Sinne erscheinen präoperative krankengymnastische Übungsbehandlungen indiziert (SOMMERWERCK u. ZIOLKO-LANGE 1981).

Tabelle 25

Parenchymsparende Lungenresektion (Segmentresektion, Lobektomie, Bilobektomie) vs. Pneumektomie: Die Literaturübersicht (Auswahl 1966–1984) zeigt für parenchymsparende Resektionsverfahren deutlich günstigere Ergebnisse (Gesamtbeobachtungsgut: n = 38582; *Ü*: Anteil der Überlebenden, unterschiedliche Zeiten; *L*: Letalität)

Autoren	Jahr	Pneumektomie	(Bi)lobektomie, Segmentresektion	n
Boyd	1966	Ü: 7,5%	Ü: 1,07%	
Wellons	1968		L: günstiger	582
Slack	1970	L: 17%	L: 9%	1192
Hoffmann et al.	1971	Ü: 33,1%	Ü (Lob.): 32,2% Ü (Bilob.): 28,6%	1059
Shields et al.	1972		günstiger	1803
Pichlmaier et al.	1973		günstiger	2579
Zeidler u. Linder	1973	Ü: 16%	Ü: 19%	1515
Yashar u. Yashar	1975	Ü: 32%	Ü: 32%	148
Becker et al.	1976		günstiger	14937
Kutschera	1976		günstiger	3792
Paulson u. Reisch	1976	Ü: 34,5%	Ü: 15,5%	915
v. Windheim	1978		günstiger	88
Kaiser	1979		günstiger	149
Rilke	1979		günstiger	206
Troidl	1979		günstiger	
Martini	1980		günstiger	998
Vogt-Moykopf et al.	1980	Ü: 19%	Ü: 16%	
Weber et al.	1980		günstiger	3439
Berney u. Hahnloser	1981		günstiger	209
Jensik	1981		günstiger	178
Tosi et al.	1981		günstiger	90
Wassner u. Timm	1981		günstiger	
Zeidler	1981		günstiger	201
Bieselt et al.	1982		günstiger	972
Vogt-Moykopf	1983		günstiger	232
Pichlmaier	1984		günstiger	739
Bates u. Sutton	1984		günstiger	2589
Σ				38582

2. *Tumorlokalisation*

Die Art des Resektionsverfahrens wird bestimmt vom Sitz des Tumors: Eine Pneumektomie ist bei zentralen Tumoren (ausgehend vom Haupt- bzw. Lappenbronchus) notwendig, bei peripheren (ausgehend vom Segmentbronchus) kann der Eingriff als Lobektomie bzw. Segmentresektion abgeschlossen werden. Unter Hinzuziehung plastischer bzw. kontinuitätserhaltender Maßnahmen am Bronchial- und Gefäßsystem ist eine organsparende Vorgehensweise durchführbar (Vogt-Moykopf et al. 1983; n = 232). Sie ermöglichen eine Lobektomie auch bei zentral gelegenen Tumoren.

Das Untersuchungsgut zeigt eine von anderen Mitteilungen kaum abweichende Verteilung der Tumoren nach der Lokalisation *(Abb. 15)*. Wird die Größe des Resektionspräparates dem Typ des Lungenkarzinoms gegenübergestellt, so ergibt sich eine (einseitig-)signifikante Inhomogenität ($p < 0{,}05$) für das drüsige und dermoide Karzinom, ersteres bedingt durch den häufigeren peripheren, letzteres bedingt durch den häufigeren zentralen Sitz *(Tabelle 26)*. In knapp 70% der Fälle ist das Mediastinum in das tumoröse Geschehen nicht miteinbezogen *(Abb. 16)*.

3. *Resektionsverfahren*

Als Resektionsverfahren *(Präp. 30–33)* werden die Pneumektomie, die Lobektomie, die erweiterte Resektion und organsparende Resektionen unterschieden. In *Tabelle 27* sind Alter und Resektionsverfahren, in *Tabelle 28* Geschlecht und Operationspräparat aufgeführt. Beide Tabellen sind signifikant und belegen, daß in jüngeren Altersklassen ausgedehntere Operationen vorgenommen werden und hiervon das männliche Geschlecht häufiger betroffen ist.

Der relative Anteil der Eingriffe *(Abb. 17; Tabelle 29)* hat sich von 1977 bis 1982 zugunsten der Lobektomie verschoben ($p > 0{,}1$; nicht signifikant). Damit erweist sich das Untersuchungsgut als homogen.

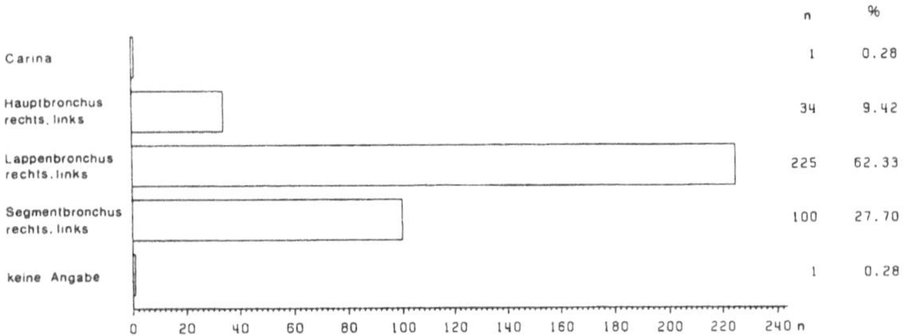

Abb. 15

Die Lokalisation des Primärtumors (Hauptbronchus, Lappenbronchus, Segmentbronchus) zum Zeitpunkt der Operation (1977–1982) entspricht den Erfahrungen anderer Untersucher

Tabelle 26
Gegenüberstellung von Segmentresektion, Lobektomie, Pneumektomie und Probethorakotomie und histologischen Typ des Lungenkarzinoms (dermoid, kleinzellig, drüsig, großzellig). Die Tafel ist (einseitig) signifikant (1977-1982; $p < 0{,}05$), insofern als bei dermoiden Karzinomen häufiger eine Pneumektomie (wegen häufigerem zentralem Sitz), bei drüsigen Karzinomen häufiger eine Lobektomie bzw. Segmentresektion durchgeführt wird (wegen häufigerem peripherem Sitz)

Tumortyp / Resektion	dermoid		kleinzellig		drüsig		großzellig		Σ	
	n	[%]	n	[%]	n	[%]	n	[%]	n	[%]
Lobektomie	211	(61,16)	29	(49,15)	99	(63,46)	15	(50,00)	354	(60,00)
Segmentresektion	22	(6,38)	7	(11,86)	19	(12,18)	4	(13,33)	52	(8,81)
Pneumektomie	103	(29,86)	21	(35,59)	34	(21,79)	9	(30,00)	167	(28,30)
Probethorakotomie	4	(1,16)	2	(3,39)	3	(1,92)	1	(3,33)	10	(1,69)
Σ	345	(100)	59	(100)	156	(100)	30	(100)	590	(100)
[%]	(58,47)		(10,00)		(26,44)		(5,08)		(100,00)	

Tabelle 27
Art des operativen Eingriffs, aufgeschlüsselt nach Altersklassen (1977-1982; n = 602). Die Tabelle zeigt hochsignifikante Kontraste ($p < 0{,}001$). Patienten in hohen Altersklassen sind von weniger umfangreichen Eingriffen (Lobektomie, Bilobektomie, Segmentresektion, Keilresektion) betroffen als Patienten in niedrigen Altersklassen (ausgedehntere Eingriffe: Pneumektomie)

Alter / Resektion	<40		40-49		50-59		60-69		>69		Σ	
	n	[%]	n	[%]	n	[%]	n	[%]	n	[%]	n	[%]
Lobektomie, Bilobektomie	4	(22,2)	47	(55,29)	145	(57,53)	145	(69,71)	28	(71,79)	369	(61,29)
Segmentresektion, Keilresektion	3	(16,66)	3	(3,52)	20	(7,93)	19	(9,13)	9	(23,07)	54	(8,97)
Pneumektomie	11	(61,11)	33	(38,82)	84	(33,33)	39	(18,75)	2	(5,12)	169	(28,07)
Probethorakotomie	0	(0)	2	(2,35)	3	(1,19)	5	(2,40)	0	(0)	10	(16,61)
Σ	18	(100)	85	(100)	252	(100)	208	(100)	39	(100)	602	(100)

a) Pneumektomie

Die Pneumektomie ist indiziert, wenn der Tumor den Hauptbronchus erreicht oder dort seinen Sitz hat. Hierbei wird der Lungenflügel in Höhe der Bifurkation abgesezt. Reicht der Tumor weit in das Mediastinum, werden die Gefäße intraperikardial unterbunden. Werden Teile des linken Vorhofs, der oberen Hohlvene, des Zwerchfells, des Ösophagus oder der Brustwand (entsprechend T_3) mitreseziert, wird von einer *erweiterten Pneumektomie* gesprochen (SALZER 1952).

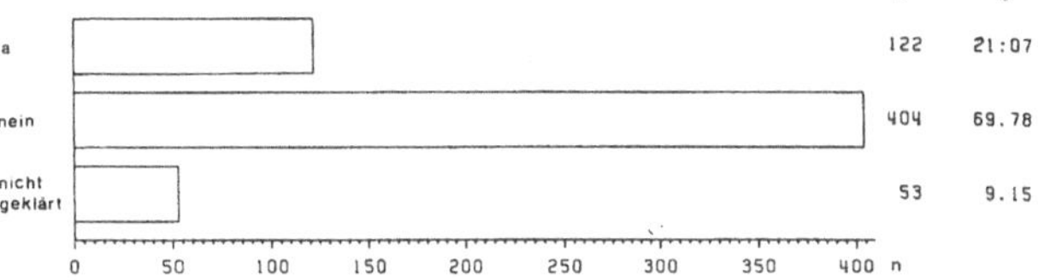

Abb. 16
Tumoröser Befall des Mediastinums (einschließlich Lymphknoten). In knapp 70% der Fälle (69,78%) ist das Mediastinum tumorfrei. Bei einem Prozentsatz von 9,15 kann die Frage nach dem mediastinalen Lymphknotenbefall nicht abschließend geklärt werden (überwiegend wegen fehlender klinischer Indikation zur Dissektion; 1977-1982)

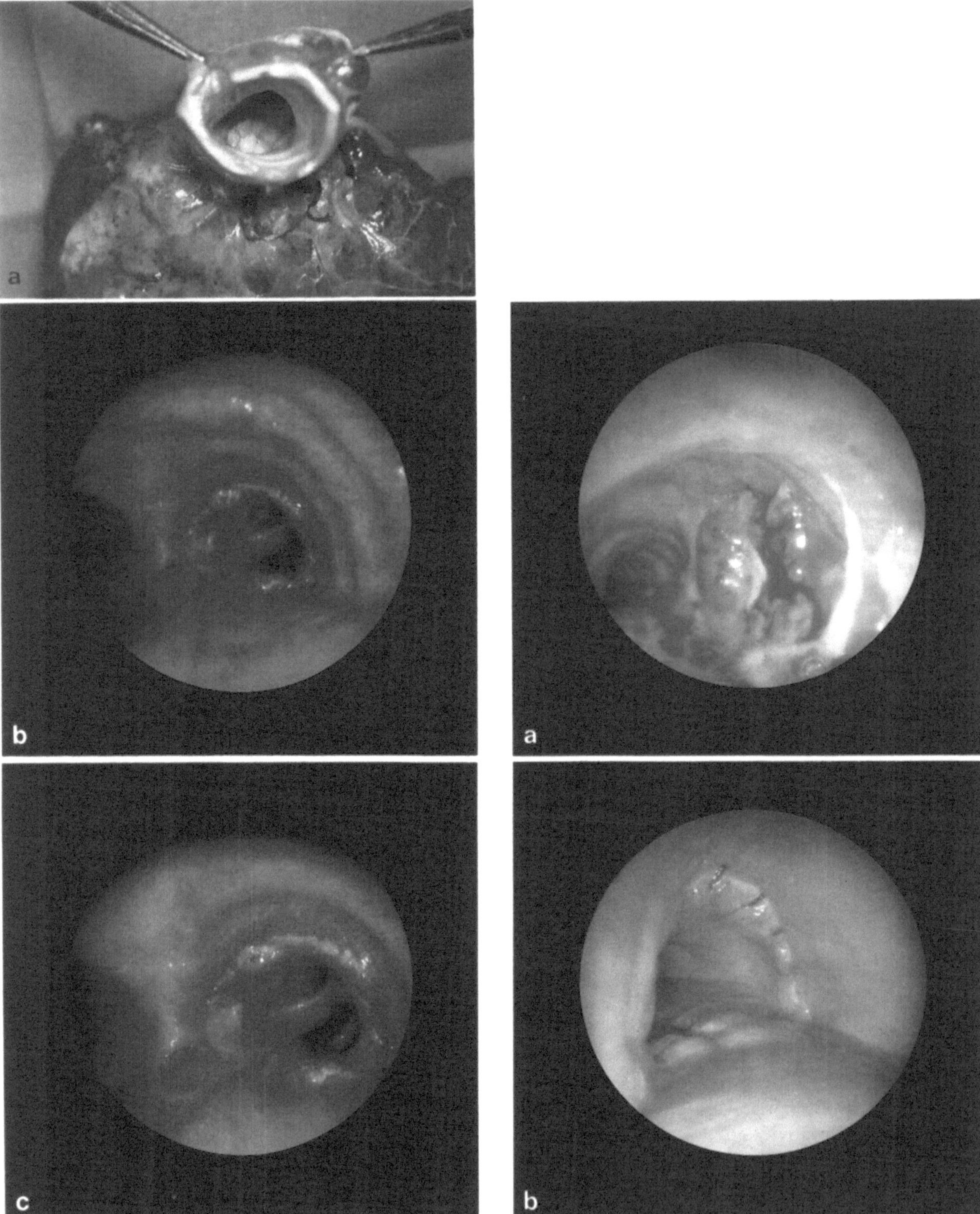

Präp. 30 a–c
Resektionspräparat des rechten Oberlappens *(a)*. Der Tumor wächst exophytisch aus dem Oberlappenbronchus und greift auf den Stammbronchus über. Die postoperative endoskopische Kontrolle *(b)* zeigt den rechten Teil der Bifurkation, der von einer Nahtreihe des reanastomosierten Bronchus intermedius umsäumt wird. Dahinter die Bronchusabgänge (Nahaufnahme: *c*) zum Mittel- und Unterlappen

Präp. 31 a, b
Endoskopischer Befund eines auf die Bifurkation übergreifenden Karzinoms, der vom rechten Hauptbronchus (proximal) seinen Ausgang nimmt *(a)*. – Endoskopische Kontrolle bei Zustand nach Pneumektomie mit Bifurkationsresektion am 20. postoperativen Tag *(b)* Regelrechte Anastomose zwischen distaler Trachea und linkem Stammbronchus

Tabelle 28
Lokalisation und Ausmaß der Resektion in Abhängikeit des Geschlechts. Beobachtungs- und Erwartungswerte *(Ew)* weichen für männliche Patienten dahingehend voneinander ab, daß bei diesen signifikant häufiger ($p < 0,001$) Eingriffe erfolgen, welche die gesamte Lunge betreffen (1972-1982). Dies wird als Hinweis auf das häufigere Vorkommen sog. „Reizformen" des Lungenkarzinoms (vgl. Kreyberg 1971) gedeutet, wobei bei Männern häufiger dermoide Karzinome mit zentralem Sitz (gegenüber Frauen: drüsige Karzinome mit peripherem Sitz) beobachtet werden

Resektion \ Lokalisation		Männlich	Weiblich	Σ
Lunge	n	238	15	253
	Ew	218,6	34,4	
Oberlappen	n	341	58	399
	Ew	344,7	54,3	
Mittellappen	n	16	4	20
	Ew	17,3	2,7	
Unterlappen	n	116	27	143
	Ew	123,6	19,4	
Bilobektomie	n	92	17	109
	Ew	94,2	14,8	
Segment	n	8	2	10
	Ew	8,6	1,4	
Sonstige	n	53	13	66
	Ew	57,0	9,0	
Σ	n	864	136	1000

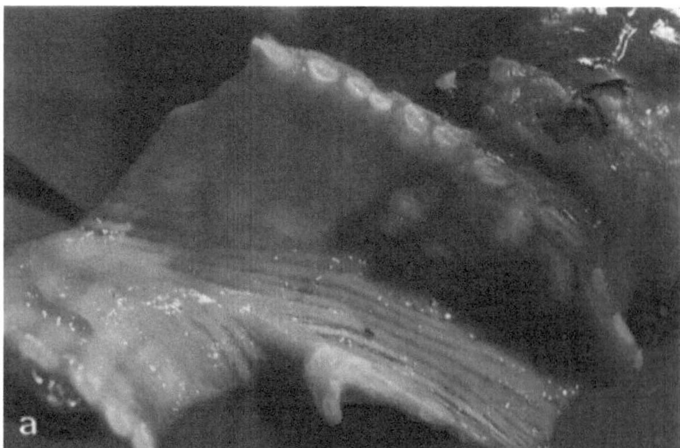

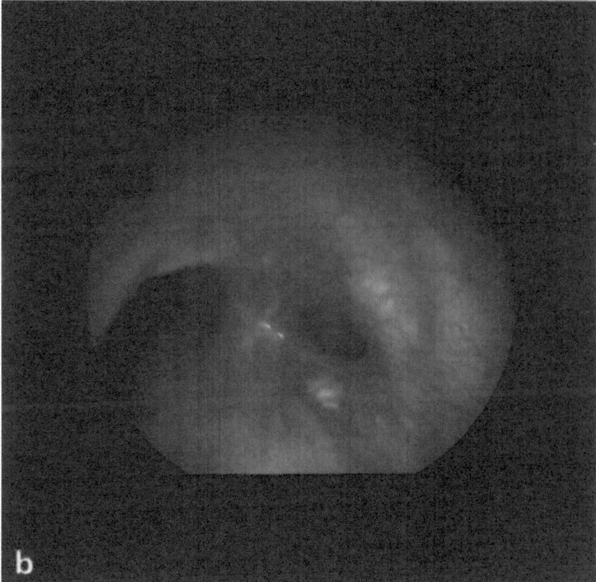

Präp. 32 a, b
Resektionspräparat mit rechtem Lungenoberlappen, Stammbronchus und Bifurkation *(a)*. Der linke Stammbronchus ist angeschnitten *(unten)*. Der Tumor schiebt sich aus dem Oberlappenbronchus in Richtung Stammbronchus und Bifurkation. - Endoskopische Kontrolle am 40. postoperativen Tag *(b)*. Die Bifurkation wird aus dem linken Stammbronchus und dem Bronchus intermedius rekonstruiert. Anschließend Reimplantation in die Trachea. Jetzt: reizlose Nahtverhältnisse, funktionsgerechte Lichtung

Tabelle 29
Relativer Anteil ausgedehnter (Pneumektomie) und parenchymsparender operativer Eingriffe (Lobektomie, Bilobektomie) für die Jahrgänge 1977-1982 ($n = 603$). Eine Abhängigkeit besteht nicht ($p > 0,1$), eine Änderung des Umfangs des resezierenden operativen Eingriffs hat in dem Beobachtungszeitraum von 6 Jahren nicht stattgefunden (vgl. Abb. 17)

Resektion	1977		1978		1979		1980		1981		1982		Σ	
	n	[%]	n	[%]	n	[%]	n	[%]	n	[%]	n	[%]	n	[%]
Lobektomie, Bilobektomie	77	(62,11)	30	(61,22)	72	(57,14)	92	(67,15)	60	(65,93)	61	(80,26)	392	(65,00)
Pneumektomie	41	(33,06)	14	(28,57)	37	(29,36)	37	(27,00)	26	(28,57)	15	(19,73)	170	(28,19)
Sonstige	6	(4,83)	5	(10,20)	17	(13,49)	8	(5,83)	5	(5,49)	0	(0)	41	(6,79)
Σ	124	(100)	49	(100)	126	(100)	137	(100)	91	(100)	76	(100)	603	(100)

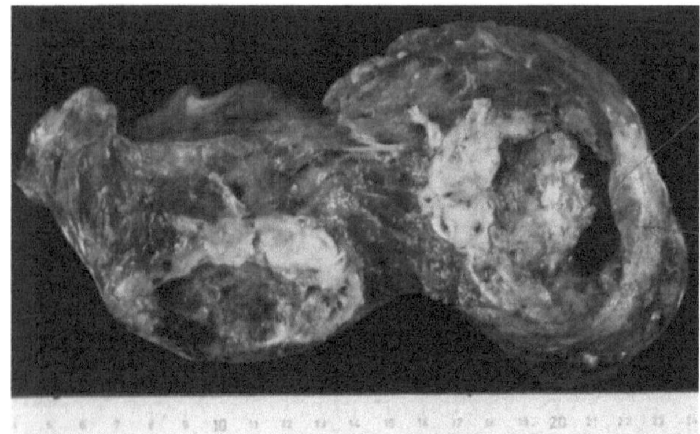

Präp. 33
Pneumektomie einschließlich Bifurkationsresektion: Zentral gelegenes nekrotisch zerfallendes dermoides Karzinom der linken Lunge. Tumor-Zerfallshöhle füllt große Teile des Mittelgeschosses aus

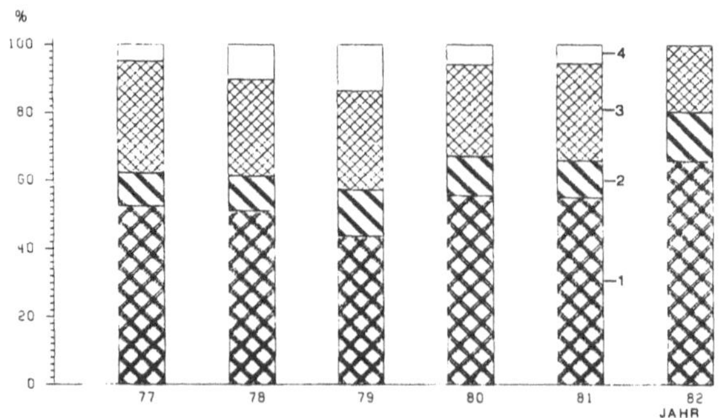

Abb. 17
Prozentuale Verteilung der operativen Eingriffe (differenziert nach Umfang) für den Beobachtungszeitraum 1977–1982. Die Unterschiede sind nicht signifikant (p > 0,05). *1*: Lobektomie; *2*: Bilobektomie; *3*: Pneumektomie; *4*: Sonstiges (vgl. Tabelle 29)

b) Lobektomie

Beschränken sich Tumoren auf einen Lappen, so ist ein chirurgisch radikales Vorgehen unter Mitnahme der regionären Lymphknoten möglich (ZEIDLER 1981). Die Einführung bronchoplastischer Verfahren führt zu einer Erweiterung der Operationsindikation zugunsten der Lobektomie (LÜLLIG u. VOGT-MOYKOPF 1981). So ist bei Einbruch eines Lungenkarzinoms des Oberlappens in den Hauptbronchus eine manschettenförmige Resektion unter Umgehung der Pneumektomie möglich, indem anschließend eine Anastomose angelegt wird. Folgende *plastische Eingriffe* (DRINGS u. TOOMES 1982) am Bronchialsystem werden unterschieden:

- Bronchotomie mit Naht;
- Schwenklappenplastik (Kippplastik);
- Bronchusteilersatz bzw. Bifurkationsersatz, Rekonstruktion der Trachea *(Abb. 18)*;
- End-zu-End-Anastomose;
- Manschettenresektion *(Abb. 19)*.

Plastische Eingriffe am Gefäßsystem (insbesondere an der A. pulmonalis) sowie an den benachbarten Organen (Herz, Ösophagus u. a.) können sich anschließen. Die Überlebenswahrscheinlichkeiten nach Lobektomie, Keilresektion, Pneumektomie und Probethorakotomie sind signifikant verschieden *(Abb. 20; Tabelle 30)*.

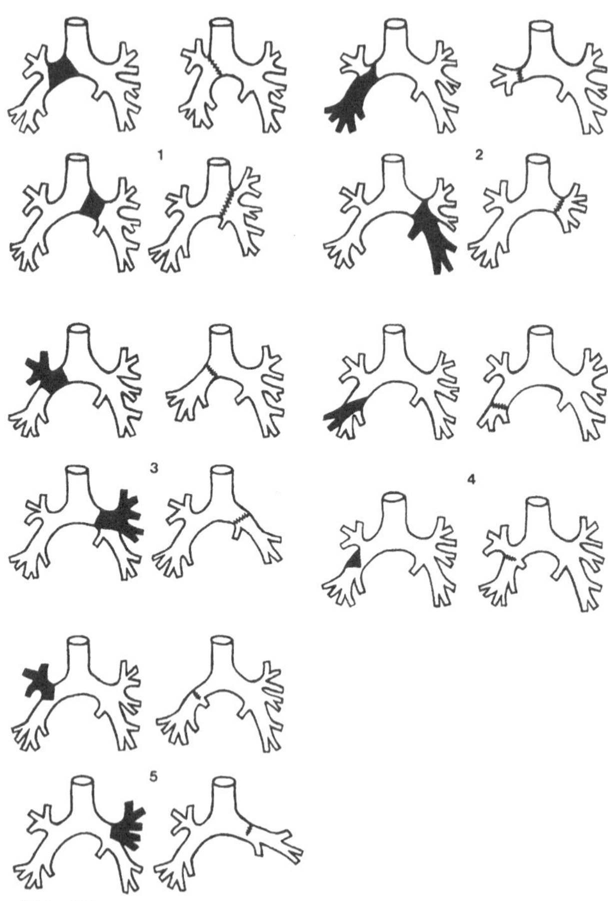

Abb. 18
Wichtige Variationen operativer Maßnahmen am Bronchialbaum, unter denen die komplette Manschettenresektion die häufigste Operation ist (mod. nach LÜLLIG et al. 1982). Vorgehen bzw. Resektion in Abhängigkeit von der Tumorlokalisation. *1*: Stammbronchus; *2*: atypische Manschettenresektion; *3*: Manschettenresektion; *4*: Intermedius-/Mittellappenresektion; *5*: Keilresektion

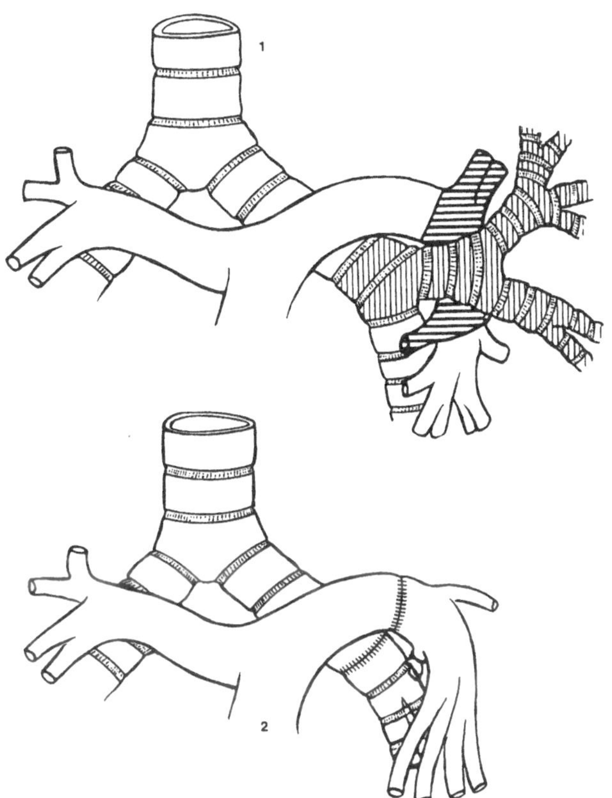

Abb. 19
Manschettenresektion des linken Oberlappens und Segmentresektion der dazugehörenden Pulmonalarterie. *1*: Trachea; *2*: Truncus pulmonalis. (Mod. nach LÜLLIG et al. 1982)

Resektion	n	Überlebenswahrscheinlichkeit (multipliziert mit 100)		
		12	36	60 Monate
Lobektomie	361	70,0	48,0	39,0
Segmentresektion, Keilresektion	54	80,0	57,0	47,0
Pneumektomie	164	52,0	31,0	23,0
Probethorakotomie	10	26,0	0,0	0,0
Σ	589			

Test

	Gehan-Wilcoxon	Logrank
Lobektomie/Pneumektomie:	p<0,001	p<0,001
Lobektomie/Segment- bzw. Keilresektion:	p=0,301	p=0,4347

Abb. 20; Tabelle 30
Überlebenswahrscheinlichkeiten ($P_Ü$) bei verschiedenen Resektionsverfahren. *1*: Lobektomie; *2*: Keilresektion; *3*: Pneumektomie; *4*: Probethorakotomie. Die Darstellung bezieht sich auf 589 Patienten (1977-1982). Die Differenz zwischen Lobektomie *(1)* und Pneumektomie *(3)* ist signifikant (p<0,001). - Bezüglich der Überlebenswahrscheinlichkeiten besteht (offensichtlich wegen der geringen Fallzahl bei Segment- und Keilresektion) zwischen Lobektomie *(1)* und Keilresektion *(2)* kein Unterschied

c) Erweiterte Resektion

Die Indikation zu einer erweiterten Resektion wird gestellt, wenn der Tumor die Organgrenze überschritten hat (T_3-Stadium). Die Erweiterung des operativen Vorgehens kann folgende Organe betreffen:

- Perikardresektion,
- intraperikardiale Gefäßabsetzung,
- Vorhofteilresektion,
- Zwerchfellresektion,
- Ösophaguswandresektion,
- Brustwandteilresektion.

Verschiedene Formen der Plastik *(Abb. 21)* wie auch organüberschreitende chirurgische Maßnahmen machen insgesamt ca. 35% der Eingriffe aus, wobei ca. 12% auf mehrfach erweiterte Eingriffe entfallen *(Abb. 22; Tabelle 31)*.

Ein plastischer Kontinuitätsersatz bzw. eine einfache Wiederherstellung der Kontinuität wird in unterschiedlicher Weise vorgenommen: Defektdekkung nach Zwerchfellresektion bzw. Perikardresektion; einfache Wiederherstellung der Kontinuität bei Vorhofteilresektion (Versorgung des Resektionsbettes mit Naht) bzw. Ösophaguswandresektion (Schleimhautzylinder bleibt erhalten - somit keine Unterbrechung der Kontinuität). Die erweiterte Resektion richtet sich nach dem Sitz und der Ausdehnung des Tumors, dem histologischen Typ, der kardiorespiratorischen Funktion und insbesondere nach dem Alter des Patienten *(Abb. 23)*. Die Übergänge zwischen geplant radikalem und palliativem Vorgehen sind fließend *(Abb. 24; Tabelle 32)*. Zusätzliche Eingriffe (außerhalb der erweiterten Resektion) können kleinere Eingriffe wie Keilresektion, Segmentresektion und Enukleation sein; in diese Gruppe sind auch die Maßnahmen der Brustwandresektion bei ausgedehnteren Tumoren sowie Eingriffe an größeren Gefäßen (beispielsweise bei obe-

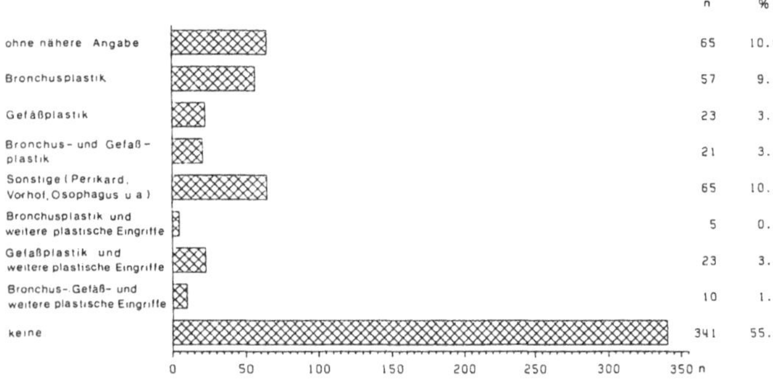

Abb. 21
Erweiterte und plastische Eingriffe (1977-1982; n = 610) immerhin macht die Gesamtzahl dieser Eingriffe einen Anteil von 33,4% des Patientenkollektivs aus

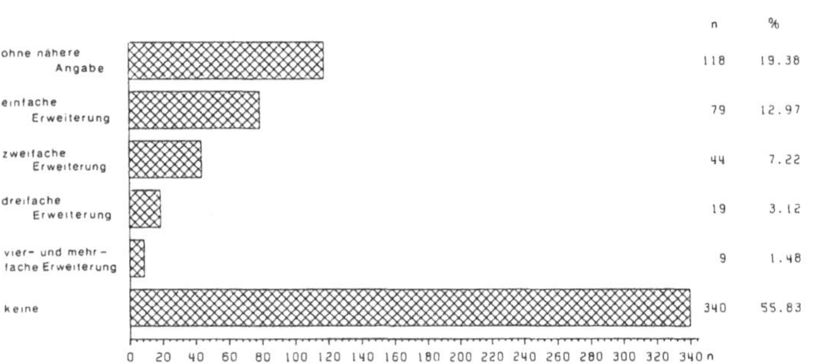

Resektion	n	[%]	Σ n	Σ [%]
Erweiterte Pneumektomie	119	(69,59)	171	(28,03)
Einfache Pneumektomie	52	(30,41)		
Erweiterte Lobektomie	148	(37,37)	396	(64,91)
Einfache Lobektomie	248	(62,63)		
Segmentresektion, Keilresektion	54	(100)	54	(7,50)
Probethorakotomien	10	(100)	10	(1,66)
Σ	610		610	(100)

Abb. 22; Tabelle 31
Anteil einfacher operativer Eingriffe im Vergleich zu erweiterten Resektionsverfahren (einfach, zweifach, dreifach, mehrfach). - Mehrfach erweiterte Eingriffe betreffen immerhin 11,8% der Patienten. Während erweiterte Pneumektomien etwa ⅔ aller Pneumektomien zählen (69,59%), sind es bei den Lobektomien die einfachen Formen, die etwa ⅔ ausmachen (62,63%; 1977-1982)

rer Einflußstauung) anzusiedeln. Als Indikation zur maximalen Form der erweiterten Resektion gilt die Pancoast-Situation, bei der Brustwand- und Schulterregion reseziert werden (mit Resektion von Lunge bzw. Lungenlappen, Brustwandanteil, meist Rippen I-III; die Schulterresektion mit Armamputation unter Mitnahme des oberen Thoraxanteils wird nicht durchgeführt).

Eingriffe am Bronchialbaum und am Gefäßsystem sind jedoch die mit Abstand häufigsten Maßnahmen.

d) Organsparende Resektion

Keil- und Segmentresektion sind als organsparend anzusehen und umgehen die Lobektomie bzw. Pneumektomie. Ein derartiges organsparendes Vorgehen ist nur bei Vorliegen kleinerer Tumoren als radikal einzustufen, bei ausgedehnteren Tumoren erfolgen Eingriffe dieser Art in palliativer Absicht. Die Indikation zu organsparender Resektion ist bei TN_0-Stadien mit und ohne pulmonale Funktionseinschränkung gegeben. Bei peripherem Sitz des Tumors im Stadium TN_1 bis TN_2 ergibt sich die Indikation aus der pulmonalen Funktionseinschränkung (meist Patienten im hohen Lebensalter). Organsparende Resektionsverfahren in palliativer Absicht sind bei lokalen Tumorkomplikationen (ausgedehntere Tumornekrosen, Abszeßbildung) gegeben.

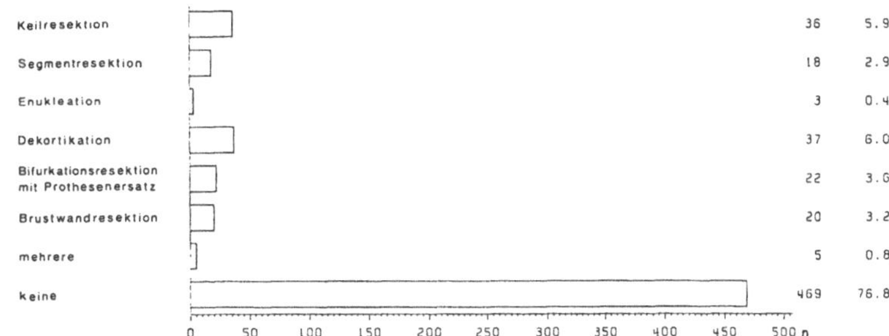

Abb. 23
Häufigkeit zusätzlicher Eingriffe (1977-1982; n = 610). Dekortikation und Brustwandresektion machen zusammen knapp 10% (9,35%) der Eingriffe aus

Operation	n	Überlebenswahrscheinlichkeit (multipliziert mit 100)		
		12	36	60 Monate
Op. bei pN_0	179	84,0	63,0	52,0
einfache Op. bei pN_1pN_2	152	58,0	26,0	20,0
erweiterte Op. bei pN_1pN_2	265	58,0	32,0	26,0
Σ	596			

Test	Gehan-Wilcoxon	Logrank
einfache Op. bei pN_1 pN_2/erweiterte Op. bei pN_1 pN_2	p = 0,94	p = 0,06

Abb. 24; Tabelle 32
Welchen Effekt auf die Überlebenswahrscheinlichkeiten ($P_Ü$) hat die einfache Operation gegenüber der erweiterten Operation bei gleichem Lymphknotenstatus? In das Untersuchungskollektiv sind 596 Patienten (1977-1982) eingegangen. *1*: Resektion bei pN_0; *2*: einfache Operation bei pN_1, pN_2; *3*: erweiterte Operation bei pN_1, pN_2. Die Überlebenswahrscheinlichkeiten für pN_0 dienen Vergleichszwekken *(1)*. Zwischen den Kurven der Überlebenswahrscheinlichkeiten *(3)* und *(2)* besteht kein Unterschied. - Mithin vermögen bei gleichem Lymphknotenstatus erweiterte Operationsverfahren eine signifikante Verbesserung der Überlebenswahrscheinlichkeiten nicht herbeizuführen. Voraussetzung für diese Schlußfolgerung ist eine identische *sonstige* Gesamtsituation

4. Tumorlokalisation und Art der Resektion

Für zentrale *(Abb. 25; Tabelle 33)* und auch periphere *(Abb. 26; Tabelle 34)* Tumoren ergibt sich eine jeweils signifikant günstigere Überlebenswahrscheinlichkeit für die Lobektomie gegenüber der Pneumektomie für den gesamten Beobachtungszeitraum von 84 Monaten. Die Lobektomie ist v. a. langfristig günstiger. Das Ergebnis entspricht der Literaturübersicht *(Tabelle 25)*; es berücksichtigt nicht die jeweiligen individuellen Bedingungen, unter denen die Entscheidung „Lobektomie" zugunsten oder gegen die „Pneumektomie" gefällt werden muß.

II. Allgemeine Angaben

A. Alter, Geschlecht

Das Untersuchungsgut erstreckt sich auf die Jahrgänge 1972-1982, die klinischen Angaben sind für die Jahrgänge 1977-1982 *(Tabelle 35)* dokumentiert. Die Tabelle (1977-1982) ist statistisch homogen ($p > 0{,}05$). Das gesamte Untersuchungsgut (1972-1982; *Tabelle 36*) zeigt eine homogene Verteilung zwischen Altersklassen und Geschlecht ($p > 0{,}05$). Alters- und Geschlechtsverteilung für das Teilkollektiv (1977-1982) entsprechen dem Gesamtkollektiv *(Tabelle 37)*, der Unterschied zwischen Tabelle 36 und 37 ist nicht signifikant ($p > 0{,}01$).
Eine Übersicht zwischen den Zielgrößen der Operationsletalität, der Einjahresüberlebenszeit und Fünfjahresüberlebenszeit zeigt eine deutliche Abhängigkeit vom Alter, wobei die Altersklasse bis 39 Jahre Patienten nicht enthält, die 5 Jahre überlebt haben *(Abb. 27)*. Entsprechend gering ist die Überlebenswahrscheinlichkeit in dieser Altersgruppe, sie ist lediglich in den ersten 2 Jahren meßbar *(Abb. 28; Tabelle 38)*. Es ist zu prüfen, wo die Gründe hierfür zu finden sind, wobei auffälligerweise die übrigen Altersgruppen (insbesondere die höchste Altersgruppe gegen die niedrigeren) keine Unterschiede aufweist.

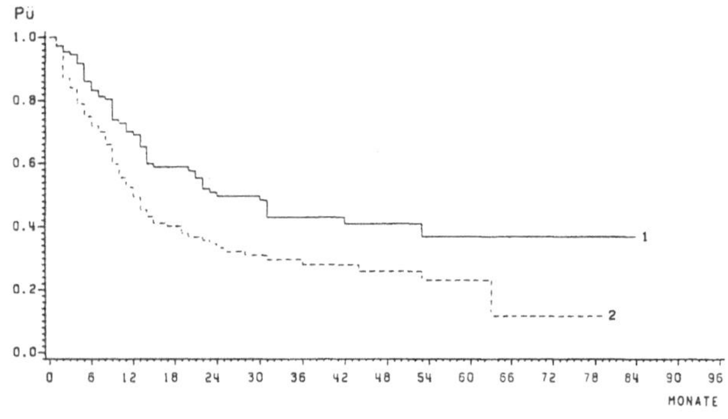

Resektion	n	Überlebenswahrscheinlichkeit (multipliziert mit 100)		
		12	36	60 Monate
Lobektomie	120	71,0	46,0	41,0
Pneumektomie	115	51,0	32,0	27,0
Σ	235			

Test

	Gehan-Wilcoxon	Logrank
Lobektomie/Pneumektomie:	$p = 0{,}0035$	$p = 0{,}0050$

Abb. 25; Tabelle 33
Vergleich der Überlebenswahrscheinlichkeiten ($P_Ü$) für Lobektomie *(1)* und Pneumektomie *(2)* für zentral gelegene Lungenkarzinome (1977-1982; n = 235). Die Kurven der Überlebenswahrscheinlichkeiten sind signifikant verschieden: Patienten mit zentral gelegenen Lungenkarzinomen haben nach Lobektomie eine günstigere Überlebenswahrscheinlichkeit als nach Pneumektomie

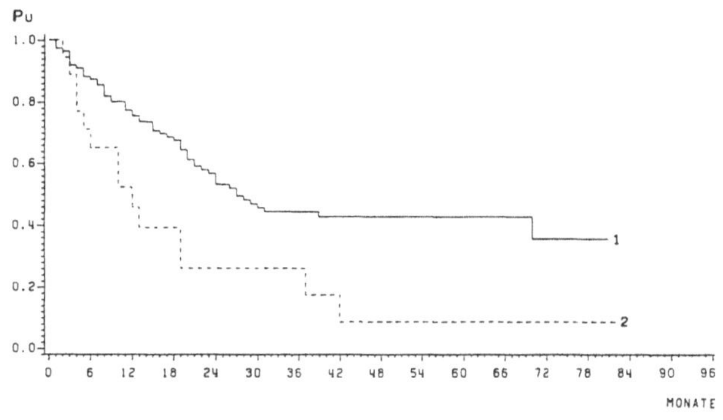

Resektion	n	Überlebenswahrscheinlichkeit (multipliziert mit 100)		
		12	36	60 Monate
Lobektomie	117	77,0	47,0	45,0
Pneumektomie	20	49,0	30,0	13,0
Σ	137			

Test

	Gehan-Wilcoxon	Logrank
Lobektomie/Pneumektomie:	$p = 0{,}014$	$p = 0{,}0050$

Abb. 26; Tabelle 34
Überlebenswahrscheinlichkeiten ($P_Ü$) peripher gelegener Lungenkarzinome von Patienten nach Lobektomie und Pneumektomie (1977-1982; n = 137). Die Kurven sind signifikant verschieden: Patienten mit peripher gelegenen Lungenkarzinomen zeigen nach Lobektomie eine günstigere Prognose als nach Pneumektomie

Tabelle 35
Patientengut der Jahrgänge 1977-1982 in Abhängigkeit vom Tumorstadium (I, II, III, IV - postoperatives Staging). Die Tafel ist mit $p > 0{,}05$ statistisch homogen

Stadium	1977		1978		1979		1980		1981		1982		Σ
	n	[%]	n	[%]	n	[%]	n	[%]	n	[%]	n	[%]	
I	42	(33,06)	13	(27,08)	40	(32,00)	31	(22,63)	22	(24,18)	32	(42,11)	180
II	10	(8,06)	5	(10,42)	21	(16,80)	16	(11,68)	8	(8,79)	11	(13,16)	71
III	63	(50,81)	26	(54,17)	52	(40,80)	80	(58,39)	58	(62,64)	33	(42,11)	312
IV	10	(8,06)	4	(8,33)	13	(10,40)	10	(7,30)	4	(4,40)	2	(2,63)	43
Σ	125	(100)	48[a]	(100)	126	(100)	137	(100)	91	(100)	78	(100)	606

[a] Die niedrige Patientenzahl 1978 ist auf eine im ersten Halbjahr inkomplette Archivierung der Krankenakten zurückzuführen.

Tabelle 36
Verteilung des Patientenkollektivs nach Altersklassen und Geschlecht (n = 997; Gesamtkollektiv 1972-1982). Die Tabelle ist mit p > 0,05 statistisch homogen

Altersklassen / Geschlecht		<40	40-49	50-59	60-69	>69	Σ
Männlich	n	27	140	337	309	48	861
	Ew	29,4	139,0	326,4	316,1	50,1	
Weiblich	n	7	21	41	57	10	136
	Ew	4,6	22,0	51,6	49,9	7,9	
Σ		34	161	378	366	58	997

Tabelle 37
Verteilung des Teilkollektivs (1977-1982) nach Geschlecht und Altersklassen (n = 610). Die Tafel ist statistisch homogen; zwischen den Tabellen 36 und 37 besteht kein Unterschied (p > 0,01) - ein Hinweis auf die Verallgemeinerungswürdigkeit des Teilkollektivs auf das Gesamtkollektiv

Altersklassen / Geschlecht	<40	40-49	50-59	60-69	>69	Σ
Männlich	17	70	230	173	33	523
Weiblich	1	13	27	39	7	87
Σ	18	83	257	212	40	610

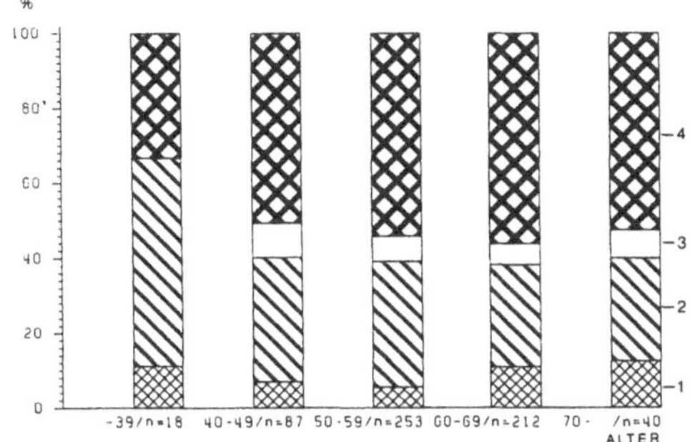

Abb. 27
Sterblichkeit (einschließlich Operationsletalität) für die Altersklassen -39, -49, -59, -69, > 70. *1*: Operationsletalität; *2*: Letalität innerhalb des ersten Jahres; *3*: Letalität innerhalb der ersten 5 Jahre; *4*: mehr als 5 Jahre Überlebende

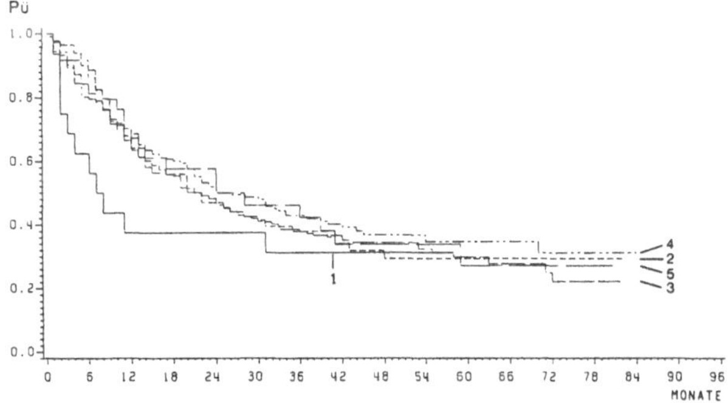

Alter	n	Überlebenswahrscheinlichkeit (multipliziert mit 100)		
		12	36	60 Monate
<40	18	31,25	31,25	-
40-49	83	63,72	37,57	29,04
50-59	247	63,36	37,74	29,78
60-69	209	68,65	42,82	34,65
>69	40	64,10	42,18	26,99

Abb. 28; Tabelle 38
Überlebenswahrscheinlichkeiten ($P_Ü$) in Abhängigkeit von den Altersklassen (*1*: -39; *2*: -49; *3*: -59; *4*: -69; *5*: > 70 Jahre). Die Überlebenswahrscheinliohkeiten für die einzelnen Altersklassen (-69; *2, 3, 4, 5*) sind nicht verschieden. Auffallend ist die ungünstige Prognose für die Altersklasse bis 39 Jahre *(1)*

Kleinere und größere Beobachtungsstudien (SLACK 1970, n = 1192; WOSSIDLO et al. 1981, n = 47) zeigen etwa gleiche Verteilungen des Krankengutes nach Alter und Geschlecht. Die Zehnjahresüberlebenszeit ist nahezu identisch (SMITH 1981). Das Tumorleiden ist es (und nicht mögliche andere zusätzliche Erkrankungen), welches als grundlegend limitierender Lebensfaktor einzustufen ist (PATER u. LOEB 1982; n = 651). Das Geschlecht erweist sich als prognostisch günstiger Faktor. Frauen zeigen eine signifikant höhere Fünfjahresüberlebenswahrscheinlichkeit als Männer, nach 6 Jahren sind die Unterschiede ausgeglichen (p = 0,0026; *Abb. 29; Tabelle 39*). Die Ursache für dieses Phänomen ist in der Lokalisation der Lungentumoren und möglicherweise im histologischen Typ zu suchen.

Die Altersgliederung des Patientenkollektivs entspricht der vergleichbarer Untersuchungsgruppen anderer Autoren (Übersicht: MIZELL u. CORREA 1983). Frauen sind knapp 10 Jahre älter: Die am häufigsten besetzte Altersklasse ist 60-69 Jahre im Gegensatz zu 50-59 Jahre bei Männern *(Abb. 30-32)*.

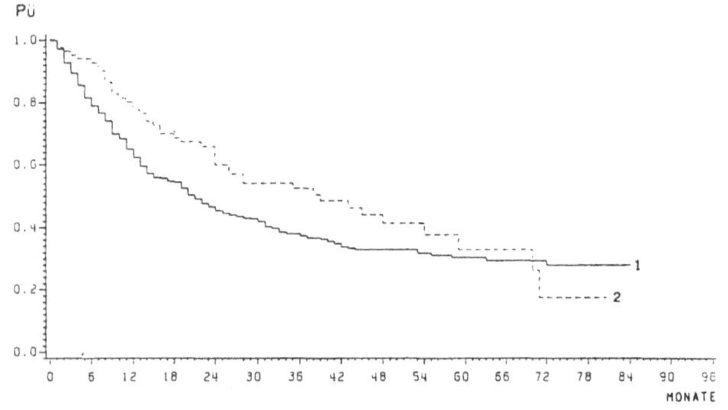

Geschlecht	n	Überlebenswahrscheinlichkeit (multipliziert mit 100)		
		12	36	60 Monate
Männlich	511	62,43	37,29	30,48
Weiblich	86	77,64	52,33	32,86
Σ	597			

Test

	Gehan-Wilcoxon	Logrank
m./w.:	p = 0,0036	p = 0,0535

Abb. 29; Tabelle 39
Überlebenswahrscheinlichkeiten (*$P_Ü$*) nach Geschlecht (*1*: Männer; *2*: Frauen). Frauen zeigen eine höhere Fünfjahresüberlebenswahrscheinlichkeit als Männer; nach dem 6. Jahr sind die Werte für Männer geringfügig günstiger. Als Ursachen für dieses Phänomen werden die überwiegend periphere Lokalisation der Lungenkarzinome bei Frauen und möglicherweise der histologische Typ (mehr drüsige Karzinome) angenommen

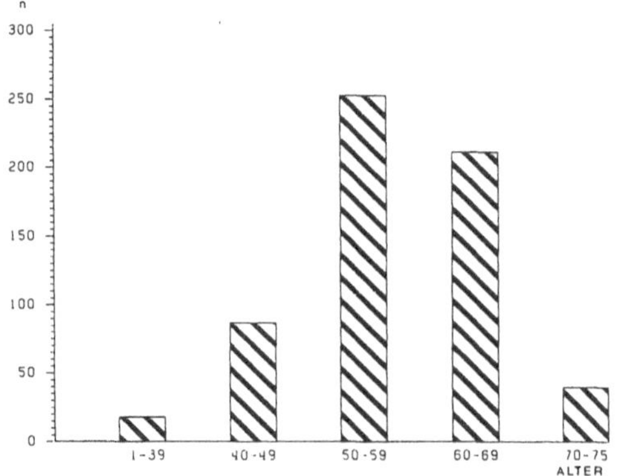

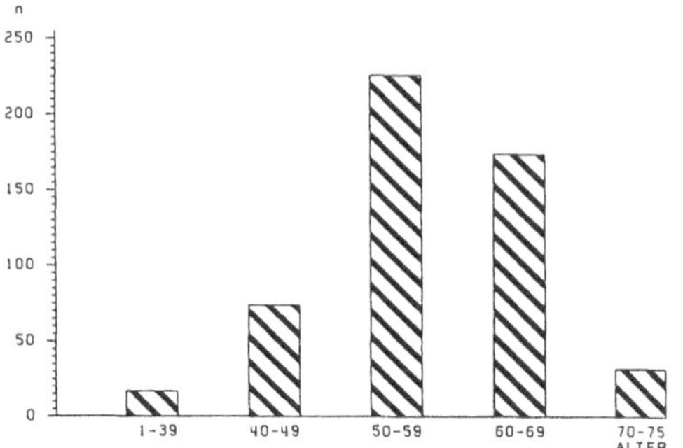

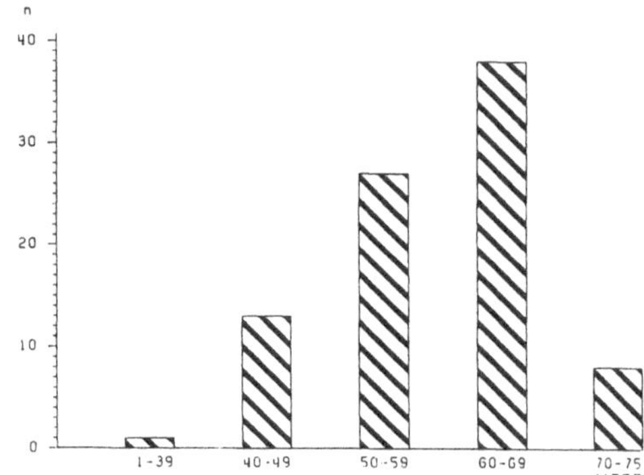

***Abb. 30** (oben), **31** (Mitte), **32** (unten)*
Altersgliederung (Teilkollektiv 1977–1982) insgesamt (Abb. 30), für Männer (Abb. 31) und für Frauen (Abb. 32). Der Median liegt bei Männern in der Altersklasse 50–59 Jahre und damit 10 Jahre früher als bei Frauen mit 60–69 Jahren. Das Alter kann nicht für die günstigere Prognose bei Frauen mit operiertem Lungenkarzinom verantwortlich gemacht werden (vgl. Abb. 29)

B. Stadium

Stadium (UICC 1979) und Überlebenswahrscheinlichkeit zeigen für das Alter signifikante Unterschiede *(Tabelle 40)*. Die Siebenjahresüberlebenswahrscheinlichkeit ist für das Stadium I mit ca. 50% günstig, für das Stadium IV ist dieser Wert nach ca. 40 Monaten null *(Abb. 33; Tabelle 41)*. Die Unterschiede zwischen Stadium I und II zum einen sowie zwischen Stadium III und IV zum anderen sind geringer als der Unterschied in den Überlebenswahrscheinlichkeiten zwischen Stadium II und III. Stadium II enthält offensichtlich prognostisch ungünstige Fälle *(Abb. 33)*, die möglicherweise (nach pN_0, pN_1, pN_2) weiter differenziert werden können.
Wird die Zeit der Remission als Berechnungskriterium für die Wahrscheinlichkeit des Remissionsintervalls gewählt, so ergeben sich nahezu gleiche Kurven *(Abb. 34; Tabelle 42)*. Die Gegenüberstellung von Wahrscheinlichkeiten des Remissionsintervalls und Überlebenswahrscheinlichkeiten machten deutlich, daß bei der insgesamt kurzen mittleren Überlebenszeit operierter Lungenkarzinomträger nach Auftreten eines Rezidivs keine Unterschiede auftreten.
Aus der Literatur werden vergleichbare Beobachtungsdaten mitgeteilt (Carr u. Mountain 1974, n = 581; Martini et al. 1980, n = 998; Drings 1980; Tosi et al. 1981, n = 90; Wassner u. Zastrow 1982, n = 475). Die Überlebenswahrscheinlichkeiten von Tosi et al. (1981) sowie Wassner u. Zastrow (1982) entsprechen den Ergebnissen dieser Studie.

Tabelle 40
Altersklassen und Stadium ergeben eine statistisch inhomogene Tafel ($p < 0{,}05$): Niedrigere Stadien werden häufiger in höheren Altersklassen beobachtet (1977-1982; $n = 606$)

Stadium / Alter		I	II	III	IV	Σ
<40	n	2	1	9	4	16
	Ew	4,8	1,9	8,2	1,1	
40-49	n	17	12	52	4	85
	Ew	25,2	10,0	43,8	6,0	
50-59	n	71	28	137	17	253
	Ew	75,1	29,6	130,3	18,0	
60-69	n	73	24	100	15	212
	Ew	63,0	24,8	109,1	15,0	
>69	n	17	6	14	3	40
	Ew	11,9	4,7	20,6	2,8	
Σ	n	180	71	312	43	606

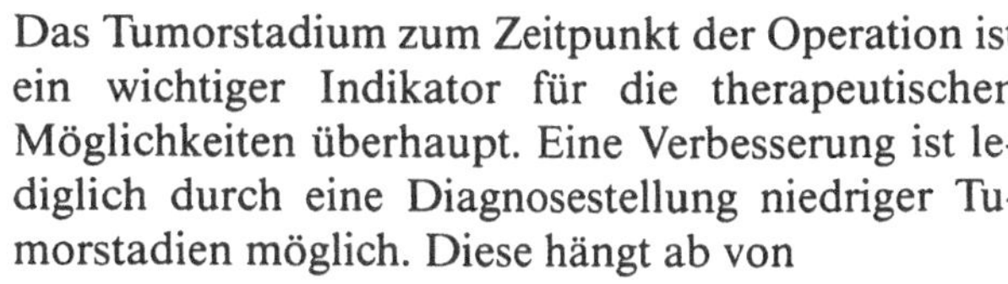

Das Tumorstadium zum Zeitpunkt der Operation ist ein wichtiger Indikator für die therapeutischen Möglichkeiten überhaupt. Eine Verbesserung ist lediglich durch eine Diagnosestellung niedriger Tumorstadien möglich. Diese hängt ab von

- einer (gemessen an der Tumorlebenszeit) früheren Erfassung;
- sensitiven diagnostischen Methoden;
- einer Verkürzung der Zeitspanne zwischen erstem Auftreten tumorassoziierter Symptome und Stellung der Diagnose („fatale Pause").

In diesem Untersuchungsgut (1977-1982) können von 610 Patienten auf die Frage nach der präoperativen Tumorverschleppungszeit 312 (51,1%) exploriert werden. Von diesen 312 (=100%) werden 132 Patienten (=42%) innerhalb der ersten 2 Monate nach Auftreten der ersten Tumorsymptome operiert. Die durchschnittliche Tumorverschleppungszeit („fatale Pause") beträgt 3,2 Monate.

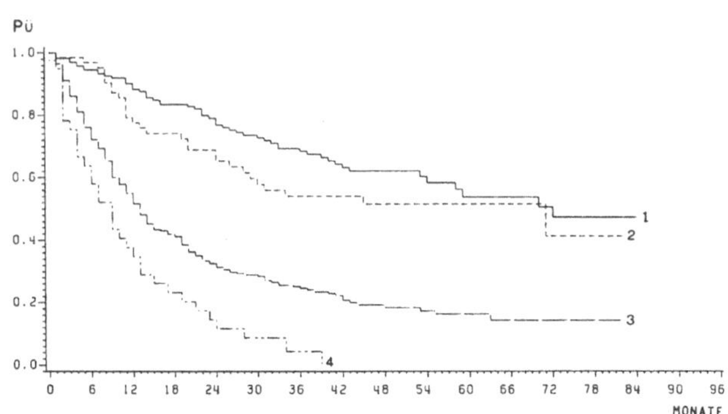

Stadium	n	Überlebenswahrscheinlichkeit (multipliziert mit 100)		
		12	36	60 Monate
I	173	88,0	71,0	54,0
II	69	78,0	59,0	51,0
III	307	51,0	28,0	20,0
IV	41	34,0	4,0	0,0
Σ	590			

Test

	Gehan-Wilcoxon	Logrank
I/II:	$p = 0{,}044$	$p = 0{,}098$

Abb. 33; Tabelle 41
Stadium (UICC 1979) und Überlebenswahrscheinlichkeit ($P_Ü$). *1*: Stadium I; *2*: Stadium II; *3*: Stadium III; *4*: Stadium IV. Auch die Kurven der Überlebenswahrscheinlchkeiten für Stadium I gegenüber Stadium II sind signifikant verschieden ($p < 0{,}05$; Gehan-Wilcoxon-Test). - Beachte den langen Beobachtungszeitraum von 84 Monaten (7 Jahre)

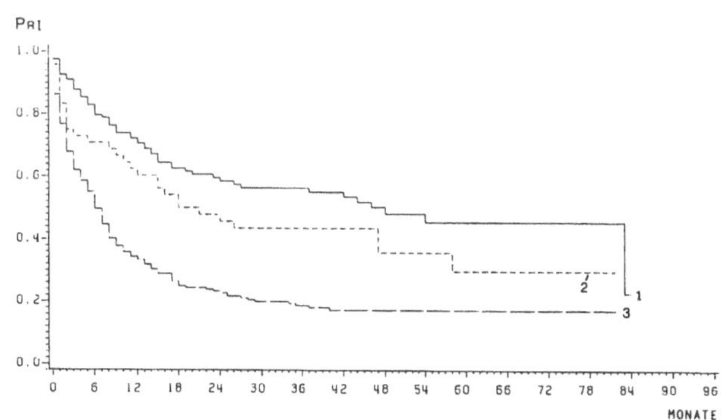

Stadium	n	Wahrscheinlichkeit Remissionsintervall (multipliziert mit 100)		
		12	36	60 Monate
I	123	74,0	56,0	48,0
II	48	64,0	46,0	32,0
III	203	36,0	18,0	16,0
Σ	374			

Test

	Gehan-Wilcoxon	Logrank
II/III:	$p < 0{,}001$	$p < 0{,}001$
I/II:	$p = 0{,}0927$	$p = 0{,}01221$

Abb. 34; Tabelle 42
Berechnung der Überlebenswahrscheinlichkeiten für das Remissionsintervall (P_{RI}) *in Abhängigkeit vom Stadium (I, II, III - nach UICC 1979)*. *1*: Stadium I; *2*: Stadium II; *3*: Stadium III. - Die Remissionsintervalle sind für die Stadien jeweils signifikant verschieden (beachte: Stadium IV immer mit M_1; kein Remissionsintervall)

Obwohl es Hinweise auf weitere Möglichkeiten der Früherkennung gibt (z.B. endobronchiales Tumorwachstum und zytologische Screeninguntersuchungen), ist die „Verschleppung“ der Diagnosestellung für das Lungenkarzinom kein vorrangiges Problem, d.h.: auch eine deutlich günstigere Zeitspanne zwischen dem Auftreten der ersten Tumorsymptome und der Operation scheint grundlegende Änderungen hinsichtlich der Erfassung niedriger Tumorstadien nicht bewirken zu können.
Hier bestehen offensichtlich grundsätzliche Grenzen der Therapie des Lungenkarzinoms. Sie können nur durch eine wirksame Prävention überwunden werden.

C. Typ

Die Verteilung des histologischen Typs ist für Männer und für Frauen bezüglich der Altersklassen signifikant verschieden *(Tabellen 43, 44)*. Werden das klinische Teilkollektiv *(Tabelle 46)* und das Gesamtkollektiv *(Tabelle 45)* verglichen, so ist zwischen beiden Tabellen ein Unterschied nicht nachweisbar ($p > 0{,}05$). Insofern sind die Aussagen des Teilkollektivs auf das Gesamtkollektiv verallgemeinerbar, falls es die Fallzahl in der jeweiligen Stellenbesetzung zuläßt.
Der systematische Vergleich zwischen Gesamtkollektiv des Patientengutes (1972-1982) und dem nachuntersuchten Teilkollektiv (1977-1982) erfolgt für zahlreiche deskriptive Variablen (Alter, Geschlecht, Lokalisation des Lungenkarzinoms, Typ u.a.). Die fehlenden statistischen Kontraste sind ein Hinweis auf die konstante Zusammensetzung des Patientenkollektivs über einen Zeitraum von 11 Jahren. Diese bzw. ähnliche Verhältnisse dürften sicher auch für andere Einzugsbereiche (und ähnlich strukturierte Krankenanstalten) angenommen werden.
Hermanek u. Gall (1979) berichten in einer Literaturübersicht *(Tabelle 47)* von einer nahezu gleichlautenden Verteilung. Klinische Kollektive scheinen (vom Gesichtspunkt der Operabilität her) in älteren wie in jüngeren Jahrgängen eine konstante Präsentation der histologischen Typen des Lungenkarzinoms aufzuweisen (Weiss et al. 1970, n = 6136; Larsson u. Zettergren 1976, n = 479; Greschuchna u. Maassen 1980, n = 642).

***Tabelle 43** (oben), **44** (unten)*
Lungenkarzinome nach Typ für verschiedene Altersklassen (1972-1982) bei Männern (Tabelle 43) und Frauen (Tabelle 44). Männer zeigen in den hohen Altersklassen eine Überrepräsentation dermoider Karzinome und eine Unterrepräsentation kleinzelliger (!) und drüsiger Karzinome. Die Tabelle ist mit $p < 0{,}001$ statistisch auffällig. Bei Frauen sind dermoide Karzinome in höheren Altersklassen unterrepräsentiert und drüsige Karzinome in den gleichen Altersklassen überrepräsentiert ($p < 0{,}05$). Beide Tafeln sind untereinander statistisch verschieden ($p < 0{,}001$)

Alter \ Tumortyp		dermoid	kleinzellig	drüsig	großzellig	Σ
16-39	n	9	5	11	2	27
	Ew	15,7	4,1	4,9	2,2	
40-49	n	69	29	28	12	138
	Ew	80,4	21,1	25,1	11,4	
50-59	n	186	53	66	31	336
	Ew	195,6	51,4	61,2	27,8	
60-69	n	205	38	40	25	308
	Ew	179,3	47,1	56,1	25,5	
70-75	n	30	6	11	1	48
	Ew	27,9	7,3	8,7	4,0	
Σ	n	499	131	156	71	857
	[%]	(58,2)	(15,3)	(18,2)	(8,3)	

Alter \ Tumortyp		dermoid	kleinzellig	drüsig	großzellig	Σ
16-39	n	3	3	1	0	7
	Ew	2,4	0,7	3,4	0,5	
40-49	n	5	3	11	1	20
	Ew	9,6	2,0	9,6	1,5	
50-59	n	20	2	15	2	39
	Ew	13,4	3,9	18,8	3,0	
60-69	n	15	5	28	7	55
	Ew	18,9	5,5	26,5	4,2	
70-75	n	2	0	8	0	10
	Ew	3,4	1,0	4,8	0,8	
Σ	n	45	13	63	10	131
	[%]	(34,4)	(9,9)	(48,1)	(7,6)	

***Tabelle 45** (oben), **46** (unten)*
Typ des Lungenkarzinoms (WHO 1981) und Geschlecht für Gesamtkollektiv (1972-1982; Tabelle 45) und Teilkollektiv (1977-1982; Tabelle 46). Während in beiden Tabellen jeweils eine hochsignifikante Abhängigkeit zwischen Geschlecht und Typ des Lungenkarzinoms besteht ($p < 0{,}001$), sind zwischen den Tafeln (Gesamtkollektiv vs. Teilkollektiv) Unterschiede nicht vorhanden ($p > 0{,}05$). - Dies ist als Hinweis auf die konstante Zusammensetzung des Patientenkollektivs während des Zeitraumes von 11 Jahren zu werten; die Aussagen des Teilkollektivs dürfen auf das Gesamtkollektiv verallgemeinert werden

Tumortyp \ Geschlecht		Männlich	Weiblich	Σ
dermoid	n Ew	501 474,0	45 72,0	546
kleinzellig	n Ew	133 126,7	13 19,3	146
drüsig	n Ew	156 190,0	63 28,9	219
großzellig	n Ew	72 71,2	10 10,8	82
Σ		862	131	993

Tumortyp \ Geschlecht		Männlich	Weiblich	Σ
dermoid	n Ew	316 297,1	29 47,9	345
kleinzellig	n Ew	56 50,8	3 8,2	59
drüsig	n Ew	108 134,3	48 21,7	156
großzellig	n Ew	28 25,8	2 4,2	82
Σ		508	82	590

III. Ausgang

A. TNM und pTNM

Die Indikation zur kurativen chirurgischen Therapie fußt wesentlich auf der prätherapeutischen Einschätzung (SPIRO 1984) von Tumorausbreitung (Staging) und der Kenntnis des Tumortyps (Typing). Leitsatz Nr. 3 von FERLINZ (1982) lautet: „Die Kenntnis der Histologie des Tumors ist die Grundlage des therapeutischen Vorgehens. Sie ist daher so früh wie möglich zu klären". Leitsatz Nr. 4: „Die Therapie des nichtkleinzelligen Bronchialkarzinoms ist, wenn möglich, die Resektion ...".
Bronchoskopische Probengewinnung und die Gewinnung von Lymphknoten anläßlich einer Mediastinoskopie (MARTY-ANE 1985) sind die Möglichkeiten, prätherapeutisch eine histologische Sicherung des Tumorgeschehens herbeizuführen. Prätherapeutisch-bioptisches Typing und Kontrolle des Befundes am Resektionspräparat können erheblich divergieren. Gute Übereinstimmung berichten HINSON et al. (1975; n = 740). Dermoide Karzinome werden in 93%, kleinzellige in 87% und drüsige Karzinome zu 100% richtig typisiert. HINSON et al. (1975; n = 740) und RILKE et al. (1979; n = 215) berichten ebenfalls von vergleichsweise gut übereinstimmenden Ergebnissen. Größere Abweichungen können das dermoide Karzinom (Übereinstimmung 72,5%) betreffen (LARSSON 1976; n = 859) oder das kleinzellige Karzinom (Übereinstimmung: 70,0%; GRESCHUCHNA et al. 1983; n = 854). Diesen Beobachtungen zufolge muß damit gerechnet werden, daß in über 25% der Fälle die so wichtige Festlegung „kleinzellig - nichtkleinzellig" prätherapeutisch nicht gelingt (LARSSON u. ZETTERGREN 1976; n = 479). Werden nicht nur die Fehltypisierungen allein gezählt, sondern unzureichende Materialgewinnung oder -bearbeitung mit

Tabelle 47
Verteilung histologischer Typen von Lungenkarzinomen nach einer Zusammenstellung von HERMANEK u. GALL (1979). Die Schwankungsbreite ist z. B. für das dermoide Karzinom mit einem relativen Anteil zwischen 36 und 54% erheblich. Es ist zu berücksichtigen, daß den Angaben die WHO-Klassifikation 1967 zugrunde liegt (diese Studie: WHO-Typing 1981)

Autoren \ Karzinomtyp	n	dermoid		kleinzellig		drüsig		großzellig	
		n	[%]	n	[%]	n	[%]	n	[%]
Larsson (1973)	472	231	(49)	121	(26)	105	(22)	15	(3)
Yesner et al. (1973)	449	161	(36)	98	(22)	131	(29)	59	(13)
Mountain et al. (1974)	2080	996	(48)	368	(18)	521	(25)	195	(9)
Vincent et al. (1977)	1565	640	(41)	323	(21)	446	(28)	156	(10)
Eckert et al. (1979)	422	206	(49)	72	(17)	58	(14)	86	(21)
Katlie u. Carter (1979)	417	168	(40)	81	(19)	82	(20)	86	(21)
Erlangen 1976-1978	125	67	(54)	23	(18)	27	(22)	8	(6)
Σ	5530	2469	(45)	1086	(20)	1370	(25)	605	(11)

berücksichtigt, so liegt die Gesamttrefferquote der prätherapeutischen histologischen Diagnostik durch Probeexzision des Bronchus bei 52% (FISCHNALLER 1977; n=7002). Die diagnostische histologische Trefferquote insgesamt liegt damit in Größenordnungen der zytologischen Diagnostik (NAKHOSTEEN et al. 1983).

Einer Umfrage (PARIS et al. 1975) zufolge, bewerten 42 angeschriebene Chirurgen den Wert der Mediastinoskopie unterschiedlich. Auf die Frage, welche Bedeutung der Nachweis von subcarinal bzw. paratracheal gelegenen Lymphknotenmetastasen (immerhin N_2) für die Operationsindikation hat, antworten 36% mit inoperabel, 40% mit operabel aber schlechtere Prognose, 24% machen die Operabilität vom Tumortyp abhängig. Die Befürworter der Mediastinoskopie verweisen auf die geringe Komplikationsrate (KAISER 1979: 6 Komplikationen bei 1072 Mediastinoskopien) und v.a. auf die Möglichkeit einer umfassenden Befunderhebung mit histologischer Sicherung der Tumorausbreitung (LÜLLIG et al. 1977; LARSSON 1981; SMITH et al. 1982; PEARSON et al. 1982). Allerdings ist der Beitrag der Mediastinoskopie zum Staging von der Lokalisation des Tumors abhängig. Periphere Tumoren setzen später bzw. seltener Lymphknotenmetastasen als zentrale (LARSSON 1976; n=859). Bei Tumorlokalisation im linken Oberlappen erweisen sich 7 von 8 mediastinoskopisch tumorfrei beurteilte Fälle intraoperativ als nicht resezierbar (SMITH et al. 1982; n=202). Für diese Tumorlokalisation wird eine Probethorakotomie empfohlen.

Als unterstützende bildgebende Verfahren bieten sich die konventionelle Tomographie und die Computertomographie *(Tabelle 48)* an (MÜLLER HA et al. 1981, KÖNIG et al. 1984; MARTY-ANE 1985; KERR 1984). Die computertomographische Beurteilung mediastinaler Lymphknoten nach ihrer Größe mit Rückschluß auf die Ausdehnung des Tumorbefalls kann schwierig sein (KÖNIG et al. 1983; n=235).

Auch vermeintlich kurativ chirurgisch behandelte Patienten, die innerhalb von 4 Wochen postoperativ verstorben sind und obduziert wurden, zeigen in erstaunlich hohem Maße Tumorrestgewebe (MATTHEWS 1977): 14% im Stadium I, 34% im Stadium II und 73% im Stadium III (n=254). Besonders häufig werden periphere Lungenkarzinome nicht kurativ reseziert (KAISER 1979). Die Bedeutung der klinischen Gesamtsituation für die Einschätzung des präoperativen Stadiums beschreiben TROIDL et al. (1979; n=60).

In einer Literaturzusammenstellung berichten LIEBIG u. GABLER (1981) von erheblichen Abweichungen der (prätherapeutischen) TNM- und (posttherapeutischen) pTNM-Einschätzung *(Tabelle 49)*. Bei insgesamt tumorpositiven Lymphknoten beim operierten Lungenkarzinom in 46,1% der Fälle (Literaturübersicht 1974-1979, n=6129) schwankt die TNM-Fehlklassifikation zwischen 40 und 80%, die N-Fehlklassifikation alleine zwischen 17 und 64%.

Dieses Untersuchungsgut (Heidelberg) liegt deutlich günstiger *(Abb. 35, 36)* als der Wert für die N-Einschätzung aus der Literaturübersicht: Die Gesamtrate der Fehlklassifikation (N) beträgt 40,3% *(Tabelle 50)* und schwankt zwischen N_0 und N_2 von 21,5 bis 65,4%.

B. Komplikationen

Postoperative Komplikationen werden bei 34,0% beobachtet, Frühkomplikationen (bis 30 Tage post operationem) führen mit 29% *(Abb. 37)*. Dieser Wert entspricht den Mitteilungen aus der Literatur (GEROULANOUS et al. 1980; n=82; GRESCHUCHNA u. KONIETZKO 1981; n=1042; GRÄBNER 1982; n=2734). Präoperative Risiken sind so umfassend wie möglich zu bestimmen, um postoperative Komplikationen auf ein möglichst niedriges Maß zu reduzieren (DRINGS u. VOGT-MOYKOPF 1984). Hierzu zählt die postoperative Ateminsuffizienz. Die Ursa-

Tabelle 48
Indikation zur Computertomographie des Thorax und des Mediastinums. (Nach KÖNIG et al. 1984)

1) *Pleura und Thoraxwand*	
a) Infiltrierendes Bronchialkarzinom	+ + +
b) Pleuramesotheliom, Pleuralipom	+ +
c) primäre Tumoren der Thoraxwand (Rippen, Sternum, Skapula)	+ + +
2) *Mediastinale Raumforderungen*	
a) Tumoren Zyste, Lipom, Thymom, Teratom, vergrößerte mediastinale Lymphknoten, dystope Epithelkörperchen, Tumoren des Ösophagus	+ + +
b) Gefäßanomalien und Aneurysmen doppelter Aortenbogen, rechtliegender Aortenbogen, rechtsdeszendierende Aorta, V.-azygos-Kontinuationssyndrom, Scimitar-Syndrom, persistierende V. cava superior sinistra, Lungensequester	+ + +
3) *Intrapulmonale Raumforderungen*	
a) primär maligne Lungentumoren	+ +
b) Metastasennachweis bzw. -ausschluß	(+ + +)[a]
c) unklare solitäre Lungenrundherde, Chondrohamartom, Tuberkulom, Karzinoide	+

[a] Bei spezieller Fragestellung.

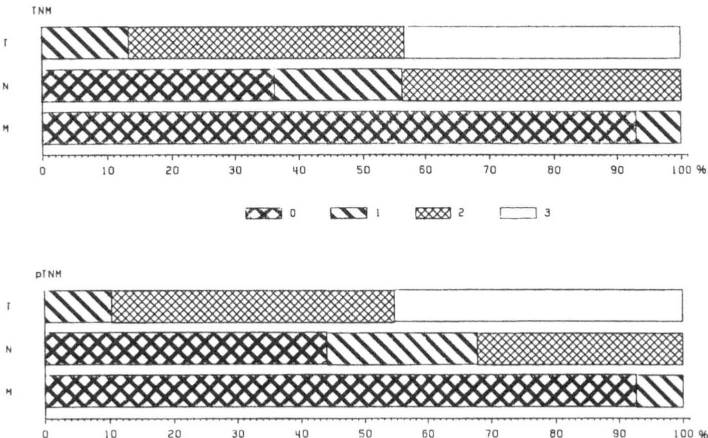

***Abb. 35** (oben), **36** (unten)*
Prätherapeutisches Staging (TNM; Abb. 35) und posttherapeutisches Staging (pTNM; Abb. 36) zeigen bei der Einschätzung von $T_{1,2}$ und $N_{1,2}$ größere Differenzen als bei M (1977–1982; n = 563)

Tabelle 49
Abweichungen (in %) des prätherapeutischen (TNM) vom posttherapeutischen (pTNM) Staging (nach einer Zusammenstellung von Liebig u. Gabler 1981, verändert). Zu beachten ist, daß sich die Literaturhinweise auf vorherige Versionen der *TNM-Klassifikation der malignen Tumoren* beziehen (vor 1979, 3. Aufl.)

Autoren (Jahr)	T	N	TNM	Stad.	n	Prospektiv
Wellauer u. Maranta (1959)			42		200	–
Franke et al. (1967)			42		200	–
Rakov et al. (1969)	34	43			431	–
Kirsch u. Wetzer (1969)				34	249	+
Dold et al. (1972)		64 17			27	–
Brantigan (1976)	5	51	59		87	–
Held u. Ringsgwandl (1977)			40		450	–
Suemasu et al. (1977)	8	37	41		45	+
Gabler u. Liebig (1978)	50	40	80		133	+
Nou et al. (1979)		17			o. A.	+
Σ					1822	

Tabelle 50
Validität des präoperativen Staging *(N)* im Vergleich zum postoperativen Staging *(pN)*. Die durchschnittliche Abweichung beträgt 40,3%, wobei die größten Differenzen zwischen N_2 und pN_1 beobachtet werden (1977–1982). Kursive Beobachtungswerte: übereinstimmende Klassifizierung

N \ pN	pN_0	pN_1	pN_2	Σ
N_0	*149*	34	23	206
N_1	52	*45*	16	113
N_2	51	51	*142*	244
Σ	252	130	181	563
Abweichung [%]	(40,9)	(65,4)	(21,5)	(40,3)

chen sind im einzelnen oder als Palette multifaktoriell, es gehören dazu:

- Blutzuckereinstellung bei Patienten mit Diabetes mellitus u. a. Stoffwechselerkrankungen;
- Bronchialsanierung bei chronischer Bronchitis (Raucher);
- „Trockenlegen" von Patienten mit chronischem Alkoholabusus (mit die häufigste postoperative Komplikation ist das Entzugsdelir).

Einen besonderen Stellenwert hat die prä- und postoperative Atemgymnastik (Sommerwerck u. Ziolko-Lange 1981).

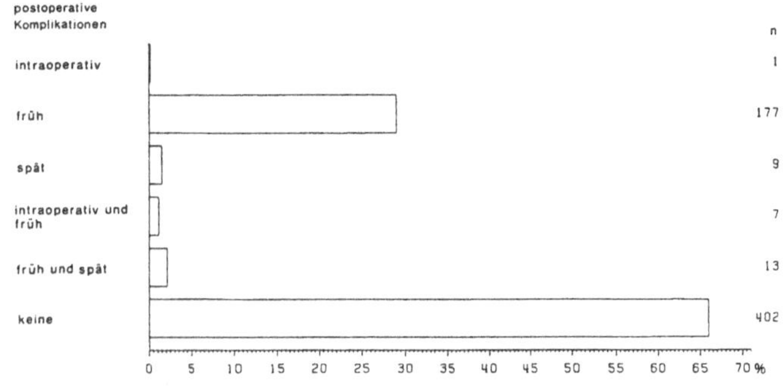

Abb. 37
Postoperative Komplikationen (relative und absolute Häufigkeiten). Als intraoperative Komplikationen werden solche aufgeführt, welche bis zum Abschluß des operativen Eingriffs aufgetreten sind. Frühkomplikationen sind bis zum 30. Tage post operationem, Spätkomplikationen mehr als 30 Tage post operationem aufgetreten

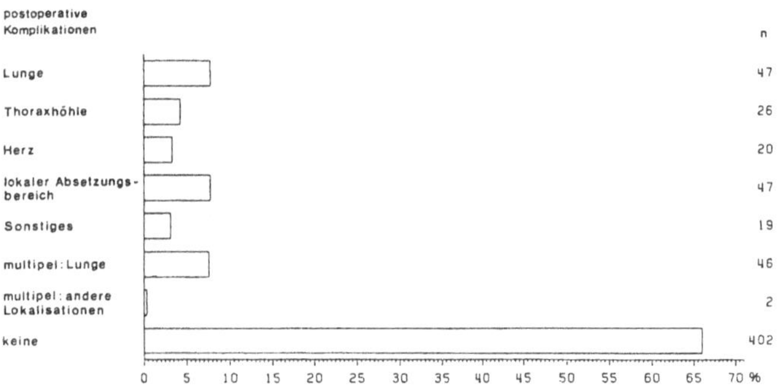

Abb. 38
Postoperative Komplikationen (früh und spät) unter Berücksichtigung von Organ- bzw. systemischen Lokalisationen (absolute und relative Werte)

Die auffallende Konstanz postoperativer Komplikationen *(Abb. 38)* in mehreren Kliniken ist trotz aller Fortschritte v. a. auf eine zunehmende Zahl operierter Patienten jenseits des 70. Lebensjahrs zurückzuführen (WEBER et al. 1980). Das Krankengut von WEBER et al. (1980; 1974–1978) besteht mit einem Anteil von 4,5% aus Patienten jenseits des 70. Lebensjahrs. Der Anteil der Patienten in dem hier vorgestellten Untersuchungsgut (Heidelberg) ist geringfügig höher.

C. Operationsletalität

Die Operationsletaltiät (bis zum 30. Tage postoperativ) ist von der Art bzw. dem Ausmaß der Operation *(Tabelle 51)*, vom Typ *(Tabelle 52)* und vom Stadium *(Tabelle 53)* des Tumorleidens unabhängig. Der Unterschied zwischen der Lobektomie (7,39%) und der Pneumektomie (11,7%) ist nicht signifikant.
Von den verstorbenen Patienten wurden lediglich 62 (ca. 10%) obduziert. Von diesen sind 28% postoperativen Komplikationen (n = 28) mit einer mittleren Überlebenszeit von 1,26 Monaten erlegen. Von 28 Patienten zeigen 5 eine weitere Tumorprogredienz. Die übrigen Verstorbenen sind Opfer ihres Tumorleidens, wobei tumorunabhängig (einschließlich der Operationsletalität) 22 Patienten verstorben sind *(Tabelle 54)*. Von den 62 obduzierten Verstorbenen zeigen 50 vom direkten Tumorgeschehen unab-

Tabelle 51
Operationsletalität (bis zum 30. Tag postoperativ) in Abhängigkeit vom Ausmaß des operativen Eingriffs (Lobektomie, Bilobektomie, Pneumektomie, Sonstige; 1977–1982). Unter „Sonstige" sind Segment- und Keilresektionen sowie die Probethorakotomie zusammengefaßt. Die Tafel ist mit $p > 0{,}05$ nicht signifikant. – Die größere langfristige Überlebenswahrscheinlichkeit parenchymsparender Resektionsverfahren hat ihre Ursachen nicht in einer niedrigeren Operationsletalität

Resektion		Überlebende	Operationsletalität	Σ
Lobektomie	n	301	24	325
	Ew	298,3	26,7	
	[%]		(7,39)	
Bilobektomie	n	66	6	72
	Ew	66,0	5,9	
	[%]		(8,33)	
Pneumektomie	n	150	20	170
	Ew	156,0	14,0	
	[%]		(11,7)	
Sonstige	n	41	0	41
	Ew	37,6	3,4	
	[%]		(0)	
Σ	n	558	50	608
	[%]		(8,22)	

Tabelle 52
Operationsletalität und Typ des Lungenkarzinoms (dermoid, kleinzellig, drüsig, großzellig). Die jeweilige Letalität entspricht dem Erwartungswert *(Ew)*, die Tabelle ist nicht signifikant ($p>0{,}05$; 1977-1982). Offensichtlich heben sich die verschiedenen Kontraste bezüglich unterschiedlicher Häufigkeiten der histologischen Typen des Lungenkarzinoms bei den Geschlechtern und bezüglich der zentralen und peripheren Lokalisation gegenseitig auf

Tumortyp \ Ergebnis		Überlebende	Operationsletalität	Σ
dermoid	n	312	33	345
	Ew	316,3	28,7	
kleinzellig	n	53	6	59
	Ew	54,1	4,9	
drüsig	n	147	9	156
	Ew	143,0	13,0	
großzellig	n	29	1	30
	Ew	27,5	2,5	
Σ	n	541	49	590

Tabelle 53
Einfluß des Tumorstadiums auf die Operationsletalität: Die Tabelle ist mit $p>0{,}05$ nicht signifikant: Tumorstadium und Operationsletalität sind voneinander unabhängig. - Die Aussage ist sinngemäß vergleichbar mit Tabelle 51: Tumorstadium und Ausmaß der Resektion korrelieren hoch

Stadium		Überlebende	Operationsletalität	Σ
I	n	165	12	177
	Ew	162,3	14,6	
	%		6,77	
II	n	65	6	71
	Ew	65,1	5,9	
	%		8,45	
III	n	285	27	312
	Ew	286,1	25,9	
	%		8,65	
IV	n	38	5	43
	Ew	39,4	3,6	
	%		11,62	
Σ	n	553	50	603
	%		8,29	

hängige Komplikationen, die Hälfte immerhin mit Nachblutungen im Operationsgebiet und kardiopulmonalen Komplikationen *(Tabelle 55)*.

Noch 1965 wird die Operationsletalität mit 12,8% (n = 219; BERGH u. SCHERSTEN) angegeben. Bronchopulmonale Fisteln, respiratorische Insuffizienz,

Tabelle 54
Sektionsbefund der verstorbenen Patienten (n = 62). Postoperativen Komplikationen sind (in diesem Teilkollektiv) 37,1% der Patienten erlegen, 62,9% zeigen die persistierende Tumorkrankheit oder einen Zweittumor (n = 39). Beachte die hochgradige Selektion unmittelbar postoperativ Verstorbener (mittlere Überlebenszeit 1,26 Monate)

Todesursache	n	Überlebenszeit (Monate, Mittelwert)
Postoperative Komplikation	28	1,26
Lokales Rezidiv	11	20,30
Fernmetastasen	8	17,25
Lokales Rezidiv u. Fernmetastasen	19	12,63
Zweittumor	1	41,00
Σ	62	18,48

Tabelle 55
Komplikationen, welche vom direkten Tumorgeschehen unabhängig sind (Teilkollektiv von den obduzierten Verstorbenen, n = 62). Von 50 Patienten zeigen 21 kardiopulmonale Komplikationen (Schocklunge, Lungenembolie, Myokardinfarkt). Unter „Sonstige" sind gastrointestinale Blutungen (z.B. Streßulzera), Delirium, zerebrovaskuläre Komplikationen, Tumorkachexie u.ä. zusammengefaßt

Komplikation	n	[%]
Kardiopulmonale Komplikationen	21	(42)
Nachblutung aus dem Operationsgebiet	5	(10)
Bronchialfisteln	8	(16)
Pneumonien ohne Fistelnachweis	6	(12)
Sonstige	10	(20)
Σ	50	(100)

Blutung und Lungenembolie machen mehr als die Hälfte der Todesursachen aus. Die Letalität der Pneumektomie beträgt hier 17,8%, der Lobektomie 7,7%. Ähnliche Werte werden von FLACK (1970) angegeben (n = 1192). Die postoperative Letalität beträgt insgesamt 14%, für die Pneumektomie 17% und für die Lobektomie 9% ($p<0{,}05$). ZEIDLER u. LINDER (1973) berichten von einer Senkung der Operationsletalität *(Abb. 39)* auf unter 10% (n = 1515). Die Verbundstudie der Bundesrepublik Deutschland (1976) zeigt eine andere Situation: Für die Lobektomie wird eine Letalität von 15%, für die Pneumektomie von 32% angegeben (BECKER et al. 1976; n = 14937).

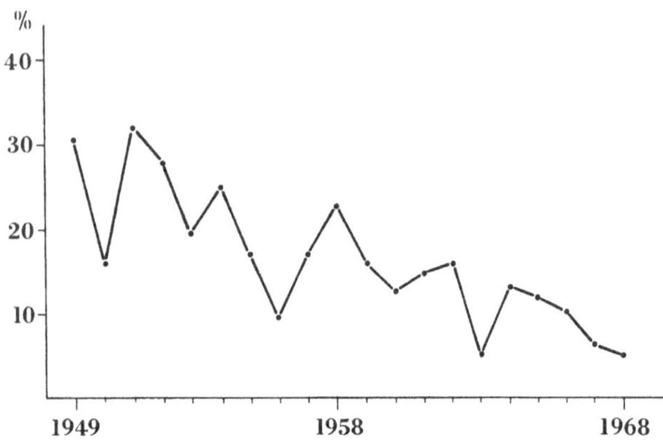

Abb. 39
Postoperative Letalität 1949-1968 (chirurgische Universitätsklinik Heidelberg; mod. nach ZEIDLER u. LINDER 1973). Die für das Jahr 1968 angegebene Letalität von 5% hat sich bis heute nicht wesentlich geändert. Zu berücksichtigen ist, daß die Indikation zur potentiell kurativen Operation heute erheblich weiter gestellt wird

Tabelle 56
Spätschicksal von 610 Patienten (1977-1982). Von den Operationsjahrgängen 1977-1983 leben am Stichtag (31.12.1984) 193 Patienten (31,7%). Bei dieser Zahl ist zusätzlich zu berücksichtigen, daß nur knapp 50% der Patienten als operationsfähig eingestuft worden sind. Dieser Teil der Patienten, bezogen auf das Kollektiv „Patienten mit Lungenkarzinom insgesamt", besteht somit aus Überlebenden etwa in der Größenordnung von 15%

Verlauf	n	[%]
Lebt, ohne nähere Angaben	45	(7,5)
Rezidivfrei	121	(19,8)
Rezidiv oder Metastasen	27	(4,4)
Tumorabhängiger Tod	340	(55,74)
Tumorunabhängiger Tod	14	(2,29)
Operationsletalität	50	(8,2)
Tod unbekannter Ursache	4	(0,6)
Keine Angaben	9	(1,47)
Σ	610	(100)

Die Angaben entsprechen etwa den Hinweisen von BERNEY u. HAHNLOSER (1981; n = 209). Von 14% (1950-1961) über 7,7% (1961-1972) auf 9,3% (1972-1983) schwankt die Hospitalletalität bei BATES u. SUTTON (1984; n = 2559). Auch hier scheint das Ansteigen der Letalität bis 1983 auf ein insgesamt höheres Alter des Patientenkollektivs hinzudeuten.

D. Nachsorge

Die Nachsorge erfolgt in den ersten 3 Jahren postoperativ (je nach Tumorstadium: während der ersten 2 Jahre) in 3monatigen Intervallen. Nach Ablauf von 3 Jahren werden die Kontrollen mit einem Abstand von 6 Monaten angesetzt.
Die ambulante Nachsorge erfolgt entweder in der Klinikambulanz oder (bei auswärtigen Patienten) durch den betreuenden ärztlichen Kollegen (nahezu ausschließlich Lungenfachärzte). In der Regel halten sich die Kollegen an die festgelegten Dreimonatsintervalle und benutzen den Erhebungsbogen der Klinik. Zu den angegebenen Zeitpunkten werden regelmäßig kontrolliert: Laborstatus, Röntgenaufnahme des Thorax, Sonographie; 3 bzw. 6 Monate nach der Operation wird bronchoskopisch das Operationsgebiet exploriert. Bei Verdacht auf ein Rezidiv werden zusätzliche Untersuchungen veranlaßt (weitere Laboruntersuchungen, Computertomographie, Skelettszintigraphie).
Nachsorge und regelmäßig durchgeführte Untersuchungsgänge stellen eine hohe Erfassungsrate von Tumorrezidiven sicher. Diese ist wichtig für die Bestimmung (und statistische Berechnung) des Remissionsintervalls.

E. Spätschicksal

Das Schicksal der Patienten nach einer Beobachtungszeit von knapp 8 Jahren stimmt nachdenklich *(Tabelle 56)*. Von 610 Patienten fehlen die Angaben von 9 Patienten. Es leben ohne nähere Angaben bzw. rezidivfrei lediglich etwa ein Viertel (27,3%) der Patienten, mit Rezidiv oder Metastasen 31,7%. Einen tumorabhängigen Tod erlitten 55,7%, zählt man die Operationsletalität hinzu, so sind es 63,9%.
Ähnlich erschreckende Hinweise gibt SLACK (1970; n = 1192). Innerhalb der ersten 24 Monate versterben mindestens 73,2% am operierten Tumorleiden, nach 24 Monaten beträgt der Anteil immerhin noch mindestens 42,6%. Die Zehnjahresüberlebenszeit nach PAULSON u. REISCH (1976; n = 915) beträgt 8,4%, die Fünfzehnjahresüberlebenszeit 3,8%, mehr als 15 Jahre überlebt haben lediglich 1,6% der Patienten. FIELDS et al. (1972; n = 1803) können 1370 Patienten verfolgen. Nach 5 Jahren leben von diesen ohne Karzinom 21,5%; 12 Jahre später (BATES u. SUTTON 1984; n = 2585) ist die Situation ähnlich. Die Gesamtzahl der Nichthospitaltoten beträgt 61,2%. Immerhin bekommen 1,7% (n = 44) einen neuen extrathorakalen Primärtumor.

4. Teil: Primärtumor

I. T- und pT-Kategorie der UICC

Die Kategorie des Primärtumors (T) berücksichtigt die Größe (gemessen wird der größte Tumordurchmesser), die Ausdehnung (Ausbreitung auf angrenzende Strukturen) und lokale Komplikationen (Atelektase, obstruktive Pneumonie, Pleuraerguß).
Sie entspricht damit klinischen Fragestellungen und einer klinischen Vorgehensweise; die Klassifikation kann nur bedingt als Indikator des biologischen Verhaltens des Tumors eingestuft werden. Entsprechende Einschränkungen gelten für die Tumor-Patienten-Beziehung, wie sie beispielsweise durch die Messung der Überlebenszeit relevant wird. So kann ein kleines exophytisch wachsendes dermoides Karzinom früh zu einer Bronchusobstruktion und damit zu einer Atelektase führen. Obwohl der Tumor dort weniger als 2 cm im Durchmesser ausmacht, ist er unter T_2 (bzw. pT_2) zu klassifizieren *(Abb. 40–42)*.

Wird nach tumoreigenen oder patienteneigenen Charakteristika gefahndet, denen eine prognostische Relevanz zuzusprechen sein könnte, so ist eine „Mischklassifikation" dieser Art nicht hilfreich. Die prognostische Bedeutung einer tumorbedingten Atelektase per se in Abhängigkeit von der Lokalisation des Tumors (natürlich unter Berücksichtigung des Tumortyps) ist bislang nicht untersucht worden. Ähnliches gilt für die prognostische Bedeutung anderer tumorabhängiger Begleiterscheinungen (parablastomatöse Pneumonie, Winkelerguß u. ä.).
Soweit möglich, wird in diesem Untersuchungsgut versucht, die prognostische Wertigkeit tumoreigener und tumorabhängiger Komponenten zu differenzieren.

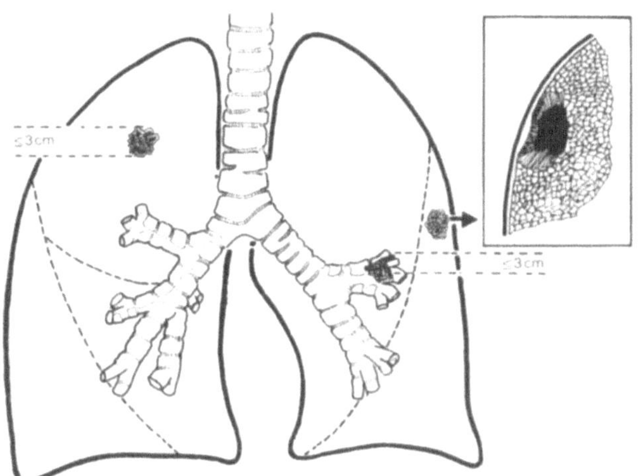

Abb. 40
T-Kategorie (UICC 1979, 1985): T_1/pT_1. Tumor mißt in seiner größten Ausdehnung 3 cm oder weniger, ist umgeben von Lungengewebe oder viszeraler Pleura, ohne bronchoskopische Evidenz einer Infiltration proximal eines Lappenbronchus

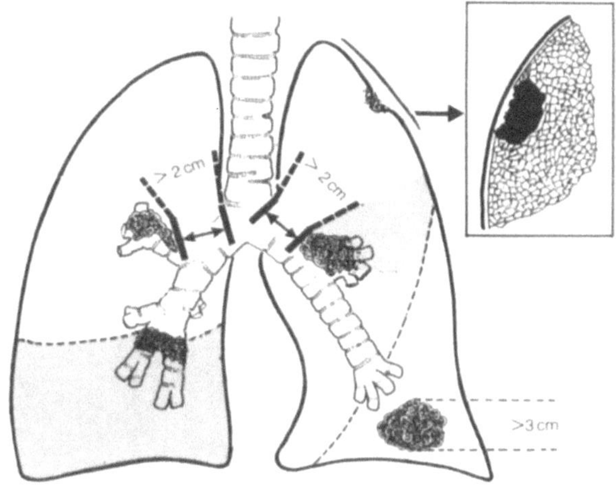

Abb. 41
T-Kategorie (UICC 1979, 1985): T_2/pT_2. Tumor mißt in seiner größten Ausdehnung mehr als 3 cm *oder* Tumor jeglicher Größe mit begleitender Atelektase *oder* obstruktiver Entzündung, die sich bis zum Hilus ausdehnt. Bei der Bronchoskopie darf die proximale Ausdehnung des Tumors höchstens bis 2 cm distal der Carina reichen. Jede begleitende Atelektase oder obstruktive Pneumonie muß weniger als einen ganzen Lungenflügel betreffen, und es darf kein Pleuraerguß bestehen

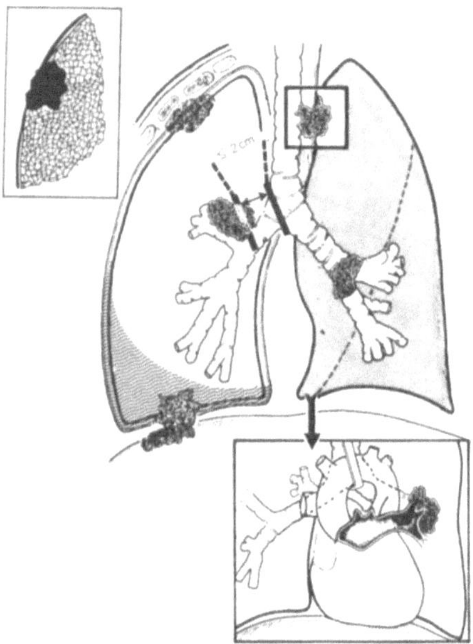

Abb. 42
T-Kategorie (UICC 1979, 1985): T_3/pT_3. Tumor jeglicher Größe mit direkter Ausdehnung auf benachbarte Strukturen, wie Thoraxwand, Zwerch fell oder Mediastinum, *oder* Tumor bei der Bronchoskopie weniger als 2 cm distal der Carina *oder* Tumor verbunden mit Atelektase *oder* obstruktiver Pneumonie eines ganzen Lungenflügels *oder* Pleuraerguß

II. Tumorgröße

Die Tumorgröße wird als größter Durchmesser des Tumors in cm angegeben. Sie ist eine komplexe Resultante aus Einzelvariablen wie

Zellgröße,
Zellzahl,
Zelldichte,
Nekrosen,
Lumina, Hohlräumen,
Wachstum,
Flüssigkeitsgehalt,
tumorassoziierte (nichttumoröse) Lungenveränderungen.

Insofern ist es nicht verwunderlich, daß die Tumorgrößenverdopplungszeit (gemessen am größten Tumordurchmesser), der H^3-Thymidin-Index wie auch der sog. Zellverlustfaktor nur inkonstant mit diesem einfachen Maß korrelieren (KERR u. LAMB 1984; n=27).

In diesem Untersuchungsgut erfolgt die Angabe der Tumorgröße in cm, Bruchteile werden auf- bzw. abgerundet. Weibliche Patienten zeigen häufiger kleinere Primärtumoren als männliche *(Tabelle 57)*. Au-

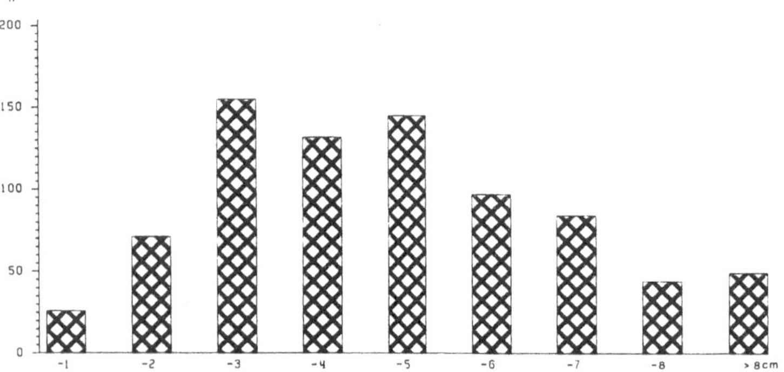

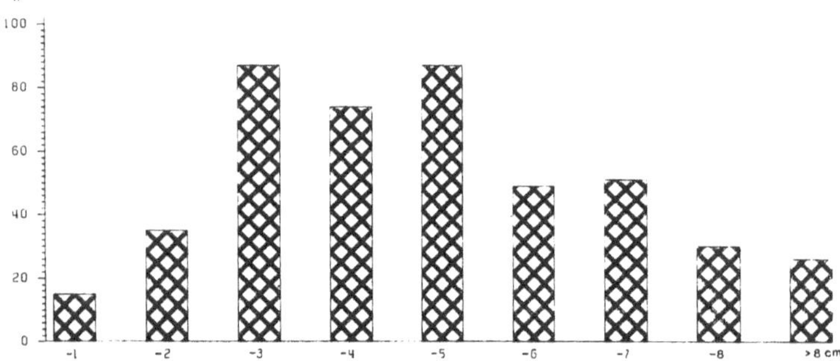

***Abb. 43** (oben), **44** (unten)*
Legende s. S. 87

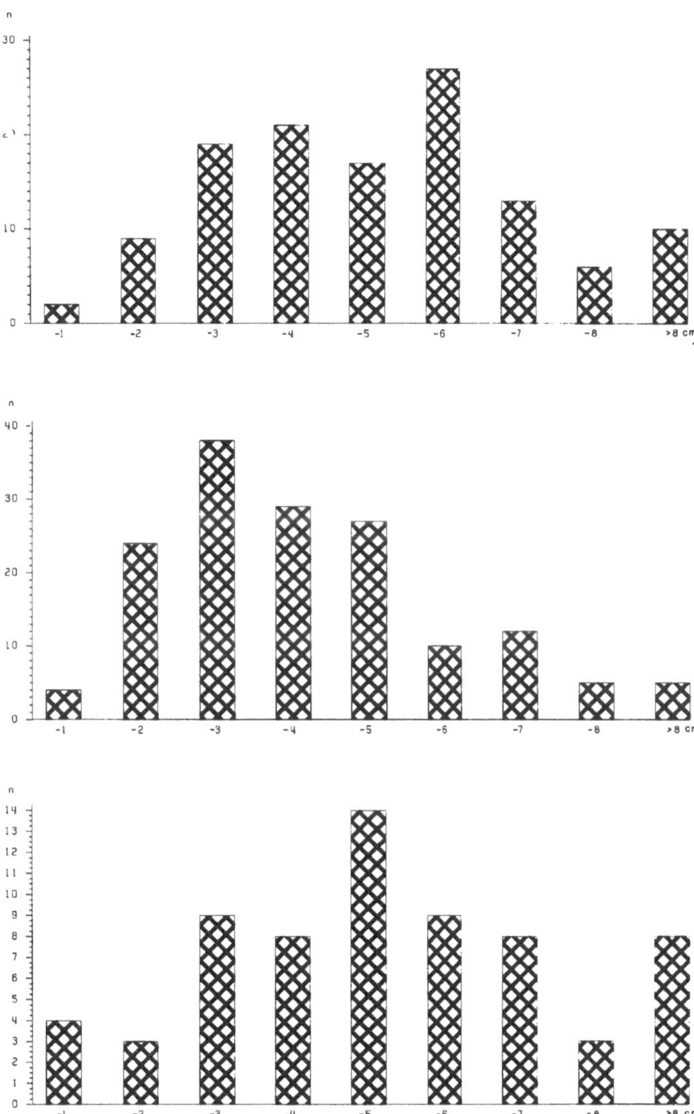

***Abb. 43, 44** (s. S. 86), **45** (oben), **46** (Mitte), **47** (unten)*
Tumorgröße (in Intervallen von 1 cm) für das Kollektiv (1972–1982) der Lungenkarzinome insgesamt (Abb. 43: n = 798), für die dermoiden Karzinome (Abb. 44: n = 454), für die kleinzelligen Karzinome (Abb. 45: n = 124), für die drüsigen Karzinome (Abb. 46: n = 154), für die großzelligen Karzinome (Abb. 47: n = 66). Den Diagrammen ist gemeinsam, daß sie „linksschief" sind, offensichtlich jedoch mit 2 Gipfeln die Summe aus 2 Häufigkeitsverteilungen darstellen. Die Frage muß offen bleiben, ob diesem Phänomen objektbezogene oder aber methodische Argumente zuzuordnen sind. Für letzteres spricht die auffallende Bevorzugung der Größenklasse -3 cm in Abb. 43, 44, 47. Für die Annahme eines tumoreigenen Phänomenes spricht die Verteilung (Abb. 45) des kleinzelligen Karzinoms. Der auffällige Gipfel in der Größenklasse -6 cm ist nicht durch Vermessungsunzulänglichkeiten zu erklären

ßerdem sind bei Patientinnen drüsige Karzinome häufiger; diese Karzinome liegen zudem häufiger peripher und zeigen einen kleineren Durchmesser *(Tabelle 58)*. Hierin wird der Grund für die allgemein günstigere Prognose des Lungenkarzinoms bei Frauen gesehen.

Die Diagramme in cm-Schritten *(Abb. 43–47)* geben die gemessenen Tumordurchmesser in Abhängigkeit vom histologischen Typ wieder. Bemerkenswert ist:

- die Soll-Diagramme entsprechen links-schiefen Verteilungen;
- Unregelmäßigkeiten der Verteilung sind nicht mit dem vermessenen Objekt begründbar, sie deuten auf Meßfehler hin;
- der Meßfehler ist offensichtlich nicht klassenunabhängig (Überrepräsentation der Klasse „3").

Tabelle 57
Tumorgröße (Klassenabstand jeweils 1 cm) in Abhängigkeit vom Geschlecht (1972-1982; n = 803). Lungenkarzinome mit geringem Tumordurchmesser sind bei weiblichen Patienten häufiger, Lungenkarzinome mit großem Tumordurchmesser sind bei männlichen Patienten häufiger ($p < 0,05$). Dies ist zumindest teilweise die Ursache für die größere Überlebenswahrscheinlichkeit bei Frauen

Tumorgröße [cm] \ Geschlecht		Männlich	Weiblich	Σ
−1	n Ew	24 22,8	2 3,2	26
−2	n Ew	60 62,2	11 8,8	71
−3	n Ew	128 135,7	27 19,3	155
−4	n Ew	114 115,6	18 16,4	132
−5	n Ew	122 126,9	23 18,1	145
−6	n Ew	87 84,9	10 12,1	97
−7	n Ew	80 73,5	4 10,5	84
−8	n Ew	42 38,5	2 5,5	44
⩾9	n Ew	46 42,9	3 6,1	49
Σ	n	703	100	803

Tabelle 58
Mittelwert (arithmetisches Mittel) der Tumorgröße (Tumordurchmesser) in cm. Es ist nicht richtig, daß kleinzellige Karzinome „im Mittel" einen kleineren Durchmesser haben als dermoide Karzinome. Wird das Metastasierungsverhalten kleinzelliger Karzinome berücksichtigt, so kann allein aus dem großen Tumordurchmesser zum Zeitpunkt der Operation die ungünstigere Prognose abgeleitet werden. Hinzu kommt: Nur ein verschwindend geringer Anteil kleinzelliger Karzinome wird einer Operation zugeführt - die Auswahl erfolgt insbesondere in höheren Stadien in der Regel in Richtung einer primären Chemotherapie

Hauptdiagnose	Tumorgröße [cm] (Mittelwert)
Dermoid	4,850
Kleinzellig	5,137
Drüsig	4,194
Großzellig	5,227
Sonstige	4,500

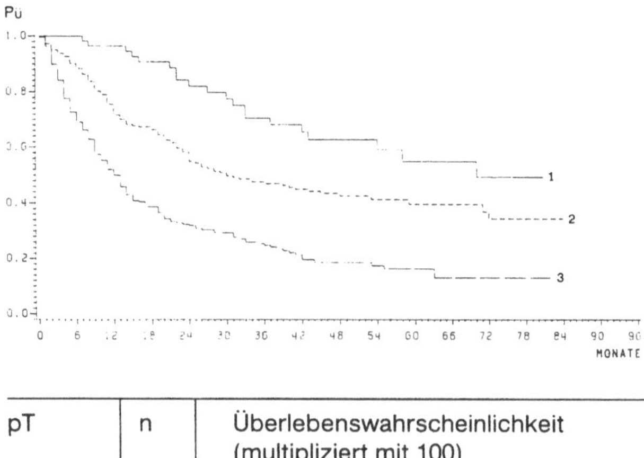

pT	n	Überlebenswahrscheinlichkeit (multipliziert mit 100)		
		12	36	60 Monate
pT_1	61	97,0	69,0	54,0
pT_2	261	71,0	47,0	39,0
pT_3	271	59,0	26,0	13,0
Σ	593			

Test	Gehan-Wilcoxon	Logrank
	$p < 0,001$	$p < 0,001$

Abb. 48; Tabelle 59
Überlebenswahrscheinlichkeiten (*$P_Ü$*) für pT_1 *(1)*, pT_2 *(2)* und pT_3 *(3)*. Die Unterschiede zwischen den Kurven sind jeweils signifikant ($p < 0,0001$). In die Berechnung eingegangene Zahl der Patienten: n = 593 (1977-1982)

Die Gründe mögen darin liegen, daß die pT-Dimension (TNM-Klassifikation) als Grenze für pT_1 eine Ausdehnung von bis zu 3 cm angibt. Doch scheint ein anderer Einfluß zusätzlich eine Rolle zu spielen: Die 3 ist eine (vor dem mitteleuropäischen Hintergrund) bevorzugte Zahl. Ihr wird unbewußt auch bei Meßreihen eher entsprochen als den benachbarten Zahlen 2 und 4. Einen Hinweis liefern Meßreihen aus anderen Kulturkreisen: In China ist die Zahl 4 eine bevorzugte „heilige" Zahl, bei Meßreihen dieser Art erscheint tatsächlich die 4 gegenüber der 3 und der 5 als bevorzugte Ziffer (Wu 1985). - Diese Hypothesen vermögen nur einen Teil des Phänomens zu erklären.

Überlebenszeit und Tumorgröße korrelieren *(Abb. 48; Tabelle 59)*. Mit zunehmendem Tumordurchmesser (d. h. mit zunehmendem Volumen des Primärtumors) nimmt die Überlebenswahrscheinlichkeit kontinuierlich ab. Der Effekt ist stärker in den frühen Beobachtungszeiten (etwa bis 36 Monate); er verwischt nach längeren Zeiträumen (bis 84 Monate). Die Testergebnisse entsprechen dieser Interpretation *(Tabelle 59)*. Die Wahrscheinlichkeiten des Remissionsintervalls sind in gleicher Weise vom pT (UICC 1979) abhängig: Die Unterschiede

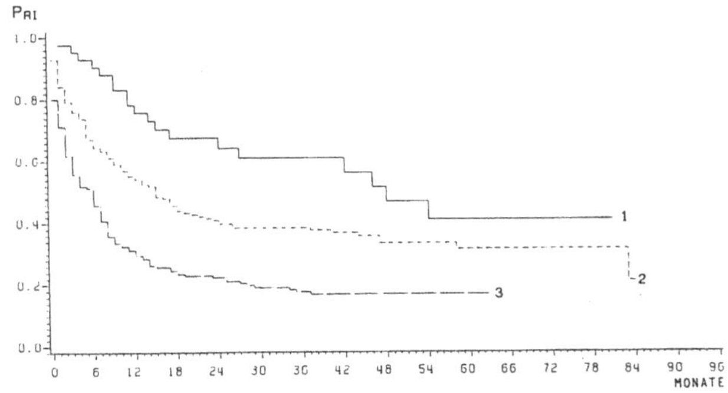

pT	n	Remissionswahrscheinlichkeit (multipliziert mit 100)		
		12	36	60 Monate
pT_1	42	84,0	62,0	44,0
pT_2	183	56,0	38,0	36,0
pT_3	181	30,0	20,0	18,0
Σ	406			

Test

	Gehan-Wilcoxon	Logrank
$T_1/T_2/T_3$:	$p<0{,}001$	$p<0{,}001$
T_1/T_2:	$p=0{,}0014$	$p=0{,}0181$
T_2/T_3:	$p<0{,}001$	$p<0{,}001$

Abb. 49; Tabelle 60
Wahrscheinlichkeiten der Remissionsintervalle (P_{RI}) für pT_1 *(1)*, pT_2 *(2)* und pT_3 *(3)*. Die Unterschiede sind insgesamt und jeweils zwischen *1, 2, 3* signifikant (gesonderte Testung wegen geringer Fallzahl bei pT_1)

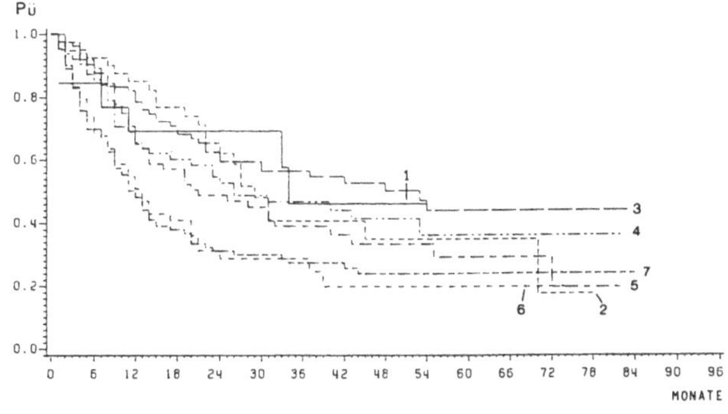

Tumorgröße [cm]	n	Überlebenswahrscheinlichkeit (multipliziert mit 100)		
		12	36	60 Monate
−1	13	69,23	46,15	-
−2	45	85,10	40,76	34,94
−3	90	78,57	54,79	44,06
−4	67	65,37	46,56	36,07
−5	85	65,00	39,88	29,10
−6	59	50,72	28,54	19,57
>6	106	48,11	27,34	23,80
Σ	465			

Test

	Gehan-Wilcoxon	Logrank
3/4/5:	$p=0{,}1322$	$p=0{,}1155$
5/6:	$p=0{,}0186$	$p=0{,}0479$
5/6/7:	$p=0{,}0119$	$p=0{,}0871$

Abb. 50; Tabelle 61
Überlebenswahrscheinlichkeiten ($P_{Ü}$) (in Monaten; 1977–1982) nach Tumorgröße (in cm), jeweils in cm-Schritten zwischen 1 cm Tumordurchmesser und >6 cm Tumordurchmesser. *1*: -1 cm; *2*: -2 cm; *3*: -3 cm; *4*: -4 cm; *5*: -5 cm; *6*: -6 cm; *7*: >6 cm. Die Kurven *6* und *7* zeigen einen nahezu identischen Verlauf, zumindest für den Anfangsteil gilt dies auch für *4* und *5*. Im Endteil sind größere Differenzen zwischen *3* und *4* nachweisbar. Wegen geringer Fallzahl ist die Beurteilung von *1* gegenüber *2* erschwert. – Die Kurven für die Überlebenswahrscheinlichkeiten machen deutlich, daß eine Gruppenbildung notwendig ist

zwischen den Kurven sind signifikant *(Abb. 49; Tabelle 60)*. Unabhängig von der T-Dimension wird versucht, die Tumorgröße nach ihrem größten Durchmesser in cm so zu klassifizieren, daß unterschiedliche Überlebenskurven entstehen und zudem die Abstände der Überlebenskurven in etwa gleich sind *(Abb. 50, 51; Tabellen 61, 62)*. Die Klassen -1 und -2 cm sind von der Beobachtungszahl her für verwertbare Ergebnisse zu klein *(Tabelle 61)*. Die Klassen -3 cm zusammengefaßt *(Tabelle 62)* zeigen einen gleichmäßigen Kurvenverlauf mit einer Fünfjahresüberlebenszeit von etwa 43%. Die Tumorgrößen in den Klassen -6 cm und >6 cm zeigen signifikante Unterschiede mit ca. 30% und ca. 24% Fünfjahresüberlebenszeit. Es kann diskutiert werden, ob die zusammengefaßte Gruppe mit einer Primätumorgröße -6 cm Durchmesser nicht auf -5 cm lauten sollte *(Abb. 51)*.

Welche Tumortypen und Differenzierungen des Tumors erzeugen diese Phänomene? Entsprechend der Typisierung (nach der WHO) ergibt sich *(Tabellen 63, 64)*:

- Kleinzellige Karzinome entsprechen in jeder Größenklasse etwa dem Erwartungswert.
- Kleinzellige Karzinome mit noch kleinem Tumordurchmesser sind nicht (wie man erwarten möchte) überrepräsentiert.
- Drüsige Karzinome sind in den niedrigen Größenklassen über-, in hohen Größenklassen unterrepräsentiert.
- Umgekehrt verhält sich das dermoide Karzinom: Es ist in den niedrigen Größenklassen unter-, in den hohen Größenklassen überrepräsentiert.

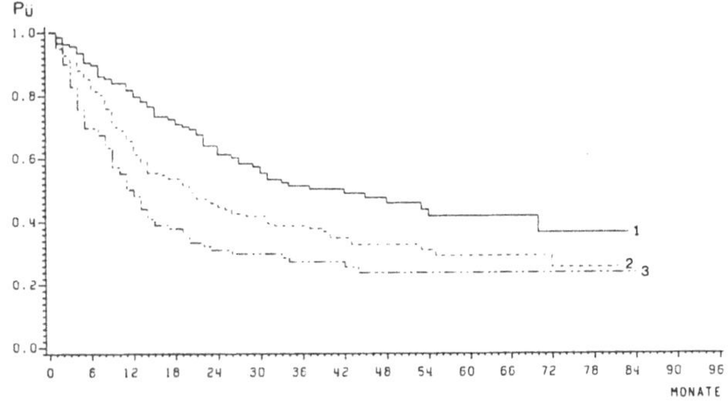

Tumorgröße [cm]	n	Überlebenswahrscheinlichkeit (multipliziert mit 100)		
		12	36	60 Monate
−3	148	79,63	50,23	41,72
4−6	211	61,03	38,49	28,97
>6	106	48,11	27,34	23,80
Σ	465			

Test

	Gehan-Wilcoxon	Logrank
−3/4-6/>6:	$p<0{,}001$	$p<0{,}001$
−3/4-6:	$p=0{,}0005$	$p=0{,}0026$
4-6/>6:	$p=0{,}0081$	$p=0{,}0335$

Abb. 51; Tabelle 62
Durchführung der mit Abb. 50 geforderten Gruppenbildung. Zusammengefaßt werden *1*: -3 cm; *2*: 4-6 cm; *3*: >7 cm Tumordurchmesser. Getestet wird auf Inhomogenität insgesamt ($p<0{,}001$), auf Inhomogenität zwischen *1* und *2* ($p<0{,}001$) und auf Inhomogenität zwischen *2* und *3* ($p<0{,}05$). - Diese Klassenbildung scheint für Kontraste bezüglich der Variablen Tumorgröße und Überlebenswahrscheinlichkeit ($P_Ü$) die günstigste zu sein

Bei diesen Aussagen ist die Tumorlokalisation zu berücksichtigen. Die Interpretation ist verzerrt, wenn der überwiegend periphere Sitz drüsiger Karzinome nicht in Rechnung gestellt wird.

Wellons et al. (1968; n = 582) unterscheiden die Größenklassen -2 cm, -5 cm und > 5 cm Durchmesser. Die Unterschiede sind signifikant. Nahezu identische Verhältnisse beschreiben Soore u. Smith (1977; n = 295). Die Zweijahresüberlebenszeit beträgt bei einem Primärtumordurchmesser -3 cm 33%, -5 cm 36%, -7 cm 13% und > 7 cm 3%. Gleiche Verhältnisse beschreiben eine große Zahl anderer Arbeitsgruppen. Bei noch kleinem Primärtumor (-4 cm Durchmesser) ist der histologische Typ nicht entscheidend. Im Stadium I hat das kleinzellige Lungenkarzinom die beste Fünfjahresüberlebenszeit (Campobasso et al. 1974; n = 554). Nach der Tumorgröße ist der Tumortyp (auch bei noch kleinem Primärtumordurchmesser) für die Fünfjahresüberlebenszeit entscheidend: Yashar u. Yashar (1975;

Tabelle 63
Tumorgröße (in Schritten zu je 1 cm von 1 cm- > 8 cm): Beobachtungswerte und Erwartungswerte *(Ew)*. Die Tafel ist mit $p<0{,}01$ signifikant (1972-1982; n = 798). Werden Absolutwerte und Erwartungswerte miteinander verglichen, so zeigt sich, daß größere Differenzen in höheren Größenklassen beim dermoiden und beim kleinzelligen Karzinom auftreten (jeweils häufiger beobachtet als erwartet). Drüsige Karzinome zeigen seltener als erwartet einen großen Durchmesser des Primärtumors. Bei großzelligen Karzinomen ist eine Interpretation wegen zu geringer Fallzahl nicht möglich. - Das Ergebnis ist insbesondere für kleinzellige Karzinome erstaunlich, für die die Annahme verbreitet ist, daß Tumoren dieser Art relativ häufiger mit kleinem Durchmesser beobachtet werden. Noch erstaunlicher ist, daß die Selektion (durch die Operationsindikation) eher dazu führt, daß kleinzellige Karzinome mit geringer Tumorgröße überwiegen. Offensichtlich spiegeln sich hier die Unsicherheiten prätherapeutischer (hier: präoperativer) Festlegung des histologischen Tumortyps wider. Die Nachbefundung für diese Studie (Heidelberg; vgl. Tabelle 21) hat immerhin die Eingruppierung von 30 Patienten in die Rubrik „kleinzellige Lungenkarzinome" zusätzlich bei 48 bestätigten Diagnosen ergeben. Die Schwierigkeiten der diagnostischen Interpretation der Morphologie des Lungenkarzinoms hat Steele (1983) zusammengefaßt

Tumortyp / Tumorgröße [cm]		dermoid	kleinzellig	drüsig	großzellig	Σ
−1	n	15	2	4	4	25
	Ew	14,2	3,9	4,8	2,1	
−2	n	35	9	24	3	71
	Ew	40,4	11,0	13,7	5,9	
−3	n	87	19	38	9	153
	Ew	75,1	20,5	25,5	12,7	
−4	n	74	21	29	8	132
	Ew	75,1	20,5	25,5	10,0	
−5	n	87	17	27	14	145
	Ew	82,5	22,5	28,0	12,0	
−6	n	49	27	10	9	95
	Ew	54,0	14,8	18,3	7,9	
−7	n	51	13	12	8	84
	Ew	47,8	13,1	16,2	6,9	
−8	n	30	6	5	3	44
	Ew	25,0	6,8	8,5	3,6	
>8	n	26	10	5	8	49
	Ew	27,9	7,6	9,5	4,1	
Σ	n	454	124	154	66	798

Tabelle 64
Tumorgröße (in cm-Schritten von -1 cm- > 8 cm) in Abhängigkeit vom Differenzierungsgrad. Die Tafel ist mit p = 0,8 nicht signifikant. Differenzierungsgrad und Tumorgröße sind voneinander unabhängig: Geringdifferenzierte Tumoren zeigen nicht häufiger einen größeren Tumordurchmesser als erwartet. - Das Phänomen kann mit dem relativen Beobachtungszeitpunkt aus Anlaß der operativen Intervention in Zusammenhang gebracht werden, allerdings ist auch ein tumordurchmesserabhängiges Verhalten der Volumenzunahme des Primärtumors zu diskutieren (vgl. Abb. 4 und 5)

Tumorgröße [cm]		Differenzierungsgrad			Σ
		hoch	mittel	gering	
−1	n	4	6	14	24
	Ew	2,6	6,5	14,9	
−2	n	9	23	39	71
	Ew	7,6	19,2	44,2	
−3	n	20	46	88	154
	Ew	16,6	41,6	95,9	
−4	n	13	38	81	132
	Ew	14,2	35,6	82,2	
−5	n	18	36	91	145
	Ew	15,6	39,1	90,3	
−6	n	6	22	69	97
	Ew	10,4	26,2	60,4	
−7	n	9	20	55	84
	Ew	9,0	22,7	52,3	
−8	n	4	13	27	44
	Ew	4,7	11,9	27,4	
>8	n	3	12	34	49
	Ew	5,3	13,2	30,5	
Σ	n	86	216	498	800

n = 148). Die von dieser Arbeitsgruppe angegebenen Größenklassen (-2 cm, 3-4 cm, 5-7 cm, > 7 cm) weisen Fünfjahresüberlebenszeiten auf, die denen der Arbeitsgruppe von Slack (1970; n = 1192) entsprechen. SLACK beschreibt im Gegensatz zu YASHAR u. YASHAR keinen Zusammenhang zwischen Tumorgröße und histologischem Typ - ein Hinweis auf ein uniformes Spätstadium seines Untersuchungsgutes. Zentrale Tumoren sind häufiger kleiner (p < 0,001), die Tumorgröße ist unabhängig vom Tumortyp (RILKE et al. 1979). Solange der Primärtumor klein ist, ist der Tumortyp für die Fünfjahresüberlebenszeit von untergeordneter Bedeutung (MOUNTAINE u. HERMES 1979; n = 794). Die Autoren bearbeiten jedoch lediglich nichtkleinzellige Karzinome. Die Grenzziehung (-3 cm Pirmärtumordurchmesser) ist für die drüsigen, die dermoiden und großzelligen Karzinome relevant, stellt man die Meßwerte der Fünfjahresüberlebenszeit gegenüber (KATLIC u. CARTER 1979; n = 435). Lediglich die kleinzelligen Lungenkarzinome scheinen nicht in dieses Konzept zu passen.

Eine enge Korrelation zwischen Tumorgröße und der pT-Kategorie (TNM-Klassifikation) wird von ISHIKAWA (1973; n = 1946) beschrieben. Dies wird - aus heutiger Sicht - als Hinweis darauf gedeutet, daß die mit der T-Dimension berücksichtigten „lokalen Komplikationen" selbst wiederum eng mit dem Primärtumordurchmesser in Beziehung stehen. Auf ein anderes Phänomen macht die Arbeitsgruppe um ROSENOW u. CARR (1979; n = 2926) aufmerksam. In diesem Patientenkollektiv haben dermoide Karzinome häufiger einen Durchmesser von > 4 cm, ebenso wie die großzelligen Karzinome. Drüsige und kleinzellige Karzinome weisen häufiger einen Primärtumordurchmesser von < 4 cm auf.

Ohne Zweifel werden Beobachtungen dieser Art überwiegend von der Auswahl des Patientenkollektivs bestimmt (HACKL 1969, 1000 Obduktionen; KUNZE et al. 1985, 170 Obduktionen). Die Tumorgröße bestimmt durch die strenge Korrelation zur lymphogenen und hämatogenen Metastasierung das Tumorstadium. Hat eine Metastasierung stattgefunden, ist der histologische Typ von untergeordneter Bedeutung.

Die Tumorgröße ist nicht nur ein komplexes Resultat ganz unterschiedlicher Eigenschaften des Tumors (KERR u. LAMB 1984; n = 27); der Tumordurchmesser ist durchaus nicht immer geeignet, als repräsentatives Maß für das Tumorvolumen zu gelten (KAYSER et al. 1985; n = 126). Aufgrund der stereologischen Rekonstruktion plastinierter Präparate von Lungenkarzinom unterscheidet die Arbeitsgruppe (entsprechend dem histologischen Typ) verschiedene Wuchs- und Ausbreitungsformen. Auch hier bestätigt sich, daß kleinzellige Karzinome nicht in die Klasse besonders kleiner Durchmesser gehören.

Auf 2 Aspekte soll hingewiesen werden. Die Arbeitsgruppe um SHIELDS (SHIELDS 1980; SHIELDS et al. 1980, n = 569) macht darauf aufmerksam, daß wegen der besseren Überlebenszeiten alle Läsionen (auch solche mit größerem Primärtumordurchmesser), welche mindestens 3 cm distal eines Hauptabgangs lokalisiert sind, als pT_1-Tumoren klassifiziert werden sollen. Die Arbeitsgruppe begründet ihren Hinweis mit signifikant günstigeren Überlebenszeiten, wobei kleinzellige Tumoren in diesem Kollektiv nicht repräsentiert sind. - Ein anderes Argument wird von WEISS et al. (1970; n = 161) vorgetragen. Unterschiedlicher Primärtumordurchmesser, Differenzen im Metastasierungsverhalten und Differenzen in der Fünfjahresüberlebenszeit sprechen für eine unterschiedliche „Biologie". Die 6136 prospektiv untersuchten Patienten entwickeln 161 Lungenkarzinomneuerkrankungen. Dermoide Tumoren haben ein

schnelles lokales Wachstum mit jedoch nur geringer Tendenz zur metastatischen Aussaat, drüsige Karzinome haben ein lokal geringes Wachstumspotential, sie setzten jedoch früh Metastasen.
Zusammenfassend ist festzuhalten, daß der Primärtumordurchmesser ein zwar einfaches und gut belegbares, insgesamt aber nicht voll befriedigendes Maß für die fortschreitende Entwicklung des Lungenkarzinoms darstellt. Das Tumorvolumen ist eine komplexe Resultante unterschiedlicher Tumoreigenschaften. Histologischer Tumortyp und „Biologie" des Tumors gehen zusammen, wobei geschlechtsabhängig die zentrale oder periphere Tumorlokalisation, der Differenzierungsgrad des Tumors und - nicht zuletzt - die Klassifikation der Primärtumorgröße einschließlich der Interaktionen dieser Variablen berücksichtigt werden müssen.

III. Lokalisation

Zahlreiche Hinweise verschiedener Arbeitsgruppen geben Anlaß zu der Annahme, daß die Tumorlokalisation (Seite, Lappen, zentraler bzw. peripherer Sitz) von prognostischer Bedeutung ist.

Lungenkarzinome mit Sitz in der rechten Lunge haben eine ungünstigere Prognose als solche mit Sitz in der linken Lunge (HOFFMANN et al.; n = 1059). Patienten der Gruppe A (Einteilung nach SALZER 1951) haben rechts eine Fünfjahresüberlebenszeit von 20,0, links von 38,5%. Für die B-Gruppe scheinen sich die Verhältnisse umzukehren: rechts 50,0 und links 35,3% Fünfjahresüberlebenszeit. Letzteres (für die Fälle B) wird in der Arbeitsgruppe SHIELDS (1972, 1975; n = 2349) bestätigt: Lungentumoren der rechten Seite haben eine günstigere Prognose als die der linken Seite; diese Mitteilungen stehen jedoch im Widerspruch zu HOFFMANN et al. (1971).
In dem hier vorgestellten Untersuchungsgut (Heidelberg) ergeben sich keine Differenzen, die Beobachtungsziffern entsprechen den Erwartungswerten *(Abb. 52; Tabelle 65)*. Die Typen der Lungenkarzinome verteilen sich seitendifferent *(Tabelle 66)*. Links sind häufiger dermoide und kleinzellige, rechts drüsige Karzinome nachweisbar ($p < 0{,}05$). Das Ergebnis fügt sich gut in die Beobachtungen der Studie um PERCY (PERCY et al. 1984; n = 54165; 1973- 1981). Zeitliche Unterschiede der histologischen Typen mit relativer Zunahme der drüsigen und kleinzelligen Karzinome (bei beiden Geschlechtern) führen zu

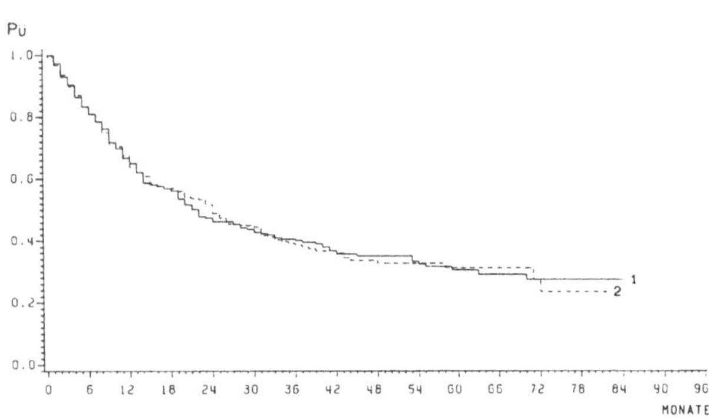

Lokalisation	n	Überlebenswahrscheinlichkeit (multipliziert mit 100)		
		12	36	60 Monate
rechts	331	65,11	40,16	30,61
links	265	63,86	38,70	31,33
$\sum$	596			

Test		
	Gehan-Wilcoxon	Logrank
rechts/links:	p = 0,9456	p = 0,9707

Abb. 52; Tabelle 65
Überlebenswahrscheinlichkeiten ($P_Ü$) und Seitenlokalisation (1977-1982) des Lungenkarzinoms (*1*: rechts; *2*: links). Die Kurven sind statistisch gleich ($p = 0{,}9$)

Tabelle 66
Histologischer Typ des Lungenkarzinoms und Seitenlokalisation (1972-1982; n = 986). Die Tafel ist mit $p < 0{,}05$ signifikant. Ein Blick auf die Beobachtungs- und Erwartungswerte *(Ew)* zeigt, daß größere Differenzen beim großzelligen Karzinom nicht auftreten. Drüsige Karzinome werden rechts häufiger und links seltener als erwartet beobachtet. Für die sog. „Reizkarzinome" (KREYBERG 1971), die dermoiden und kleinzelligen Karzinome, gelten umgekehrte Verhältnisse: Beide werden im Vergleich zu links rechts seltener als erwartet beobachtet. - Es erscheint naheliegend, die stärkere „Gefährdung" der linken Lunge mit dem kleineren Tracheobronchialwinkel (120-130° links gegenüber 140-150° rechts) in Zusammenhang zu bringen. Möglicherweise ist dieses Phänomen die Resultante aus geringfügig seitendifferenten Ventilationsvolumina, geringfügigen Abweichungen der jeweiligen Strömungsgeschwindigkeit der Atemluft und entsprechenden Differenzen in der Verweildauer exogener Noxen (wobei die unterschiedlich langen Wege des mit der Transportfunktion bedachten Flimmerepithels zu bedenken sind)

Lokalisation \ Typ		dermoid	kleinzellig	drüsig	großzellig	$\sum$
rechts	n	321	78	147	50	596
	Ew	328,8	87,6	130,6	49,0	
links	n	223	67	69	31	390
	Ew	215,2	57,4	85,4	32,0	
$\sum$	n	544	145	216	81	986

einer unterschiedlichen peripheren bzw. zentralen Repräsentation des Tumors. Seitenunterschiede entstehen offensichtlich durch modifizierende (anatomische) Lokalfaktoren, insgesamt jedoch mit nur geringem Effekt.

Die zentrale (Sitz im Haupt- bzw. Lappenbronchus) bzw. periphere (Sitz im Segmentbronchus) Lokalisation des Primärtumors ist von wesentlicher prognostischer Bedeutung *(Abb. 53)*. Eine Beziehung ist bekannt zu:

- Geschlecht,
- Alter,
- histologischem Typ,
- Resektionsverfahren,
- Sicherung der Diagnose (Frühdiagnose).

Der Selektionseffekt bei zentraler Lokalisation des Lungenkarzinoms ist durch eingeschränkte diagnostische Möglichkeiten erheblich (KAISER 1979). Die Annahme bestätigt sich in diesem Untersuchungsgut: periphere Tumoren haben eine günstigere Überlebenszeit und auch ein günstigeres Remissionsintervall als zentrale Tumoren *(Abb. 54, 55; Tabellen 67, 68)*. Wird die Stadieneinteilung nach der UICC zugrunde gelegt, so ergeben sich signifikante Unterschiede (p < 0,001): periphere Lungenkarzinome entsprechen häufiger dem Stadium I als zentrale, letztere häufiger dem Stadium III als periphere Karzinome. Im Stadium IV sind Unterschiede zwischen Beobachtungs- und Erwartungswerten nicht ersichtlich *(Tabelle 69)*.

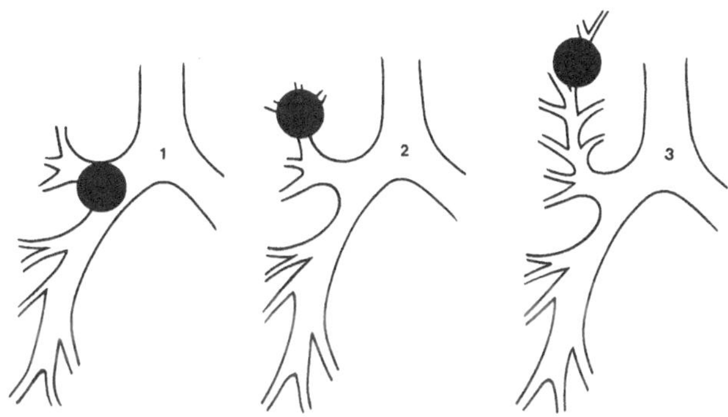

Abb. 53
Zentraler bzw. peripherer Sitz des (Bronchial- bzw.) Lungenkarzinoms. *1*: Haupt- und Lappenbronchus; *2*: Segment- und Subsegmentbronchus; *3*: Bronchien 5. und höherer Ordnungszahl. (Mod. nach SCHUBERT 1975)

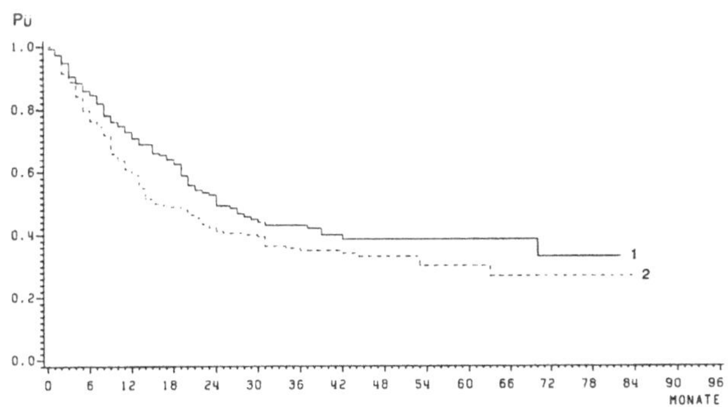

Lokalisation	n	Überlebenswahrscheinlichkeit (multipliziert mit 100)		
		12	36	60 Monate
peripher	166	74,0	41,0	42,0
zentral	251	63,0	39,0	34,0
Σ	417			

Test

	Gehan-Wilcoxon	Logrank
peripher/zentral:	p = 0,0276	p = 0,064

Lokalisation	n	Remissionswahrscheinlichkeit (multipliziert mit 100)		
		12	36	60 Monate
peripher	131	52,0	33,0	28,0
zentral	174	38,0	30,0	25,0
Σ	305			

Test

	Gehan-Wilcoxon	Logrank
peripher/zentral:	p = 0,0182	p = 0,1278

***Abb. 54** (links), **55** (rechts); **Tabelle 67** (links), **68** (rechts)*
Überlebenswahrscheinichkeiten (Abb. 54, Tabelle 67) und Remissionswahrscheinlichkeiten (Abb. 55, Tabelle 68) für Lungenkarzinome mit peripherem *(1)* und zentralem *(2)* Sitz. Der Gehan-Wilcoxon-Test ist für die Überlebenswahrscheinlichkeit ($P_Ü$) und die Remissionswahrscheinlichkeit (P_{RI}) signifikant (p < 0,05). – Somit ergeben sich Unterschiede in der Prognose, vornehmlich für die frühe Phase post operationem (bis zum 3. Jahr). Später (bis zum 7. Jahr) verwischen sich die Unterschiede. Patientenzahl-Überlebenswahrscheinlichkeit: n = 417; Patientenzahl-Remissionswahrscheinlichkeit: n = 305 (beide 1977–1982)

Zentral gelegene dermoide Karzinome *(Tabelle 70)* sowie peripher gelegene drüsige Karzinome sind für signifikante Unterschiede *(Abb. 56, 57)* verantwortlich. Die Unterschiede bezüglich der kleinzelligen (auch peripher seltener beobachtet) und der großzelligen Karzinome sind geringfügig.

KATLIC u. CARTER (1979; n = 435) beobachten, daß distal lokalisierte Lungenkarzinome aller histologischen Typen eine günstigere Prognose haben als proximal lokalisierte Formen. Ohne Zweifel mündet in diese Aussage auch der Umstand ein, daß die Lokalisation des Lungenkarzinoms die Operationstechnik entscheidend bestimmt (RILKE et al. 1979; n = 228). So können es auch die bei RILKE et al. besonders häufigen peripheren Karzinome sein, die für die günstige Fünfjahresüberlebenswahrschein-

Tabelle 69

Stadium (UICC) I-IV in Abhängigkeit vom Tumorsitz (zentrale bzw. periphere Lokalisation). Die Tabelle ist mit p < 0,0001 signifikant (1977-1982; n = 423). Im Vergleich zu zentralen Lungenkarzinomen werden periphere häufiger im Stadium I (gegenüber II) beobachtet. Dies gilt für Stadium III gleichsinnig: Zentral gelegene Tumoren finden sich häufiger in diesem Stadium als peripher gelegene. Die Unterschiede verwischen sich im Stadium IV

Stadium \ Lokalisation		peripher	zentral	Σ
I	n	62	45	107
	Ew	42,0	65,0	
II	n	12	41	53
	Ew	20,8	32,2	
III	n	81	155	236
	Ew	92,6	143,4	
IV	n	11	16	27
	Ew	10,6	16,4	
Σ	n	166	257	423

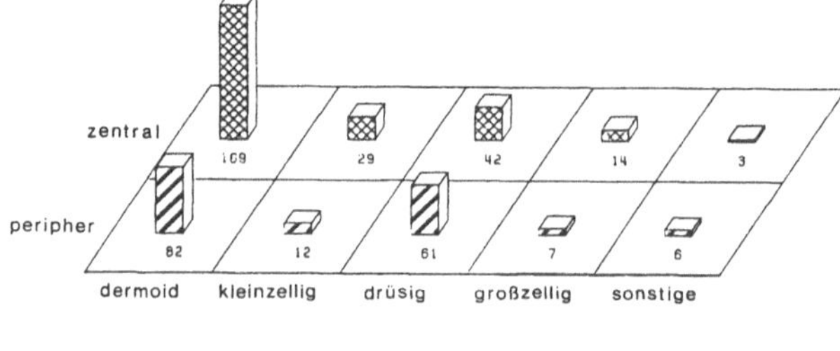

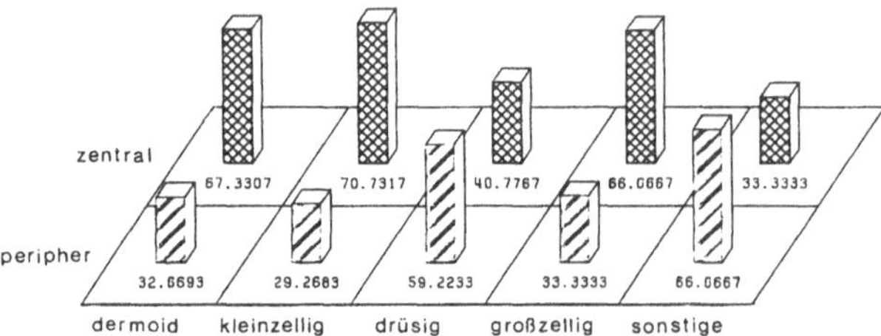

***Abb. 56** (oben), **57** (unten)*

Säulendiagramm von Tabelle 70 (1977-1982): histologische Typen der Lungenkarzinome nach zentralem und peripherem Sitz. Abb. 56: absolute Werte; Abb. 57: relative Werte (jeweiliger Typ des Karzinoms = 100%). Das Säulendiagramm (Abb. 57) zeigt das gleichsinnige Lokalisationsverhalten dermoider, kleinzelliger und großzelliger Karzinome (mit Betonung der zentralen Lokalisation) im Gegensatz zu drüsigen und „Sonstigen" - mit Betonung der peripheren Lokalisation. - In Ergänzung zu Tabelle 70 ist der Schluß erlaubt, daß die unter der Rubrik „Sonstige" zusammengefaßten Lungenkarzinome wohl eher den drüsigen (undifferenzierten) oder großzelligen als anderen Karzinomen zuzuordnen sind

Tabelle 70

Typ des Lungenkarzinoms (WHO 1981) und Lokalisation (peripher, zentral). Bei n = 425 (1977-1982) ist die Tafel signifikant (p < 0,0001). Dermoide und kleinzellige Lungenkarzinome sind häufiger in zentraler Lokalisation zu finden als in peripherer. Drüsige Karzinome sind häufiger peripher lokalisiert als zentral. Für großzellige Karzinome ergeben sich nur geringfügige Unterschiede. In der Rubrik „Sonstige" sind Tumoren zusammengefaßt, deren Klassifizierung nicht ganz befriedigend erfolgen konnte („pleomorph", entsprechend Tabelle 15). Es handelt sich nicht um multiforme Karzinome und auch nicht um solche, welche bei der Nachbefundung eine andere klassifikatorische Zuordnung erfahren haben (vgl. Tabelle 21), vielmehr wird ein nichtklassifizierbarer morphologischer „Rest" erfaßt. - Die Differenzierung nach „zentral" und „peripher" zeigt (stellvertretend für andere nicht wiedergegebene Kriterien), daß eine eigenständige Gruppe von Lungenkarzinomen nur insofern vorliegen könnte, als ein gewisses gleichsinniges Verhalten mit den drüsigen Karzinomen ersichtlich ist (vgl. Abb. 56, 57)

Lokalisation \ Tumortyp		dermoid	kleinzellig	drüsig	großzellig	sonstige	Σ
peripher	n	82	12	61	7	6	168
	Ew	99,2	16,2	40,7	8,3	3,6	
zentral	n	169	29	42	14	3	257
	Ew	151,8	24,8	62,3	12,7	5,4	
Σ		251	41	103	21	9	425

Tabelle 71
Tumortyp und Lokalisation im Resektionspräparat (1972-1982). Unter „Sonstige" werden Resektate aufgeführt, bei denen eine Entscheidung nicht zweifelsfrei möglich ist oder es sich um ein Teilresektat eines Lappens handelt (ohne „Sonstige": $p<0{,}01$; 1972-1982; $n=917$). Drüsige und großzellige Karzinome werden gehäuft im Oberlappen, dermoide Karzinome im Unterlappen beobachtet. Die Differenzen sind in einzelnen Klassen gering

Tumortyp		Resektat					Σ
		Lunge	Oberlappen	Mittellappen	Unterlappen	sonstige	
dermoid	n	138	221	8	80	64	511
	Ew	141,0	221,2	11,1	77,5	60,2	
kleinzellig	n	52	49	1	18	16	136
	Ew	37,5	58,9	3,0	20,6	16,0	
drüsig	n	43	91	6	33	21	194
	Ew	53,5	84,0	4,2	29,4	22,8	
großzellig	n	20	36	5	8	7	76
	Ew	21,0	32,9	1,7	11,5	9,0	
Σ		253	397	20	139	108	917

Tabelle 72
Tumorlokalisation (im Resektionspräparat) nach Seite (rechts, links) und Lappen (oben, Mitte, unten). Die Tafel ist mit $p>0{,}05$ nicht signifikant (1972-1982; $n=610$). - Somit: Seiten- und Lappenbefall sind voneinander unabhängig

Seite / Lappen	rechts n	rechts [%]	links n	links [%]	Σ n	Σ [%]
oben	178	(52,8)	171	(63,1)	350	(57,4)
mitte	34	(10,1)			34	(5,6)
unten	87	(25,8)	76	(28,0)	163	(26,7)
nicht sicher abgrenzbar, unbekannt	38	(11,3)	24	(8,9)	63	(10,3)
Σ	337	(100)	271	(100)	610	(100)

lichkeit dieses Kollektivs verantwortlich zu machen sind (im Gegensatz zu dem hier diskutierten Untersuchungsgut). Diese Aussage gilt unabhängig vom histologischen Typ (PAULSON u. REICH 1976, $n=915$; WASSNER u. TIMM 1981).

Die Lappenzugehörigkeit ist inhomogen *(Tabelle 71)*. Drüsige Karzinome sind häufiger im Oberlappen lokalisiert (zu beachten ist, daß der Tumortyp im Resektionspräparat dargestellt wird: Seitendifferenzen für die Lungenlappen liegen nicht vor; *Abb. 58-60; Tabelle 72*).

Die fehlende Korrelation zwischen Lappenzugehörigkeit, Stadium und Überlebenszeit mag Ausdruck einer (gemessen am Tumorgeschehen) relativ späten Operation sein (ULRICH et al. 1973). Werden Patienten mit einem Primärtumordurchmesser von <3 cm reseziert, ist die Prognose entscheidend günstiger - ein Befund, der sich auch lokalisationsabhängig (SHIELDS et al. 1980; $n=569$) manifestiert. Dies gilt für einzelne Lappenlokalisationen besonders (z. B. dem Mittellappen bei Befall des Bronchus intermedius: MAASSEN 1976).

Die Ausführungen ergeben den Hinweis, daß sehr wohl Befallsdifferenzen zwischen der Lungenseite und den Lungenlappen bestehen und daß anatomische Voraussetzungen (z. B. über den Lappenbefall) von prognostischer Bedeutung nach Etablierung eines Lungenkarzinoms sein können. In den bisher untersuchten Kollektiven relativ später Ausbreitungsstadien des Lungenkarzinoms sind diese Einflußfaktoren von untergeordneter Bedeutung. Mit Abstand wichtigstes Einflußkriterium ist der Sitz des Karzinoms (zentral bzw. peripher), wobei neben dem histologischem Typ und dem Stadium auch epidemiologische Einflußgrößen sowie insbesondere die Operationstaktik von prognostisch bestimmendem Einfluß sind.

IV. Typ

A. Übersicht

Die relativen Häufigkeitsangaben für den histologischen Typ des Lungenkarzinoms variieren von Untersucher zu Untersucher stark *(Tabelle 73)*. Es sind überwiegend Selektionsfaktoren (HÖPKER 1970) und unterschiedliche Typisierungsgepflogenheiten, die

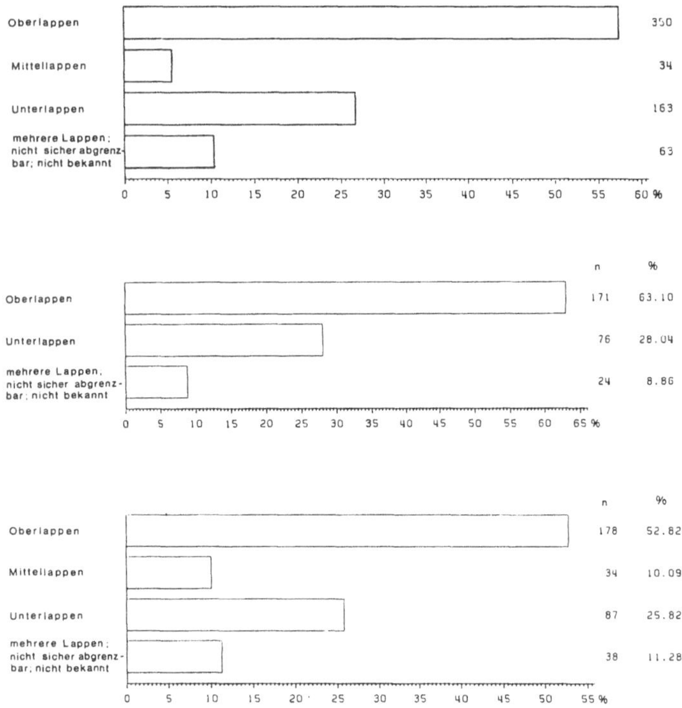

***Abb. 58** (oben), **59** (Mitte), **60** (unten)*
Säulendiagramme für Tumorlokalisation (vgl. Tabelle 72) in der Lunge rechts und links (Abb. 58), nur linke Lunge (Abb. 59), nur rechte Lunge (Abb. 60). Dem Diagramm sind jeweils absolute und relative Beobachtungswerte angefügt. Die beobachtete Verteilung entspricht der statistischen Erwartung

für die auffallend großen Unterschiede verantwortlich zu machen sind. Erst in zweiter Hinsicht (Percy et al. 1984; n = 54165; 1973-1981) sind Argumente eines veränderten zeitlichen Auftretens der histologischen Karzinomtypen zu diskutieren. Der Literaturvergleich erstreckt sich über mehrere Klassifikations„generationen“: Die WHO-Typisierung erscheint in der 1. Auflage erst 1967, in ihrer 2. Auflage 1981. Werden die jetzt gültigen Typisierungsregeln zugrunde gelegt, sind lediglich die Arbeiten seit 1982 ernsthaft in die Diskussion einzubeziehen.

Nachfolgend wird die Klassifikation (Typisierung) nach der WHO (1981) zugrunde gelegt und an den Ergebissen vorbeigeführt, geprüft, verworfen, oder es werden Änderungen vorgeschlagen. Der Vorschlag, zusammenfassende Klassifikationen (z. B. „nichtkleinzellige Lungenkarzinome“) zu verwenden, wird ausdrücklich verworfen, weil

- eine Vergleichbarkeit mit anderen Studien nicht gegeben ist;
- ohne Not ein bewährtes Instrument verworfen wird, ohne eine „Ersatztypisierung“ für den ärztlichen Handlungsbedarf anbieten zu können;
- zusätzliche Klassifikationen bzw. Zusammenfassungen letztlich willkürlich aufgrund vielleicht zufälliger Ausprägungen eines Untersuchungsgutes gebildet werden.

In diesem Zusammenhang wird die Mitteilung von Volm et al. (1985) kritisch gesehen. Die DNS-Verteilung in „nichtkleinzelligen“ Lungenkarzinomen (n = 187) ist für verschiedene Phasen des Zellzyklus gerade signifikant ($p < 0{,}05$: $p = 0{,}018$; $p = 0{,}041$). Anhand eines solchen immerhin großen Untersuchungsgutes lassen sich mit histomorphologischen Methoden weitaus differenziertere und kontrastreichere Angaben machen - wie die Verteilungen der DNS-Indizes für das dermoide, das drüsige und das großzellige Karzinom ausweisen. Die Studie belegt, daß mit dieser Methode der Durchflußzytometrie stärkere prognoserelevante Kontraste beim Lungenkarzinom nicht nachzuweisen sind.

B. Klassifikation

Werden die Typen nach der Klassifikation der WHO (1981) zugrunde gelegt (dermoides, kleinzelliges, drüsiges, großzelliges Karzinom), so ergibt sich für dieses Untersuchungskollektiv (Heidelberg) für das Gesamtkollektiv (1972-1982, n = 1003) eine abweichende Verteilung gegenüber dem klinischen Teilkollektiv (1977-1982, n = 610). Der signifikante Kontrast betrifft das kleinzellige Karzinom *(Tabellen 74, 75)*. Typ und Tumorstadium verteilen sich ungleichmäßig, Stadium III ist bei allen Tumortypen auffallend überrepräsentiert *(Abb. 61, 62)*.

Diese Aussagen gelten, wenn uniforme Karzinome mit den Haupttypen multiformer (bzw. kombinierter) Karzinome zusammengefaßt werden.

Tabelle 73
Literaturübersicht (Auswahl) von klinischen Mitteilungen zum Lungenkarzinom; Gesamtzahl der beobachteten Patienten: 37828. Nur vereinzelt werden Arbeiten mitgeteilt, in denen eine Differenzierung nach Tumortyp und -stadium nicht erfolgt

Autoren	Jahr	n	Typing	Staging
Collier et al.	1957	600	+	–
Bergh u. Schersten	1965	219	+	+
Weiss et al.	1968	19	+	–
Wellons et al.	1968	582	+	+
Hoffmann et al.	1971	1761	+	+
Shields u. Higgins	1972	1006	–	+
Ishikawa	1973	1946	–	+
Zeidler u. Linder	1973	2200	+	–
Campobasso et al.	1974	554	+	+
Reinilä u. Dammert	1974	175	+	–
Shields et al.	1975	2341	+	+
Yashar u. Yashar	1975	148	+	+
Becker et al.	1976	10456	+	–
Kutschers	1976	1577	+	+
Larsson	1976	859	+	+
Paulson u. Reisch	1976	915	+	+
Naruke et al.	1978	270	+	+
Katlic u. Carter	1979	435	+	+
Mountain u. Hermes	1979	794	+	+
Rilke et al.	1979	215	+	+
Martini et al.	1980	998	+	+
Tosi et al.	1980	90	+	+
Wrbka	1980	198	+	+
Berney u. Hahnloser	1981	67	+	+
Martini u. Burton	1981	989	+	+
Smith	1981	1700	–	–
Wassner u. Timm	1981	878	(+)	(+)
Chung et al.	1982	96	(+)	+
Mayer et al.	1982	2352	+	+
Pater u. Loeb	1982	651	+	+
Wassner u. Zastrow	1982	878	(+)	(+)
Hirsch et al.	1983	375	+	+
Hamelmann et al.	1983	63	–	–
Nou	1983	273	+	+
Manning et al.	1984	34	+	+
Beard et al.	1985	414	+	–
Σ (n)		37128		

***Tabelle 74** (oben), **75** (unten)*
Lungenkarzinome nach histologischem Typ (WHO 1981), Gesamtkollektiv (1972–1982; n = 1003). Zum Vergleich *(rechte Spalte)* sind die durchschnittlichen Beobachtungswerte von CARTER (1983) angegeben. *: Die von der WHO vorgeschlagene Differenzierung der dermoiden Karzinome (gut, mäßig, gering) wird gesondert aufgeführt; sie gehört nicht zum eigentlichen „Typing"; **: abweichend von der WHO-Klassifikation; die Verhornung als histologisches Kriterium wird zusätzlich aufgenommen; ***: Terminologie entspricht dem WHO Typing; die Auswertung erfolgt nach differenzierteren Angaben. – Teilkollektiv (1977–1982; n = 610), histologischer Typ nach der WHO. Zwischen Tabelle 74 (1977–1982) und Tabelle 75 (1972–1982) besteht ein signifikanter Kontrast ($p < 0{,}001$). Der Unterschied betrifft die kleinzelligen Karzinome, sie wurden in früheren Jahren häufiger reseziert

Karzinomtyp	Häufigkeit				Carter (USA) 1983
	n		[%]		[%]
dermoid*					
spindelzellig	21		(2,1)		
verhornend**	74		(7,4)		
nicht verhornend**	451		(45,1)		
Σ		546		(54,6)	(~40)
kleinzellig					
haferzellig	14		(1,4)		
intermediär	44		(4,0)		
kombiniert haferzellig***	97		(9,7)		
Σ		155		(15,2)	(~20)
drüsig					
azinär (tubulär) } papillär	88		(8,8)		
bronchiolo-alveolär-papillär	75		(7,5)		
solide (mit Schleimbildung)	57		(5,7)		
Σ		220		(22,0)	(~20)
großzellig					
mit und ohne Schleimbildung***	61		(6,1)		
riesenzellig	11		(1,1)		
klarzellig	10		(1,0)		
Σ		82		(8,2)	(~20)
ΣΣ		1003		(100)	(100)

Typing	n	[%]
dermoid	364	(59,83)
kleinzellig	59	(9,62)
drüsig	156	(25,57)
großzellig	31	(4,98)
Σ	610	(100)

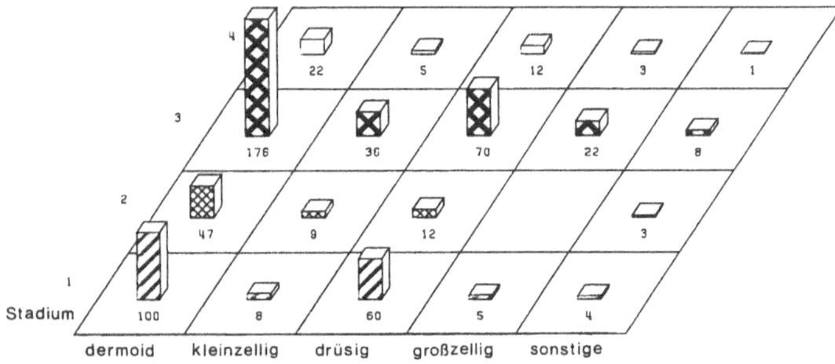

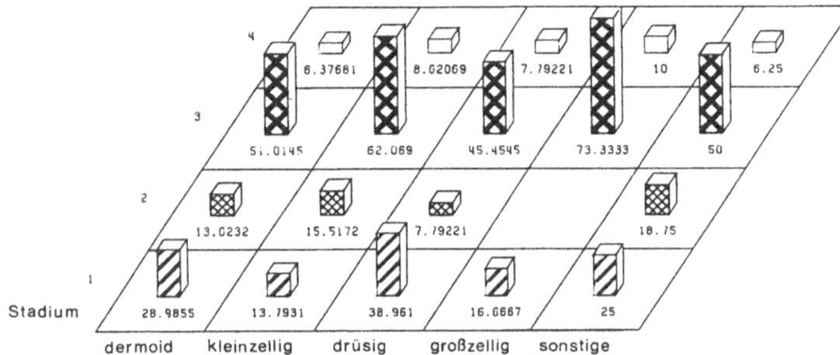

Abb. 61 *(oben),* ***62*** *(unten)*
Histologischer Typ und Tumorstadium (1977-1982; n = 610). *1*: Stadium I; *2*: Stadium II; *3*: Stadium III; *4*: Stadium IV (UICC). Abb. 61 absolute Werte; Abb. 62 relative Werte (jeweiliger Typ = 100%). Bei allen Tumortypen überwiegt Stadium III

C. Formen und Kombinationen

Typen (bzw. Subtypen) wie auch verschiedene Differenzierungsgrade können in einem Tumor gleichzeitig vorkommen. In den *Tabellen 76 und 77* werden uniforme Karzinome (n = 416), multiforme Karzinome mit 2 Tumorformen bzw. Kompartimenten (n = 430) und solche mit 3 Tumorformen bzw. Kompartimenten (n = 157) unterschieden. Aus den Tabellen ist ersichtlich, daß dermoide Karzinome besonders häufig als Hauptdiagnose bei uniformen Lungenkarzinomen und häufig als 1. und 2. Nebendiagnose gestellt werden. Knapp ⅔ der Präparate zeigen eine geringe Differenzierung *(Tabelle 78)*; in der Gruppe sind kleinzellige und großzellige Karzinome (mit geringdifferenzierten drüsigen und dermoiden) zusammengefaßt. Nur 11,7% entsprechen einem hohen Differenzierungsgrad.
Mehrere Gründe sind es, die eine solch differenzierte histomorphologische Befundung nahelegen. Zum einen wird versucht, dem vielfältigen Erscheinungsbild von Lungenkarzinomen Rechnung zu tragen unter der Hypothese, prognoserelevante Formen zu filtern. Zum anderen sind Befunde geläufig, die bisher nicht oder nur unzureichend erklärt werden konnten:

- In welcher Weise korrelieren Multiformität und Zeitpunkt (z. B. gemessen an der Primärtumorgröße) der metastatischen Tumoraussaat?
- Welches Tumorkompartiment ist für die Intravasation, welches für die Arretierung und letztendliche metastatische Proliferation verantwortlich?
- Sind aus den Bedingungen des Auftretens histomorphologisch distinkter Kompartimente Rückschlüsse auf „nosologische Entitäten" möglich?
- Wie verhalten sich Primärtumor und Metastasen hinsichtlich ihrer Histomorphologie?

Nachfolgend kann nur ein kleiner Ausschnitt dieses Fragenspektrums angesprochen werden.
Der Klassifikation (mit Unterscheidung in Haupt- und Nebendiagnosen; Kompartimente) liegt der Gedanke zugrunde, daß mehrfache Differenzierungen, Formen und Typen des Tumors von prognostischer Bedeutung sein oder klassifikatorische Hinweise bringen können.
Die histologische Befunderhebung versucht, das gesamte morphologische Erscheinungsspektrum der Lungenkarzinome zu berücksichtigen, indem sicher abgrenzbare Anteile des Tumors „benannt" und in ihrer (relativen) quantitativen Ausprägung festgelegt werden. So wird z. B. aus einem haferzellig (Subtyp) differenzierten kleinzelligen (Typ) Karzinom mit teilweiser dermoider Differenzierung (geringer Anteil mit Verhornung) nicht (entsprechend dem Vorschlag der WHO, 1981) ein „kombiniert-haferzelliges Karzinom", sondern:

1. *Hauptdiagnose:* kleinzelliges Karzinom, haferzelliger Subtyp;
2. *Nebendiagnose I:* hochdifferenziertes dermoides Karzinom ohne Verhornung;
3. *Nebendiagnose II:* hochdifferenziertes dermoides Karzinom mit Verhornung.

***Tabelle 76** (oben), **77** (unten)*

Übersicht über uniforme und multiforme Lungenkarzinome sowie Kombinationen von Typen bzw. Subtypen (Definition vgl. Tabelle 15). Die Festlegung des histomorphologischen Typs erfolgt nach den Bedingungen:

1) Es können bis zu 3 Formen (Kompartimente) unterschieden werden.
2) Die Formen können Typ, Subtyp (Typing, Subtyping) und Differenzierungsgrad (Grading) betreffen.
3) Eine Diagnose mit Festlegung von Typ, Subtyp und Grad ist als „Hauptdiagnose" anzugeben; Kriterium ist der im histologischen Schnitt überwiegende relative Anteil.
4) Nach dem gleichen Kriterium wird die Reihenfolge der Nebendiagnosen (Kompartimente II und III) festgelegt.

Von 1003 Fällen (1972–1982) zeigen 416 eine uniforme Differenzierung, 430 eine multiforme (Kompartiment I und II) und 157 eine multiforme (Kompartiment I, II und III) Ausprägung. Patienten mit einer Hauptdiagnose und einer Haupt- und einer Nebendiagnose sind in Tabelle 76, Patienten mit einer Haupt- und 2 Nebendiagnosen werden in Tabelle 77 aufgeführt. In beiden Tabellen Patientenzählung: Summen erscheinen mehrfach

Hauptdiagnose (Kompartiment I) / Typ/Subtyp	Uniform (Kompartiment I)		Multiform (Kompartiment I und II)												Σ
	n	[%]	dermoid			kleinzellig			drüsig			großzellig			
			n	Σ	[%]	n	Σ	[%]	n	Σ	[%]	n	Σ	[%]	Σ
dermoid															
spindelzellig	14	(3,4)	6			2			0			1			
verhornend	15	(3,6)	117			2			0			2			
nicht verhornend	154	(37,0)	110	233	(84,7)	16	20	(62,5)	9	9	(9,5)	6	9	(32,1)	
kleinzellig															
fusiform	26	(7,3)	2			5			0			0			
haferkornzellig	11	(2,6)	1			2			0			0			
intermediär	69	(15,6)	19	22	(8)	1	8	(25)	3	3	(3,1)	2	2	(7,1)	
drüsig															
tubulär	23	(5,5)	4			1			35			3			
alveolär-papillär	46	(11,1)	1			0			16			4			
solide	12	(2,9)	5	10	(3,6)	1	2	(6,3)	22	73	(76,8)	3	10	(35,7)	
großzellig															
mit/ohne Schleimbildung	35	(8,4)	6			0			7			3			
riesenzellig	6	(1,4)	2			0			0			2			
klarzellig	5	(1,2)	2	10	(3,6)	2	2	(6,3)	3	10	(10,5)	2	7	(25)	
	416	(100)	275	275	(100)	32	32	(100)	95	95	(100)	28	28	(100)	
Σ	416		430												846

Hauptdiagnose (Kompartiment I) / Typ/Subtyp	Multiform (Kompartiment II und III)								Σ
	dermoid		kleinzellig		drüsig		großzellig		
	II	III	II	III	II	III	II	III	Σ
dermoid	80		5		4		2		
spindelzellig	3	2	1	0	1	1	0	0	
verhornend	21	48	3	1	0	1	0	2	
nicht verhornend	56	20	1	4	3	12	2	3	
kleinzellig	4		3		2		2		
fusiform	0	3	1	0	1	0	0	0	
haferkornzellig	1	0	1	0	0	0	0	0	
intermediär	3	4	1	2	1	1	2	0	
drüsig	6		2		40		2		
tubulär	3	3	2	2	26	12	0	0	
alveolär-papillär	1	4	0	0	4	7	2	2	
solide	2	6	0	1	10	7	0	0	
großzellig	2		0		1		2		
mit/ohne	1	0	0	0	1	4	0	0	
Schleimbildung	0	1	0	0	0	1	1	0	
riesenzellig	1	1	0	0	0	0	1	1	
klarzellig									
Σ	92	92	10	10	47	47	8	8	
	92		10		47		8		157

Es stellt sich heraus, daß fast sämtliche denkbaren Kombinationsformen vorkommen, daß jedoch bestimmte Formkombinationen und Differenzierungsrichtungen als morphologisches „Erscheinungsbild" besonders häufig und in nahezu gesetzmäßiger Abhängigkeit beobachtet werden *(Tabellen 76, 77).*

Hilfreich in der Diskussion der Interdependenz multiformer und kombinierter Lungenkarzinome sind die Vorstellungen von HORIE u. OHTA (1981); man kann sie im Sinne der „unitarischen Hypothese" zusammenfassen *(Abb. 63).* Lungenkarzinome nehmen von einer hypothetischen Stammzelle ihren Ausgang. Sie geben (in Abhängigkeit verschiedener Promotionsfaktoren?) im Verlauf ihrer klinischen Manifestation mannigfache Hinweise auf ihre (morphologische und teilweise auch endokrinologische) Pluripotenz. Kombinationsformen und multiforme Karzinome sind Ausdruck dieser Pluripotenz; diese können in der diagnostischen Klassifizierung große Schwierigkeiten bereiten.

Aus *Tabelle 76* werden die *Tabellen 79 und 80* im Sinne linearer Kontraste berechnet. Es ergibt sich:

1. Dermoide Karzinome (in der Hauptdiagnose) werden seltener in Kombination mit anderen Typen (kleinzellig, drüsig, großzellig) beobachtet als erwartet.
2. Kleinzellige Karzinome (in der Hauptdiagnose) zeigen häufiger Kombinationsformen mit anderen Typen (dermoid, drüsig, großzellig) als erwartet.
3. Drüsige Karzinome (in der Hauptdiagnose) zeigen zwischen Beobachtungs- und Erwartungswert keine Differenz (Differenzierung + Subtyp versus Typ).
4. Großzellige Karzinome zeigen häufiger eine Kombination mit anderen Typen als erwartet.

Das gleichgerichtete Verhalten kleinzelliger und großzelliger Karzinome bedeutet, daß beide Tumortypen häufiger mit anderen Typen kombinieren als mit „typeigenen" Subtypen (Differenzierungsgrade werden nicht unterschieden): Dies ist ein hochsignifikanter Hinweis darauf, daß es sich bei kleinzelligen und großzelligen Lungenkarzinomen nicht um nosologische Entitäten handeln kann.

In *Abb. 64, 65 und den Tabellen 81, 82* ergeben sich für die Überlebenswahrscheinlichkeiten und für die Remissionsintervalle bezüglich der Hauptdiagnosen signifikante Unterschiede zwischen dermoidem und drüsigem Karzinom einerseits sowie kleinzelligem und großzelligem andererseits. Bei der Hauptdiagnose werden uniforme Tumoren und multiforme Tumoren zusammengefaßt, wobei bei multiformen und kombinierten Karzinomen die Hauptdiagnose gezählt wird.

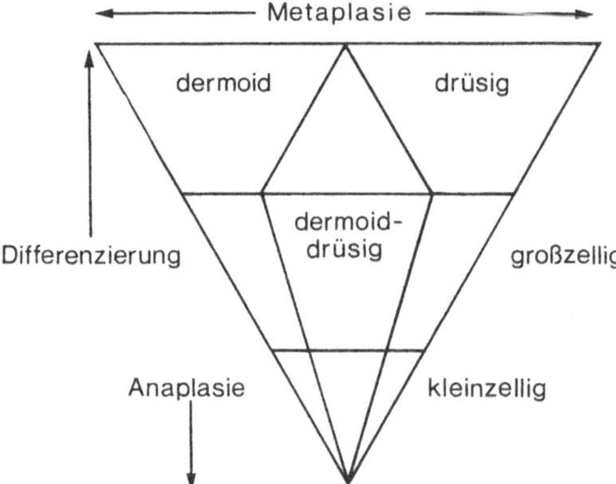

Abb. 63
Schema zur Darstellung histomorphologischer Beziehungen zwischen Typen (entsprechend der Klassifikation der WHO 1981) des Lungenkarzinoms (mod. nach HORIE u. OHTA 1981). Terminologischer Hinweis: Die Begriffe „Anaplasie" und „Metaplasie" werden entsprechend der angelsächsischen Terminologie (gleichlautend in der experimentellen Pathologie) eingesetzt. Die Richtung der Differenzierung von Lungenkarzinomen (von gering über mittel zu hohen Graden der Differenzierung, UICC 1979) bestimmt sich aus der Sequenz kleinzellige - großzellige - drüsige - dermoide Karzinome. - Das Schema verdeutlicht die „facettenartige" Histomorphologie multiformer und kombinierter Lungenkarzinome

Tabelle 78
Differenzierungsgrad (UICC: hoch, mittel, gering) für das Gesamtkollektiv (1972-1982; n = 1003). Beachte die terminologischen Unterschiede zwischen der UICC (1979, 1985; jetzt gültige Fassung) und der WHO (1981; jetzt gültige Fassung). Gegenüberstellung in Tabelle 15. - In der Gruppe der geringdifferenzierten Lungenkarzinome (60,9%) sind neben den geringdifferenzierten drüsigen und dermoiden auch die kleinzelligen und großzelligen Karzinome enthalten

Differenzierungsgrad	n	%
hoch	122	11,7
mittel	274	27,4
gering	607	60,9
Σ	1003	100

In welchem Ausmaß ärztliche Therapiebemühungen einen Effekt auf die Überlebenswahrscheinlichkeiten haben, beschreibt NOU (1984). In seinem unselektierten Patientengut (n = 273) beträgt die Überlebenszeit für die Karzinomtypen dermoid, kleinzellig, drüsig und großzellig nur ½-⅓ der hier beobachteten *(Abb. 64; Tabelle 81).* Einschränkend muß hinzu gefügt werden, daß sich das Heidelberger Patientengut aus resezierten (und damit operationsfähigen) Fällen zusammensetzt.

Tabelle 79
Linearer Kontrast aus Tabelle 76 (vgl. Tabelle 80): Lungenkarzinome mit 2 Differenzierungs- bzw. Kombinationsformen werden nach Hauptdiagnose und Nebendiagnose (Kombination mit ...) gegenübergestellt und getestet. Die Tafel ist mit $p < 0{,}001$ hochsignifikant. Dermoide und drüsige Karzinome treten häufiger als erwartet als multiforme Karzinome und seltener als erwartet als kombinierte Karzinome auf. Von dermoiden und drüsigen Karzinomen werden demnach häufiger verschiedene Differenzierungsgrade und Subtypen in einem Tumor beobachtet als andere Tumortypen. - Großzellige Karzinome werden wegen zu geringer Fallzahl nicht berücksichtigt

Hauptdiagnose	Kombination mit Typ:						Σ
	dermoid		kleinzellig		drüsig		
	n	Ew	n	Ew	n	Ew	
dermoid	233	182,7	20	2,6	9	58,6	262
kleinzellig	22	23,0	8	2,6	3	7,4	33
drüsig	10	59,3	2	6,7	73	19,0	85
Σ	265	30		85		380	

Tabelle 80
Linearer Kontrast aus Tabelle 76 (vgl. Tabelle 79). Lungenkarzinome (multiform, Kombination) mit zweifacher Differenzierung werden in der Hauptdiagnose (dermoid, kleinzellig, drüsig, großzellig) der Kombinationsform (entweder gleicher Typ bei jedoch anderem Subtyp bzw. anderer Differenzierung oder anderer Typ) gegenübergestellt. Die Hypothese lautet: Verhalten sich die Typen der Lungenkarzinome (Klassifikation der WHO 1981) etwa gleichsinnig? Wenn ja, so darf jeder Typ als „nosologische Entität" angesprochen werden. - Die Tafel ist mit $p < 0{,}001$ hochsignifikant. - Der Vergleich der Beobachtungs- und der Erwartungswerte *(Ew)* für dermoide und drüsige Karizinome zeigt, daß beide Typen häufiger mit eigenen Subtypen und Differenzierungen kombinieren als mit anderen Typen - entsprechend der Testerwartung. Für klein- und großzellige Karzinome ist dies nicht der Fall: sie kombinieren häufiger mit anderen Typen. - Das Ergebnis wird als Hinweis darauf gewertet, daß die Oberbegriffe „kleinzellige Lungenkarzinome" und „großzellige Lungenkarzinome" nicht als nosologische Entitäten angesprochen werden können

Hauptdiagnose	Kombination mit				Σ
	gleichem Typ, jedoch anderem Subtyp bzw. anderer Differenzierung		anderem Typ		
	n	Ew	n	Ew	
dermoid	233	202,3	38	68,7	271
kleinzellig	8	26,1	27	8,9	35
drüsig	73	70,9	22	24,1	95
großzellig	7	21,6	22	7,4	29
	321		109		430

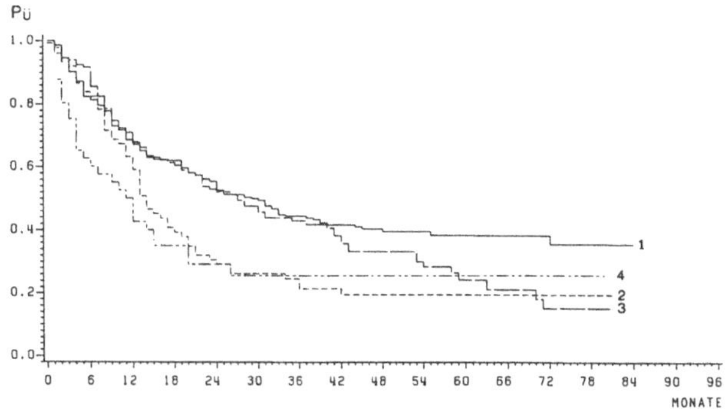

Tumortyp	n	Überlebenswahrscheinlichkeit (multipliziert mit 100)		
		12	36	60 Monate
dermoid	328	67,15	44,47	38,40
kleinzellig	80	59,09	21,34	19,40
drüsig	141	67,80	42,95	24,17
großzellig	41	42,64	25,60	25,60
Σ	590			

Test

	Gehan-Wilcoxon	Logrank
dermoid/kleinzellig, drüsig/großzellig:	p=0,002	p=0,004
dermoid/kleinzellig:	p=0,0063	p=0,0010
drüsig/großzellig:	p=0,0010	p=0,0232

Abb. 64; Tabelle 81
Überlebenswahrscheinlichkeiten ($P_Ü$) dermoider *(1)*, kleinzelliger *(2)* drüsiger *(3)* und großzelliger *(4)* Karzinome. Die Kurven insgesamt zeigen signifikante Unterschiede ($p < 0{,}001$), dermoide und kleinzellige bzw. drüsige und großzellige Karzinome sind signifikant verschieden ($p < 0{,}001$; 1977-1982). - Da zwischen großzelligen und kleinzelligen Karzinomen ein Unterschied im Hinblick auf die Überlebenswahrscheinlichkeiten nicht ersichtlich ist, genügt die Unterscheidung dieser Tumorgruppen (gegenüber dermoiden und drüsigen Karzinomen) zumindest klinischen Ansprüchen

D. Differenzierung (Grad)

Werden hochdifferenzierte, mittel- und geringdifferenzierte Tumoren unterschieden, so ergibt sich *Tabelle 78.* Diese Klassifikation kann nur für drüsige und dermoide Karzinome, nicht für die kleinzelligen und großzelligen angewandt werden. Letztere werden unter „geringdifferenziert" eingruppiert.
Um Mißdeutungen entgegenzutreten: Der Differenzierungsgrad beschreibt mit „hoch", „mittel", „gering" (UICC 1979, 1985) unterschiedliche Ausprägungen eines einheitlichen Typs oder Subtyps (WHO 1981; vgl. tabellarische Gegenüberstellung *Tabelle 15;* S. 25).

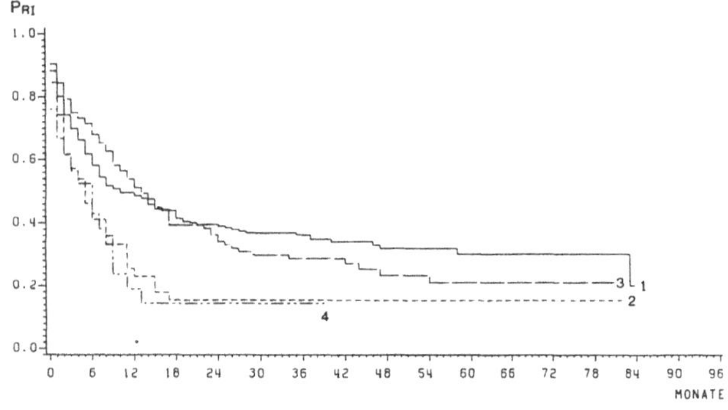

Tumortyp	n	Remissionswahrscheinlichkeit (multipliziert mit 100)		
		12	36	60 Monate
dermoid	222	51,0	37,0	31,0
kleinzellig	39	24,0	17,0	17,0
drüsig	116	54,0	31,0	22,0
großzellig	21	18,0	15,0	0
$\sum$	398			

Test

	Gehan-Wilcoxon	Logrank
dermoid/kleinzellig:	p=0,0177	p=0,010
drüsig/kleinzellig:	p=0,0042	p=0,0146

Abb. 65; Tabelle 82
Remissionswahrscheinlichkeiten (P_{RI}; 1977-1982) für dermoide *(1)*, kleinzellige *(2)*, drüsige *(3)* und großzellige *(4)* Karzinome. Die Unterschiede zwischen dermoiden bzw. drüsigen auf der einen und großzelligen bzw. kleinzelligen Karzinomen auf der anderen Seite sind signifikant ($p < 0{,}05$). - Beachte (im Vergleich zu Tabelle 81, Abb. 64), daß großzellige und kleinzellige Karzinome einen etwa vergleichbaren Kurvenverlauf zeigen, daß dermoide und drüsige Karzinome jedoch Unterschiede insbesondere in der späten Prognose aufweisen (drüsige Karzinome deutlich ungünstiger)

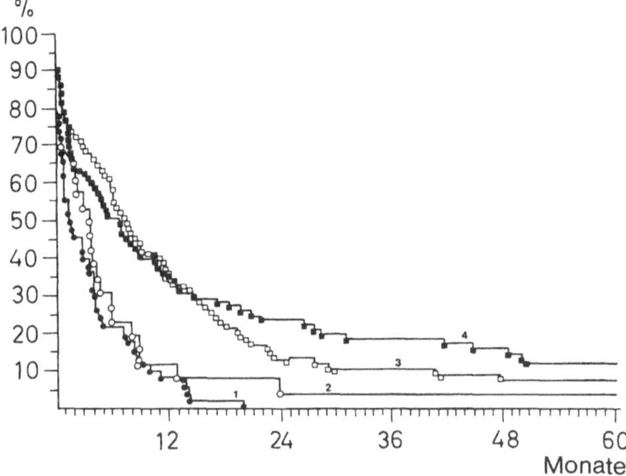

Abb. 66
Beobachtete Fünfjahresüberlebenszeit (prospektive Studie, nichtselektiertes Patientengut; 94% Autopsierate; Uppsala, Schweden) für kleinzellige (*1*: n=50), für großzellige (*2*: n=26), für dermoide (*3*: n=120) und für drüsige Karzinome (*4*: n=77). Beachte die Abweichungen des jeweiligen Kurvenverlaufs; vgl. Abb. 64. - Jeder Tumortyp zeigt somit nicht nur eine Verschiebung zu ungünstigeren Überlebenszeiten, die Art der Kurve und die Relation untereinander ist deutlich verschieden von dem hier vorgestellten Patientengut (nach Operation). Neben dem Selektionseffekt (Kriterium: Operabilität) ist die wesentlich günstigere Abb. 64 auch als Therapieerfolg zu würdigen (NOU 1984)

E. Formen des dermoiden Karzinoms

Das dermoide ist der Typ des Lungenkarzinoms, der Raucher in 89,9% betrifft und zudem mit 54,6% (dieses Untersuchungsgut) den mit Abstand häufigsten Tumortyp darstellt. Die Fünfjahresüberlebensraten werden überwiegend als die relativ günstigsten eingestuft, wobei sie etwa gleich denen des drüsigen Karzinoms eingeschätzt werden [WEISS et al. 1970, n=160; HOFMANN et al. 1971, n=1059; YASHAR u. YASHAR 1975, n=148; SHIELDS et al. 1975, n=2341 (Zehnjahresüberlebenszeit); PAULSON u. REISCH 1976, n=915; MOUNTAIN u. HERMES 1979, n=794]. Auffällig ist, daß in älteren Studien drüsige Karzinome mit einer wesentlich günstigeren Prognose gegenüber den dermoiden beobachtet werden (BERGH u. SCHERSTEN 1965, n=219; WELLONS et al. 1968, n=582). Lediglich CHUNG et al. (1981; n=96) differenziert einen hohen, mittleren und geringen Grad der Differenzierung (entsprechend dem Vorschlag der UICC). Die Arbeitsgruppe beobachtet (bei n=96), daß differenzierte Tumoren bei Grad III häufiger Lymphknotenmetastasen (regionär) setzen, als Tumoren mit Grad I und II.

Die Unterscheidung uniformer, multiformer und kombinierter Karzinome *(Abb. 67; Tabelle 83)*, letztere nach zusätzlichen dermoiden, kleinzelligen, drüsigen und großzelligen Komponenten, konnte wegen zu geringer Fallzahl keine signifikanten Unterschiede aufweisen. Insbesondere ist die Untersuchungsgruppe uniformer Tumoren gegenüber multiformer Tumoren nicht signifikant verschieden. Bei den übrigen Gruppen sprechen zu geringe Fallzahlen gegen eine abschließende Beurteilung.

Die Klassifikation der Differenzierung (*Abb. 68; Tabelle 84*; entsprechend den Empfehlungen der UICC 1979, 1985) bringt für dieses Untersuchungsgut keine signifikanten Unterschiede. Es ist lediglich hervorzuheben, daß mit der Zusammenfassung der Gruppe der gut differenzierten und der mäßig differenzierten dermoiden Karzinome ein deutlicher (jedoch nicht signifikanter) Unterschied gegenüber den wenig differenzierten sichtbar wird. Diese Beobach-

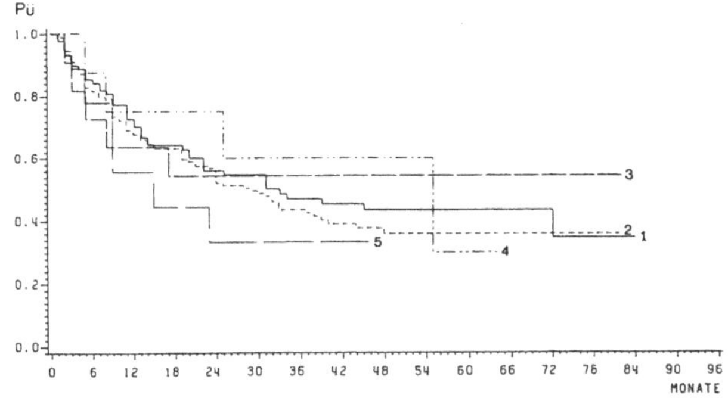

Dermoides Karzinom	n	Überlebenswahrscheinlichkeit (multipliziert mit 100)		
		12	36	60 Monate
uniform	100	70,45	47,19	43,61
multiform/Kombination mit				
dermoid	181	67,76	43,54	35,96
kleinzellig	12	63,63	54,54	54,54
drüsig	9	75,00	60,00	30,00
großzellig	40	55,55	33,33	-
$\sum$	342			

Test

	Gehan-Wilcoxon	Logrank
alle Gruppen:	p = 0,8065	p = 0,8388

Abb. 67; Tabelle 83
Überlebenswahrscheinlichkeiten ($P_Ü$) dermoider Karzinome (1977-1982), wobei uniforme Karzinome den multiformen und kombinierten gegenübergestellt werden. Uniform *(1)*, multiform *(2)*, Kombinationstyp mit kleinzellig *(3)*, Kombinationstyp mit drüsig *(4)*, Kombinationstyp mit großzellig *(5)*. Der (globale) Test zeigt mit $p > 0,05$ eine statistisch homogene Verteilung der Überlebenswahrscheinlichkeiten an. Einschränkung: Bei kleinzelligen und drüsigen Karzinomen ist die Fallzahl für eine abschließende Beurteilung zu gering

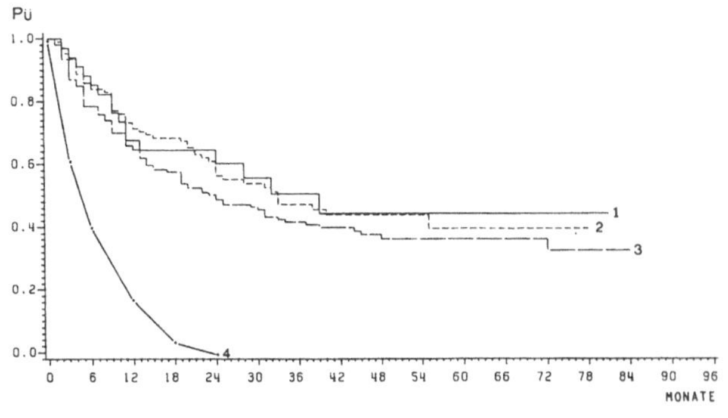

Dermoides Karzinom	n	Überlebenswahrscheinlichkeit (multipliziert mit 100)		
		12	36	60 Monate
hochdifferenziert	38	68,57	45,79	45,79
mittel differenziert	118	70,40	46,12	38,54
gering differenziert	172	64,61	41,59	36,11
$\sum$	328			

Test

	Gehan-Wilcoxon	Logrank
hoch/mittel/gering differenziert:	p = 0,2651	p = 0,3723

Abb. 68; Tabelle 84
Histopathologisches Grading (UICC 1979, 1985; 1977-1982;) für hochdifferenzierte *(1: G1)*, mittelgradig differenzierte *(2: G2)* und geringgradig differenzierte *(3: G3)* dermoide Karzinome der Lunge. G1- und G2-Tumoren zeigen bezüglich der Überlebenswahrscheinlichkeiten ($P_Ü$) gegenüber G3-Tumoren einen distinkten Verlauf. Unterschiede mit $p > 0,05$ nicht signifikant. - Zum Vergleich die Überlebensraten nichtbehandelter Patienten mit dermoidem Karzinom (*4:* KONRAD 1981)

tung entspricht der Mitteilung von CHUNG et al. (1981; n = 96).

Die Keratinproduktion ist ein wichtiges diagnostisches und prognostisches Kriterium *(Abb. 69; Tabelle 85)*. Verhornende und nichtverhornende dermoide Karzinome zeigen einen statistisch gesicherten Unterschied, wobei die Prognose verhornender dermoider Karzinome günstiger ist. Spindelzellige dermoide Karzinome bilden keinen statistisch zu sichernden Kontrast, ihnen kommt offensichtlich keine prognostische Bedeutung zu. Zu berücksichtigen ist, daß in dieser Untersuchungsgruppe lediglich 18 Patienten beurteilt werden können. Tabelle und Kurve führen zu der Empfehlung, dermoide Karzinome der Lunge nach ihrer Keratinbildung zu begutachten. Dies Kriterium ist prognostisch wichtiger als das histopathologische Grading (UICC 1979, 1985; WHO 1981).

Zusammenfassend gilt für die dermoiden Karzinome, daß zusätzliche histologische Komponenten multiformer oder kombinierter Tumoren keinen statistisch zu sichernden Einfluß auf die Überlebenswahrscheinlichkeit aufweisen. Lediglich niedrig differenzierte dermoide Karzinome scheinen gegenüber mittel und hoch differenzierten dermoiden Karzinomen eine ungünstigere Prognose zu haben. Eine signifikant günstigere Prognose weisen verhornende dermoide Karzinome gegenüber den nichtverhornenden dermoiden Karzinomen auf; dem Subtyp „spindelzelliges dermoides Karzinom“ kommt keine prognostische Bedeutung zu.

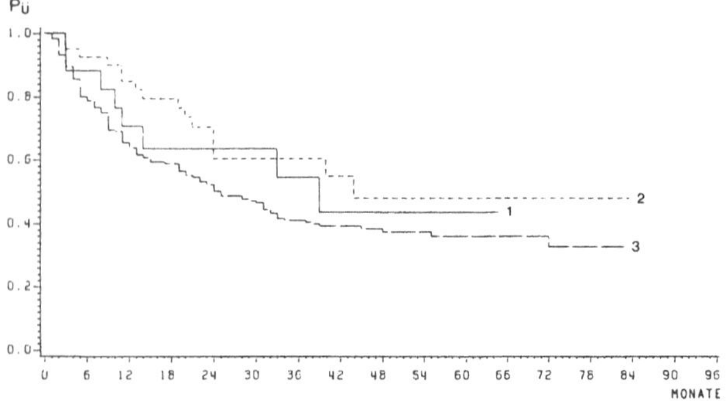

Dermoides Karzinom	n	Überlebenswahrscheinlichkeit (multipliziert mit 100)		
		12	36	60 Monate
spindelzellig	18	70,59	54,45	43,56
verhornend	42	84,79	60,26	47,94
nicht verhornend	268	63,93	41,19	36,15
Σ	328			

Test

	Gehan-Wilcoxon	Logrank
spindelzellig/verhornend/nicht verhornend:	$p=0{,}0341$	$p=0{,}1086$
spindelzellig/nicht verhornend	$p=0{,}3475$	$p=0{,}4139$
verhornend/nicht verhornend	$p=0{,}0124$	$p=0{,}0462$

Abb. 69; Tabelle 85
Die WHO (1981) gibt als Subtyp für das dermoide Karzinom lediglich die spindelzellige Variante an. Hier wird zusätzlich zwischen verhornendem und nichtverhornendem dermoiden Karzinom unterschieden. Die Gruppen lauten: dermoides Karzinom, spindelzellige Variante *(1)*, dermoides Karzinom, verhornend *(2)*, dermoides Karzinom, nicht verhornend *(3)*. Für dieses Untersuchungsgut (1977–1982; n = 328) gilt, daß der histologisch nachgewiesenen Eigenschaft der Keratinisierung (Hornbildung) eine größere Überlebenswahrscheinlichkeit (*PÜ*) zukommt gegenüber der spindelzelligen bzw. nichtverhornenden Variante ($p<0{,}05$). Die Fallzahl (n = 18) der spindelzelligen Variante ist jedoch für eine abschließende Beurteilung zu klein. – Für dermoide Karzinome erweist sich die Eigenschaft der Keratinbildung als prognostisch aussagekräftiger als die Unterscheidung in Differenzierungsgrade (histopathologisches Grading der UICC 1979, 1985; WHO 1981)

F. Formen des kleinzelligen Karzinoms

Bei keinem anderen Typ des Lungenkarzinoms ist die Problematik der histologischen Typisierung so offenkundig wie beim kleinzelligen. Nicht umsonst hat die WHO ihre 1967 gegebene Empfehlung erheblich geändert (1981). Während 1967 fusiforme, polygonale, lymphozytenähnliche (haferzellige) und andere unterschieden werden, sind in dem Vorschlag von 1981 lediglich haferzellige, intermediäre und kombinierte Formen enthalten. Zu den haferzelligen sind die lymphozytenähnlichen hinzuzuzählen, zu den intermediären die fusiformen.

Kleinzellige Karzinome verhalten sich bezüglich ihres Metastasierungsmusters monoton (Hirsch et al. 1977; n = 203). Das Beobachtungsgut dieser Arbeitsgruppe ist nach den Empfehlungen der WHO (1967) differenziert. Eine klinische Relevanz ist für Livingston (1980) nicht evident. Haferzellige kleinzellige Karzinome beobachtet er in etwa 50%, intermediäre Formen in etwa 33%, Mischformen in dem restlichen Teil der Fälle von kleinzelligem Lungenkarzinom. Erste Hinweise auf eine prognostische Bedeutung der histologischen Subtypen des kleinzelligen Lungenkarzinoms liefert die Arbeitsgruppe um Hirsch (Hirsch et al. 1983; n = 375). Kombinationsformen von kleinzelligem und großzelligem Lungenkarzinom weisen eine kürzere Überlebenszeit auf ($p<0{,}01$) als haferzellig differenzierte kleinzellige Karzinome. In die Gruppe der kleinzellig/großzellig differenzierten Karzinome werden die intermediären Formen hinzugefügt.

Es sind wohl mehr Klassifikations- als terminologische Differenzen, die zu anders gearteten Ergebnissen der Arbeitsgruppe Mayer et al. (1982; n = 2352) geführt haben. Kleinzellige Karzinome (n = 481) weisen eine Fünfjahresüberlebenszeit von 1,6% auf. Hierbei erweisen sich die polygonal-kleinzelligen Tumoren als signifikant günstiger ($p<0{,}05$). Offensichtlich ist die jetzt als „intermediär" bezeichnete Gruppe der kleinzelligen Karzinome angesprochen.

Noch schwieriger ist es, die Ergebnisse der Arbeitsgruppe um Abe et al. (1985; n = 39) zu interpretieren. Mikrospektrophotometrische Untersuchungen nach Feulgen gefärbten kleinzelligen Karzinomen auf ihren DNS-Gehalt, führen zur Unterscheidung von 3 Typen mit jeweils verschiedenen Überlebenszeiten (durchschnittliche Überlebenszeit in Monaten: I: 17,2; II: 10,2; III: 10,0). Es ist der Mitteilung nicht zu entnehmen, ob und – wenn ja – wie eine Beziehung zu der geläufigen Klassifikation der kleinzelligen Karzinome herzustellen ist.

Elema u. Keuning (1985; n = 38) untersuchen kleinzellige Lungenkarzinome elektronenmikroskopisch anhand Epon-eingebetteter Biopsien. Als Voraussetzung für die Annahme eines kleinzelligen Karzinoms wird der Nachweis intrazytoplasmatischer (neurosekretorischer?) Granula („dense core granules") genannt. Der Befund ist nur bei einem Teil der Fälle nachweisbar. Die Autoren berichten von (elektronenoptisch) nachweisbaren regressiven Veränderungen an Zytoplasma und Zellkern, die die Karzinome des intermediären, aber auch des lymphozytenähnlichen Subtyps betreffen und vielleicht von einer Anoxie (gemeint ist Hypoxie) oder von mecha-

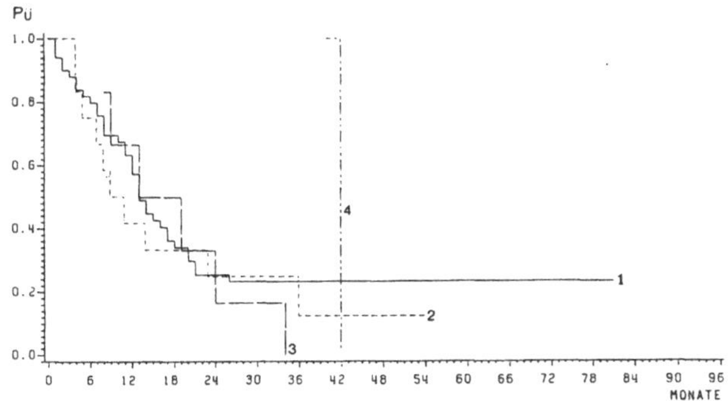

Kleinzelliges Karzinom	n	Überlebenswahrscheinlichkeit (multipliziert mit 100)		
		12	36	60 Monate
uniform	53	57,35	23,51	23,51
multiform/Kombination mit				
dermoid	14	41,66	12,50	-
kleinzellig	6	66,66	-	-
drüsig	2	-	0,00	-
großzellig	1	-	0,00	-
Σ	76			

Test

	Gehan-Wilcoxon	Logrank
	p = 0,3226	p = 0,7118

Abb. 70; Tabelle 86
Überlebenswahrscheinlichkeiten ($P_Ü$; 1977-1982) für kleinzellige uniforme Karzinome *(1)* und kleinzellige multiforme bzw. kombinierte Karzinome (mit dermoidem Typ: *2*; mit zusätzlichem kleinzelligem Subtyp: *3*; mit drüsigem Typ: *4*; mit großzelligem Typ: nicht eingezeichnet) Kleinzelliger Subtyp und zusätzlicher drüsiger und großzelliger Typ werden wegen zu geringer Fallzahl nicht berücksichtigt. Zwischen uniformen und kleinzelligen Karzinomen und solchen mit zusätzlichem dermoidem Typ (*1*, *2*) besteht kein statistischer Unterschied. - Demnach ist die zusätzliche Angabe einer dermoiden Komponente beim kleinzelligen Karzinom (letzteres als Hauptdiagnose) ohne prognostische Bedeutung

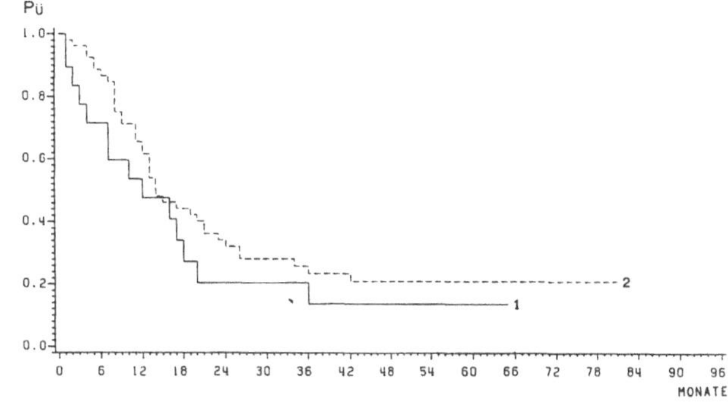

Kleinzelliges Karzinom	n	Überlebenswahrscheinlichkeit (multipliziert mit 100)		
		12	36	60 Monate
haferzellig	20	47,71	13,63	13,63
intermediär	56	61,62	23,44	20,84
Σ	76			

Test

	Gehan-Wilcoxon	Logrank
haferzellig/intermediär:	p = 0,1689	p = 0,2524

Abb. 71; Tabelle 87
Überlebenswahrscheinlichkeiten ($P_Ü$) für kleinzelliges Lungenkarzinom (Hauptdiagnose) entsprechend WHO-Typing (1981). Haferzellige Karzinome *(1)* zeigen geringfügig ungünstigere Überlebenswahrscheinlichkeiten als kleinzellige Karzinome vom intermediären Subtyp *(2)*. Der Unterschied ist mit $p > 0{,}05$ nicht signifikant (1977-1982). - Zu beachten ist, daß mit den Subtypen „haferzellig" und „intermediär" (WHO 1981) offensichtlich eine ungünstigere Klassifikation vorliegt als mit dem WHO-Typing 1967 (Abb. 72, Tabelle 88)

nischen Artefakten herrühren. Die lichtmikroskopische Differenzierung beider Subtypen ist nicht gerechtfertigt, die Benennung des lymphozytenähnlichen Subtyps des kleinzelligen Lungenkarzinoms beruht auf der Interpretation von Artefakten.
In unserem Untersuchungsgut (Heidelberg) sind statistisch verifizierbare Unterschiede zwischen kleinzelligen Karzinomen ohne zusätzliche Differenzierung und solche mit zusätzlichen Differenzierungen nicht ersichtlich *(Abb. 70; Tabelle 86)*. Damit kommt den Kombinationsformen (WHO-Klassifikation 1981) keine prognostische Bedeutung zu.

Die histologische Typisierung erfolgt gleichzeitig nach dem WHO-Typing (1967) und dem WHO-Typing (1981). Das WHO-Typing von 1981 (Differenzierung in haferzellige und intermediäre Formen des kleinzelligen Karzinoms) zeigt auffällige Differenzen der Überlebenszeiten. Da sich die Kurven überschneiden *(Abb. 71; Tabelle 87)*, ist dem negativen (nicht signifikanten) Testergebnis keine Bedeutung zuzumessen. Die Unterschiede werden deutlicher, wenn die WHO-Klassifikation (1967) zu grunde gelegt wird *(Abb. 72; Tabelle 88)*. Fusiforme kleinzellige Karzinome scheinen eine günstigere Prognose zu haben als polygonale Formen, die ungünstigste Pro-

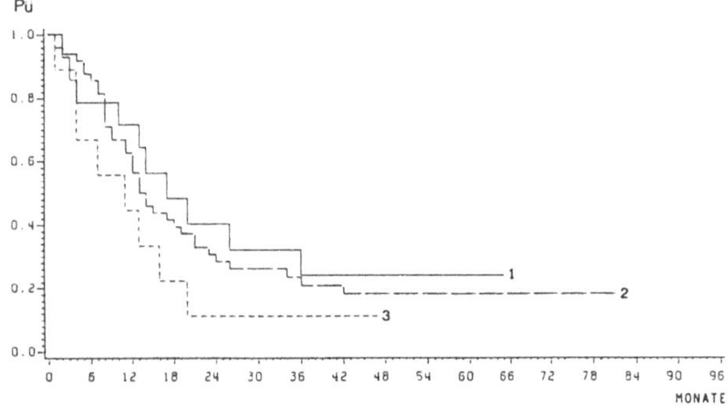

Kleinzelliges Karzinom	n	Überlebenswahrscheinlichkeit (multipliziert mit 100)		
		12	36	60 Monate
fusiform	16	71,43	24,11	24,11
haferzellig	10	44,44	11,11	-
polygonal	50	56,42	21,06	18,43
Σ	76			

Test

	Gehan-Wilcoxon	Logrank
fusiform/haferzellig/polygonal:	p = 0,4166	p = 0,4376
fusiform/haferzellig:	p = 0,1874	p = 0,2114
fusiform/polygonal:	p = 0,5821	p = 0,5837
haferzellig/polygonal:	p = 0,1849	p = 0,2267

Abb. 72; Tabelle 88
Überlebenswahrscheinlichkeiten (*$P_Ü$*) für kleinzellige Lungenkarzinome entsprechend WHO-Typing 1967 (1977-1982). Beachte die Differenzen zwischen fusiformem *(1)*, intermediärem *(2)* und haferzelligem *(3)* Subtyp. Obwohl die Unterschiede nicht signifikant (p > 0,05) sind, scheint *diese* Klassifikation für die Subtypen des kleinzelligen Bronchialkarzinoms bezüglich der Überlebenswahrscheinlichkeiten relevanter zu sein als diejenige von 1981 (WHO; Abb. 71, Tabelle 87). - Das histopathologische Typing für die Klassifikation 1967 und 1981 erfolgte gleichzeitig

gnose scheint dem haferzelligen Typ zuzukommen. Hier ist es die geringe Fallzahl, die für das negative Testergebnis verantwortlich zu machen ist.

Für das kleinzellige Lungenkarzinom gilt, daß auch bei multiformen und Kombinationstumoren der kleinzellige Anteil die Überlebenswahrscheinlichkeit bestimmt; die möglicherweise enthaltenen zusätzlichen histologischen Komponenten zeigen nur einen geringfügigen (nicht signifikanten) modifizierenden Einfluß.

Indessen dürfen Zweifel an der klinischen Relevanz nicht nur der WHO-Typisierung von 1967 (Hirsch et al. 1977; Livingston 1980), sondern auch gegenüber der von 1981 geäußert werden. Wird ein gleichartiges Untersuchungsgut von kleinzelligen Lungenkarzinomen dem WHO-Typing von 1967 und (hiervon gesondert) von 1981 unterworfen, so zeigt sich, daß (wenn auch nicht signifikant) „erwünschte" Unterschiede in den Überlebenswahrscheinlichkeiten eher mit der früheren (WHO 1969) als mit der jetzigen (WHO 1981) Typisierung zusammengehen. Die Aussage gilt nicht für die Beobachtervariabilität: Die Übereinstimmung zwischen Pathologen in der Zuordnung der Subtypen steigt (WHO 1969 und WHO 1981) von 38% auf 54% (Hirsch et al. 1983). Einen echten Fortschritt hat die Änderung der Subtypen des kleinzelligen Karzinoms nicht gebracht. Die Zweifel an der nosologischen Entität dieses Tumortyps bleiben bestehen, Zweifel, die bei der Diskussion multiformer und kombinierter kleinzelliger Karzinome erhärtet werden *(Tabellen 79, 80)*.

Auch neuere immunhistologische Untersuchungen (Postmus et al. 1986) mit monoklonalen Antikörpern gegen kleinzellige Lungenkarzinome zeigen bei großer Sensitivität (16 von 17 Fällen mit kleinzelligem Lungenkarzinom positiv) eine nur geringe Spezifität (drüsige Karzinome: 4 von 9 positiv; dermoide: 1 von 6; großzellige sind nicht angegeben). Die Autoren sehen die Vorzüge dieses Antikörpers im leichteren und korrekteren Metastasennachweis.

G. Formen des drüsigen Karzinoms

Drüsige Karzinome (n = 167) sollen eine ungünstigere Fünfjahresüberlebensrate (20,6%) haben als die bronchioloalveolären Formen (n = 54) mit 45,30% (Slack 1970; n = 1192). In der Untersuchungsgruppe von Ishikawa (1973; n = 1946) weisen die drüsigen Karzinome mit 9,3% Fünfjahresüberlebensrate eine deutlich ungünstigere Ziffer auf als die dermoiden Karzinome (mit 12,4%). Dieser Unterschied ist mit p < 0,05 signifikant. Dermoide und drüsige Karzinome haben etwa gleiche Überlebenszeit in der Untersuchungsgruppe von Shields et al. (1975; n = 2349). Die dermoiden Karzinome zeigen eine Rate von 26,8, die drüsigen von 24,3%. Auffallend ist, daß alle übrigen Karzinome (die großzelligen und die kleinzelligen!) immerhin eine Rate von 22,4% aufweisen. Dies ist wohl ein deutlicher Hinweis auf die hochgradige Selektion des Patientenkollektivs. Zwischen gering differenzierten drüsigen und großzelligen Karzinomen finden Katlic u. Carter (1979; n = 435) keinen statistisch sicherbaren Unterschied. Martini et al. (1980; n = 998) fassen die drüsigen und die bronchioloalveolären Karzinome in einer Gruppe zusammen und beobachten eine günstigere Fünfjahresüberlebensrate als beim dermoiden Karzinom (56% gegenüber 44%). Ob die durchflußzytometrischen Untersuchungen der Arbeitsgruppe um Volm (Volm et al. 1985; n = 240) für

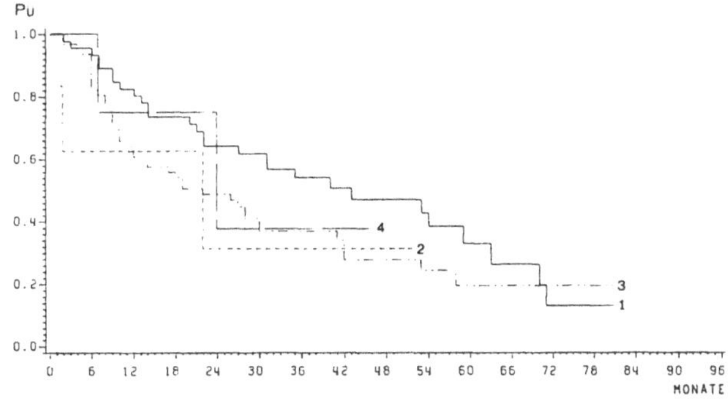

Drüsiges Karzinom	n	Überlebenswahrscheinlichkeit (multipliziert mit 100)		
		12	36	60 Monate
uniform	50	80,53	51,71	33,07
multiform/Kombination mit				
dermoid	6	62,50	31,25	-
kleinzellig	1	0,00	-	-
drüsig	65	60,72	36,75	19,75
großzellig	5	75,00	37,50	-
Σ	127			

Test

	Gehan-Wilcoxon	Logrank
uniform/multiform drüsig:	p = 0,0255	p = 0,0718

Abb. 73; Tabelle 89
Überlebenswahrscheinlichkeiten ($P_Ü$) uniformer und multiformer bzw. kombinierter drüsiger Karzinome (1977-1982; n = 127). Uniforme drüsige Karzinome: *1*; in Kombination mit dermoidem Typ: *2*; in Kombination mit kleinzelligem Typ: nicht aufgeführt; multiforme drüsige Karzinome (mehrere Subtypen): *3*; in Kombination mit großzelligem Typ: *4*. Die Überlebenswahrscheinlichkeiten für uniforme drüsige Karzinome und multiforme drüsige sind mit p < 0,05 signifikant verschieden

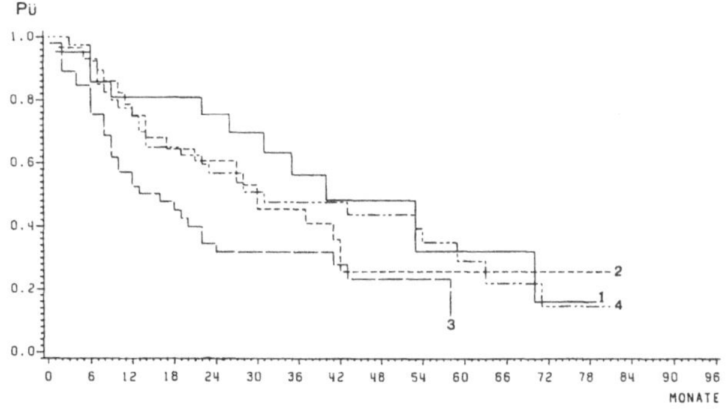

Drüsiges Karzinom, Differenzierung	n	Überlebenswahrscheinlichkeit (multipliziert mit 100)		
		12	36	60 Monate
hoch differenziert	21	80,95	56,35	32,20
mittelgradig differenziert	30	75,18	45,49	25,58
geringgradig differenziert	51	52,63	31,88	-
bronchioloalveolär	47	75,00	47,66	29,12
Σ	149			

Test

	Gehan-Wilcoxon	Logrank
hoch/mittel/gering bronchioloalveolär:	p = 0,0348	p = 0,0683
hoch/gering:	p = 0,0145	p = 0,0333
gering/bronchioloalveolär:	p = 0,0235	p = 0,0380

Abb. 74; Tabelle 90
Drüsige Karzinome unterschiedlicher Differenzierung (histopathologisches Grading, UICC 1979, 1985; 1977-1982). Hochdifferenziert: *1*; mittelgradig differenziert: *2*; geringgradig differenziert: *3*; bronchioloalveolär: *4*. Die Kurven zeigen signifikante Differenzen (1977-1982; p < 0,05). - Hochdifferenzierte drüsige Karzinome *(1)* haben eine günstigere Prognose als geringdifferenzierte drüsige Karzinome (*3*: p < 0,05). Geringdifferenzierte drüsige Karzinome *(3)* haben eine ungünstigere Prognose als bronchioloalveoläre (*4*: p < 0,05). Mittelgradig differenzierte drüsige Karzinome und bronchioloalveoläre zeigen ähnliche Überlebenswahrscheinlichkeiten ($P_Ü$)

nichtkleinzellige Karzinome in dieser Form auf drüsige Karzinome der Lunge zutreffen, muß abgewartet werden. Tumoren, welche mehr als eine aneuploide Stammlinie aufweisen, zeigen eine kürzere Überlebenszeit. Es sind Tumoren mit einem niedrigen G 0/G 1-Anteil jedoch mit einem hohen Proliferationspool (S + G 2/M-Zellen). Tumorträger mit nachgewiesener In-vitro-Resistenz zeigen eine kürzere Überlebenszeit; sind diese Patienten bestrahlt worden, so überlebten sie länger (bei In-vitro-Resistenz).

Epidemiologisch ist interessant, daß bei Nichtrauchern auch bezüglich des drüsigen Karzinoms etwa geschlechtsgleich eine Gleichverteilung der histologischen Typen beobachtet wird (Harris 1973; n = 2543). Anderslautende Hinweise sind teilweise auf eine zeitliche Änderung, aber auch auf unterschiedliche örtliche Einflüsse zurückzuführen (Percy et al. 1984; n = 54165; 1973-1981). Drüsige Karzinome nehmen bei beiden Geschlechtern (auch in den peripheren Lokalisationen) kontinuierlich zu.
In unserem Untersuchungsgut (Heidelberg) werden uniforme drüsige Karzinome den multiformen und

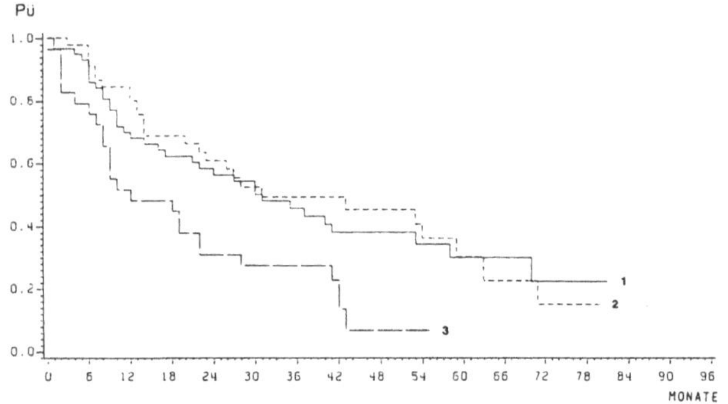

Drüsiges Karzinom	n	Überlebenswahrscheinlichkeit (multipliziert mit 100)		
		12	36	60 Monate
azinär-papillär	64	68,07	43,22	30,34
bronchioloalveolär	47	80,00	49,33	30,14
solide (mit Muzinbildung)	30	48,33	27,62	-
$\sum$	141			

Test

	Gehan-Wilcoxon	Logrank
azinär-papillär/solide:	p = 0,0090	p = 0,0062
azinär/solide:	p = 0,0185	p = 0,0123
papillär/solide:	p = 0,0034	p = 0,0024

Abb. 75; Tabelle 91
Drüsige Karzinome (azinär-papillär: *1*; bronchioloalveolär: *2*; solide mit Muzinbildung: *3*) und Überlebenswahrscheinlichkeiten ($P_Ü$; 1977-1982). Bronchioloalveoläre und drüsige Karzinome des azinär-papillären Subtyps haben eine gleiche Prognose (p > 0,05; in Tabelle 91 nicht aufgeführt). Solide Karzinome (mit Muzinbildung) zeigen gegenüber azinär-papillären (auch wenn getrennt getestet) und bronchioloalveolären eine signifikant geringere Überlebenswahrscheinlichkeit (p < 0,05). Somit ist zumindest aus klinischer Sicht die Abgrenzung solider Karzinome mit Muzinbildung als Subtyp von den übrigen Subtypen drüsiger Karzinome (entsprechende Empfehlung der WHO 1981) gerechtfertigt

Drüsiges Karzinom	n	Überlebenswahrscheinlichkeit (multipliziert mit 100)		
		12	36	60 Monate
Muzinbildung	67	63,40	44,32	27,06
keine Muzinbildung	65	63,20	36,93	19,47
$\sum$	132			

Test

	Gehan-Wilcoxon	Logrank
mit/ohne Muzinbildung	p = 0,2812	p = 0,3964

Abb. 76; Tabelle 92
Zusammenfassung der Subtypen (ohne bronchioloalveoläre) der drüsigen Karzinome (WHO 1981: azinäre, papilläre, solide Subtypen). Als Differenzierungskriterium gilt die (globale) Muzinbildung (PAS-Reaktion). Von 132 Fällen (1977-1982) zeigen 67 eine Muzinbildung (vgl. Tabelle 90 und 91). Bezüglich der Überlebenswahrscheinlichkeiten ($P_Ü$; *1*: Muzinbildung; *2*: keine Muzinbildung) ergeben sich keine Unterschiede (p > 0,05)

kombinierten Typen gegenübergestellt *(Abb. 73; Tabelle 89).* Es zeigt sich, daß die drüsigen Karzinome dann eine signifikant größere Fünfjahresüberlebenswahrscheinlichkeit aufweisen, wenn zusätzliche histologische Komponenten nicht nachweisbar sind.

Ähnlich ist die Korrelation zwischen hoch-, mittel- und geringdifferenzierten drüsigen Karzinomen *(Abb. 74; Tabelle 90).* Die Unterschiede sind jeweils signifikant (p < 0,05). Hervorzuheben ist, daß das bronchioloalveoläre Karzinom eine identische Überlebenswahrscheinlichkeit wie das mäßig differenzierte drüsige Karzinom aufweist. So schwierig es diagnostisch ist, die soliden Karzinome (mit Schleimbildung) von den drüsigen zu differenzieren, so sinnvoll erscheint dies im Hinblick auf die Überlebenswahrscheinlichkeit zu sein *(Abb. 75; Tabelle 91).* Die azinären und papillären Karzinome (zumeist Mischformen) werden zusammengefaßt und den bronchioloalveolären und soliden Tumoren (letztere mit Schleimbildung) gegenübergestellt. Die Unterschiede sind signifikant (p < 0,05). Werden drüsige und solide Karzinome zusammengefaßt und nur nach der Muzinbildung differenziert, so ergeben sich bezüglich der Überlebenswahrscheinlichkeit keine Unterschiede *(Abb. 76; Tabelle 92).* Ebenso ist der Nachweis extrazellulären Muzins für die Überlebenswahrscheinlichkeit ohne Belang *(Abb. 77; Tabelle 93)* für den intrazellulären Schleimnachweis gilt dieser Hinweis gleichlautend *(Abb. 78; Tabelle 94).*

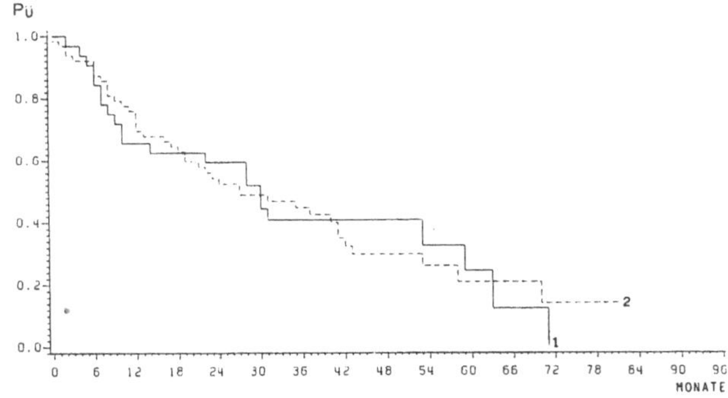

Drüsiges Karzinom	n	Überlebenswahrscheinlichkeit (multipliziert mit 100)		
		12	36	60 Monate
intracelluläres Mucin				
ja	38	65,62	40,82	24,49
nein	64	69,50	52,43	20,89
Σ	102			

Test		
	Gehan-Wilcoxon	Logrank
mit/ohne Muzin	p = 0,9736	p = 0,9675

Abb. 77; Tabelle 93
Drüsige Karzinome (ohne solide Karzinome mit Muzinbildung und ohne bronchioloalveoläre) und in der PAS-Reaktion nachweisbares intrazelluläres Muzin (1977–1982; n = 102). Intrazelluläres Muzin *(1)* hat im Vergleich zum Nullbefund keinen Einfluß auf die Überlebenswahrscheinlichkeiten ($P_Ü$; p > 0,05)

Drüsiges Karzinom	n	Überlebenswahrscheinlichkeit (multipliziert mit 100)		
		12	36	60 Monate
extrazelluläres Muzin				
ja	40	66,66	39,10	21,38
nein	62	69,20	45,74	20,86
Σ	102			

Test		
	Gehan-Wilcoxon	Logrank
mit/ohne Muzin	p = 0,9607	p = 6453

Abb. 78; Tabelle 94
Drüsige Karzinome (n = 102; gleiches Kollektiv wie Abb. 77, Tabelle 93) und extrazelluläres Muzin (PAS-Reaktion). Extrazelluläres Muzin *(1)* hat gegenüber dem Nullbefund (fehlender Nachweis von extrazellulärem Muzin) keinen Einfluß auf die Prognose (p > 0,05)

Wiederholt wird die Muzinproduktion drüsiger Lungenkarzinome als prognostisches Indiz beschrieben. FOSTER (1980; n = 5) beschreibt bronchioloalveoläre Karzinome mit dem Hinweis, daß die saprophytäre Beziehung des Tumors zum Wirt mit der Fähigkeit des Tumors zur Muzinproduktion in Beziehung stünde. Die Muzinproduktion geht zurück, die Malignität des Tumors steigt, gleichzeitig verlieren die Tumoren ihr alveoläres Ausbreitungsmuster. Nahezu gleichlautend äußert sich HACKEL (1973). Offensichtlich scheint die Art des produzierten Muzins bedeutsam zu sein (ALVAREZ-FERNANDEZ 1981; n = 37). Werden neutrale und saure Schleimsubstanzen differenziert und die Sialinsäure sowie das Sulfomuzin nachgewiesen, so können 3 Typen (A, B, C) differenziert werden. Zwei dieser Typen sollen bei drüsigen und riesenzelligen Karzinomen der Lunge vorkommen, ein Typ wird lediglich beim soliden Karzinom beobachtet. Sollten sich diese Hinweise bestätigen, so könnte ein einfacher färberischer Schritt die schwierige Diagnose des soliden Karzinoms erleichtern. BERG (1984) sowie MANNING et al. (1984, n = 34) unterschieden beim drüsigen Karzinom sowie beim bronchioloalveolären Karzinom nach dem Grad der Muzinproduktion und berichten, daß muzinproduzierende drüsige Karzinome eher bei jüngeren Patienten auftreten und (bei reichlicher Muzinproduktion) eine Fünfjahresüberlebensrate von lediglich 26% (gegenüber 72% bei geringer Muzinproduktion) aufweisen.

Für das drüsige Karzinom gilt zusammenfassend, daß die Überlebenszeit kürzer ist, wenn zusätzlich zu den drüsigen Formen histologisch andere Formen (im Sinne multiformer Kombinationstumoren) nachweisbar sind. Die Überlebenszeit korreliert eng mit dem von der UICC vorgeschlagenen histopathologischem Grading (hoher Grad der Differenzierung, mittlerer Grad der Differenzierung, geringer Grad der Differenzierung). Bronchioloalveolär differenzierte Lungenkarzinome zeigen einen Verlauf der Überlebenswahrscheinlichkeit, der mit dem mittelgradig differenzierten drüsigen Karzinome identisch ist. Wird die Muzinproduktion als diagnostisches Kriterium für solide Karzinome eingesetzt, so

zeigt diese Gruppe eine signifikant ungünstigere Überlebenswahrscheinlichkeit gegenüber den drüsigen und bronchioloalveolären Karzinomen.
Ist die Schleimbildung Differenzierungskriterium zwischen drüsigen und soliden Tumoren (zusammengefaßt), so ergeben sich keine Unterschiede auch in den Fällen nicht, in denen drüsige Karzinome mit intrazellulärem Muzinnachweis gesondert von denen mit extrazellulärem Muzinnachweis berechnet werden. Demnach ist der Muzinnachweis lediglich ein prognoserelevantes Kriterium für die soliden Karzinome, die als eigenständiger histologischer Typ von den drüsigen zu unterscheiden sind.

H. Formen des großzelligen Karzinoms

Großzellige und solide Karzinome sind nur durch die Schleimfärbung zu differenzieren. Auch wenn diese negativ ist, kann die Differenzierung gegen kleinzellige und dermoide Karzinome schwierig sein. WELLONS (1968; n = 582) gibt für die großzelligen Karzinome die ungünstigste Fünfjahresüberlebensrate (0%) an. Bei ISHIKAWA (1973; n = 1946) beträgt sie immerhin 5%, bei PAULSON u. REISCH (1976; n = 915) 36%. MAYER et al. (1982; n = 2352) unterscheiden großzellige Karzinome mit und ohne Stratifikation, wobei die Gruppe der Tumoren mit Stratifikation eine günstigere Prognose aufweist ($p < 0,05$). Damit wird der Hinweis von STEELE (1983) unterstützt, daß großzellige Karzinome mit Stratifikation als Übergangsepitehlkarzinome („transitional cell carcinomas“) einzuordnen sind.
In unserem Untersuchungsgut (Heidelberg) sind nur vereinzelt dermoide, kleinzellige und zusätzliche drüsige Differenzierungsformen zur Beobachtung gelangt. Die Testergebnisse erbringen keine Unterschiede *(Abb. 79; Tabelle 95)*. Unterschiede in der Überlebenswahrscheinlichkeit für großzellige, riesenzellige und klarzellige Karzinome sind wegen zu geringer Fallzahl der riesenzelligen und klarzelligen nicht verwertbar *(Abb. 80; Tabelle 96)*.
Die beschriebenen Klassifikationsprobleme beim großzelligen Karzinom sind schwerwiegend. Lediglich die Abgrenzung gegenüber den soliden Karzinomen (mit Muzinbildung) erscheint sinnvoll. Die Abgrenzung gegenüber dem klarzelligen und riesenzelligen Karzinom ist unproblematisch; der grundsätzliche Einwand, der sich auf die Stratifikation bezieht und zur Postulierung von Übergangsepithelformen des großzelligen Karzinoms geführt hat, bleibt bestehen. Somit sind aus diesem Untersuchungsgut keine Hinweise abzuleiten, die den von der WHO vorgeschlagenen Typ „großzellige Karzinome“ als Oberbegriff der aufgeführten Subtypen

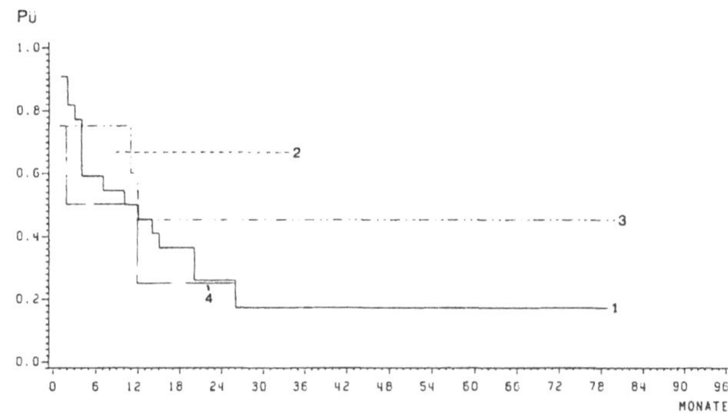

Großzelliges Karzinom	n	Überlebenswahrscheinlichkeit (multipliziert mit 100)		
		12	36	60 Monate
uniform	28	45,45	17,31	17,31
multiform/Kombination mit				
dermoid	3	66,66	-	-
kleinzellig	1	0,00	-	-
drüsig	8	45,00	45,00	45,00
Σ	40			

Test

	Gehan-Wilcoxon	Logrank
alle Gruppen	p = 0,7283	p = 0,7621
uniform/multiform großzellig	p = 0,7286	p = 0,4320

Abb. 79; Tabelle 95
Überlebenswahrscheinlichkeiten ($P_Ü$) großzelliger Karzinome (uniforme, multiforme, Kombinationsformen). Uniforme großzellige Karzinome: *1*; Kombination mit kleinzelligem Typ: *2*; Kombination mit dermoidem Typ: *3*; Kombination mit drüsigem Typ: *4*. Wegen zu kleiner Fallzahl (1977-1982) keine statistischen Kontraste ($p > 0,05$)

im Sinne einer nosologischen Entität begründen könnten.

V. Zusätzliche histomorphologische Komponenten

A. Übersicht

Sind am histologischen Präparat morphologische Eigenschaften des Tumors ersichtlich, die den Untersucher zu der Überzeugung gelangen lassen, daß eine nur unvollständige Einordnung in die vorgegebene Klassifikation möglich ist, so wird der Tumor als „pleomorph“, andern falls als „isomorph“ klassifiziert *(Abb. 81; Tabelle 97)*. Die Graphik zeigt immerhin, daß es Tumoreigenschaften zu geben

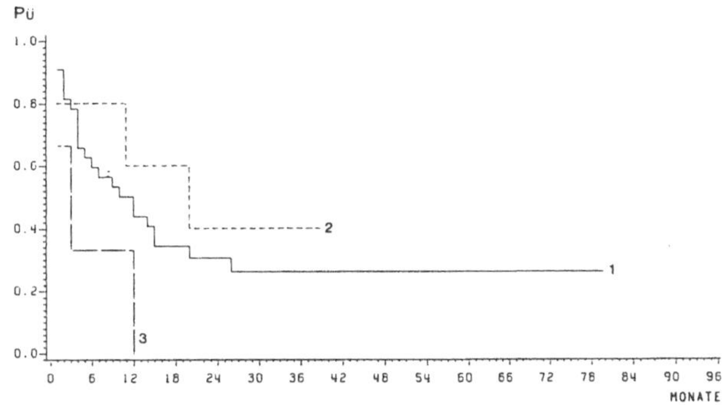

Großzelliges Karzinom	n	Überlebenswahrscheinlichkeit (multipliziert mit 100)		
		12	36	60 Monate
großzellig	30	44,93	28,97	28,97
riesenzellig	6	66,66	33,33	-
klarzellig	4	0,00	-	-
$\sum$	40			

Test

	Gehan-Wilcoxon	Logrank
großzellig/riesenzellig/ klarzellig:	p = 0,2754	p = 0,1489

Abb. 80; Tabelle 96
Subtypen des großzelligen Karzinoms (großzellig: *1*; riesenzellig: *2*; klarzellig: *3*). Wegen der geringen Fallzahl (1977-1982) sind statistische Kontraste nicht zu erwarten (p > 0,05)

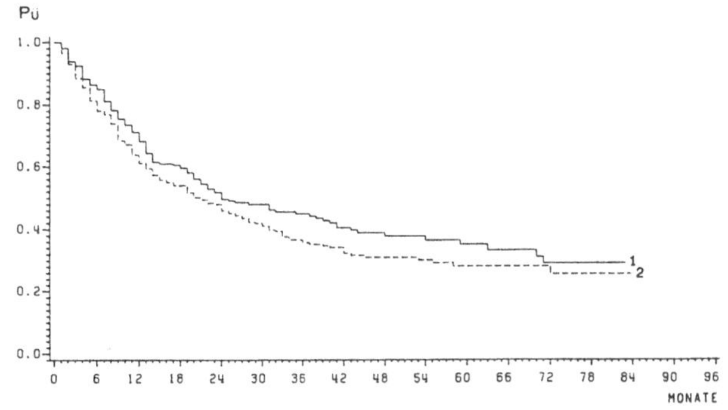

Tumorgestalt	n	Überlebenswahrscheinlichkeit (multipliziert mit 100)		
		12	36	60 Monate
isomorph	229	68,18	44,69	34,76
pleomorph	339	60,89	35,30	27,51
$\sum$	568			

Test

	Gehan-Wilcoxon	Logrank
einheitlich/unterschiedlich	p = 0,0737	p = 0,0951

Abb. 81; Tabelle 97
Ergeben sich Schwierigkeiten bei der histomorphologischen Klassifizierung dergestalt, daß die Gesamtvariabilität des Tumors auffallend hoch ist, jedoch eine definierte Zuordnung zu Typen bzw. Subtypen nicht oder nur schwer möglich erscheint, so werden diese Tumoren als „pleomorph", andernfalls als „isomorph" bezeichnet. Pleomorphe Tumoren beschreiben demnach jenen „Rest" histomorphologischer Information, der von prognostischer Relevanz sein könnte. Als isomorph *(1)* klassifizierte Karzinome haben geringfügig bessere Überlebenswahrscheinlichkeiten (*PÜ*) als pleomorphe *(2)* Karzinome (p = 0,07 bzw. 0,09). - Ohne Zweifel gilt: Die Klassifizierung nach dem WHO-Typing (1981) vermag nicht alle prognoserelevanten histologischen Kriterien zu erfassen. Anmerkung: Für diese Aussage ist eine Irrtumswahrscheinlichkeit von p < 0,1 angemessen. Für die konsistente Befunderhebung spricht, daß sich die Kurven nicht überschneiden (1972-1982; n = 568)

scheint, die prognoserelevant sind, aber nicht in das bekannte Klassifikationssystem passen. Es nimmt nicht wunder, daß hiervon überwiegend die dermoiden und die großzelligen Karzinome betroffen sind *(Tabelle 98)*. Dies kann als Nachweis für die von STEELE (1983) geforderte Typisierung in „transitional cell carcinomas" gelten (p < 0,001). Bezüglich der Überlebenszeit ergeben sich keine Unterschiede, wohl deshalb, weil kleinzellige und großzellige Karzinome mit der vergleichbar ungünstigen und drüsige sowie dermoide Karzinome mit der vergleichbar günstigen Prognose zusammengefaßt werden.
Die Übersicht *(Abb. 82-85)* zeigt, daß einzelne Eigenschaften allen histologischen Typen zukommen (z. B. Lymphangiosis carcinomatosa), andere Eigenschaften (z. B. Ausbildung von Tumorstroma) auffallend divergieren. Nachfolgend wird die Dignität der Komponenten überprüft.

B. Propagation

1. Anmerkung

Unter Tumorpropagation werden Eigenschaften des Tumors zusammengefaßt, die mit seiner Ausbreitung vom Primärtumorsitz in Beziehung stehen. Es sind dies die endobronchiale Aussaat, die Intravasation und die Ausbildung einer scharfen Grenze gegenüber nichtbefallenem Lungengewebe. Hinzugezählt werden Tumoreinbrüche in Lymphgefäße (au-

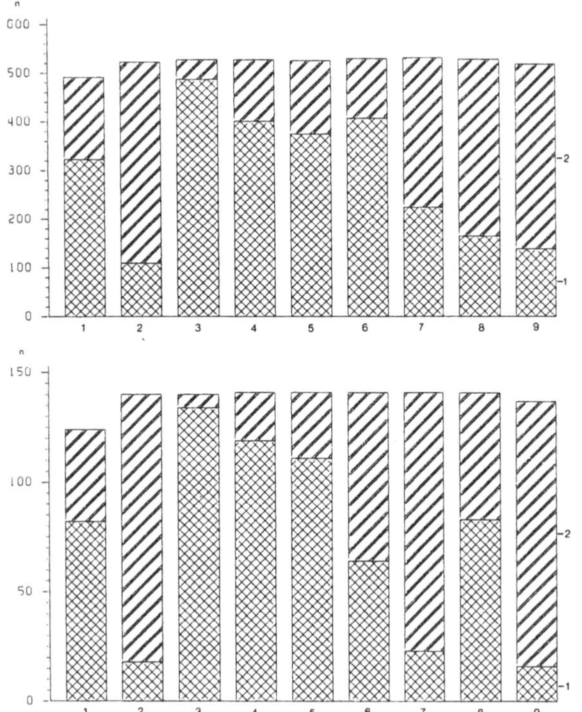

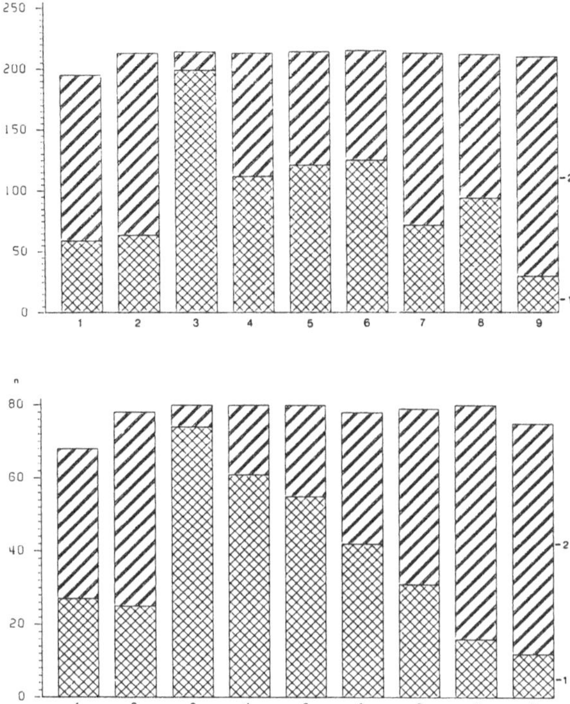

***Abb. 82** (oben links), **83** (unten links)*
***Abb. 84** (oben rechts), **85** (unten rechts)*
Häufigkeiten zusätzlicher histomorphologischer Komponenten *(1-9)* für jeweiligen Tumortyp. Dermoides Karzinom: Abb. 82; kleinzelliges Karzinom: Abb. 83; drüsiges Karzinom: Abb. 84; großzelliges Karzinom: Abb. 85. Die *Säulen* (*Ordinate,* absolute Werte) repräsentieren den positiven Befund *(kariert: 1)* und den Nullbefund *(gestreift: 2).* Einzelbefunde der Abszisse: endobronchiale Propagation: *1*; Tumorfront: *2*; Lymphangiosis carcinomatosa: *3*; Tumornekrose: *4*; Intravasation: *5*; Tumorstroma: *6*; lokale entzündliche Reaktion: *7*; Isomorphie - Pleomorphie: *8*; Lymphangitis reticularis v. HANSEMANN: *9*. Differenzen zwischen den Säulen: nicht beurteilbares Kriterium

ßerhalb der Tumorfront) sowie eine organübergreifende Propagation. Von besonderer operationstaktischer Bedeutung ist der Tumorbefall des Absetzungsrandes.

In den einzelnen Abschnitten wird nicht gesondert darauf hingewiesen, daß die Variablen die Ansprüche von „Kontrollvariablen" erfüllen und somit leicht zur Plausibilitätskontrolle der Auswertungsgänge herangezogen werden können.

2. *Endobronchiale Propagation*

Die endobronchiale Tumorpropagation *(Präp. 34)* ist nur selten Gegenstand der Untersuchung. RILKE et al. (1979; n = 215) nehmen das Kriterium „Bronchusobstruktion" auf; es ist lediglich im Endstadium identisch mit dem hier benutzten Begriff des endobronchialen Tumorwachstums. Immerhin finden RILKE et al. in 51,2% der Fälle eine Bronchusobstruktion.

Die Diagnose endobronchiales Tumorwachstum wird gestellt, wenn der Tumor die Bronchialschleim-

Tabelle 98

Isomorphe und pleomorphe Karzinome, gruppiert nach Typ (dermoid, kleinzellig, drüsig, großzellig; 1972-1982: n = 962). Die Tafel ist mit $p < 0{,}001$ signifikant. Häufiger als erwartet, werden dermoide und großzellige Karzinome als „pleomorph" eingestuft - jene Karzinome, bei denen anläßlich der Nachbefundung überdurchschnittlich Änderungen der Diagnose erfolgen (vgl. Tabelle 21). - Aus der Tabelle läßt sich der Hinweis ableiten, daß mit (konventionellen) morphologischen Kriterien eine zutreffendere Klassifikation großzelliger Karzinome grundätzlich möglich erscheint. Dies gilt nicht für kleinzellige Karzinome: diese werden häufiger als erwartet als „isomorph" eingestuft, ein Hinweis darauf, daß morphologische Merkmale nicht beobachtet werden, welche über die Klassifizierungsregeln der WHO (1981) hinausgehen

Tumortyp / Gestalt		dermoid	klein- zellig	drüsig	groß- zellig	Σ
isomorph	n	166	83	94	16	359
	Ew	197,4	52,6	79,1	29,9	
pleomorph	n	363	58	118	64	603
	Ew	331,6	88,4	132,9	50,1	
Σ	n	529	141	212	80	962

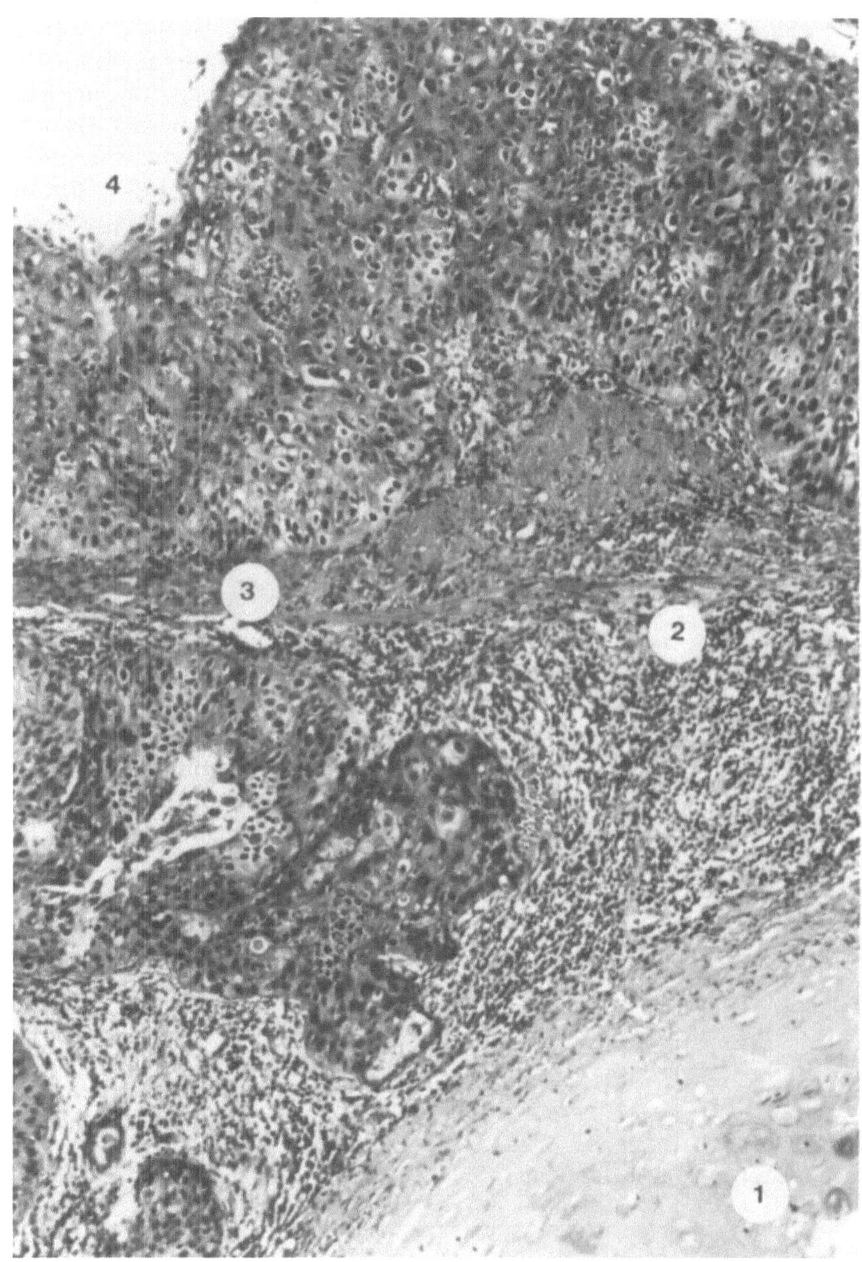

Präp. 34
Geringgradig differenziertes dermoides Karzinom mit endobronchialer Propagation. Der Tumor sitzt dem Knorpel *(1)* unmittelbar auf; innerhalb des Tumors reichlich Rundzellinfiltrate *(2)*; die Lamina muscularis mucosae ist mukosaseitig und submukös infiltriert *(3)*; Bronchiallichtung *(4)*. E 32866, HE, Verg. 20:1

haut unterminiert, und/oder sich in das Lumen ausbreitet und/oder eine bronchiale Obstruktion verursacht. Insbesondere sind es die dermoiden Karzinome, welche mit einer endobronchialen Tumorpropagation korrelieren (*Tabelle 99*; $p < 0{,}001$). Das Fehlen dieser (histologisch nachweisbaren) Komponente ist mit einer signifikant günstigeren Überlebenswahrscheinlichkeit gekoppelt ($p < 0{,}05$; *Abb. 86; Tabelle 100*).

Festzuhalten ist, daß die endobronchiale Tumorpropagation die Typen des Lungenkarzinoms unterschiedlich betrifft und negativ mit der Überlebenswahrscheinlichkeit korreliert ist. Dieses Ergebnis sollte bei der Analyse von Screeninguntersuchungen im Sinne der Krebsfrüherkennung berücksichtigt werden.

3. *Intravasation*

COLLIER et al. (1957; n = 226) berichten, daß bei Vorliegen einer Blutgefäßinvasion (histologisch nachge-

Tabelle 99

Endobronchiale Propagation (1972-1982; n = 879). Die Tafel ist mit p < 0,001 signifikant. Überwiegend sind es dermoide und (in geringerem Maße) auch kleinzellige Karzinome, welche das Phänomen der intraluminalen Tumorausbreitung zeigen. Das Kriterium wird bei drüsigen und großzelligen Karzinomen seltener beobachtet als erwartet

Tumortyp / Endobronchiale Propagation		dermoid	klein-zellig	drüsig	groß-zellig	Σ
ja	n	323	82	59	27	491
	Ew	274,8	69,3	108,9	38,0	
nein	n	169	42	136	41	388
	Ew	217,2	54,7	86,1	30,0	
Σ	n	492	124	195	68	879

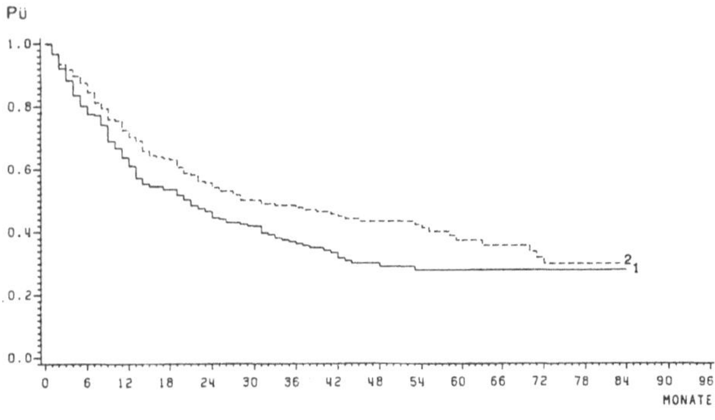

Endobronchiale Propagation	n	Überlebenswahrscheinlichkeit (multipliziert mit 100)		
		12	36	60 Monate
nachweisbar	266	61,15	36,26	27,72
fehlt	250	70,22	47,52	37,05
Σ	516			

Test

	Gehan-Wilcoxon	Logrank
nachweisbar/fehlt:	p = 0,0172	p = 0,0209

Abb. 86; Tabelle 100

Überlebenswahrscheinlichkeiten (*PÜ*) in Abhängigkeit der endobronchialen Tumorpropagation (als solche nachweisbar: *1*; nicht vorhanden: *2*). Die Kurven sind mit p < 0,05 (1977-1982) signifikant: Patienten mit endobronchialer Propagation zeigen eine ungünstigere Prognose - dies ist erstaunlich, sollte doch bei zytologischen Untersuchungen gerade diese Form der Lungenkarzinome in einem noch frühen Stadium diagnostizierbar sein. Hier eröffnen sich Möglichkeiten einer zytologischen Screeninguntersuchung (im Sinne der Krebsfrüherkennung)

wiesen) die Fünfjahresüberlebenszeit signifikant ungünstiger wird. Die Arbeitsgruppe stellt fest, daß die Typen des Lungenkarzinoms unterschiedlich häufig invadieren: das dermoide Karzinom in 63% der Fälle, undifferenzierte Karzinome in 100%, drüsige in 88%, Mischformen in 92%, bronchioloalveoläre Karzinome in 45%. Zudem besteht eine Beziehung zwischen der Blutgefäßinvasion (Intravasation) und dem Lymphknotenbefall. Die Erfahrungen von RUBIN (1966) bestätigen die Mitteilung von COLLIER et al. WELLONS et al. (1968; n = 582) versuchen eine arterielle und venöse Tumorinvasion zu differenzieren. Auch sie beobachten eine signifikant ungünstigere Fünfjahresüberlebensrate bei tumoröser Blutgefäßinvasion. RILKE et al. (1979; n = 215) stellen eine gleichartige Untersuchung an (die Arbeitsgruppe differenziert zwischen Arterien und Venen) und findet Gefäßeinbrüche bei 36, 2% der Patienten. Bei histopathologischem Grading III (UICC) werden von CHUNG et al. (1982; n = 96) nicht nur vermehrt Lymphknotenmetastasen, sondern auch vermehrt eine Tumorintravasation beobachtet. Auch für SHIELDS et al. (1972; n = 1803) ist die Tumorinvasion in Blutgefäße ein ungünstiges prognostisches Kriterium.

SLACK (1970; n = 1192) interpretiert seine Ergebnisse anders. 38% seines Untersuchungsgutes werden auf das Vorliegen einer Blutgefäßintravasation untersucht, 72% dieser Fälle zeigen einen positiven Befund. SLACK folgert, daß das Vorliegen von Tumorgewebe in Blutgefäßen nicht unbedingt ein Indikator für restierendes Tumorgewebe und damit für eine ungünstigere Prognose zu sein braucht.

Die Tumorintravasation *(Präp. 35, 36)* ist bei kleinzelligen und bei dermoiden Karzinomen häufig (*Tabelle 101*; p < 0,001). Sie korreliert mit dem histomorphologischen Grading (*Tabelle 102*; p < 0,001), wobei hochdifferenzierte seltener, niedrigdifferenzierte häufiger Gefäßeinbrüche zeigen. Die Überlebenswahrscheinlichkeit ist bei Vorliegen von Tumorintravasaten (in Blutgefäße) signifikant geringer (p < 0,0007; *Abb. 87; Tabelle 103*).

Tumortyp und histomorphologisches Grading sind wichtige Komponenten für den Befund der Tumorintravasation in Blutgefäße. Die Tumorintravasation korreliert mit einer signifikant geringeren Überlebenswahrscheinlichkeit.

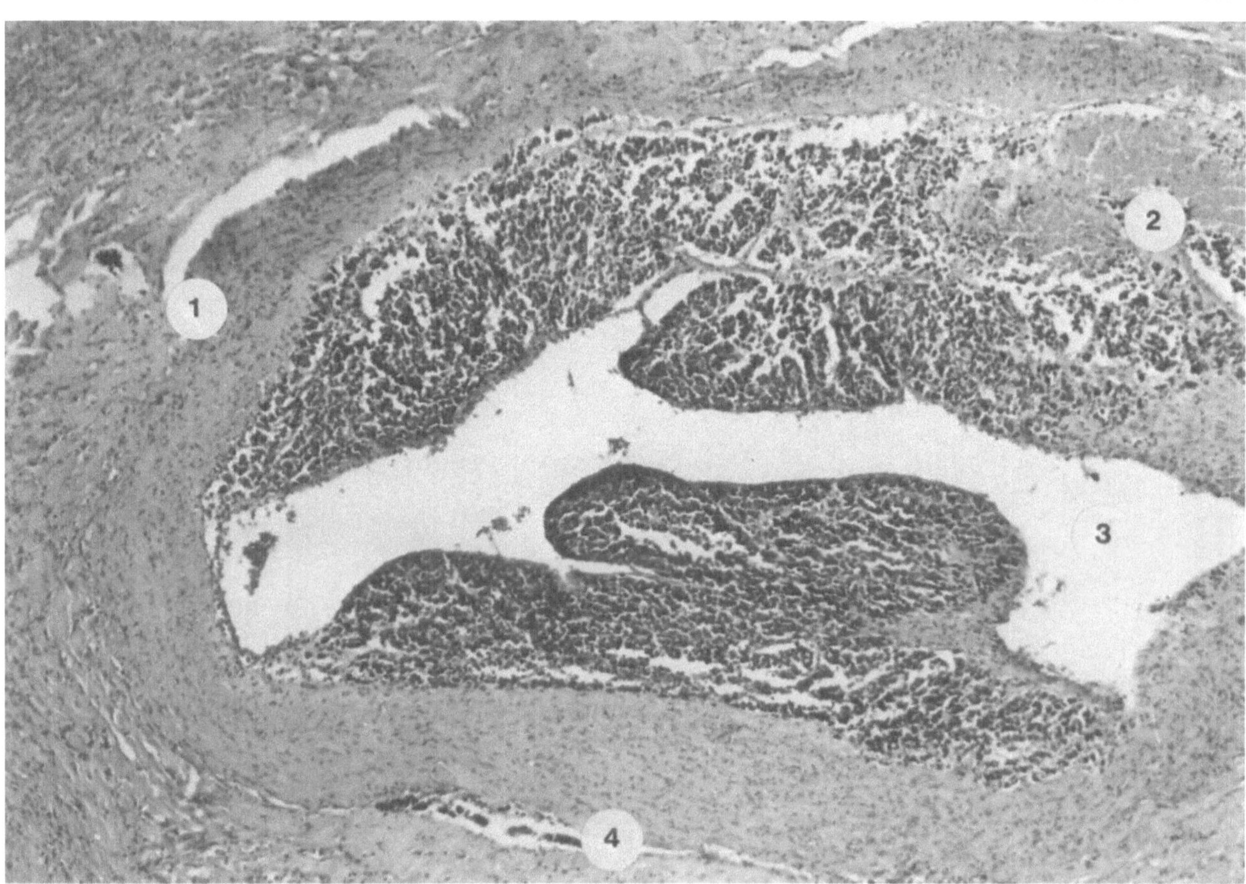

Präp. 35
Flächenhafte intravasale Proliferation eines kleinzelligen Karzinoms. Arterienwand *(1)*; intravasale Tumornekrose *(2)*; Gefäßlumen *(3)*; perivaskulärer tumoröser Lymphbahnbefall *(4)*. E 32591, HE, Vergr. 16:1. Anmerkung: Der Nachweis einer intravasalen Tumornekrose belebt die Diskussion über die Entstehung derselben. Sind es ausschließlich nutritive und damit letzlich hypoxische Faktoren oder muß auch eine andere Genese (z. B. eine immunologische Genese oder ein sog. Tumornekrosefaktor) diskutiert werden?

Tabelle 101
Intravasation des Tumors in Abhängigkeit des Karzinomtyps (dermoid, kleinzellig, drüsig, großzellig; 1972-1982, n = 961). Die Tabelle ist hochsignifikant (p < 0,001). Überwiegend sind es kleinzellige, aber auch (wenn auch weniger) dermoide Karzinome, die häufiger als erwartet eine Gefäßinvasion aufweisen. Drüsige Karzinome zeigen dieses Phänomen seltener als erwartet

Intravasation \ Tumortyp		dermoid	kleinzellig	drüsig	großzellig	Σ
ja	n	375	111	121	55	662
	Ew	362,3	97,1	147,4	55,1	
nein	n	151	30	93	25	299
	Ew	163,7	43,9	66,6	24,9	
Σ	n	525	141	214	80	961

Tabelle 102
Intravasation des Tumors in Abhängigkeit des Differenzierungsgrades (hoch, mittel, gering; UICC 1979, 1985). Die Tabelle ist hochsignifikant (p < 0,001; n = 959; 1972-1982). - Geringdifferenzierte Karzinome sind es, welche das Phänomen der Intravasation häufiger als hoch- und mittelgradig differenzierte zeigen. Anmerkung: Unter geringdifferenzierten Karzinomen sind klein- und großzellige zu verstehen

Intravasation \ Differenzierungsgrad		hoch	mittel	gering	Σ
ja	n	53	184	424	661
	Ew	77,2	183,3	400,5	
nein	n	59	82	157	298
	Ew	34,8	82,7	180,5	
Σ	n	112	266	581	959

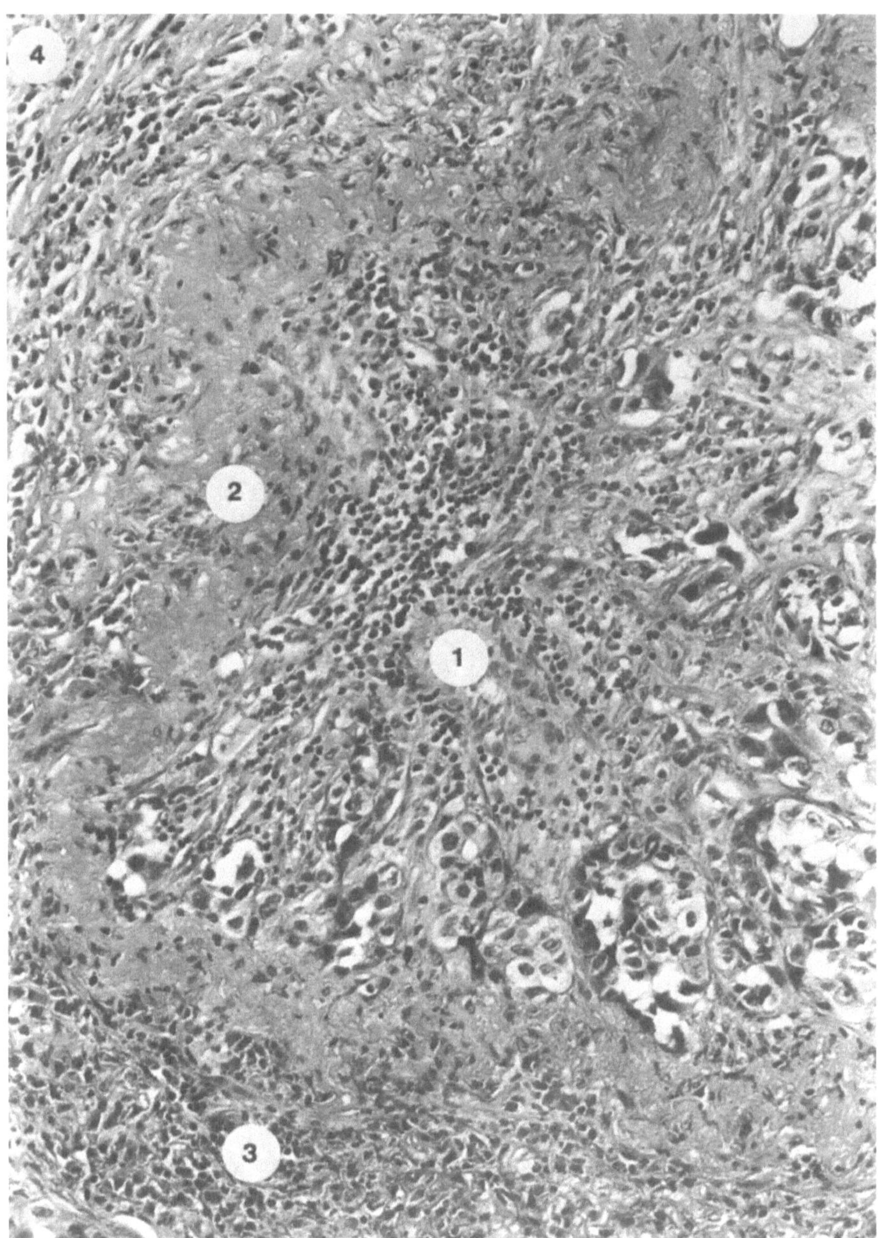

Präp. 36
Undifferenzierte Anteile eines drüsigen Karzinoms. Der Tumor *(1)* hat die Lichtung der Vene *(2)* vollständig verlegt und wird von rundzelligen Infiltraten sowie einem histiozytären Organisationsgewebe begleitet. Entzündliche Umgebungsreaktion *(3)*; Atelektase *(4)*. E 3853, HE, Vergr. 40:1

4. Tumorfront

Dem Histopathologen ist geläufig, daß der Tumor im Sinne einer geschlossenen Front *(Präp. 37)* Lungengewebe verdrängen kann oder auch mit zapfenförmigen teils intraalveolären, teils innerhalb der Septen und Septula gelegenen Proliferaten sich innerhalb des Lungenparenchyms auszubreiten vermag *(Präp. 38)*. Im ersteren Falle wird von scharfer Tumorfront, im letzteren von unscharfer Tumorfront gesprochen.

Die stereologische Darstellung des Tumors hat den Kenntnisstand unterschiedlicher Volumina und Formen für die verschiedenen histologischen Typen erweitert (Kayser et al. 1985; n = 126). Er unterscheidet bizarre, elliptoide, sphäroide und Mischformen. Die bizarren Formen werden den dermoiden, die elliptoiden den drüsigen, die sphäroiden und Mischformen den groß- und kleinzelligen Karzinomen zugeordnet. In diese Typisierung geht das Kriterium „scharfer" und „unscharfer" Tumorrand nicht ein.

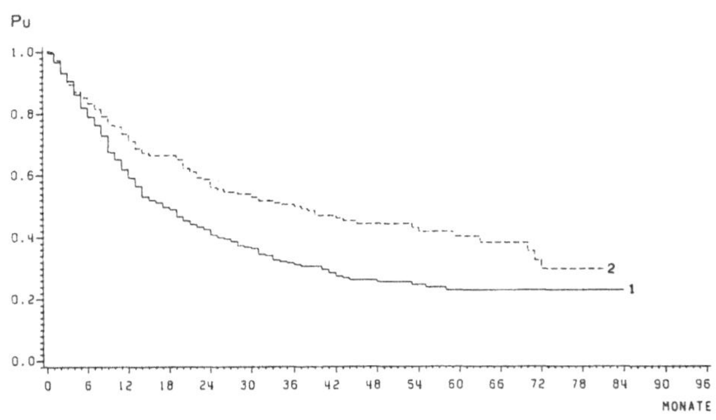

Intravasation	n	Überlebenswahrscheinlichkeit (multipliziert mit 100)		
		12	36	60 Monate
nachweisbar	335	59,21	31,15	22,84
fehlt	231	71,01	49,69	39,98
Σ	566			

Test

	Gehan-Wilcoxon	Logrank
nachweisbar/fehlt:	p = 0,007	p = 0,003

Abb. 87; Tabelle 103
Intravasation des Tumors in Blutgefäße (1977-1982; n = 566). *1*: Tumor intravasation vorhanden; *2*: Tumorintravasation nicht vorhanden. Die Kurven der Überlebenswahrscheinlichkeiten ($P_Ü$) sind signifikant verschieden ($p < 0{,}001$): Die Prognose ist bei Nachweis von Tumorzellen/Tumorgewebe in Blutgefäßen ungünstiger

Tabelle 104
Tumorfront (histologisches Kriterium: scharf oder unscharf) in Abhängigkeit vom Tumortyp (dermoid, kleinzellig, drüsig, großzellig; 1972-1982; n = 954). Die Tabelle ist mit $p < 0{,}001$ signifikant. - Es sind die kleinzelligen Karzinome, welche häufiger als es dem Erwartungswert *(Ew)* entspricht eine unscharfe Tumorfront aufweisen

Tumorfront \ Tumortyp		dermoid	kleinzellig	drüsig	großzellig	Σ
scharf	n	110	18	64	25	217
	Ew	119,0	31,8	48,4	17,7	
unscharf	n	413	122	149	53	737
	Ew	404,0	108,2	164,6	60,3	
Σ	n	523	140	213	78	954

Tabelle 105
Das Kriterium „Tumorfront" für hoch-, mittel- und geringgradig differenzierte Karzinome (1972-1982; n = 952). Geringgradig differenzierte Karzinome zeigen häufiger als erwartet das Phänomen der unscharfen Tumorfront

Tumorfront \ Differenzierungsgrad		hoch	mittel	gering	Σ
scharf	n	44	58	113	215
	Ew	25,3	59,8	129,9	
unscharf	n	68	207	462	737
	Ew	86,7	205,2	445,1	
Σ	n	112	265	575	952

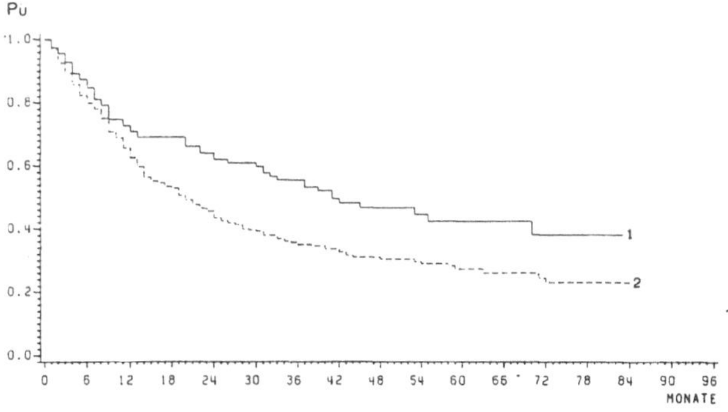

Tumorfront	n	Überlebenswahrscheinlichkeit (multipliziert mit 100)		
		12	36	60 Monate
scharf	121	71,07	55,76	42,59
unscharf	439	62,49	34,94	27,35
Σ	560			

Test

	Gehan-Wilcoxon	Logrank
scharf/unscharf:	p = 0,0040	p = 0,0023

Abb. 88; Tabelle 106
Tumorfront (scharf: *1*; unscharf: *2*) und Überlebenswahrscheinlichkeiten (1977-1982; n = 560). Die Überlebenswahrscheinlichkeit ($P_Ü$) ist geringer im Falle einer unscharfen Tumorfront ($p < 0{,}01$)

Dermoide und kleinzellige Karzinome zeigen häufiger eine unscharfe Tumorfront als drüsige und großzellige Karzinome ($p < 0{,}001$; *Tabelle 104*). Überwiegend sind Karzinome mit geringem Differenzierungsgrad betroffen ($p = 0{,}001$; *Tabelle 105*). Die Überlebenswahrscheinlichkeiten sind signifikant geringer, wenn der Tumorrand unscharf ist *(Abb. 88; Tabelle 106)*.

Dermoide Karzinome verhalten sich wie kleinzellige Karzinome: sie zeigen häufiger eine unscharfe Tumorfront. Für diese wie für die übrigen Karzinome gilt, daß eine unscharfe Tumorfront v.a. bei niedrigem histopathologischem Grading angetroffen wird. Bei Vorliegen dieser histologischen Komponente ist die Überlebenszeit signifikant reduziert.

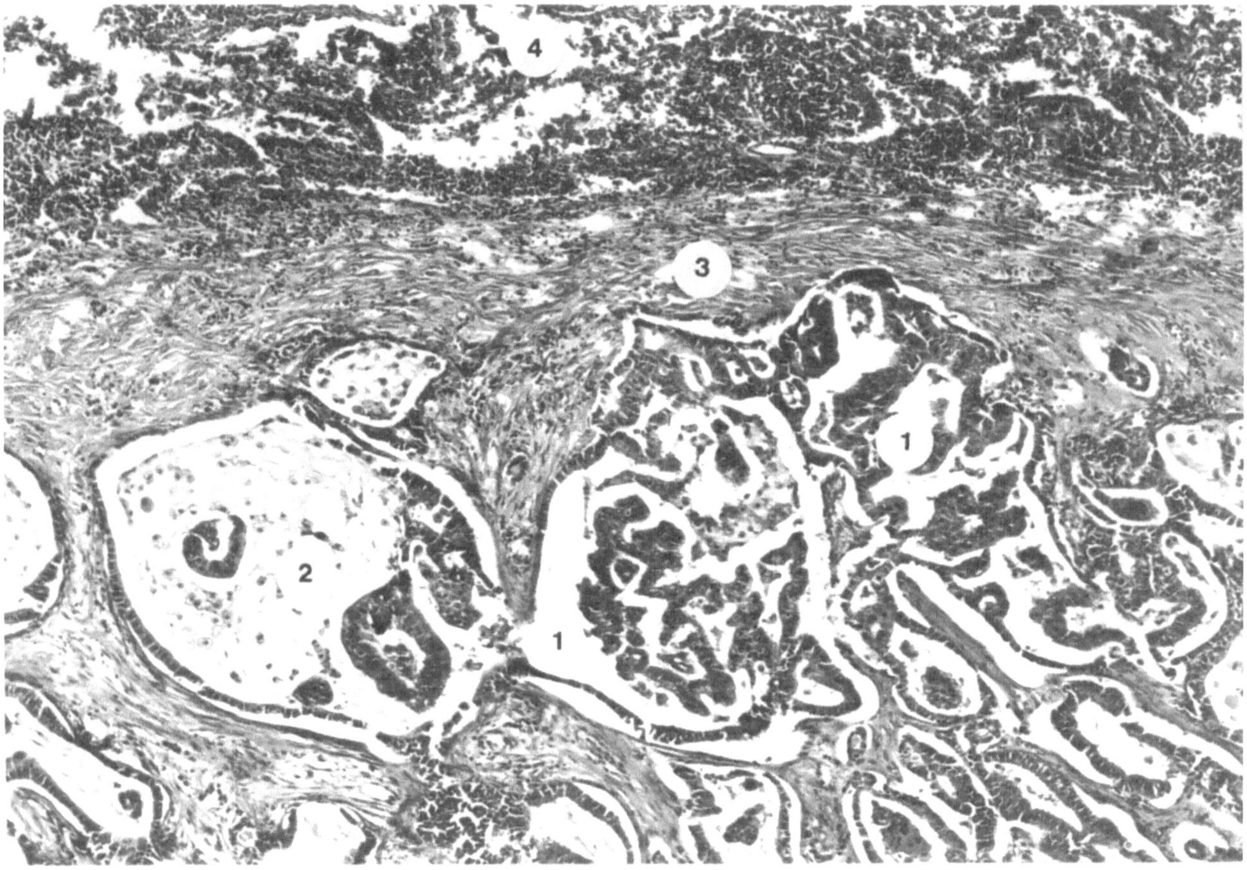

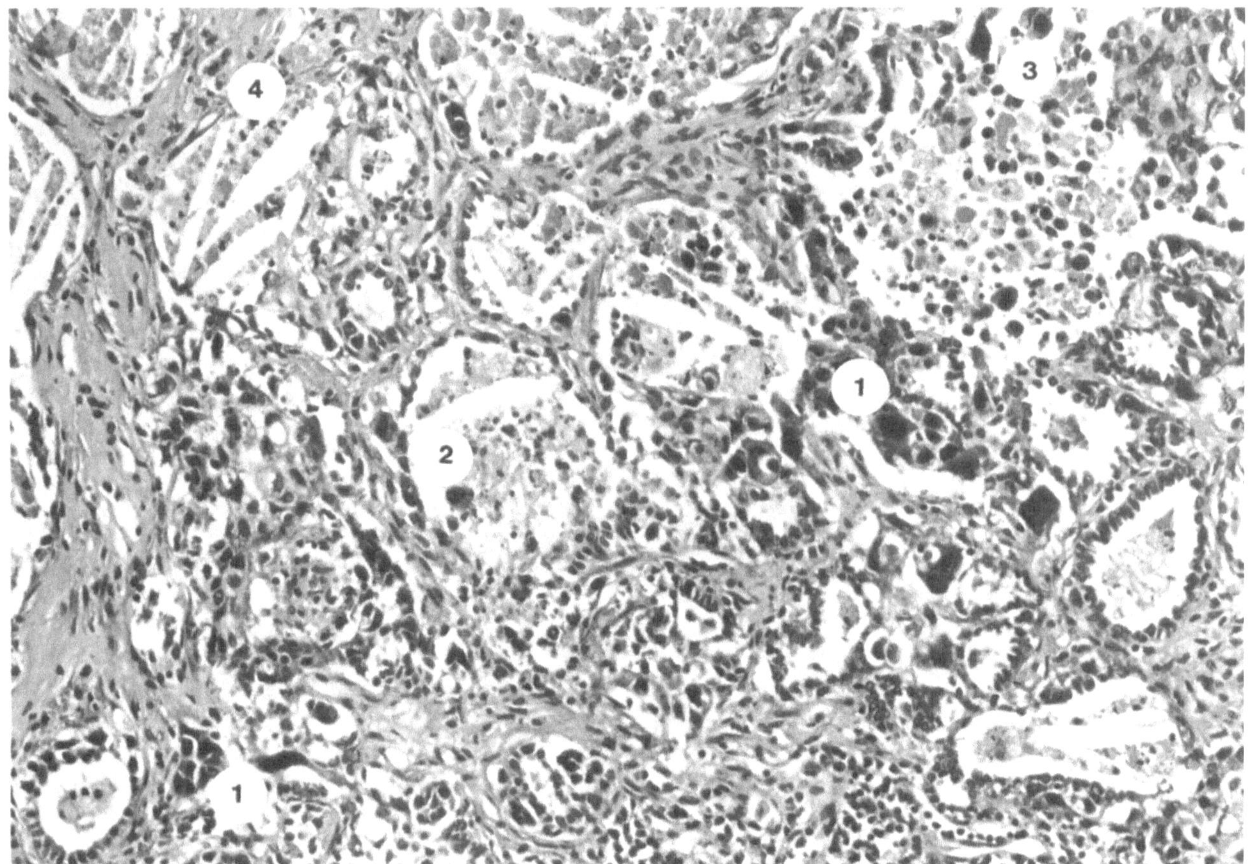
4
3
1
2
1

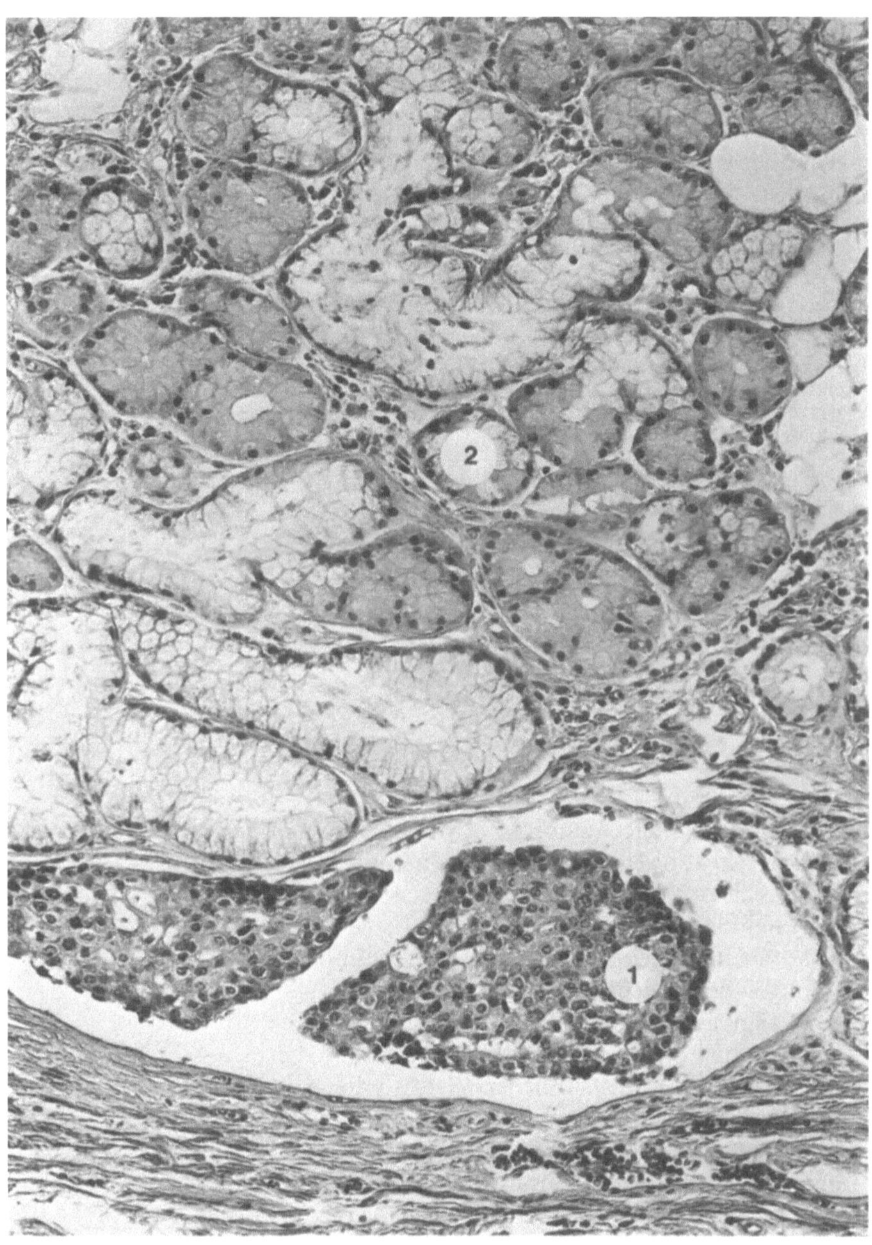

Präp. 39
Tumorferner Lymphbahnbefall der Bronchialwand (nicht Absetzungsrand) eines undifferenzierten dermoiden Karzinoms *(1)*. Seromuzinöse Drüsen der Bronchialwand *(2)*. E 11816, HE, Vergr. 40:1

◁ ***Präp. 37*** *(oben)*
„Scharfer Tumorrand" (Tumorfront) eines überwiegend tubulär differenzierten drüsigen Karzinoms *(1)*, teilweise mit Schleimbildung *(2)*. Der Tumor zeigt hier (wie drüsige Karzinome häufiger) eine faserreiche Begrenzung *(3)*, jenseits derselben reichlich lymphozytäre alveolar-septale Infiltrate *(4)* im Sinne einer Lymphangitis reticularis (v. HANSEMANN). E 25154, HE, Vergr. 16:1

Präp. 38 *(unten)*
Teils intraseptal *(1)*, teils intraalveolär *(2)* sich ausbreitendes undifferenziertes Karzinom (insgesamt: undifferenziert-drüsiges Karzinom). Von der „unscharfen Tumorfront" schilfern Tumorzellen lumenwärts ab *(3)*. Chronisch-pneumonische Reaktion, Cholesterinkristalleerfiguren *(4)*. E 34063, HE, Vergr. 40:1

Tabelle 107

Lymphangiosis carcinomatosa in Abhängigkeit vom histologischen Typ (dermoid, kleinzellig, drüsig, großzellig; 1972–1982; n = 962). Die Erwartungswerte *(Ew)* entsprechen weitgehend den Beobachtungswerten: Die Tabelle ist nicht signifikant (p > 0,05). – Die häufig gemachte Behauptung, dermoide und drüsige Karzinome (insbesondere differenzierterer Formen) zeigten seltener eine lymphogene Tumoraussaat, gilt nicht für dieses Untersuchungsgut

Tumortyp / Lymphangiosis carcinomatosa		dermoid	kleinzellig	drüsig	großzellig	Σ
nachweisbar	n	488	134	199	74	895
	Ew	491,2	130,2	199,1	74,4	
fehlt	n	40	6	15	6	67
	Ew	36,8	9,8	14,9	5,6	
Σ	n	528	140	214	80	962

Tabelle 108

Differenzierungsgrad (hoch, mittel, gering) und Lymphangiosis carcinomatosa. Die Gegenüberstellung ist statistisch signifikant (p < 0,05). – Die Aussage widerspricht nicht Tabelle 107: Niedrigdifferenzierte dermoide und drüsige Karzinome werden mit kleinzelligen und großzelligen zusammengefaßt

Differenzierungsgrad / Lymphangiosis carcinomatosa		hoch	mittel	gering	Σ
nachweisbar	n	97	248	548	893
	Ew	104,2	248,4	540,5	
fehlt	n	15	19	33	67
	Ew	7,8	18,6	40,5	
Σ	n	112	267	581	960

5. *Lymphangiosis carcinomatosa*

Der intrapulmonale tumoröse Lymphbahnbefall *(Präp. 39)* ist nur selten Gegenstand der Aufmerksamkeit histopathologischer Untersucher. RUBIN (1966) stellt lapidar fest, daß dann eine bessere Prognose anzunehmen ist, wenn intrapulmonale Lymphgefäßeinbrüche fehlen.

Lymphangiosis carcinomatosa meint den jenseits der Tumorfront nachweisbaren tumorösen Lymphbahnbefall. Erstaunlicherweise ist die lymphogene Propagation unabhängig vom Typ des Primärtumors *(Tabelle 107)*. Bei geringdifferenzierten Karzinomen ist der Lymphbahnbefall häufiger nachweisbar (p < 0,05; *Tabelle 108*). Die Überlebenswahrscheinlichkeiten sind mit p > 0,05 nicht verschieden *(Abb. 89; Tabelle 109)*.

Die Lymphangiosis carcinomatosa korreliert mit einem niedrigen Differenzierungsgrad des Primärtumors, nicht aber mit dem histologischen Typ desselben. Auf die Überlebenswahrscheinlichkeit hat dieser Befund keinen Einfluß.

6. *Organübergreifende Propagation*

Mit dem Nachweis einer organübergreifenden Tumorausdehnung (*Präp. 40*; unabhängig von der Größe) ist eine Einordnung in pT_3 (TNM-Klassifikation) verbunden. BERGH u. SCHERSTEN 1965; n = 219) untersuchen ihr Patientengut auf die Fünfjahresüberlebenszeit bei Übergreifen des Tumors auf

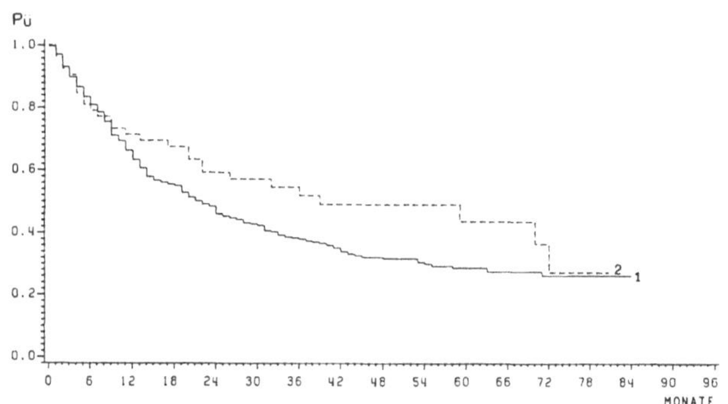

Lymphangiosis carcinomatosa	n	Überlebenswahrscheinlichkeit (multipliziert mit 100)		
		12	36	60 Monate
nachweisbar	510	63,30	37,99	28,77
fehlt	56	71,25	51,76	43,45
Σ	566			

Test

	Gehan-Wilcoxon	Logrank
nachweisbar/fehlt:	p = 0,1609	p = 0,1142

Abb. 89; Tabelle 109

Lymphangiosis carcinomatosa (vorhanden: *1*; nicht vorhanden: *2*) und Überlebenswahrscheinlichkeiten ($P_Ü$). Ein Unterschied in der Prognose besteht nicht, die Kurven sind statistisch nicht verschieden (p > 0,05). Das Ergebnis entspricht den Erwartungswerten aus Tabelle 107. – Offensichtlich ist, daß bei Vorliegen einer Lymphangiosis carcinomatosa sehr schnell auch ein Tumorbefall der regionären Lymphknoten erfolgt. Hieraus ergibt sich ein höheres Tumorstadium, welches zu einer Nivellierung möglicher Unterschiede führt

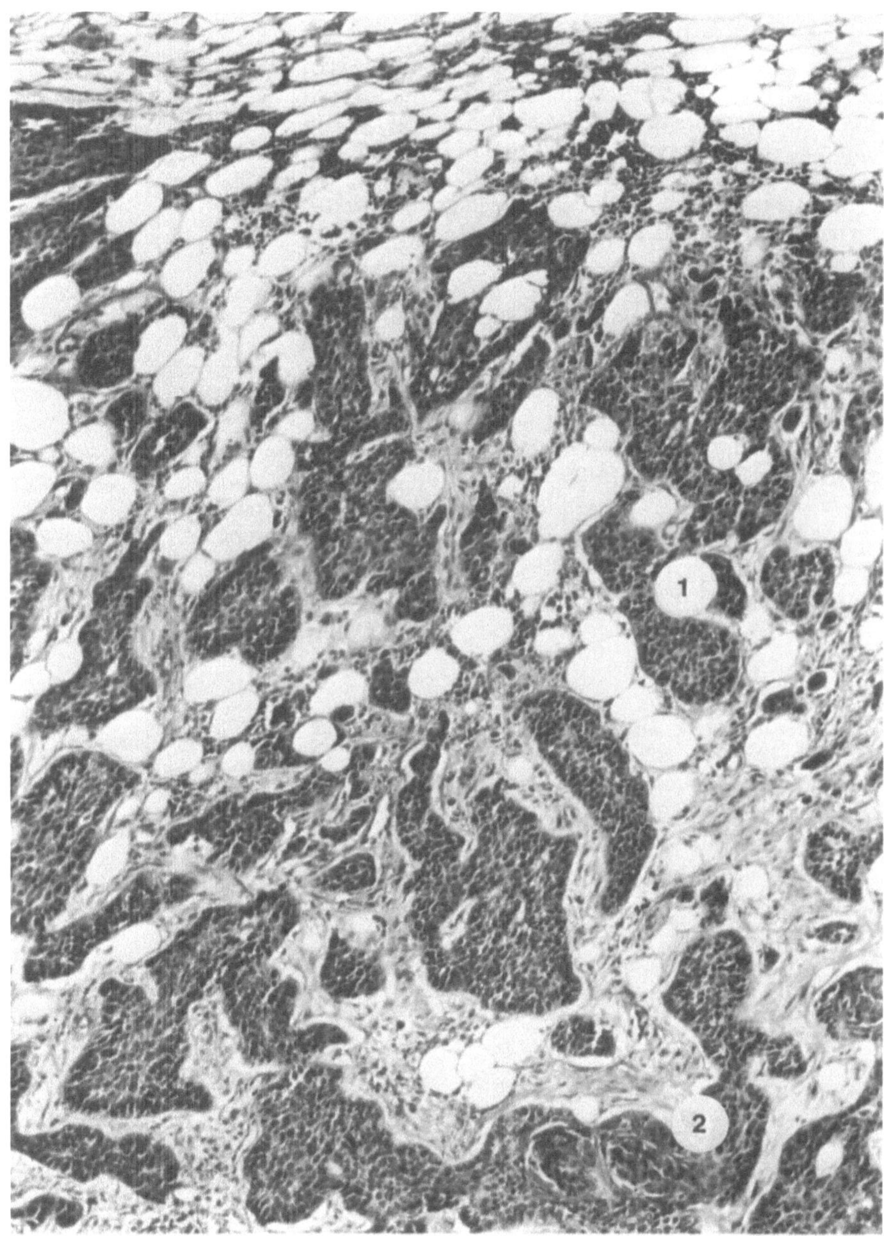

Präp. 40
Auf das hiläre Fettgewebe übergreifendes, überwiegend kleinzellig differenziertes Karzinom *(1)*; einzelne dermoide Anteile *(2)*. E 29963, HE, Vergr. 16:1

„benachbarte Strukturen". Sind benachbarte Organe bzw. Strukturen tumorfrei, so finden sie eine Fünfjahresüberlebenszeit von 36%, im anderen Falle von 0%.

Eine organübergreifende Propagation *(Tabelle 110)* wird häufiger bei drüsigen und kleinzelligen Karzinomen gefunden ($p < 0{,}05$). Eine Beziehung zum histopathologischen Grading besteht nicht *(Tabelle 111)*. So muß angenommen werden, daß es sich in den Fällen organübergreifender Tumorausdehnung um uniforme Spätfälle handelt. - Die Überlebenswahrscheinlichkeit ist mit $p = 0{,}001$ hochsignifikant geringer, wenn benachbarte Strukturen tumorös befallen sind *(Präp. 90; Tabelle 112)*.

Die kontinuierliche Ausbreitung des Lungenkarzinoms auf die Umgebung ist eine Eigenschaft, welche in unterschiedlichem Maße den histologischen Typen zukommt. Aus der Tatsache, daß die organübergreifende Tumorausbreitung nicht mit dem histomorphologischen Grading korreliert, wird geschlossen, daß das Untersuchungsgut überwiegend aus Patienten in monomorphen Spätstadien besteht. Die Überlebenswahrscheinlichkeit ist in den Fällen organübergreifender Propagation stark reduziert.

Tabelle 110
Organübergreifende Propagation in Abhängigkeit des Tumortyps (dermoid, kleinzellig, drüsig, großzellig; 1972-1982; n = 692). Der Befund entspricht einer Klassifizierung von mindestens pT_3 (TNM-Klassifikation). Die Gegenüberstellung ist signifikant ($p < 0,05$). - Drüsige Karzinome sind es, welche häufiger als erwartet die Organgrenzen überschreiten. Der Grund hierzu liegt offensichtlich in dem häufigeren peripheren Sitz dieser Tumoren

Tumortyp / Organübergreifende Propagation		dermoid	kleinzellig	drüsig	großzellig	Σ
nachweisbar	n	94	34	40	8	176
	Ew	96,6	25,9	34,4	15,0	
fehlt	n	286	68	111	51	516
	Ew	283,4	76,1	112,6	44,0	
Σ	n	380	102	151	59	692

Tabelle 111
Differenzierungsgrad und organübergreifende Propagation (1972-1982; n = 692). Eine Abhängigkeit besteht nicht ($p > 0,05$). - Die Argumente gelten hier wie bei Tabelle 109 (Lymphangiosis carcinomatosa) sinngemäß

Differenzierungsgrad / Organübergreifende Propagation		hoch	mittel	gering	Σ
nachweisbar	n	16	44	116	176
	Ew	19,6	49,3	107,1	
fehlt	n	61	150	305	516
	Ew				
Σ	n	77	194	421	692

*7. **Absetzungsrand***

Ein tumorös befallener Absetzungsrand (Bronchus, Gefäß, sonstige Gewebe) stellt eine prognostisch ungünstige Situation dar (LAW et al. 1982; n = 1000). Es scheinen tumorbiologisch gesehen verschiedene Situationen vorzuliegen, je nachdem, ob der chirurgische Absetzungsrand tumorös infiltriert ist oder ob ein Rezidiv am Absetzungsstumpf endoskopisch nachgewiesen wird. In letzterem Falle zeigt sich nach Bestrahlung in 5 von 6 Fällen eine komplette Tumorreduktion; eine Strahlenbehandlung in der Gruppe des tumorös befallenen Absetzungsrandes hat weder eine verlängerte Remissionszeit noch eine Verbesserung der Überlebenszeit gebracht. Dennoch

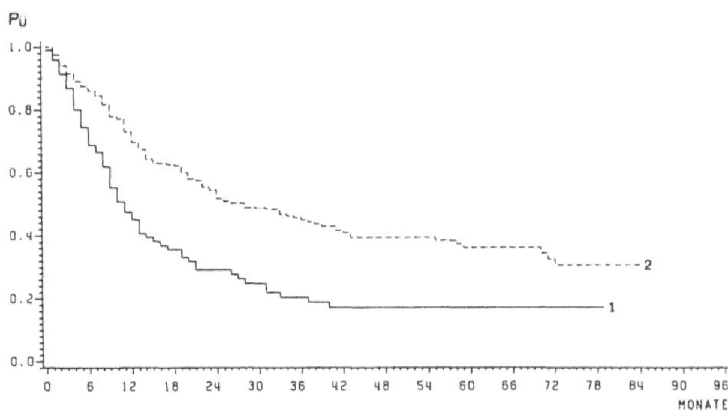

Organübergreifende Propagation	n	Überlebenswahrscheinlichkeit (multipliziert mit 100)		
		12	36	60 Monate
nachweisbar	107	45,17	20,46	17,17
fehlt	292	69,79	44,96	36,15
Σ	399			

Test

	Gehan-Wilcoxon	Logrank
nachweisbar/fehlt:	$p < 0,001$	$p < 0,001$

Abb. 90; Tabelle 112
Überlebenswahrscheinlichkeit ($P_Ü$) und organübergreifende Propagation (*1*: vorhanden; *2*: nicht vorhanden). Die Kurven sind (n = 399) signifikant verschieden (1977-1982; $p < 0,001$). - Erstaunlich ist immerhin, daß trotz organübergreifender Tumorausbreitung nach 7 Jahren noch 20% der Patienten leben - wohl ein Argument für operative Radikalität

scheint es „Heilungen" zu geben (SOORAE u. STEVENSON 1979).

Ein tumorös infiltrierter Absetzungsrand *(Präp. 41, 42)* ist unabhängig vom histologischen Typ des Tumors *(Tabelle 113)*. Auch hat das histopathologische Grading keinen Einfluß *(Tabelle 114)*. Lediglich die Überlebensrate ist signifikant geringer ($p < 0,05$; *Abb. 91; Tabelle 115*).

Ein tumorös befallener Absetzungsrand verschlechtert die Überlebenswahrscheinlichkeit. Der Befund ist unabhängig vom histologischen Typ und vom histopathologischen Grading des Lungenkarzinoms.

C. Regression und Reaktion

1. Übersicht

Zwischen Tumor und Wirt besteht eine vielfältige Wechselbeziehung. Jede der nachfolgend erörterten histomorphologischen Komponenten kann als eine mehr tumoreigene, als eine mehr wirtseigene oder aber als Ausdruck einer in bestimmten Bahnen ablaufenden Wechselbeziehung verstanden werden.

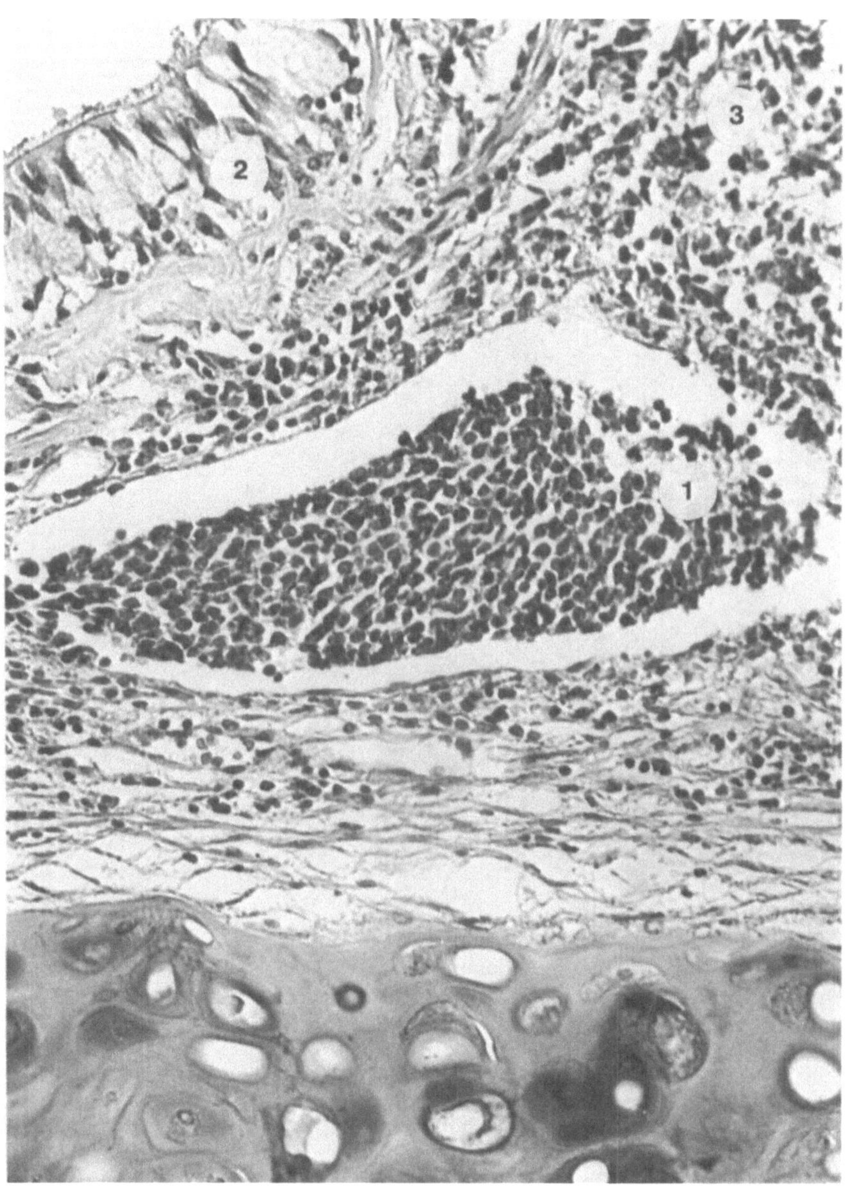

Präp. 41
Tumorös infiltrierter bronchialer Absetzungsrand mit Lymphangiosis carcinomatosa *(1)* eines kleinzelligen Karzinoms. Der Tumor breitet sich submukös aus. Umgebautes respiratorisches Epithel *(2)*. Entzündungszellige nichttumoröse Reaktion *(3)*. E 19532, HE, Vergr. 63:1

Die Tumornekrose wird als überwiegend tumoreigenes Phänomen als Folge einer lokalen Hypoxie und Nutritionsstörung aufgefaßt. Nicht so eindeutig sind die Anschauungen bei der Interpretation noch zellreichen Tumorstromas bis hin zur Ausbildung von Narbengewebe innerhalb des Tumors und insbesondere bei verschiedenen Reaktionen mit Nachweis tumorferner immunkompetenter Zellen. Offen ist auch die Frage der Bedeutung nichttumoröser (jedoch tumorassoziierter) Lungenveränderungen.
Eine Reihe vielfältiger und (in ihrer Gesamtheit) nur schwer deutbarer Befunde seien angeführt (Übersicht: Stack 1984). Bösartige Tumoren (Lungenkarzinome eingeschlossen) treten bei immunsupprimierten Patienten häufiger auf als in der Normalbevölkerung (Übersicht: Höpker 1985).
Es ist eine geläufige Beobachtung des Pathologen, daß er innerhalb der Lungenkarzinome häufig Lymphozyten, Plasmazellen, Eosinophile, Makrophagen vorfindet (selbstverständlich auch innerhalb von Tumoren anderer Lokalisation). In kleinzelligen Karzinomen wird eine derartige Reaktionsform seltener beobachtet als in differenzierteren (Joachim et al. 1976). Die Autorengruppe sieht die Zerstörung von Tumorzellen innerhalb des Primärtumors in direktem Zusammenhang mit dem Auftreten von im-

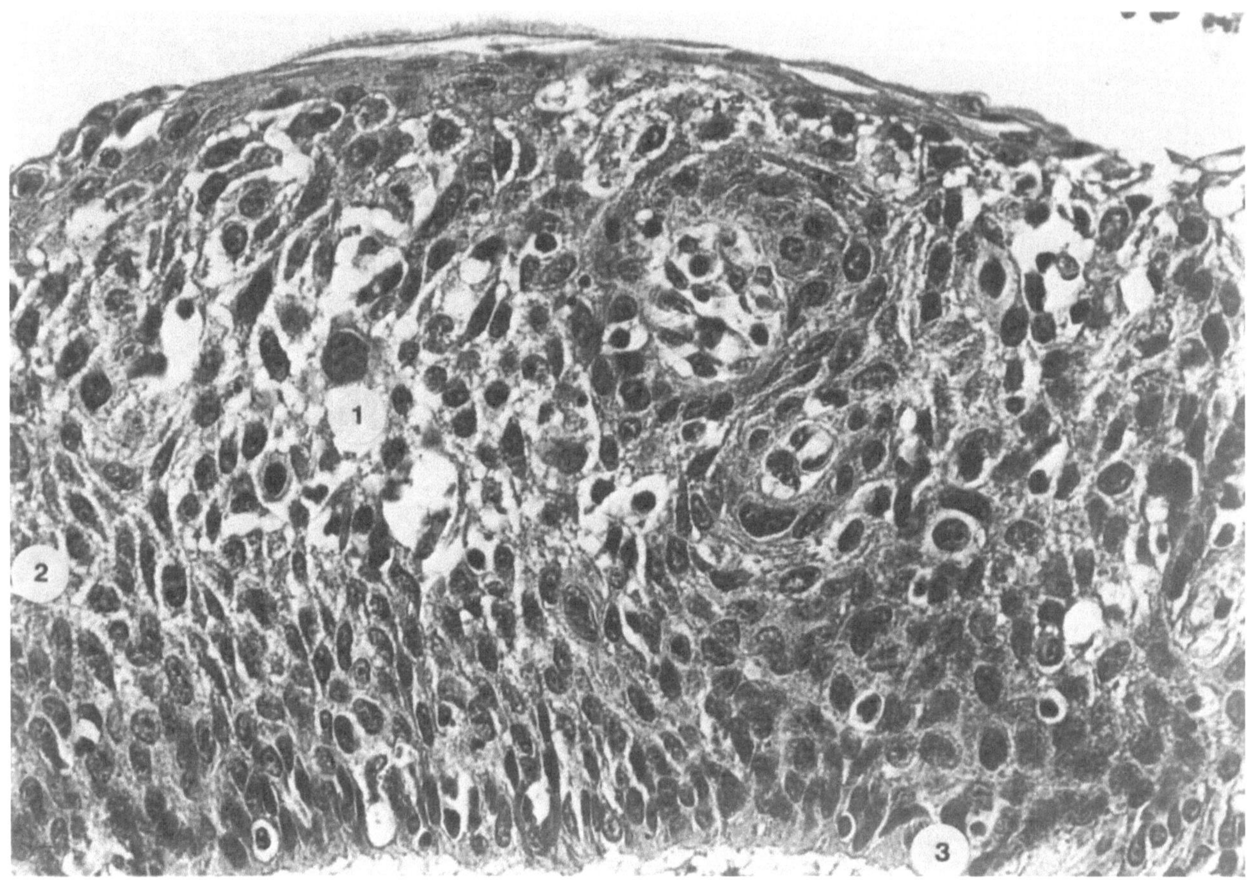

Präp. 42
Zufallsbefund am bronchialen Absetzungsrand: Carcinoma in situ (intra epitheliales Karzinom). Beachte fokale Nekrosen *(1)* mit regressiven Kernformen und interzellulären Brücken *(2)*. Basalmembran intakt *(3)*. - Zählt dieser Befund als „tumorös infiltriert" oder „tumorfrei"? E 7415, HE, Vergr. 100:1

Tabelle 113
Befall des Absetzungsrandes in Abhängigkeit vom Tumortyp (dermoid, kleinzellig, drüsig, großzellig). Die Tabelle ist mit $p > 0,05$ nicht signifikant. - Histologischer Typ und Absetzungsrand sind voneinander unabhängig

Tumortyp / Absetzungsrand		dermoid	kleinzellig	drüsig	großzellig	Σ
tumorfrei	n	375	91	147	53	666
	Ew	374,3	96,6	144,1	51,0	
tumorös infiltriert	n	51	19	17	5	92
	Ew	51,7	13,4	19,9	7,0	
Σ	n	426	110	164	58	758

Tabelle 114
Differenzierungsgrad und tumorös infiltrierter Absetzungsrand: Beide Kriterien sind voneinander unabhängig ($p > 0,05$)

Differenzierungsgrad / Absetzungsrand		hoch	mittel	gering	Σ
tumorfrei	n	76	190	400	666
	Ew	73,0	189,2	403,8	
tumorös infiltriert	n	7	25	59	91
	Ew	10,0	25,8	55,2	
Σ	n	83	215	459	757

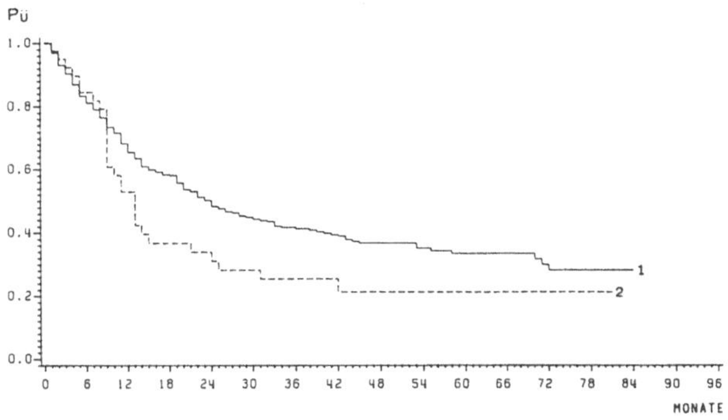

Befall des Absetzungsrandes	n	Überlebenswahrscheinlichkeit (multipliziert mit 100)		
		12	36	60 Monate
tumorfrei	418	65,35	41,24	33,44
tumorös infiltriert	45	52,66	25,28	21,06
Σ	463			

Test

	Gehan-Wilcoxon	Logrank
frei/tumorös infiltriert:	$p = 0{,}0765$	$p = 0{,}0471$

Abb. 91; Tabelle 115
Tumoröser Befall des Absetzungsrandes und Überlebenswahrscheinlichkeiten ($P_Ü$). *1*: Absetzungsrand tumorfrei; *2*: Absetzungsrand tumorös infiltriert. Der Unterschied ist mit $p < 0{,}05$ signifikant. Auffällig ist, daß Differenzen erst nach etwa 1 Jahr post operationem auftreten (nur der Logrank-Test ist signifikant). - Soviel kann festgehalten werden: Ein tumorfreier Absetzungsrand ist ein wichtiges, nicht aber das wichtigste prognostische Kriterium bei Patienten mit operiertem Lungenkarzinom

munkompetenten Zellen. Die Frage bleibt offen, ob das Vorhanden sein von Lymphozyten und Plasmazellen und insbesondere von Makrophagen als Reaktion auf die Tumorzellnekrose anzusehen ist oder aber diese induziert hat.

Bis zu einem Primärtumordurchmesser von 3 bzw. 4 cm ist der histologische Typ des Tumors solange nicht prognoserelevant, als regionäre Lymphknotenmetastasen nicht aufgetreten sind. Erst mit dem Auftreten von Lymphknotenmetastasen wird die Überlebenswahrscheinlichkeit abrupt geringer. Dieses Phänomen kann nicht allein durch eine Zunahme der Tumormasse erklärt werden, es muß zu einer grundsätzlich geänderten Reaktionsweise in der Beziehung Tumor-Wirt gekommen sein.

ABBEY SMITH (1970) hat berichtet, daß auch nach palliativer Resektion von Lungenkarzinomen (mit verbleibendem Tumorrest in situ) Heilungen möglich sind (wenn auch außerordentlich selten). Auch bei tumorös infiltriertem Absetzungsrand können Patienten überleben, ohne ein Tumorrezidiv zu entwickeln (SOORAE u. STEVENSON 1979).

Möglicherweise ist zu beobachten, daß Tumoren mit gleicher Histologie (und gleichem Differenzierungsgrad) sich bezüglich der Überlebenswahrscheinlichkeit durchaus verschieden verhalten können (BLADES u. MCCORKLE 1954). Es scheint, als ob dieses Phänomen lebensalterabhängig ist.

Die Vielzahl dieser Beobachtungen läßt den Schluß zu, daß das Lungenkarzinom eine Immunantwort des Wirtes zu induzieren vermag. Der Arbeitsgruppe um HERBERMAN et al. (1978) ist es gelungen, ein hochspezifisches Antigen des Lungenkarzinoms zu isolieren. In Körperflüssigkeiten (Serum, Erguß) von Lungenkrebspatienten sind Inhibitorsubstanzen fraktionierbar. Diese vermögen die mitogen induzierte Transformation von Lymphozyten zu hemmen (GUILIANO et al. 1979) bzw. die Migration von Leukozyten meßbar zu verringern (SANNER et al. 1980).

Bei 34% der Patienten mit Lungenkarzinom sind zirkulierende Immunkomplexe nachweisbar. In einem vergleichbaren Prozentsatz (wenn auch nicht so hoch) sind diese jedoch auch bei Trägern einer chronischen Bronchitis (ohne Lungenkarzinom) gegeben. Zusammen mit den Immunkomplexen können häufig (jedoch unregelmäßig) Tumorantikörper isoliert werden (KENNEL 1979).

Diese Hinweise machen deutlich, daß synchron zur Tumorgenese entsprechende Veränderungen in recht komplexer Weise am Immunsystem ablaufen. Die Wechselwirkung zwischen Tumor und Immunsystem scheint die Begründung für die Existenz des Tumors zu liefern. Hieraus folgt, daß die - soweit morphologisch faßbare - Reaktivität des Immunsystems nicht nur auf den Tumor selbst zu beziehen ist, sondern auch alle diejenigen Zustände Berücksichtigung finden müssen, welche pathogenetisch dem Tumorleiden vorangegangen sind. Hierbei ist den chronisch-entzündlichen Lungenerkrankungen (insbesondere der Emphysembronchitis) ein besonderer Stellenwert zuzuschreiben.

Deutlich wird ferner, daß aus dem Gesamtkomplex der immunkompetenten Reaktionsformen lediglich diejenigen herausgefiltert und isoliert betrachtet werden dürfen, bei denen gleichzeitig eine Reaktion auf nichttumoröse Einflüsse ausgeschlossen werden kann oder - wenn dies methodisch nicht möglich ist - jene als zu berücksichtigende statistische Größe mit einfließen.

2. *Tumornekrose*

Die Tumornekrose ist ein eindeutiger und leicht zu erhebender Befund F *(Präp. 43)*. Er ist ein globales

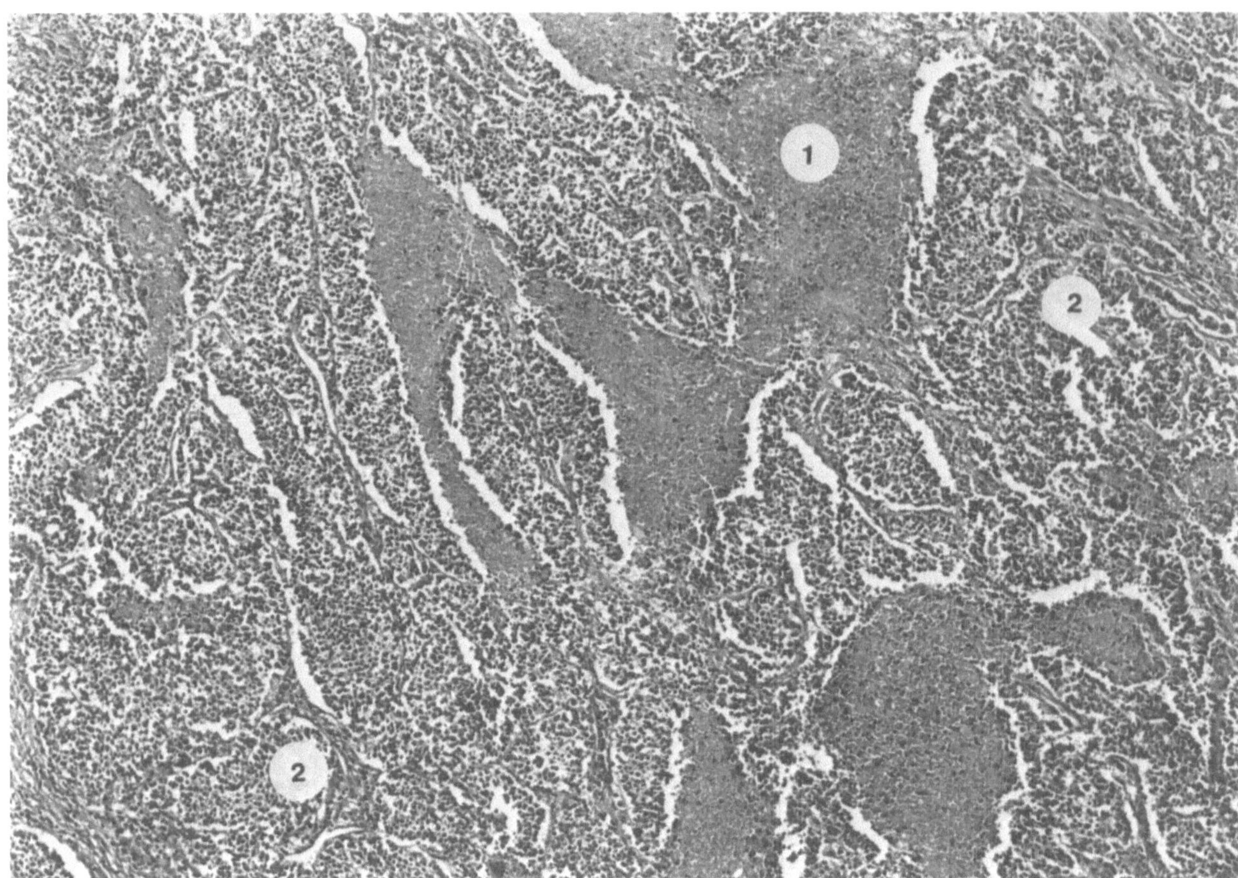

Präp. 43
Charakteristische straßenförmige Nekrosen *(1)* bei kleinzelligem Karzinom. Innerhalb des Tumors nur schmale septenartige Bindegewebsformationen *(2)* mit wenig Gefäßen. E 46248, HE, Vergr. 16:1

Symptom, dem ganz unterschiedliche Bedingungen zugrunde liegen können. Möglich ist, daß der Tumor selbst unzureichend vasoproliferative Substanzen produziert, die seine eigene Nutrition sicherstellen. Es mag sein, daß trotz Bildung ausreichender Gefäße („Tumorgefäße") ein funktionell bedeutsamer Anschluß an das Gefäßsystem des Wirtes aus anatomisch-topologischen Gründen nicht erfolgen kann. Eine Tumornekrose kann auch Ausdruck einer relativen vaskulären Insuffizienz (bei zu schneller Proliferation) sein. Der Proliferationsdruck kann so groß sein, daß intratumoröse Gefäße komprimiert werden und damit die Versorgung des Tumors in Frage gestellt wird. Auch ein allgemeiner Blutdruckabfall, eine Anämie, immunologische Faktoren oder Gerinnungsstörungen (wirtsseitig) sind geeignet, eine Tumornekrose herbeizuführen.

Die Tumornekrose wird selten als eigenständiger Befund erhoben. Weiss et al. (1970; 161 prospektive Beobachtungen von 6136 Fällen) untersuchen den nekrotischen Tumorzerfall unter Berücksichtigung der histologischen Typen. Drüsige Karzinome wachsen lokal langsam, dermoide lokal schnell. Die Aussage fußt auf der radiologisch gemessenen Tumorverdopplungszeit.

Die Tumorgröße ist ein wichtiger Einflußfaktor für die Tumornekrose *(Tabelle 116)*. Bei einer Größe bis 3 cm Durchmesser ist die Tumornekrose seltener zu beobachten, als es dem Erwartungswert entspricht. Ab 4 cm Durchmesser entsprechen Beobachtungswerte den Erwartungswerten, ab 6 cm wird eine Nekrose im Tumor häufiger als erwartet beobachtet ($p < 0{,}001$). Dermoide und kleinzellige Karzinome sind diejenigen histologischen Typen *(Tabelle 117)*, welche signifikant häufiger ($p < 0{,}001$) das Kriterium Tumornekrose aufweisen. So sind es auch die niedrigdifferenzierten Karzinome (histopathologisches Grading III), die häufiger eine Tumornekrose aufweisen ($p < 0{,}001$; *Tabelle 118*). – Insgesamt kumulieren histomorphologische Indikatoren, die mit einer gesteigerten proliferativen Tendenz in Verbindung zu bringen sind.

Überlebenswahrscheinlichkeit und Tumornekrose korrelieren (für die histologischen Typen zusam-

Tabelle 116
Tumornekrose in Abhängigkeit von der Tumorgröße (in cm). Die Tabelle ist mit p<0,001 signifikant (1972-1982; n=779). Ab einem Tumordurchmesser von ca. 3 cm werden Tumornekrosen häufiger beobachtet als erwartet - ein Hinweis auf die „biologische" Bedeutung dieser Schwellengröße (UICC 1969, 1985)

Tumorgröße [cm]		Tumornekrose		Σ
		ja	nein	
−1	n	14	10	24
	Ew	17,9	6,1	
−2	n	43	27	70
	Ew	52,1	17,9	
−3	n	97	54	151
	Ew	112,4	38,6	
−4	n	99	30	129
	Ew	96,0	33,0	
−5	n	105	34	139
	Ew	103,5	35,0	
−6	n	73	20	93
	Ew	69,2	23,8	
−7	n	69	12	81
	Ew	60,3	20,7	
−8	n	42	2	44
	Ew	32,8	11,2	
8−	n	38	10	48
	Ew	35,7	12,3	
Σ	n	580	199	779

Tabelle 117
Tumornekrose und Tumortyp (dermoid, kleinzellig, drüsig, großzellig; 1972-1982; n=962). Beobachtungswerte und Erwartungswerte *(Ew)* sind hochsignifikant verschieden (p<0,001). - So sind es dermoide und kleinzellige Karzinome, welche häufiger als erwartet eine Tumornekrose zeigen

Tumortyp / Tumornekrose		dermoid	kleinzellig	drüsig	großzellig	Σ
ja	n	401	119	112	61	693
	Ew	380,4	101,6	153,4	57,6	
nein	n	127	22	101	19	269
	Ew	147,6	39,4	59,6	22,4	
Σ	n	528	141	213	80	962

Tabelle 118
Tumornekrose und Differenzierungsgrad (hoch, mittel, gering). Die Tafel ist hochsignifikant inhomogen (p<0,001; 1972-1982; n=964). Die Beobachtungswerte sind lediglich für geringdifferenzierte Karzinome größer als die Erwartungswerte *(Ew)*. Der Befund entspricht Tabelle 116 und 117, die Ergebnisse repräsentieren tumorbiologische Eigenschaften

Differenzierungsgrad / Tumornekrose		hoch	mittel	gering	Σ
ja	n	57	180	454	691
	Ew	87,7	192,8	416,5	
nein	n	57	89	127	273
	Ew	32,2	76,2	164,5	
Σ	n	114	269	581	964

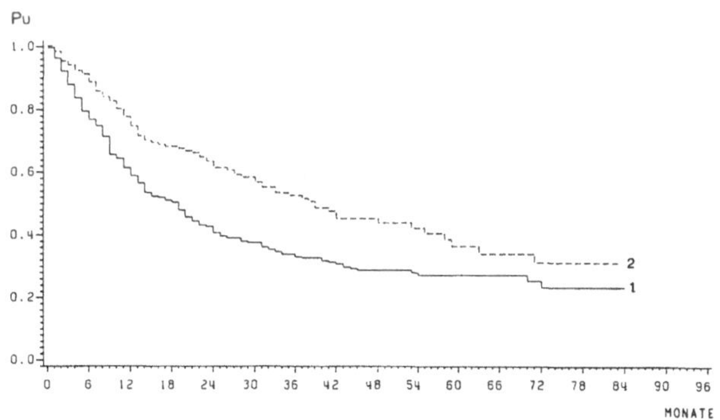

Tumornekrose	n	Überlebenswahrscheinlichkeit (multipliziert mit 100)		
		12	36	60 Monate
ja	386	58,85	33,11	27,28
nein	182	74,54	52,35	36,25
Σ	568			

Test

Gehan-Wilcoxon	Logrank
p<0,001	n=0,002

Abb. 92; Tabelle 119
Tumornekrose (ja: *1*; nein: *2*) und Überlebenswahrscheinlichkeiten ($P_Ü$). Fehlt das Kriterium der Tumornekrose, so ist die Überlebenswahrscheinlichkeit in der frühen und in der späten Phase (bis zum 7. Jahr) größer (p<0,001; n=568; 1977-1982)

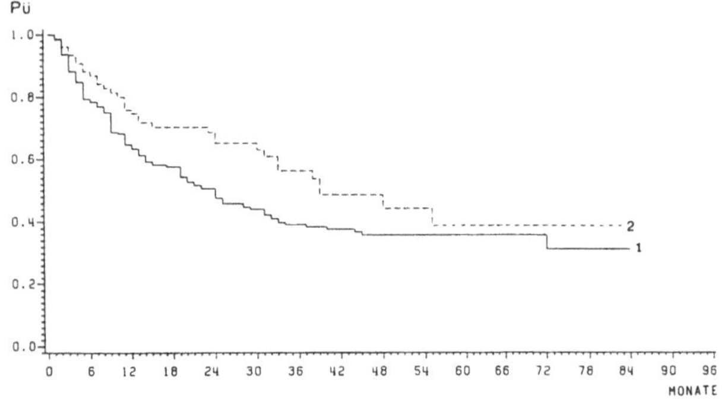

Tumornekrose, dermoides Karzinom	n	Überlebenswahrscheinlichkeit (multipliziert mit 100)		
		12	36	60 Monate
ja	228	63,32	39,15	35,86
nein	85	74,61	56,35	38,71
Σ	313			

Test

	Gehan-Wilcoxon	Logrank
	p = 0,0217	p = 0,0475

Abb. 93; Tabelle 120
Die Überlebenswahrscheinlichkeiten ($P_Ü$) für dermoide Karzinome, welche eine Tumornekrose zeigen, ist signifikant ($p < 0{,}05$; 1977-1982) ungünstiger (Tumornekrose vorhanden: *1*; Tumornekrose nicht vorhanden: *2*). Zu beachten ist, daß sich die Unterschiede etwa nach dem 5. Jahr zu verwischen beginnen

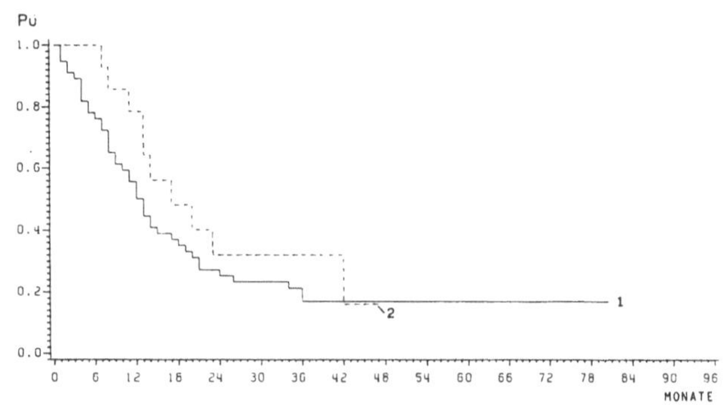

Tumornekrose, kleinzelliges Karzinom	n	Überlebenswahrscheinlichkeit (multipliziert mit 100)		
		12	36	60 Monate
ja	60	50,24	17,05	17,05
nein	15	78,57	32,14	-
Σ	75			

Test

	Gehan-Wilcoxon	Logrank
	p = 0,0937	p = 0,2871

Abb. 94; Tabelle 121
Kleinzelliges Karzinom mit *(1)* und ohne *(2)* Tumornekrose ($p > 0{,}05$; $n = 75$; 1977-1982). Die geringe Beobachtungszahl ($n = 15$) bei kleinzelligen Karzinomen ohne Tumornekrose und die Überschneidung der Überlebenskurven ($P_Ü$) bei 3,5 Jahren sind für den Ausgang der Testergebnisse entscheidend

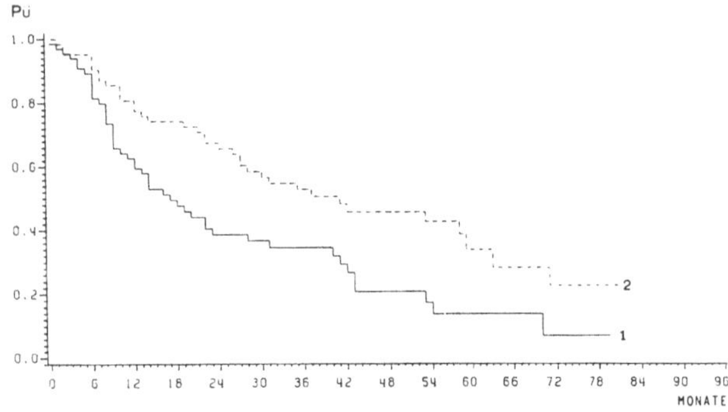

◁ ***Abb. 95; Tabelle 122***
Für die frühe (etwa nach dem 6. Monat post operationem) als auch für die späte Phase (bis zum 7. Jahr) der Überlebenswahrscheinlichkeiten ($P_Ü$) zeigt das drüsige Karzinom für Fälle mit Tumornekrose *(1)* gegen über Fällen ohne Tumornekrose *(2)* eine signifikant ($p < 0{,}05$; 1977-1982) ungünstigere Prognose. Die Verlaufskurve *(2)* folgt einer linearen und nicht einer exponentiellen Regel - ein Phänomen, welches die Forderung nach einer längeren Beobachtungsdauer als lediglich 60 Monate laut werden läßt

Tumornekrose, drüsiges Karzinom	n	Überlebenswahrscheinlichkeit (multipliziert mit 100)		
		12	36	60 Monate
ja	69	59,54	34,60	13,80
nein	67	77,47	52,69	33,82
Σ	136			

Test

	Gehan-Wilcoxon	Logrank
	p = 0,0047	p = 0,0038

mengenommen). Die Unterschiede in der Überlebenswahrscheinlichkeit *(Abb. 92; Tabelle 119)* sind für dermoide und drüsige Karzinome signifikant, für kleinzellige und großzellige nicht.

Der nekrotische Tumorzerfall von Lungenkarzinomen korreliert mit der Tumorgröße (bei einem Tumordurchmesser von > 3 cm). Dermoide und kleinzellige Karzinome zeigen diesen Befund häufiger als drüsige und großzellige, wobei undifferenzierte Karzinome häufiger nekrotisch zerfallen. Wird das Kollektiv nach histologischem Typ *(Präp. 93-95; Tabel-*

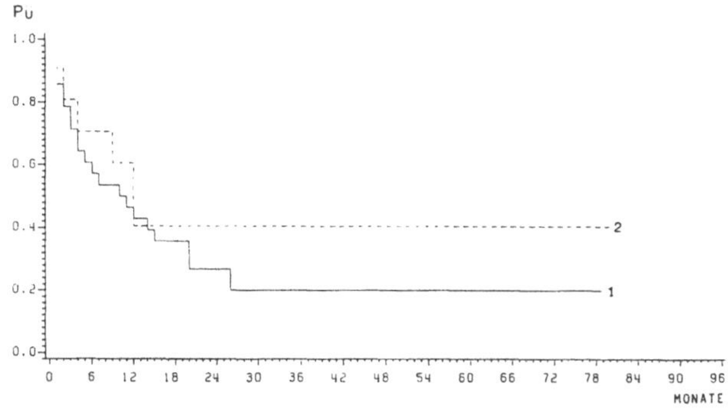

Tumornekrose, großzelliges Karzinom	n	Überlebenswahrscheinlichkeit (multipliziert mit 100)		
		12	36	60 Monate
ja	28	42,85	20,08	20,08
nein	11	40,40	40,40	40,40
Σ	39			

Test

Gehan-Wilcoxon	Logrank
p = 0,5126	p = 0,3928

Abb. 96; Tabelle 123
Die sehr kleinen Beobachtungszahlen (1977-1982; n = 39) gestatten keine sichere Beurteilung der Überlebenswahrscheinlichkeiten ($P_Ü$) für großzellige Karzinome in Abhängigkeit von der Tumornekrose (vorhanden: *1*; nicht vorhanden: *2*; p > 0,05)

len 121-123) gegliedert, so zeigt sich, daß lediglich für dermoide und für drüsige Karzinome das Kriterium Tumornekrose eine prognostische Bedeutung aufweist. Die Unterschiede deuten auf ein typenabhängig-differentes Verhalten, wobei dem Tumordurchmesser eine zusätzliche Bedeutung zukommt. Prüft man *Tabelle 116* eingehend, so kann festgestellt werden, daß zwar die Häufigkeit des Auftretens der Tumornekrose mit der Tumorgröße korreliert, daß dennoch von 24 Tumoren bis 1 cm Durchmesser 14 diesen Befund aufweisen. Neben Nutritionsstörungen, die von der Tumorgröße abhängen, scheint auch ein anderer Faktor - ein Tumornekrose-machender Faktor - vorzuliegen. Über den Effekt der Tumornekrose hinaus scheint diesem Faktor ein Einfluß auf die Überlebenswahrscheinlichkeit zuzukommen, wobei diese signifikant reduziert wird (Abb. 92; Tabelle 119).

3. *Immunkompetente Reaktion*

Die lokale (wirtseigene) entzündungszellige Reaktion innerhalb des Tumors kann vielfältigen Bedingungen entsprechen. Ihnen wird eine unterschiedli-

Tabelle 124
Immunkompetente (entzündungszellige) Reaktion innerhalb des Tumors in Abhängigkeit vom Tumortyp (dermoid, kleinzellig, drüsig, großzellig; 1972-1982; n = 965). Die Tafel ist mit p < 0,001 signifikant. - Es sind lediglich dermoide Karzinome, welche häufiger als es der Erwartung entspricht dieses Phänomen zeigen; kleinzellige zeigen es (in starkem Kontrast hierzu) nicht

Tumortyp / Immunkompetente Reaktion		dermoid	kleinzellig	drüsig	großzellig	Σ
ja	n	225	23	72	31	351
	Ew	193,5	51,3	77,5	28,7	
nein	n	307	118	141	48	614
	Ew	338,5	89,7	135,5	50,3	
Σ	n	532	141	213	79	965

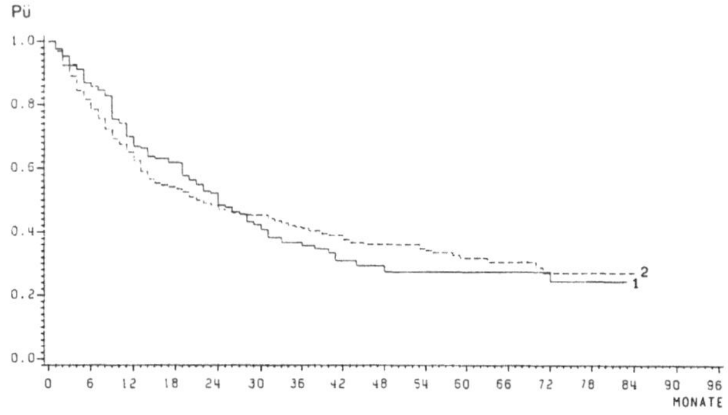

Immunkompetente Reaktion	n	Überlebenswahrscheinlichkeit (multipliziert mit 100)		
		12	36	60 Monate
ja	186	66,92	35,76	27,42
nein	383	62,22	40,96	31,57
Σ	569			

Test

Gehan-Wilcoxon	Logrank
p = 0,2999	p = 0,9343

Abb. 97; Tabelle 125
Überlebenswahrscheinlichkeiten ($P_Ü$) in Abhängigkeit einer immunkompetenten Reaktion des Wirtes innerhalb des Tumors (vorhanden: *1*; nicht vorhanden: *2*). Die Kurvenverläufe sind nahezu identisch, sie entsprechen der statistischen Erwartung (p > 0,05; 1977-1982). Somit gilt: Die entzündungszellige immunkompetente Reaktion des Wirtes innerhalb der Lungenkarzinome ist ohne prognostische Bedeutung

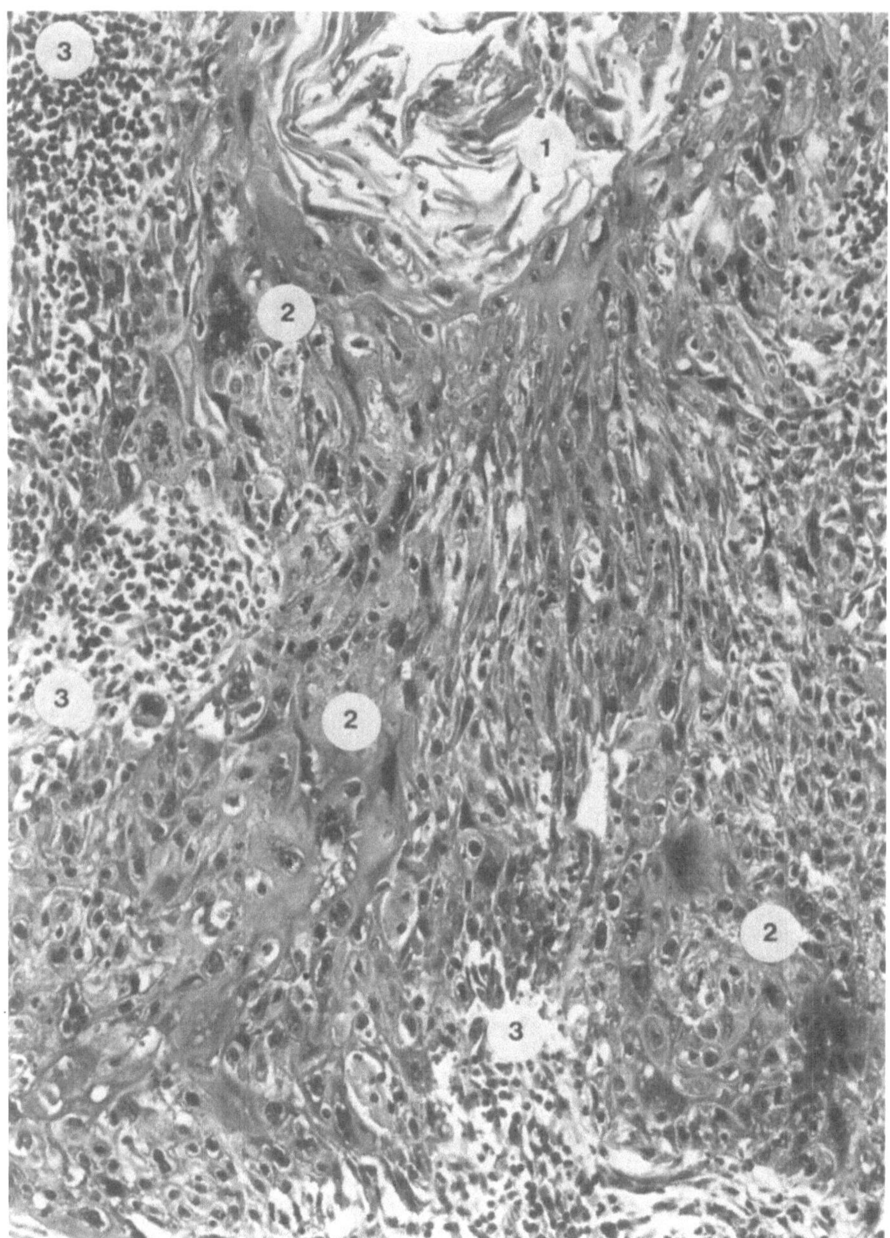

Präp. 44

Multiformes dermoides Karzinom mit Verhornung *(1)*. Der Tumor zeichnet sich durch zahlreiche Regressionsformen *(2)* aus, auch andernorts keine größeren Nekrosefelder. Wechselnd dichte rundzellige Stromareaktion *(3)*. E 38294, HE, Vergr. 100:1

che prognostische Bedeutung zugemessen. KOLB u. MÜLLER (1979; n=72) differenzieren zwischen Eosinophilen, Granulozyten, Makrophagen und dem Nachweis von sauren Mukopolysacchariden. Ihnen zufolge charakterisieren diese Komponenten in unterschiedlicher Weise die Prognose. Insbesondere sollen Eosinophile Indiz einer - prognoserelevanten - lokalen Immunantwort des Wirtes auf den Tumor sein.

Hier (im Untersuchungsgut Heidelberg) wird die Gesamtheit immunkompetenter wirtseigener Zellen befundet (eine weitere Differenzierung erfolgt nicht). Dermoide Karzinome *(Präp. 44)* zeigen häufiger als erwartet eine immunkompetente Reaktion, kleinzellige seltener als erwartet (p=0,001; *Tabelle 124*). Die Überlebenswahrscheinlichkeiten sind von diesem Kriterium unabhängig *(Abb. 97; Tabelle 125)*. Auch für die einzelnen Typen ergibt sich keine Abhängigkeit von der Überlebenszeit (ohne Präp.).

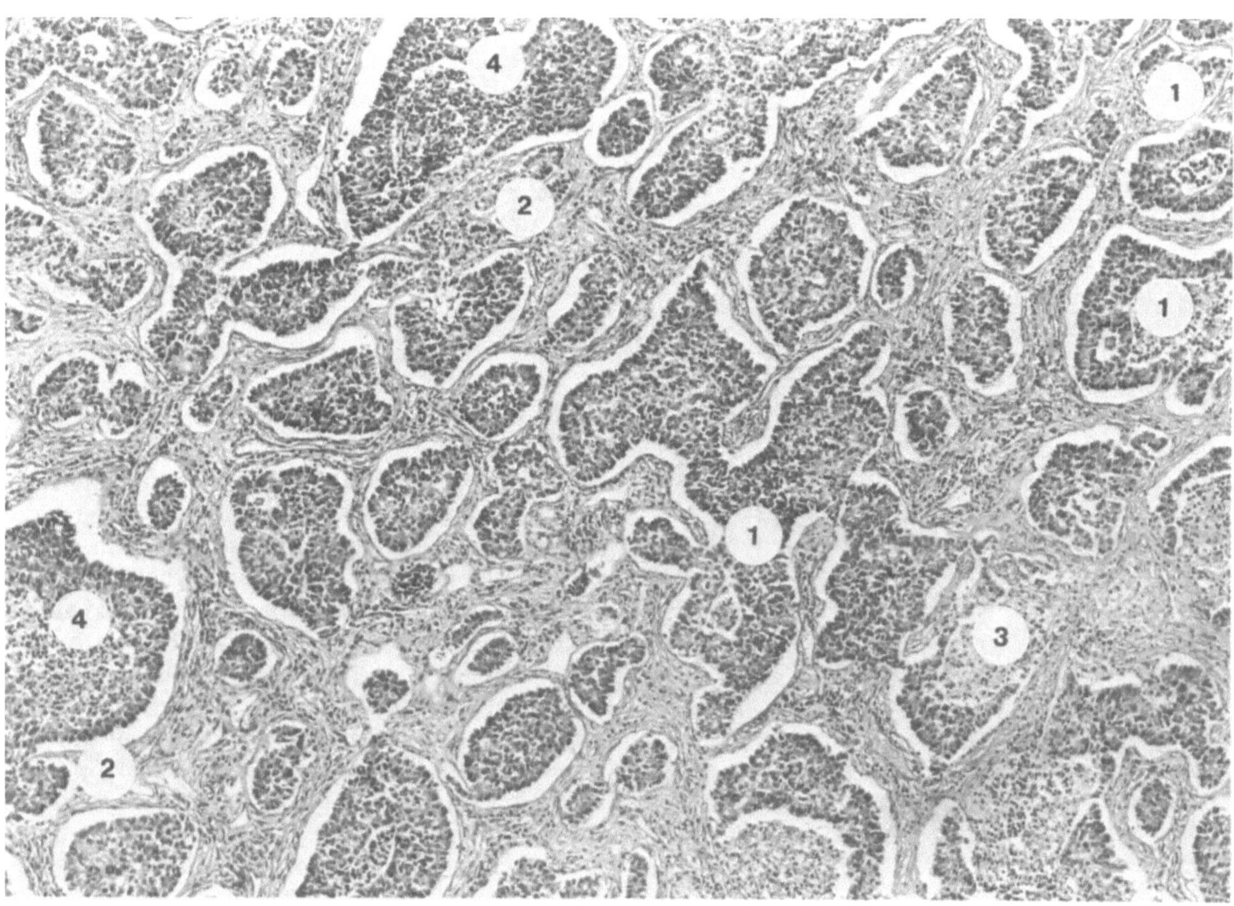

Präp. 45
Ungewöhnliche Wuchsform eines undifferenzierten drüsigen Karzinoms, vereinzelt sind Lumina erkennbar *(1)*. Der Tumor wird von einem retikulinfaserigen Netzwerk kernreichen Stromas *(2)* durchzogen. Keine entzündlichen Infiltrate; *(3)* in den Lumina desquamierte nekrotische Tumorepithelien *(4)*. E 35041, HE, Vergr. 16:1

Der Befund einer intratumorösen entzündungszelligen Reaktion hat für die Überlebenswahrscheinlichkeit keine Bedeutung. Der Befund wird überzufällig häufig beim dermoiden Typ beobachtet.

4. *Tumorstroma*

Wie die lokale entzündliche Reaktion kann auch die Ausbildung von Stroma innerhalb des Tumors als „host response" im weiteren Sinne angesehen werden. Tumorstroma *(Präp. 45)* ist histologisch durch ein kernreiches, noch faserarmes Gewebe gekennzeichnet, welches aus Histiozyten, Fibroblasten, aus wenig Fibrozyten sowie einzelnen Gefäßsprößlingen aufgebaut wird. Es findet sich signifikant häufiger beim dermoiden Karzinom im Vergleich zu den übrigen Karzinomen ($p = 0{,}001$; *Tabelle 126*). Eine prognostische Bedeutung kommt diesem Befund nicht zu *(Abb. 98; Tabelle 127)*.
Intratumoröses Stroma (im Sinne noch jungen fibroblasten- bzw. fibrozytenreichen Narbengewebes) ist eine Gewebeantwort, die den dermoiden Typ charakterisiert. Der Befund hat keinen Einfluß auf die Überlebenswahrscheinlichkeit.

Tabelle 126
Tumorstroma und Tumortyp (dermoid, kleinzellig, drüsig, großzellig; 1972–1982; $n = 964$; $p < 0{,}0001$). – Dermoide Karzinome zeigen ein Tumorstroma (kernreiches, jedoch faserarmes Bindegewebe mit reichlich Gefäßsprößlingen ohne oder mit nur wenigen Rundzellinfiltraten) auffallend häufig – in starkem Kontrast zu kleinzelligen Karzinomen

Tumortyp / Tumorstroma		dermoid	kleinzellig	drüsig	großzellig	Σ
ja	n	407	64	125	42	638
	Ew	350,8	93,3	142,3	51,6	
nein	n	123	77	90	36	326
	Ew	179,2	47,7	72,7	26,4	
Σ	n	530	141	215	78	964

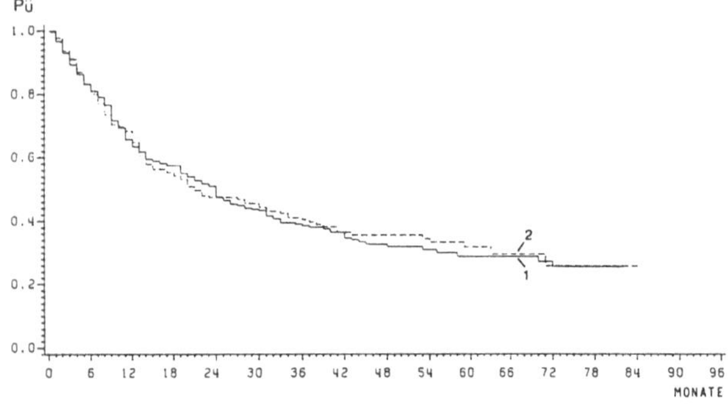

Tumorstroma	n	Überlebenswahrscheinlichkeit (multipliziert mit 100)		
		12	36	60 Monate
ja	358	63,46	38,55	28,91
nein	210	64,51	40,17	31,68
Σ	568			
Test		Gehan-Wilcoxon p = 0,9412		Logrank p = 0,9117

Abb. 98; Tabelle 127
Tumorstroma (vorhanden: *1*; nicht vorhanden: *2*) in Abhängigkeit von den Überlebenswahrscheinlichkeiten ($P_Ü$; $p > 0{,}05$; n = 568; 1977–1982). Die Prognose ist vom Kriterium „Tumorstroma" unabhängig

In der angelsächsischen Literatur (zuletzt: EL-TORKY et al. 1985) wird der Begriff der „Narbe" auch auf derartige hier mit „Stroma" bezeichnete Befunde ausgedehnt. Andere Autoren (CAGLE et al. 1985) sprechen von frühen und späten Narben, wobei der Begriff der „frühen Narbe" dem hier benutzten Terminus Tumorstroma entspricht.

5. *Narbe und Narbenkarzinom*

Der Begriff „Narbenkrebs" geht auf FRIEDRICH (1939; n = 15) zurück. RÖSSLE (1943) hat den Begriff aufgenommen und als nosologische Entität eingeführt. Zahlreiche nachfolgende Arbeiten stützen das Konzept des Narbenkarzinoms (von FRIEDRICH) und die Annahme einer eigenständigen nosologischen Entität (von RÖSSLE).

LÜDERS u.THEMEL (1954; n = 74; davon 21 Narbenkarzinome) geben eine Klassifikation der „Narbe" innerhalb des Lungenkarzinoms an (LÜDERS 1959, 1967). In einer sehr eindrucksvollen Kasuistik (1956) beschreibt LEICHTER (1956) die Entstehung eines Karzinoms aus einer Narbe nach Pleuropneumonie. Der 9½ Jahre nach der Lungenentzündung aufgetretene Krebs wird als Narbenkrebs und gutachterlich als Wehrdienstbeschädigung interpretiert. Die für die Entstehung eines Narbenkrebses verantwortlichen Lungennarben sind zumeist tuberkulöser Herkunft (FASSKE u. WINDHEIM 1965; n = 10). Vorsichtiger drücken sich HAUPT u. KÜHN (1968; n = 225) aus. Sie finden alte Narben bei 21,8%, einfache Vernarbung im Krebs in 10,2% und eine Kombination dieser Befunde bei 17,3% der Lungenkarzinome. Die Autoren kommen zu dem Schluß, daß das Alveolarzellkarzinom (heute: bronchioloalveoläres Karzinom) das einzige Lungenkarzinom ist, welches überzeugend als Narbenkarzinom in Erscheinung tritt. Die Untersuchungsgruppe von WEISS (WEISS et al. 1970; n = 161 Fälle von Lungenkarzinom in einer prospektiven Studie von 6136 beobachteten Patienten) berücksichtigt das Kriterium der Narbe nur implizit. Das geringe lokale Wachstum peripherer Lungenkarzinome überwiegend drüsiger Differenzierung erklärt die lokale fibröse Reaktion. Auch BERKHEISER (1965; n = 161, davon 6 Fälle mit peripherem Lungeninfarkt) äußert sich zurückhaltend und hält einen Zusammenhang zwischen Narbe und dem Auftreten eines Lungenkarzinoms für möglich. Alveolarzellkarzinome (n = 65) sind bei beiden Geschlechtern überwiegend Narbenkarzinome mit „geringer" Metastasierungstendenz (70–90%). Zudem sollen Narbenkarzinome eine signifikant günstigere Fünfjahresüberlebenszeit mit 36% (n = 89) gegenüber 24% (n = 206) haben ($p < 0{,}05$; WACHA et al. 1979; n = 295). Mit 46,1% ist das drüsige Karzinom der häufigste Typ des Narbenkarzinoms.

Silikose und Lungenkrebs ist eine unterschiedlich beurteilte Syntropie. Die letzte größere, aus dem Schrifttum zu diesem Thema ersichtliche Arbeit sei zitiert (BÖHM 1978; n = 4608). Die von BÖHM angegebenen Beobachtungszahlen weisen 425 Kombinationsfälle von Silikose und Karzinom bei 3027 Fällen von Silikose ohne Karzinom und 76 Fällen von Karzinom ohne Silikose aus (Restgruppe ohne beide Befunde: 1080). Die Vierfeldertafel ist mit $p < 0{,}0001$ bei $\chi^2 = 29{,}42$ hochsignifikant. Der Erwartungswert der Kombinationsfälle beträgt 375,3 gegenüber dem Beobachtungswert von 425. Die von BÖHM falsch interpretierte Tabelle ergibt eine hochsignifikante positive Korrelation zwischen Silikose und Lungenkarzinom. – Doch soll hier nicht näher auf die Diskussion der Syntropie von Silikose und Lungenkarzinom eingegangen werden.

Eine größere prospektive Studie wurde von der Arbeitsgruppe um OCHS et al. (1981; n = 81) vorgelegt. Die Überlebenswahrscheinlichkeit ist stadium- als auch typabhängig ($p < 0{,}001$), der Ursprungsort (zentral, peripher) hat in diesem Untersuchungsgut keinen Einfluß. Narbenkarzinome sind zumeist Adenokarzinome (46%, $p < 0{,}007$). Das Vorhandensein einer Narbe sei für die Ausbildung des histologischen Tumortyps entscheidend.

Nicht eigentlich von Narbe, sondern von Stroma sprechen POEHLS u. ECKERT (1982; n = 100). Sie sehen hierin eine charakteristische Reaktion des Lungenmantels und empfehlen, das Vorhandensein von Tumorstroma als diagnostisches Kriterium für drüsige hochdifferenzierte Karzinome zu nutzen. Auch MÜLLER KM (1983) referiert das Narbenkarzinom der Lunge als eigenständige Entität.

Erst in jüngster Zeit werden kritische Stimmen laut. Immunhistologische Untersuchungen von MADRI u. CARTER (1984; n = 69) erlauben eine qualitative Beurteilung des fibrösen Prozesses innerhalb und außerhalb des Lungenkarzinoms. Die Autoren fassen zusammen:

- Narbengewebe in der unmittelbaren Nachbarschaft des Tumors ist nicht als „reifes" und inaktives Gewebe einzustufen, sondern ist als Ergebnis eines aktiven fortschreitenden Prozesses (mit Nachweis von Typ-III-Kollagen) anzusehen;
- Lungenareale außerhalb des Tumors mit „Narben" zeigen reife Narben mit weniger Typ-III-Kollagen, aber reichlich Typ-I- und -IVKollagen;
- Die Autoren schließen hieraus, daß es sich bei dem Narbengewebe um eine ortsständige Wirtsreaktion auf den Tumor handelt.

Gleichlautende Ergebnisse (mit etwas anderer Methodik) teilen EL-TORKY et al. (1985; n = 4) mit. Die Narbe wird als desmoplastische Reaktion des Wirtes auf den Tumor interpretiert.

Werden frühe und ältere Narben unterschieden (CAGLE et al. 1985; n = 22), so kann der Reifegrad der Narbe als Kriterium für die Überlebenswahrscheinlichkeit genutzt werden. 22 Patienten mit einem Zehnjahres-Follow-up zeigen eine unterschiedliche Sterberate je nach Tumordurchmesser (> oder < 3 cm). Die Untersuchung stützt die These, daß Narben sich sekundär im Tumor entwickeln, daß jedoch mit zunehmendem Reifegrad der Narbe ein „günstiges" prognostisches Kriterium gegeben ist.

Frühe Narben (entsprechend der Definition der Arbeitsgruppe von CAGLE et al. 1985) sind fibroblastenreich und enthalten nur geringe Mengen von Kollagen. Diese Definition stimmt mit der oben gegebenen Definition des Tumorstromas überein. In dem hier vorgestellten Untersuchungsgut stellt sich heraus, daß sich zwischen frühen Narben (Tumor stroma) und der Überlebenswahrscheinlichkeit keine Beziehung herstellen läßt.

Für kleinzellige Karzinome scheint nicht strittig, daß die Narbenbildung für die Pathogenese unbedeutend ist (ZELLER u. SCHMÄHL 1985). Gleichsinnig äußern sich LÜDERS u. THEMEL (1954), ECK et al. (1969) und AUERBACH et al. (1979).

Zu klären sind mehrere Fragen:

1) Welcher Definition muß eine Narbe genügen, damit ein Narbenkarzinom diagnostiziert werden kann?
2) Treten Narbenkarzinome häufiger in uniformen oder multiformen Tumoren auf?
3) Kommt Narbenkarzinomen (typenabhängig) eine besondere prognostische Bedeutung zu?
4) Können Karzinome dann leichter entstehen, wenn ein zusätzlicher ätiologischer Faktor (z.B. Rauchen) auf die lokale gewebliche Instabilität mit bereits vorhandener „Narbe" trifft?

In dem hier vorgestellten Untersuchungsgut (Heidelberg) wird eine Narbe dann als solche gezählt *(Präp. 46, 47)*, wenn

- die Narbe etwa tumorzentral liegt;
- sie entweder hyalinisiert ist (polarisationsoptische Kontrolle) und/oder anthrakotisches Pigment und/oder Cholesterinkristalle enthält;
- zusätzlich eine bronchioloektatische Umgebungsreaktion und/oder restierende Drüsen und/oder zylindrische Epithelmetaplasien und/oder mit anthrakotischem Pigment beladene Deckepithelien in systematische Anordnung und/oder eine lokale umschriebene emphysematische Reaktion vorliegen.

Ist aus jeder Gruppe ein Kriterium vorhanden, wird die Koinzidenz von Narbe und Karzinom als „Narbenkarzinom" gewertet.

Das Auftreten von Narbenkarzinomen ist vom Rauchen nicht unabhängig, vielmehr: Nichtraucher zeigen häufiger Narbenkarzinome als Raucher *(Tabelle 128)*. Möglich ist, daß es sich hier um einen ähnlichen konkurrierenden Faktor handelt, wie ihn WEISS et al. (1979) und WEISS (1980) in der Konkurrenz des Rauchens mit dem Chloromethyläther beschrieben haben. Allerdings sind Selektionseffekte mit dem relativen Überwiegen von drüsigen (und damit peripheren) Karzinomen bei Nichtrauchern wahrscheinlicher. Dermoide und drüsige Karzinome uniformer Differenzierung werden häufiger als Narbenkarzinome beobachtet als Nichtnarbenkarzinome *(Tabelle 129)*. Im Vergleich zu nichtkombinierten Karzinomen zeigen kombinierte *(Präp. 48)* ein divergierendes Verhalten bezogen auf die Eigenschaften Narben und Typ *(Tabelle 130)*. Wird die Ausbildung einer Narbe als tumorassoziierte desmoplastische Wirtsreaktion aufgefaßt, so handelt es sich bei nichtkombinierten dermoiden sowie kombinierten dermoiden Karzinomen um distinkte nosologische Entitäten.

Karzinome mit und ohne Narbe zeigen in Abhängigkeit vom Differenzierungsgrad Unterschiede, wenn nichtkombinierte und kombinierte Karzinome gesondert gruppiert werden *(Tabellen 131, 132)*.

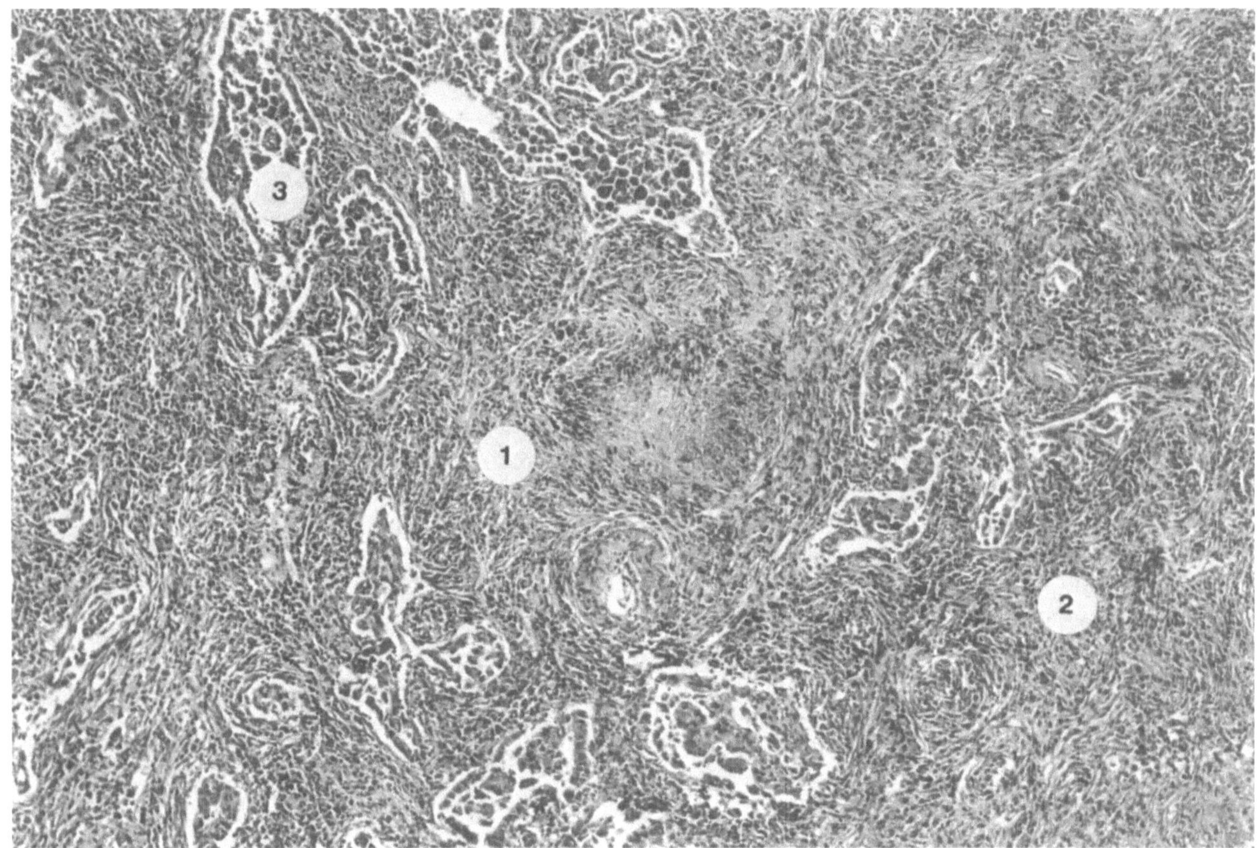

Präp. 46
„Narbenkarzinom" bzw. „Karzinom mit Narbe". Die hyalinisierte Narbe *(1)* liegt etwa tumorzentral und geht ohne scharfe Grenze in ein kern- und rundzellreiches Umgebungsstroma *(2)* über. Der Tumor *(3)* ist ein wenig differenziertes drüsiges Karzinom (ohne Schleimbildung). E 5314, HE, Vergr. 16:1

Tabelle 128
Das Auftreten des Lungenkarzinoms - in seiner Eigenschaft als Narbenkarzinom - in Abhängigkeit von den Rauchgewohnheiten: Raucher zeigen höhere Erwartungswerte *(Ew)* als es den Beobachtungswerten entspricht ($p<0{,}05$; 1977-1982; $n=502$). - Die negative Korrelation signalisiert - wird die Selektion durch ein hohes Erkrankungsrisiko gegenüber anderen Erkrankungen wie Herzinfarkt, sonstige gefäßabhängige Erkrankungen, Magenkarzinom u.a. berücksichtigt - Unabhängigkeit im statistischen Sinne

Narbenkarzinom		ja	nein	Σ
Raucher	n	135	299	434
	Ew	145,2	288,8	
Nichtraucher	n	33	35	68
	Ew	22,8	45,2	
Σ	n	168	334	502

Tabelle 129
Die Eigenschaft „Narbenkarzinom" (*ja, nein*) für nichtkombinierte Karzinome (1972-1982; $n=369$; $p<0{,}001$). - Überwiegend sind es drüsige (aber auch dermoide) Karzinome, welche häufiger als Narbenkarzinome beobachtet werden, als es der statistischen Erwartung entspricht - im Gegensatz zu kleinzelligen Karzinomen (vgl. Tabelle 130)

Tumortyp / Narbenkarzinom, nichtkombinierte Karzinome		dermoid	kleinzellig	drüsig	großzellig	Σ
ja	n	51	10	33	4	98
	Ew	44,6	24,7	18,9	9,8	
nein	n	117	83	38	33	271
	Ew	123,4	68,3	52,1	27,2	
Σ	n	168	93	71	37	369

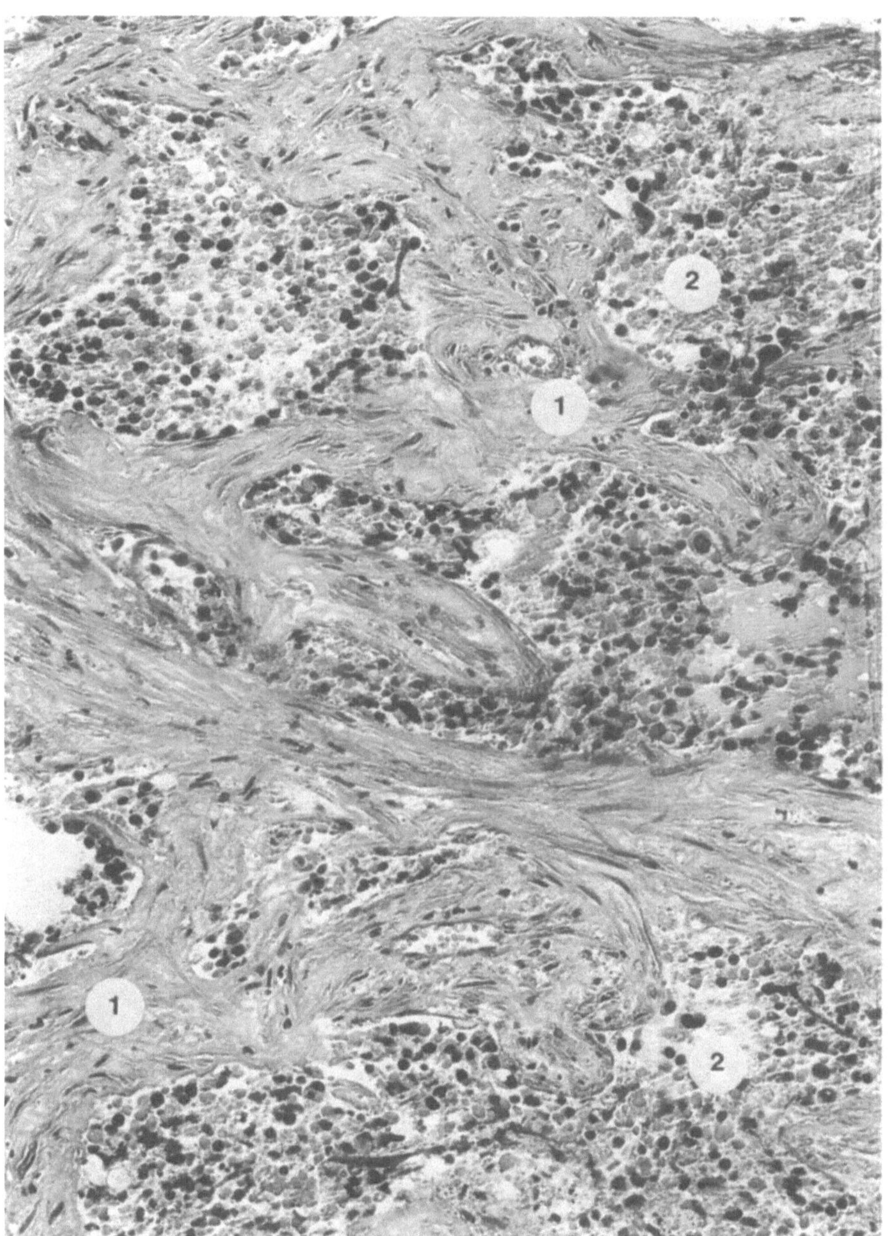

Präp. 47
Größere teilweise hyalinisierte Narbenbezirke *(1)* innerhalb eines nekrotisch zerfallenden kleinzelligen Karzinoms *(2)*. E 17045, HE, Vergr. 40:1

Für nichtkombinierte Karzinome finden sich Narben bei hohen und mittleren Differenzierungsgraden ($p < 0{,}001$; *Tabelle 131*), nicht aber für kombinierte Karzinome. Die Aussage stützt die Annahme unterschiedlicher Tumoren, wie sie hinsichtlich des Tumortyps gemacht werden *(Tabellen 129, 130)*. Sind sog. Narbenkarzinome eine klinische Entität?

Die Fünfjahresüberlebenswahrscheinlichkeit ist für das Karzinom mit Narbe gegenüber dem ohne Narbe (ohne Berücksichtigung des histologischen Typs) nicht signifikant verschieden *(Präp. 99; Tabelle 133)*.

Werden die Tumoren nach histologischem Typ differenziert und die Überlebenswahrscheinlichkeiten erneut berechnet, so werden Unterschiede für dermoide *(Präp. 100; Tabelle 134)*, kleinzellige *(Präp. 101; Tabelle 135)* und für drüsige Karzinome *(Präp. 102; Tabelle 136)* nicht deutlich. Aber: das großzellige Karzinom ist als sog. Narbenkarzinom eine eigenständige Tumorform mit größerer Überlebenswahrscheinlichkeit ($p < 0{,}05$; *Präp. 103; Tabelle 137*). Der Forderung, die Gruppe der großzelligen Karzinome durch zusätzliche morphologische Kriterien zu cha-

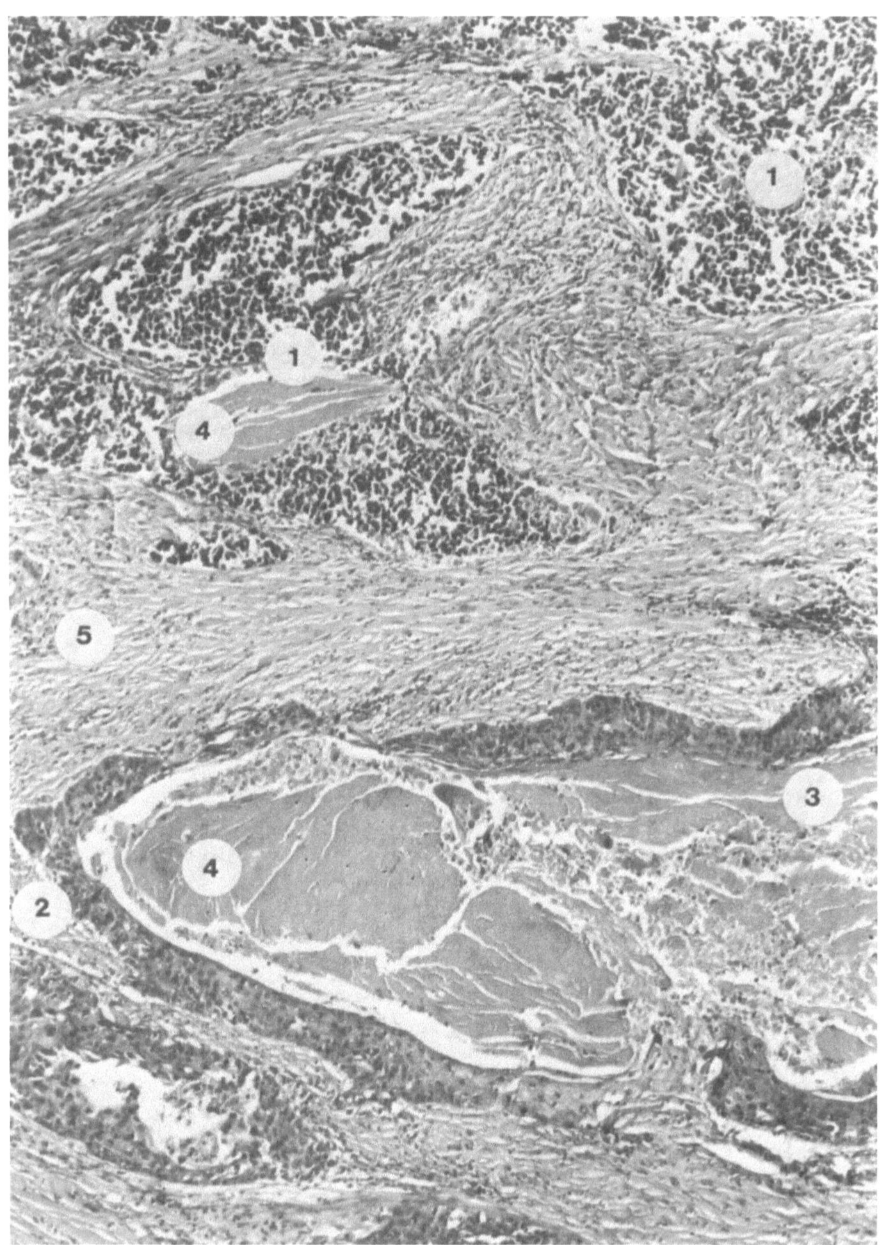

Präp. 48
Kombiniertes Lungenkarzinom: kleinzelliger Typ *(1)* mit dermoiden *(2)*, teilweise verhornenden *(3)* Anteilen, beide Nekrosen *(4)* umschließend. Reichlich kernarmes Narbengewebe *(5)*. E 37041, HE, Vergr. 16:1

rakterisieren, kann mit Hilfe der Beschreibung der desmoplastischen Reaktion entsprochen werden.

Diskutiert werden muß der Hinweis, ob das Ergebnis nicht durch eine Fehlklassifikation bzw. Fehltypisierung entstanden und somit als „falsch-positiver" Test zu interpretieren ist. - Dies ist durchaus möglich - vergewissert man sich der großen Schwierigkeiten, die oftmals gegenüber dem dermoiden Karzinom in der diagnostischen Abgrenzung bestehen. Nicht umsonst wird die Forderung erhoben, Übergangsepithelkarzinome als eigenständige Gruppe abzugrenzen *(Präp. 49)*. - Die Population der großzelligen Narbenkarzinome mit günstiger Prognose (n = 8; *Tabelle 137*) ist in ihrem histomorphologischen Bild durchaus diesen Tumoren vergleichbar - wie eine nochmalige Durchsicht der Präparate gezeigt hat.

Finden sich in der Narbe Residuen von Verkalkungen und/oder Reste einer käsigen Nekrose, so wird die Narbe als „tuberkulös" eingestuft. Die Einstufung erfolgt nur dann, wenn zusätzlich die oben beschriebenen Kriterien für die Narben erfüllt sind.

Tabelle 130
Narbenkarzinom (kombinierte Formen; 1972-1982; n = 562) in Abhängigkeit vom Tumortyp (dermoid, kleinzellig, drüsig, großzellig). Die Tafel ist statistisch auffällig (p < 0,001), sie entspricht Tabelle 129 (dort jedoch für nichtkombinierte Karzinome). In dieser Tabelle werden lediglich die Hauptdiagnosen gezählt. - Drüsige Karzinome werden häufiger als Narbenkarzinome (in der kombinierten Form) beobachtet, als es der Erwartung entspricht. Dermoide Karzinome finden sich seltener als kombinierte Karzinome zusammen mit einer Narbe - im Gegensatz zu nichtkombinierten Formen (Tabelle 129). - Das Ergebnis läßt den Schluß zu, daß nichtkombinierte dermoide Karzinome einer anderen nosologischen Entität zuzuordnen sind als dermoide kombinierte Karzinome (vgl. HORIE u. OHTA 1981)

Tumortyp / Narbenkarzinom, kombinierte Karzinome		dermoid	kleinzellig	drüsig	großzellig	Σ
ja	n	82	6	70	11	169
	Ew	105,2	12,6	40,9	10,2	
nein	n	268	36	66	23	393
	Ew	244,8	29,4	95,1	23,8	
Σ	n	350	42	136	34	562

Tabelle 131
Differenzierungsgrad (hoch, mittel, gering) in Abhängigkeit von der Eigenschaft „Narbenkarzinom" (für nichtkombinierte Karzinome; 1972-1982; n = 369). Die Abhängigkeit ist hochsignifikant (p < 0,001). Bei den nichtkombinierten Formen sind es hoch- und mittelgradig differenzierte Karzinome, welche mit der Eigenschaft „Narbenkarzinom" einhergehen (vgl. Tabelle 132)

Differenzierungsgrad / Narbenkarzinom, nichtkombinierte Karzinome		hoch	mittel	gering	Σ
ja	n	19	27	52	98
	Ew	11,2	18,3	68,5	
nein	n	23	42	206	271
	Ew	30,8	50,7	189,5	
Σ	n	42	69	258	369

Tabelle 132
Die Eigenschaft „Narbenkarzinom" in Abhängigkeit vom Differenzierungsgrad (hoch, mittel, gering; 1972-1982; n = 562). Die Tabelle ist nicht signifikant: p > 0,05. - Das bedeutet: Bei kombinierten Karzinomen geht der Differenzierungsgrad nicht mit der Eigenschaft der Narbenbildung (= desmoplastische Reaktion) einher. Wird das Ergebnis von Tabelle 131 berücksichtigt, so ist der Schluß erlaubt, daß nichtkombinierte und kombinierte Karzinome (in Abhängigkeit von der narbigen Stromareaktion) zumindest teilweise verschiedenen nosologischen Entitäte zuzuordnen sind - eine Aussage, die zusammen mit Tabelle 129 und 130 auf dermoide Karzinome zutrifft

Differenzierungsgrad / Narbenkarzinom, kombinierte Karzinome		hoch	mittel	gering	Σ
ja	n	18	63	88	169
	Ew	20,1	58,9	89,9	
nein	n	49	133	211	393
	Ew	46,9	137,1	209,1	
Σ	n	67	196	299	562

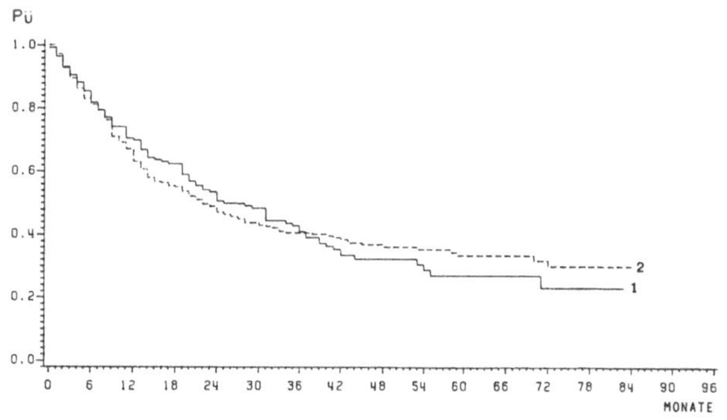

Narbenkarzinom	n	Überlebenswahrscheinlichkeit (multipliziert mit 100)		
		12	36	60 Monate
ja	182	70,00	41,15	27,09
nein	368	63,00	40,52	33,30
Σ	550			
Test		Gehan-Wilcoxon p = 0,4636		Logrank p = 0,9674

Abb. 99; Tabelle 133
Hinsichtlich des Kriteriums „Narbenkarzinom" ergeben sich Unterschiede in den Kurven der Überlebenswahrscheinlichkeiten ($P_Ü$) nicht (1977-1982; p > 0,05). Von der Prognose her gesehen ist demnach das Narbenkarzinom keine nosologische Entität (Ausnahme: großzelliges Karzinom; vgl. Abb. 103)

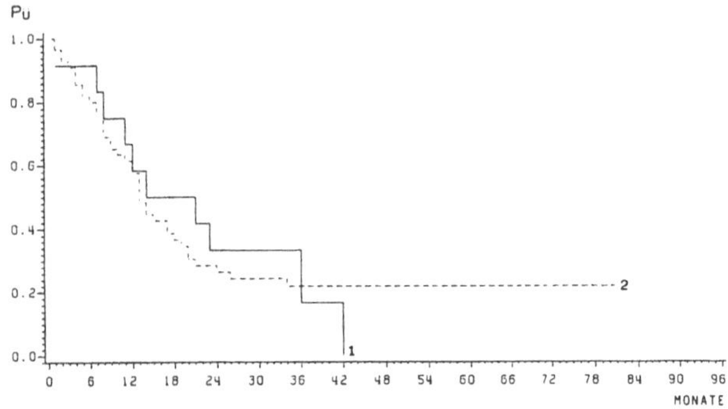

Narbenkarzinom, dermoid	n	Überlebenswahrscheinlichkeit (multipliziert mit 100)		
		12	36	60 Monate
ja	94	74,74	44,05	29,91
nein	212	64,37	45,85	42,35
Σ	306			
Test		Gehan-Wilcoxon p = 0,4937		Logrank p = 0,8531

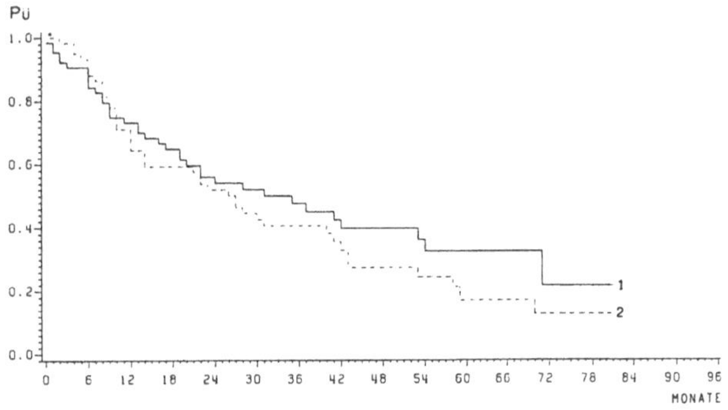

Narbenkarzinom, kleinzellig	n	Überlebenswahrscheinlichkeit (multipliziert mit 100)		
		12	36	60 Monate
ja	12	58,33	16,66	–
nein	61	57,63	21,87	21,87
Σ	73			
Test		Gehan-Wilcoxon p = 0,6269		Logrank p = 0,9737

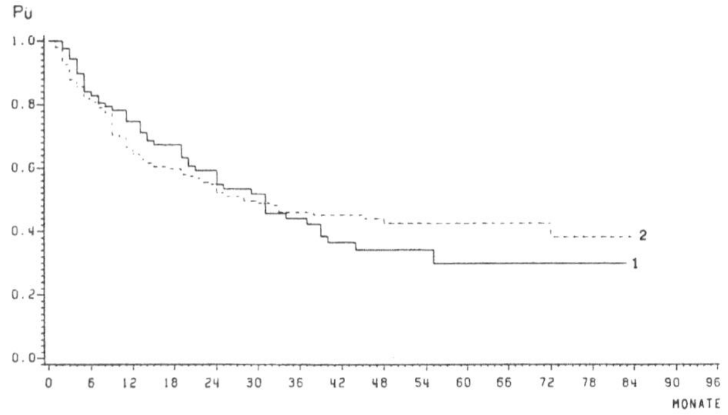

Narbenkarzinom, drüsig	n	Überlebenswahrscheinlichkeit (multipliziert mit 100)		
		12	36	60 Monate
ja	68	79,24	47,71	32,53
nein	64	64,40	40,56	16,99
Σ	132			
Test		Gehan-Wilcoxon p = 0,6327		Logrank p = 0,3491

***Abb. 100** (oben), **101** (Mitte), **102** (unten)*
***Tabelle 134** (oben), **135** (Mitte), **136** (unten)*
Überlebenswahrscheinlichkeiten ($P_Ü$) für Narbenkarzinome der Typen dermoid, kleinzellig und drüsig. Narbe vorhanden: *1*; Narbe nicht vor handen: *2*. Dermoide Karzinome (Abb. 100, Tabelle 134) zeigen ebenso wie kleinzellige Karzinome (Abb. 101, Tabelle 135) und drüsige (Abb. 102, Tabelle 136) keine statistisch belegbaren Unterschied (jeweils $p > 0{,}05$; 1977–1982). Die Streuung ist bei langen Beobachtungszeiten (ab 72 Monaten) groß

Die Fünfjahresüberlebenswahrscheinlichkeiten sind gegenüber der Kontrollgruppe nicht verschieden *(Abb. 104; Tabelle 138)*. – Retrospektiv erscheint die Einstufung einer Narbe als „tuberkulös" durchaus zweifelhaft, sichere Reste einer käsigen Nekrose in einer Narbe (beides in einem Tumor) werden nicht beobachtet. Somit bleiben als einziges Kriterium die Verkalkungen – ein durchaus uncharakteristisches gewebliches Phänomen.

Eine (signifikante: $p < 0{,}05$) Beziehung besteht zwischen dem Auftreten eines Lungenkarzinoms und dem Nachweis einer silikotischen Narbe *(Tabelle 139)*. Eine Silikose wird diagnostiziert, wenn zusätzlich zu den Kriterien der Narbe doppelbrechende Silikatkristalle innerhalb der Narbe nachweisbar sind. Der histologische Befund einer Silikose ist somit nicht mit dem klinischen Begriff gleichzusetzen. Dennoch ist der Befund [zusammen mit der berichtigten Tabelle von Böhm (1978)] aussagekräftig.

Zusammenfassend ist festzuhalten, daß insbesondere lungenperiphere und dort drüsige Karzinome zur Ausbildung von Narbengewebe neigen; Narbengewebe und Tumorgewebe wird häufig zusammen beobachtet. Narbenkarzinome zeigen keine Unter-

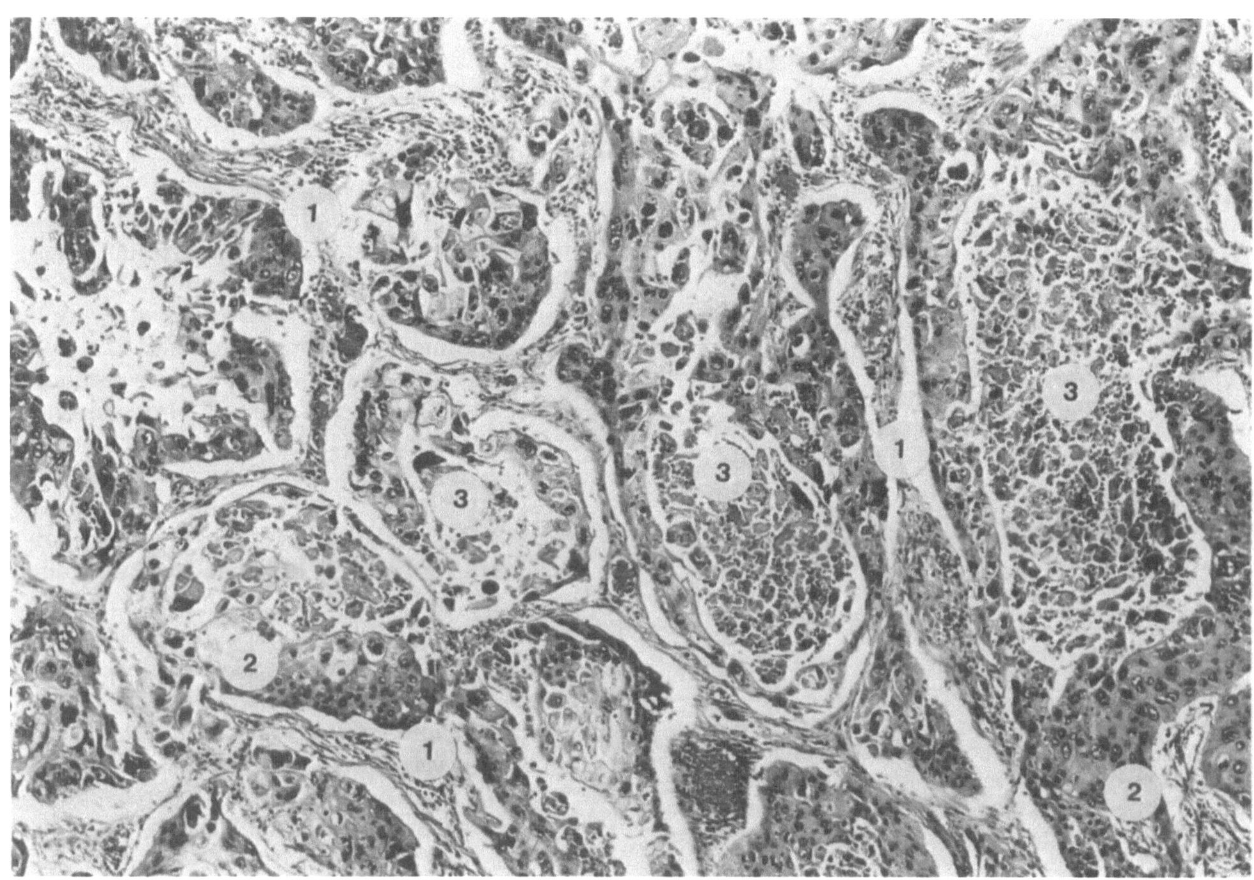

Präp. 49
Sich intraalveolär ausbreitendes großzelliges Karzinom. Zwischen den Tumorbändern Reste verbreiterter Alveolarsepten *(1)*. Der Tumor zeichnet sich durch bizarre Kerne aus und zeigt eine angedeutete Stratifikation *(2)*. Lumina *(3)* reich an Zelldetritus und tumorösen Regressionsformen. Die morphologische Verwandtschaft des Tumors mit einem Übergangsepithelkarzinom ist nicht zu übersehen. E 45165, HE, Vergr. 16:1

Abb. 103; Tabelle 137 ▷
Großzellige Karzinome mit Narbe *(1)* zeigen eine größere Überlebenswahrscheinlichkeit ($P_Ü$; $p<0{,}05$; 1977-1982) als großzellige Karzinome ohne Narbe *(2)*. Dies gilt nicht für andere Typen des Lungenkarzinoms (dermoid, kleinzellig, drüsig). - Wahrscheinlich ist, daß innerhalb der Gruppe der großzelligen Karzinome (WHO 1981) eine Untergruppe differenzierterer Tumoren enthalten ist, die eine desmoplastische Wirtsreaktion (als tumorassoziiertes Phänomen) induzieren kann. Die nochmalige Durchsicht der Fälle mit günstigerer Prognose bei Narbenkarzinom und großzelligem Typ (n = 8) spricht hierfür. Ferner wird davon ausgegangen, daß diese Untergruppe große Ähnlichkeit hat (wenn nicht identisch ist) mit den von Steele (1983) geforderten Übergangsepithelkarzinomen („transitional cell carcinomas")

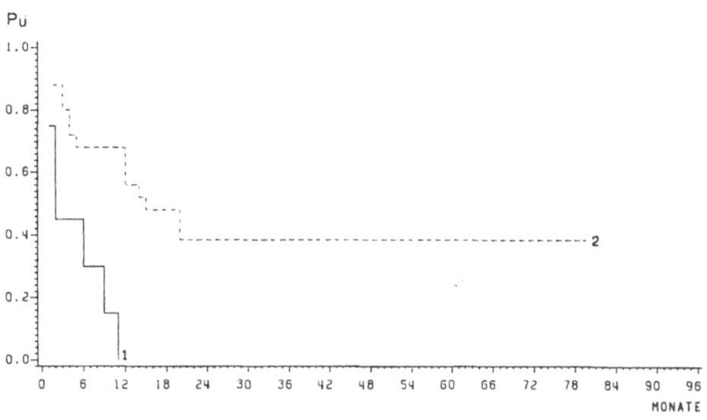

Narbenkarzinom-großzellig	n	Überlebenswahrscheinlichkeit (multipliziert mit 100)		
		12	36	60 Monate
ja	8	–	–	–
nein	25	56,00	38,40	38,40
Σ	33			
Test		Gehan-Wilcoxon $p=0{,}0188$		Logrank $p=0{,}0029$

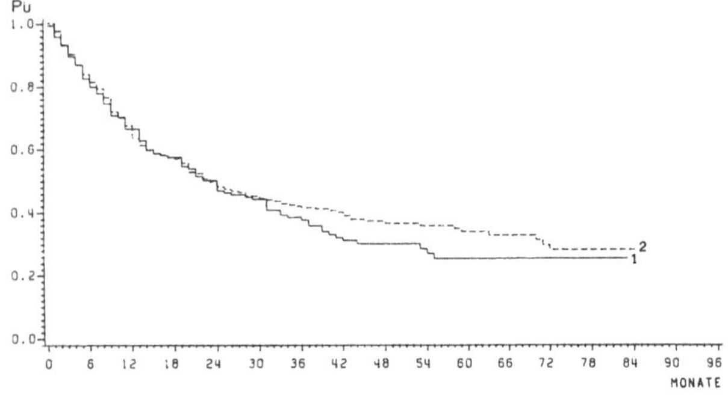

Narbe, tuberkulös	n	Überlebenswahrscheinlichkeit (multipliziert mit 100)		
		12	36	60 Monate
ja	126	66,66	37,73	25,62
nein	436	63,43	41,51	33,92
Σ	562			
Test		Gehan-Wilcoxon p = 0,6763		Logrank p = 0,4096

Abb. 104; Tabelle 138
Als „tuberkulös" eingestufte Narben bei Narbenkarzinom (Fälle mit sonstigen Narben und Karzinom sind nicht berücksichtigt). Unterschiede für die Überlebenswahrscheinlichkeiten ($P_Ü$) ergeben sich nicht ($p > 0,05$; 1977-1982). - Die Einstufung einer Narbe als „tuberkulös" innerhalb eines Lungenkarzinoms ist problematisch. Es wird die Ansicht vertreten, daß eine sichere Entscheidung „tuberkulös - nichttuberkulös" mit konventioneller morphologischer Methodik nicht getroffen werden kann. Mit anderen Worten: Die aus der Literatur abgeleiteten Kriterien sind unzureichend und führen zu einer falsch-positiven Interpretation (hier immerhin 126 Kombinationsfälle)

Tabelle 139
Histologischer Nachweis einer silikotischen Narbe (zusätzlich zu den Kriterien der Narbe Nachweis doppelbrechender Silikatkristalle) mit dem Auftreten eines Karzinoms (1972-1982; $n = 904$; $p < 0,05$). Vergleicht man Beobachtungswert mit Erwartungswert *(Ew)* der Kombinationsfälle (20 gegenüber 12,5), so ist ersichtlich, daß es sich um eine positive Korrelation handelt

Silikose \ Karzinom		ja	nein	Σ
ja	n	20	237	257
	Ew	12,5	244,5	
nein	n	24	623	647
	Ew	31,5	615,5	
Σ	n	44	860	904

schiede bezüglich ihrer Überlebenswahrscheinlichkeiten - die Forderung einer eigenständigen nosologischen Identität ist nicht begründet. Dies gilt auch, wenn die Überlebenswahrscheinlichkeiten getrennt für dermoide, kleinzellige, drüsige und großzellige Karzinome berechnet werden: Auch die verschiedenen Typen der Narbenkarzinome stellen (mit Ausnahme eines Teils der großzelligen Karzinome) keine eigenständige nosologische Entität dar. Die Ergebnisse belegen jedoch andererseits, daß großzellige Karzinome mit desmoplastischer Reaktion (im Sinne von Narbenkarzinomen) eine eigenständige klinische Manifestationsform mit einer günstigeren Prognose darstellen. Silikotische Narben korrelieren positiv mit dem lokalen Tumornachweis. Für die tuberkulöse Narbe ist ein Unterschied in der Überlebenswahrscheinlichkeit des Lungenkarzinoms nicht nachweisbar. Nichtraucherstatus und Narbenkarzinom korrelieren positiv.

Dem Narbenkarzinom (einschließlich der sog. jungen Narbe: Tumorstroma und der lokalen immunkompetenten entzündungszelligen Reaktion) kommt eine distinkte klinische Entität nicht zu. Der Begriff hat möglicherweise für das Verhältnis der Pathogenese des Lungenkarzinoms seine Berechtigung, möglich ist eine tumorgenetische Korrelation zur Silikose. Aus methodischen Gründen erscheint Zurückhaltung in der Diskussion der Syntropie von tuberkulöser Narbe und Karzinom angebracht (ausführliche Diskussion: Höpker 1970); diese Frage wird wohl nur in einer prospektiven Verfolgungsstudie geklärt werden können. Der „persönliche Eindruck" von Steele (1983) findet Unterstützung, der die Überzeugung vertritt, daß durch Blut- und Lymphbahnblockade der Tumor selbst seinen Beitrag zur lokalen Entstehung der „Narbe" leistet. Es sind häufiger (aber nicht ausschließlich) drüsige Karzinome (41,4%).

Eine persönliche Beobachtung sei angefügt. Nekrose, entzündliche Reaktion innerhalb des Tumors, Tumorstroma und Narbenbildung, lymphatische periphere Reaktion (v. Hansemann) werden häufig gemeinsam angetroffen *(Präp. 50)*; sie korrelieren eng ($p < 0,001$; ohne Tabelle). Histogenetisch gesehen scheint es sich um ineinandergreifende, zeitlich gebundene Abläufe zu handeln, denen möglicherweise eine regelhafte Abfolge (zeitliche Sequenz) zukommt. Sie könnte (in der aufgeführten Reihenfolge) eine komplexe Resultante aus dem Proliferationsverhalten des Tumors (ein wenn auch unzureichendes Maß: Tumordurchmesser) und aus tumorinduzierten Reaktionen des Wirts ergeben. Sind die Reaktionsformen chronisch im Sinne einer Stroma- bzw. Narbenreaktion, kommt ihnen eine klinische Bedeutung nicht zu; die Überlebenswahrscheinlich-

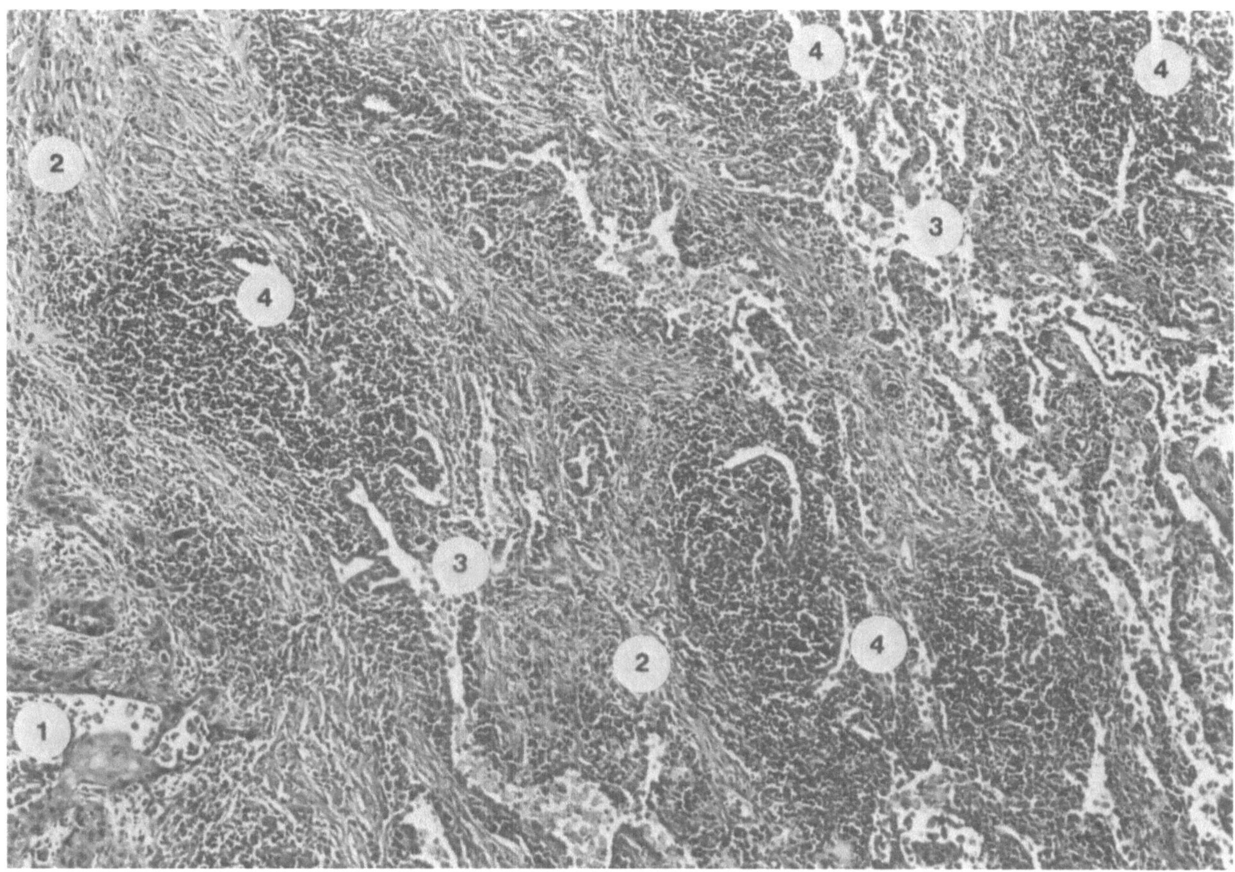

Präp. 50
Mittelgradig differenziertes dermoides Karzinom (Tumorfront: *1*). Innerhalb des Tumors und in seiner unmittelbaren Nähe reichlich teils faserreiches, teils kernreiches Narbengewebe *(2)* mit fließenden Übergängen in eine chronischfibrosierende interstitielle Pneumonitis. Proliferative Reaktion alveolärer Deckepithelien *(3)* mit Metaplasie. Lymphangitis mit follikulärem Reaktionsmuster *(4)*, (nach OTTO 1977: „Lymphangitis reticularis v. HANSEMANN"). E 32629, HE, Vergr. 16:1

keiten ändern sich nicht. Auch die immunkompetente intratumoröse Rundzellreaktion ist prognostisch nicht relevant. Gilt dies für tumorferne Lungenabschnitte in gleicher Weise?

6. *Lymphangitis reticularis* (v. HANSEMANN)

Im Jahre 1915 beschreibt v. HANSEMANN „Die Lymphangitis reticularis der Lungen als selbständige Erkrankung". Trotz einer im Anhang beigefügten Abbildung *(Präp. 51)* ist der Arbeit nicht sicher zu entnehmen, was v. HANSEMANN tatsächlich gemeint hat. Auch das Studium der 5 von ihm mitgeteilten Fälle hilft nicht viel weiter. Er betrachtet den Befund als „bindegewebige Veränderung", die „gewöhnlich unter dem Namen Lungenzirrhose oder interstitielle Pneumonie" beschrieben wird. HANSEMANN hingegen möchte die interstitielle Pneumonie „ausgeschaltet" wissen. Er versucht, diesen Befund von der Lymphangitis trabecularis und der Lymphangitis nodosa zu trennen. Beides ist heute nicht recht nachvollziehbar (H. OTTO, persönliche Mitteilung 1985). Auch LAUCHE wußte bereits 1928 nicht mehr, was v. HANSEMANN damals eigentlich gemeint haben könnte. Es ist das Verdienst von OTTO, neuerdings auf die Eigenständigkeit der lymphofollikulären Reaktionsform der Lunge als reaktives Phänomen hingewiesen zu haben (OTTO 1977). Sicher hatte v. HANSEMANN (1915) andere histologische Befunde und andere Krankheitsbilder vor Augen, Lymphfollikel (das entscheidende Charakteristikum nach OTTO) hat er nicht gesehen. Doch sollte - aus Gründen der Verständigung - der Terminus „Lymphangitis reticularis" beibehalten werden.
Übereinstimmend mit OTTO (1985) benutzt DOERR (1970) den Begriff Lymphangitis reticularis als morphologisch uncharakteristische Begleitreaktion bei miliarer Tuberkulose und interstitieller Pneumonie. In der Diagnostik von Lungenbiopsien ist die Kenntnis dieser entzündlich-interstitiellen Reakti-

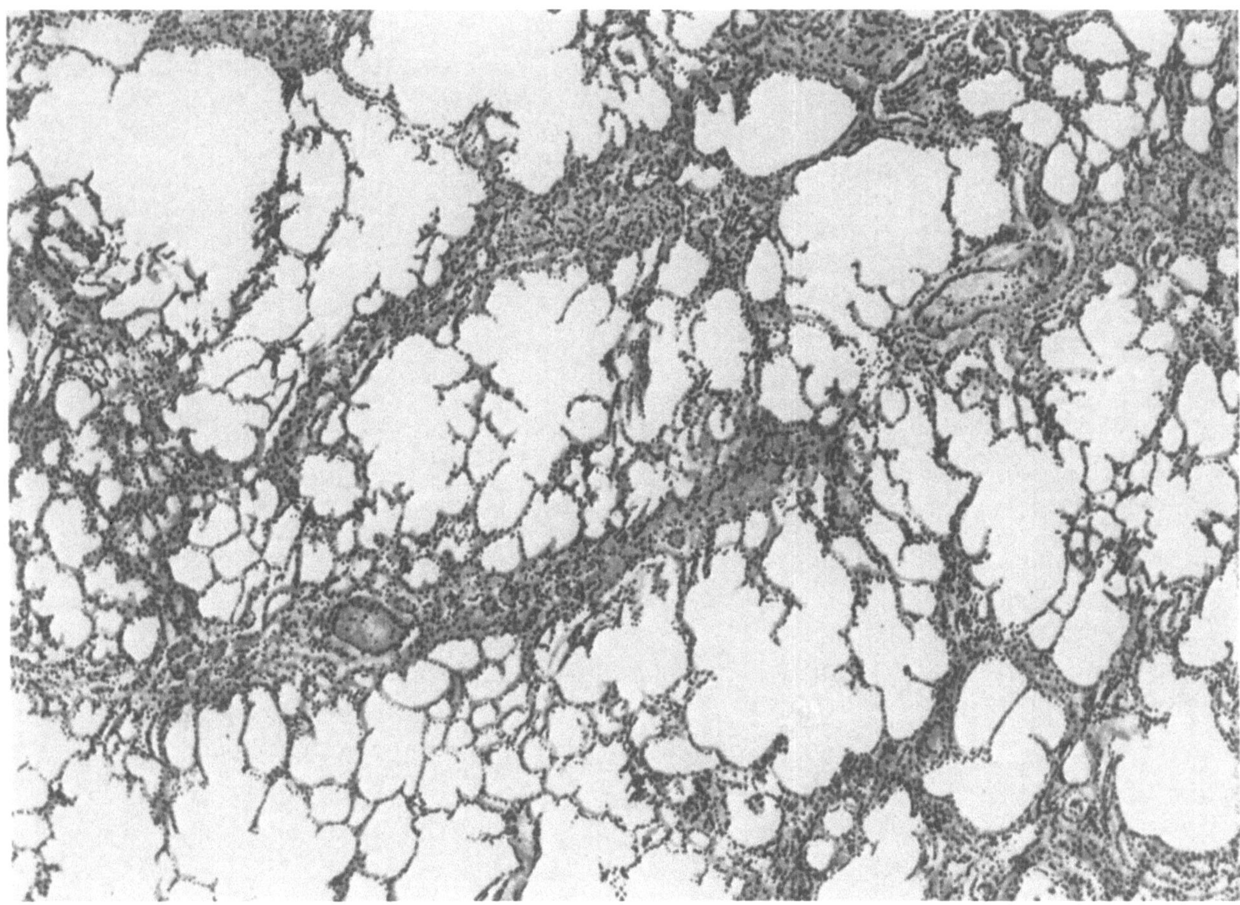

Präp. 51
Lymphangitis reticularis (v. HANSEMANN 1915). v. HANSEMANN schreibt: „... Man sieht auf der Schnittfläche der Lunge an den erkrankten Partien ein feines Netzwerk. Dasselbe ist enger als die Begrenzung der Lobuli, geht also über den Verlauf der normalen Lymphbahn hinaus. Aber zwischen diesem Netzwerk finden sich immer noch Gruppen gewöhnlicher Alveolen, deren Wandungen nicht verdickt sind, so daß es sich nicht um ein systematisches Hineinwachsen des Bindegewebes in die Alveolenwandungen handelt, sondern um eine Herstellung einer Verbindung zwischen den physiologisch existierenden Lymphbahnen. Diese Lymphbahnen sind nun bindegewebig verdickt. An den Stellen, wo der Prozeß noch fortschreitet, sieht man eine plastische Entzündung, an der sich die Endothelien der Lymphbahnen beteiligen (Taf. XVII)...". - Eine follikuläre lymphatische Reaktion hat v. HANSEMANN weder gesehen noch beschrieben, eine solche ist auch nicht in seiner Taf. XVII zu erkennen (Präp. 51). Eine Interpretation aus heutiger Sicht ist schwer; offensichtlich handelt es sich um streifenförmige Atelektasen bei überwiegend entfaltetem, vielleicht geringgradig vikariierend überblähtem Lungenparenchym. Eine Fibrose (im Sinne einer chronischen fibrosierenden interstitiellen Pneumonitis) liegt wohl nicht vor. - Dennoch sollte nach dem Vorschlag von F. OTTO, Dortmund (1977, 1985) die Bezeichnung Lymphangitis reticularis für die follikuläre lymphatische Reaktion (vgl. Präp. 52-54) beibehalten werden

onsform bedeutsam, OTTO kennt sie als uncharakteristische Begleitreaktion bei bösartigen Lungentumoren (1977).

Gleichlautend mit OTTO (1977) wird der Begriff Lymphangitis reticularis für eine perlschnurartig angeordnete „follikuläre lymphatische Reaktion" *(Präp. 52-54)* gebraucht, die in der mittelbaren oder unmittelbaren Umgebung eines Lungenkarzinoms (ohne zusätzliche akute oder chronische pneumonische Reaktionen) beobachtet werden. Die oft mit Reaktionszentren ausgestatteten Follikel folgen den intralobulären oder septalen Lymphbahnen. Über ihre zelluläre Zusammensetzung ist nichts bekannt.

***Präp. 52** (oben), **53** (unten), **54**, (s. S. 142)* ▷
Lymphangitis reticularis (v. HANSEMANN): perlschnurartig an peribronchiale, perivaskuläre und periseptale Lymphbahnen gebundene follikuläre lymphatische Reaktion (*1*: jeweils gleiches follikuläres Feld). Interlobäre sowie interlobuläre Septen reizlos *(2)*, alveoläre Septen und Intraalveolarräume durchgehend frei *(3)*. Den follikulären lymphatischen Feldern aufgelagert ein deutlich hyperplastisches zylindriformes Epithel *(4)*, teilweise mit Metaplasien. Reaktionszentrenähnliche zentrofollikuläre Felder (aus Retikulumzellen bestehend?; *5*); reichlich Kapillaren *(6)*. HE, Vergr. 16:1 (Präp. 52), 63:1 (Präp. 53), 100:1 (Präp. 54). (Originalpräparat Prof. Dr. F. OTTO, Dortmund, mit freundlicher Erlaubnis überlassen)

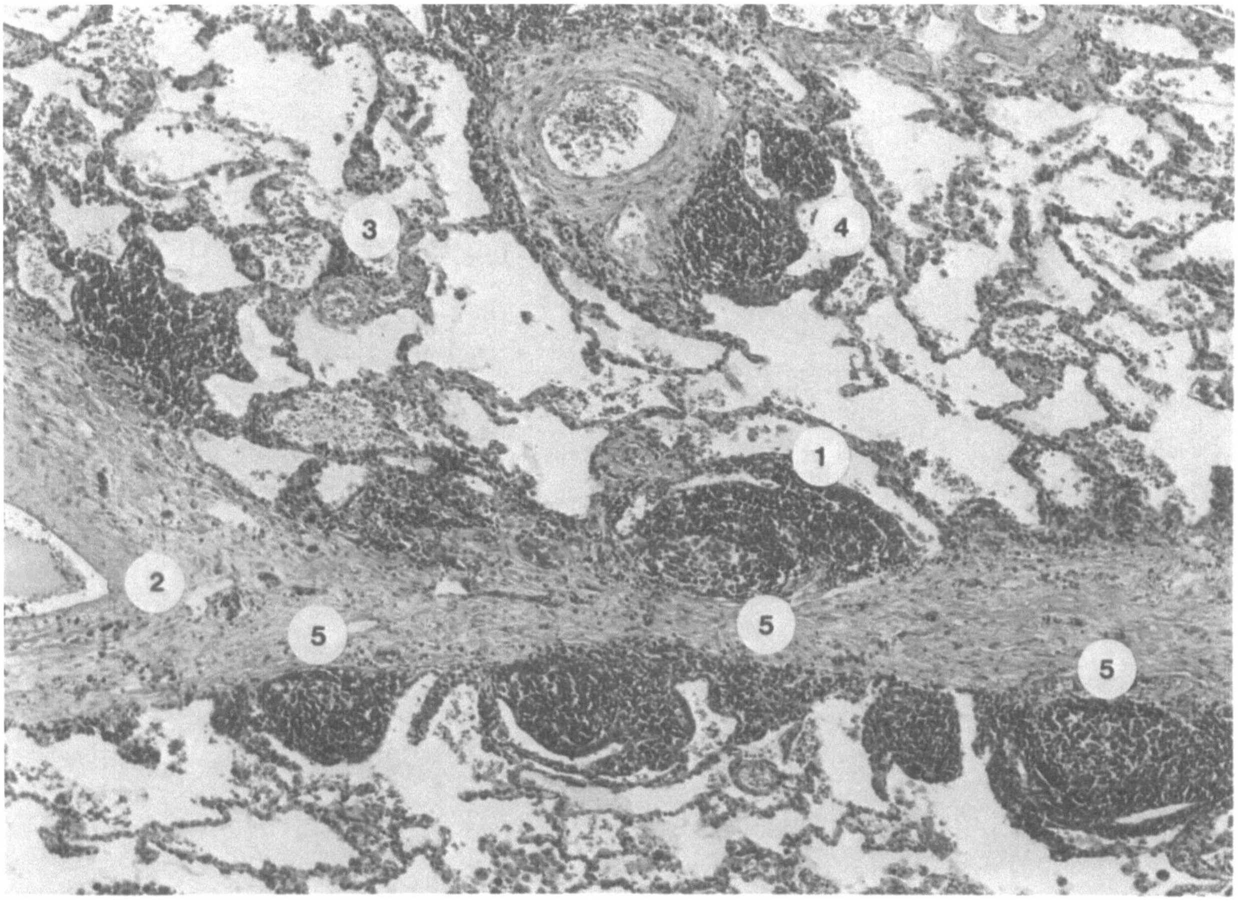

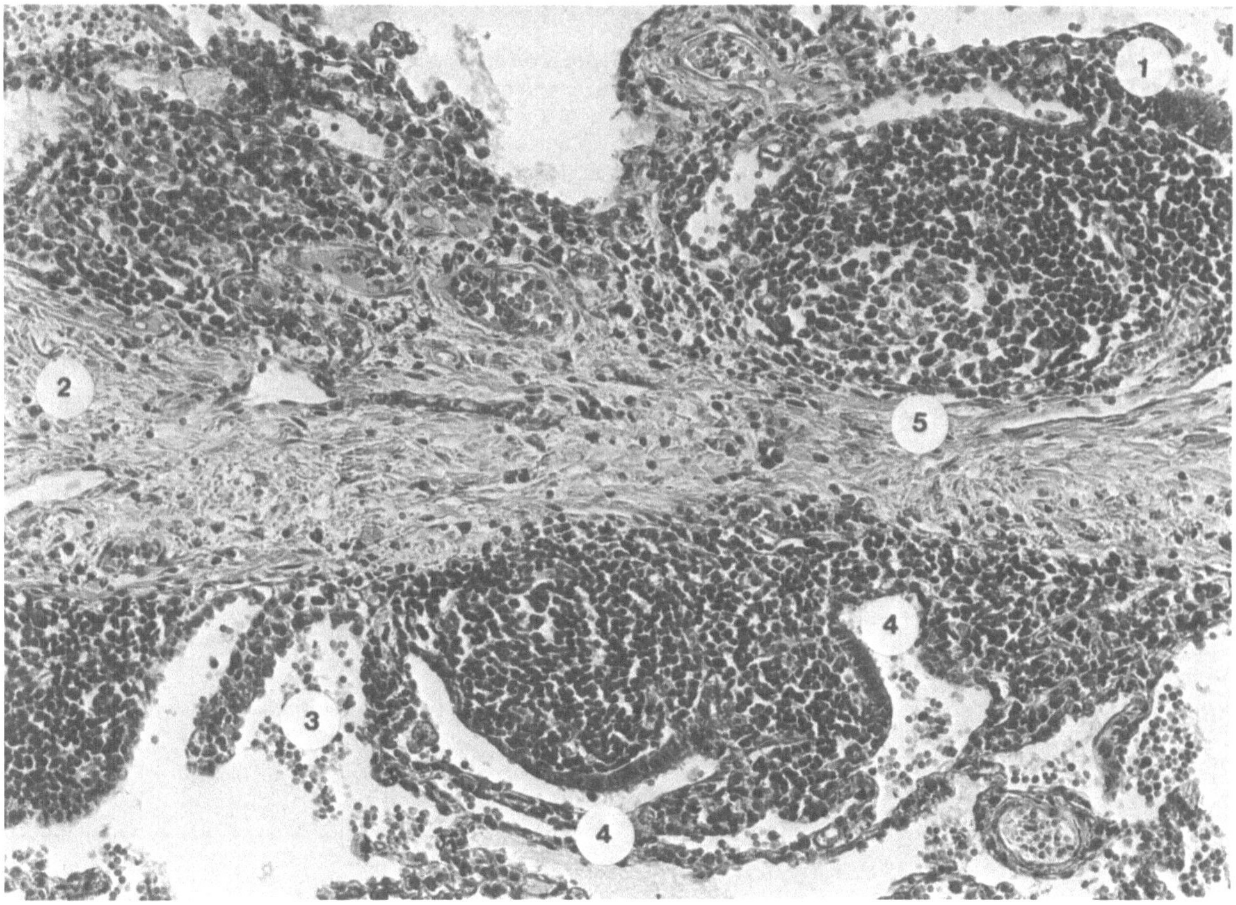

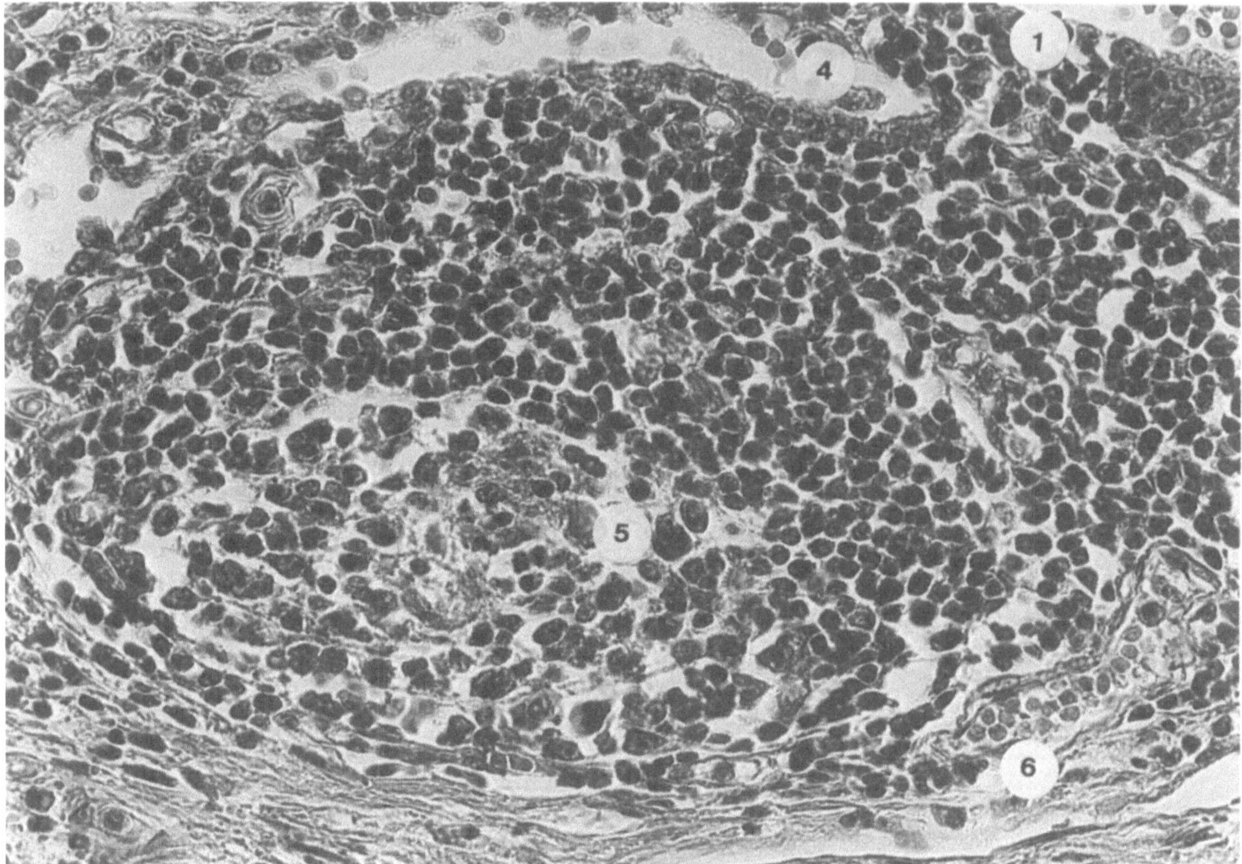

Präp. 54
Legende s. S. 140

Für 197 Fälle (Heidelberg 1972-1982; n = 941) wird der Befund der Lymphangitis reticularis v. HANSEMANN *(Tabelle 140; Präp. 55, 56)* verzeichnet. Überzufällig häufig ist lediglich das dermoide Karzinom betroffen; das kleinzellige, das drüsige und das großzellige Karzinom sind seltener als erwartet verzeichnet ($p < 0{,}001$). Die Überlebenswahrscheinlichkeit ist hochsignifikant dann größer, wenn eine Lymphangitis reticularis v. HANSEMANN vorliegt ($p < 0{,}01$; *Abb. 105; Tabelle 141*).
Damit ist die Lymphangitis reticularis (v. HANSEMANN) ein recht häufiger histologischer Befund und in ca. 20% der Fälle nachweisbar. In zusammenfassenden Monographien oder gängigen Standardwerken wird der Befund als histologisches Phänomen nicht beschrieben.
Wie kann die günstigere Prognose bei dieser „unspezifischen" Reaktionsform verstanden werden? Betroffen sind die intrapulmonalen Lymphbahnen, die hilärwärts über intrapulmonale und hiläre Lymphknotenstationen drainiert werden. Dort induziert der Tumor eine besondere Aktivität des zellulär gebundenen Immunsystems. Welche (antigene?) Faktoren beteiligt sind, ist nicht bekannt. Die Vor-

Tabelle 140
Lymphangitis reticularis (v. HANSEMANN) in Abhängigkeit des Tumortyps (dermoid, kleinzellig, drüsig, großzellig; 1972-1982; n = 941). Beobachtungs- und Erwartungswerte *(Ew)* differieren signifikant ($p < 0{,}001$). Es sind ausschließlich dermoide Karzinome, bei denen häufiger als erwartet diese unspezifische Reaktionsform in tumorfernem Lungengewebe beobachtet wird. Wird die Tabelle lediglich für kleinzellige, drüsige und großzellige Karzinome ausgewertet, so zeigt sich keine Abhängigkeit ($p > 0{,}05$): Der Befund der Lymphangitis reticularis verteilt sich zufällig auf die übrigen Tumortypen. Zu beachten ist, daß der Befund der Lymphangitis reticularis (v. HANSEMANN) bei 20,9% aller Tumoren und bei 26,8% der dermoiden Karzinome beobachtet wird – und damit ein durchaus häufiges Phänomen darstellt

Tumortyp / Lymphangitis reticularis (v. Hansemann)		dermoid	kleinzellig	drüsig	großzellig	Σ
vhd.	n	139	16	30	12	197
	Ew	108,7	28,7	44,0	15.7	
nicht vhd.	n	380	121	180	63	744
	Ew	410,3	108,3	166,0	59,3	
Σ		519	137	210	75	941

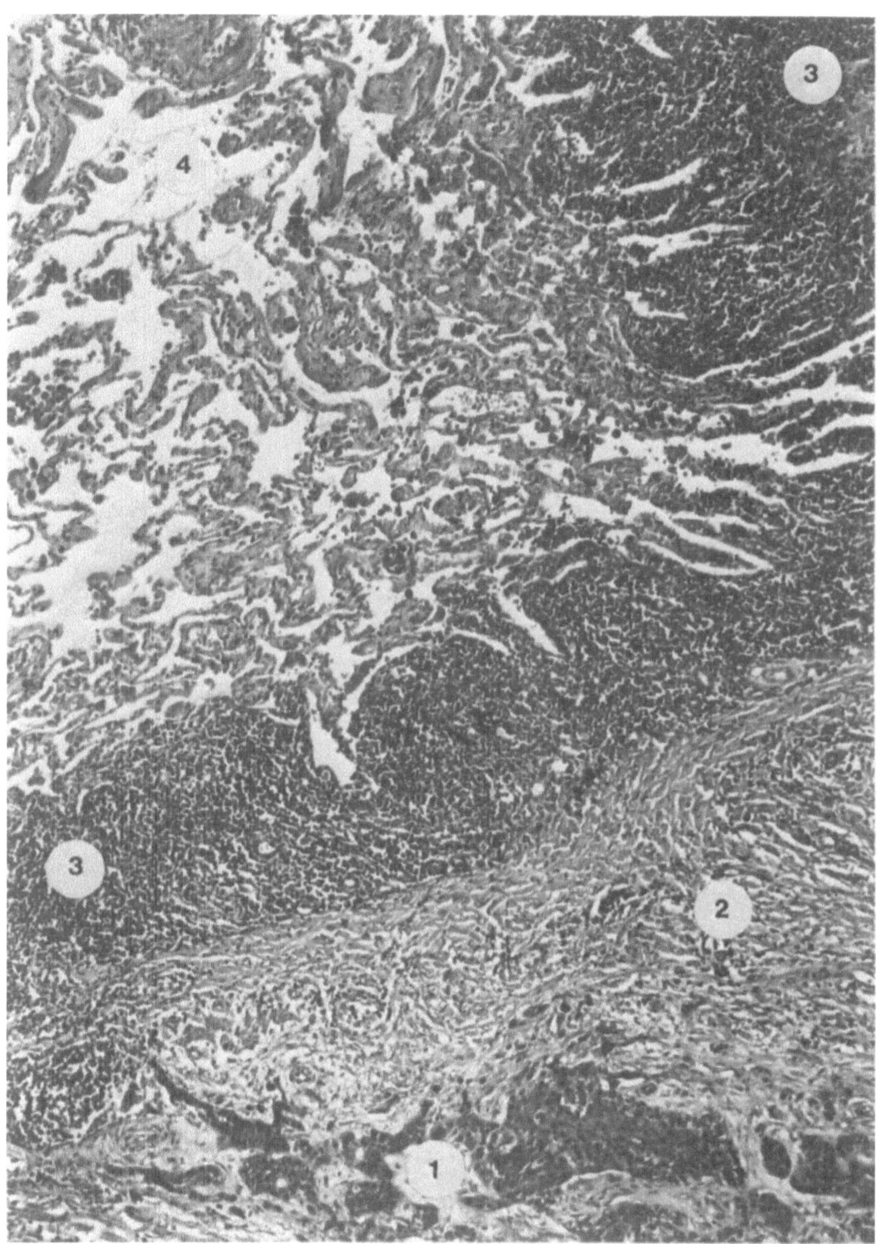

Präp. 55
Ausläufer eines kleinzelligen Karzinoms *(1)* mit Stromafibrose und auffallend starker narbiger Umgebungsreaktion *(2)*. Jenseits der Tumorfront entlang der Lymphbahnen dichte follikuläre lymphatische Reaktion *(3)* bis weit in nichttumorös befallenes Lungengewebe reichend (außerhalb des Bildes). Lungenemphysem *(4)* ohne sonstige entzündliche Veränderungen. E 36992, HE, Vergr. 16:1

stellung mag weiterhelfen, daß die gesteigerte immunkompetente zelluläre Aktivität entlang der Lymphbahnen geeignet ist, intravasal migrierende Tumorzellen bzw. -verbände so zu alterieren, daß eine Arretierung mit nachfolgender Proliferation (Metastasen) weniger häufig möglich wird. Somit scheint nicht die Zahl der möglicherweise „zirkulierenden" Tumorzellen beeinflußt zu werden, auch die Ablösung einzelner Zellen oder Zellgruppen vom Primärtumor scheint hiervon unabhängig zu sein. Zu diskutieren sind (zellulär gebundene?) zytotoxische Antikörper (gegen tumorassoziierte Antigene), die zum intravasalen Untergang der Tumorzellen führen bzw. zumindest deren Lebensdauer, Adhäsions- bzw. Invasionseigenschaften hemmen. Die mechanistische Deutung, nach der die Lymphbahnen mechanisch verlegt und die Tumorzellen nicht transportiert werden können, scheint weniger wahrscheinlich: Ein peritumoröses Lymphödem der Lunge ist nicht bekannt - somit dürften beschickba-

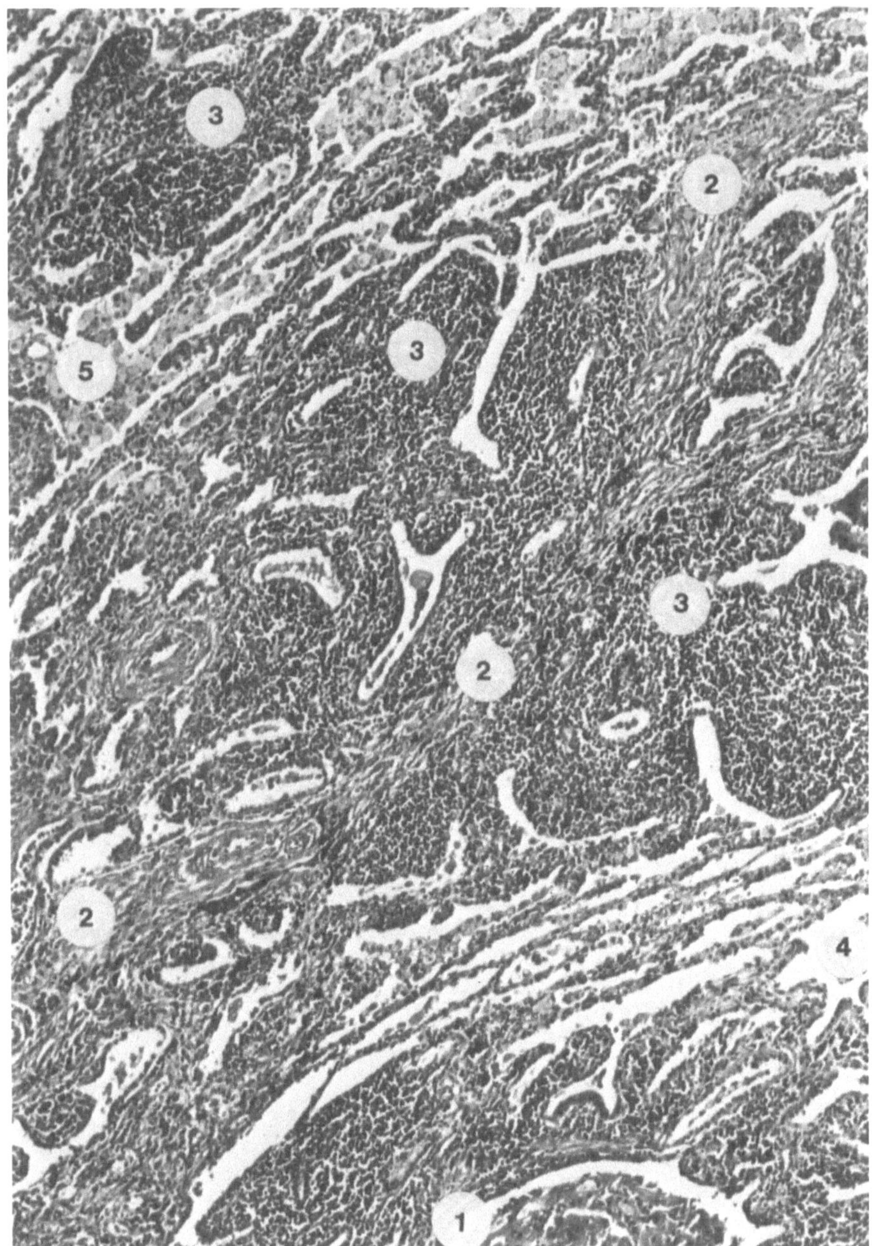

Präp. 56

Lymphangitis reticularis (v. HANSEMANN). Randständig nekrotisierte Tumorreste *(1)*. Breites fibröses Septum *(2)*; dichte polytope follikuläre Infiltrate lymphatischer Zellen *(3)*. Teils freie *(4)*, teils mit desquamierten Deckepithelien angefüllte Alveolarräume *(5)*. E 23692, HE, Vergr. 16:1

re Umgehungswege mit Drainagefunktion vorhanden sein. In diesem Zusammenhang mag der Terminus „Lymphangitis" wohl irreführend sein.
Die Lymphangitis reticularis v. HANSEMANN ist eine tumorferne Wirtsreaktion, die überzufällig häufig beim dermoiden Karzinom beobachtet wird. Die Veränderung ist von großer prognostischer Bedeutung: Bei Vorliegen des Befundes ist die Überlebenswahrscheinlichkeit größer.

7. *„Sarcoid-like lesion"*

Der Befund „sarcoid-like lesion" wird an Lymphknoten erhoben - er sollte dort abgehandelt werden. Inhaltlich gehört die Diskussion in diesen Abschnitt - und wird daher vorgezogen.
Auch für dieses Untersuchungsgut ergibt sich, daß Sitz, Typ und Differenzierungsgrad des Primärtumors bis zu einer bestimmten Größe für die Überlebenswahrscheinlichkeit unbedeutend sind, solange

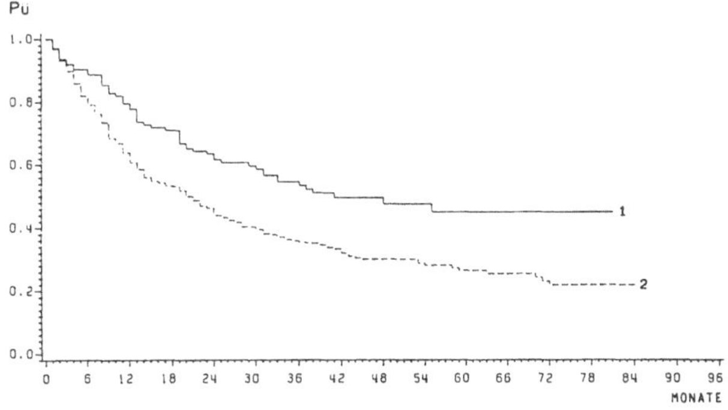

Lymphangitis reticularis (v. Hansemann)	n	Überlebenswahrscheinlichkeit (multipliziert mit 100)		
		12	36	60 Monate
ja	137	77,88	53,47	45,04
nein	417	60,46	35,35	26,29
Σ	554			
Test		Gehan-Wilcoxon p = 0,003		Logrank p = 0,002

Abb. 105; Tabelle 141
Lymphangitis reticularis (v. HANSEMANN) und Überlebenswahrscheinlichkeit (*PÜ*). Wird dieser histologische Befund erhoben *(1)*, so ist die Überlebenswahrscheinlichkeit gegenüber den Fällen ohne diesen Befund *(2)* signifikant günstiger (1977-1982; p < 0,001)

regionäre Lymphknotenmetastasen fehlen. Dem an sich bekannten Befund kommt eine große Bedeutung zu. In dem Augenblick, in dem Lymphknotenmetastasen sich haben ansiedeln können, ändert sich die Prognose entscheidend. Mit anderen Worten: Hat der Tumor die Schwelle der Infiltration regionärer Lymphknoten überschritten, ist eine Stufe ungünstigerer Prognose erreicht, die nicht allein mit einer kontinuierlich zunehmenden Tumormasse erklärt werden kann. Dieser „Sprung“ mit pötzlich auftretender wesentlich ungünstiger Prognose könnte mit einer veränderten Tumor-Wirt-Beziehung in Zusammenhang stehen. Sie wird u.a. durch die Gesamtheit des immunkompetenten Apparates repräsentiert. Dies könnte so diskutiert werden - doch andere Ergebnisse dieser Studie (s. unten) deuten in Richtung einer anderen Interpretation.

Als definierte Lymphknotenreaktion (ohne direkten Lymphknotenbefall) auf ein außerhalb des Lymphknotens gelegenes tumoröses Geschehen werden die reifzellige Sinushistiozytose (Sinuskatarrh nach LENNERT 1961) und die tuberkuloide Reaktion (sarkoidartige Reaktion, „sarcoid-like lesion“) angesehen. Hinzu kommen Reaktionen der T-Zellregion als auch eine reaktive Hyperplasie der Reaktionszentren. Einzelne Untersuchungsgruppen differenzieren diese Befunde zusätzlich nach dem parakortikalen und dem zentralen Bereich des Lymphknotens.

KAUFMANN et al. (1977; n = 29) berichten, daß (vornehmlich beim dermoiden Karzinom) im parakortikalen Bereich große Lymphozyten in Mitose stehend nachweisbar sind. Dieser Befund als auch das vergrößerte Volumen des follikulären Kortex mit den Reaktionszentren korreliere positiv mit einer größeren Überlebenswahrscheinlichkeit. Nach TOSI et al. (1981) korrelieren die parakortikale histiozytäre Reaktion und die Sinushistiozytose positiv mit der Überlebenswahrscheinlichkeit. Die Befunde dieser Untersuchungsgruppe machen wahrscheinlich, daß gleichsinnige Veränderungen der T-Zellregion mit einer günstigeren Prognose korrelieren. Es wird unterstellt, daß eine Tumor-Wirt-Reaktion vom verzögerten Typ vorliegen kann. Eine verstärkte Aktivität der B-Zellregion korreliert negativ mit der Überlebenswahrscheinlichkeit. Die Reaktionszentren sind dann hyperplastisch, wenn bereits eine tumoröse Infiltration der Lymphknoten stattgefunden hat. Ist eine histiozytäre Reaktion nachweisbar, liegt in der Regel eine Tumorinfiltration (in dem jeweiligen Lymphknoten) nicht vor.

Für das Kolon- und Mammakarzinom bestätigen HORNY u. HORST (1984) die Hinweise der Arbeitsgruppe um TOSI et al. (1981). HORNY u. HORST vergleichen axilläre Lymphknoten mit und ohne Metastasen und bestimmen den Keimzentrumsindex, die Zahl der proliferierenden Zellen, die T_8-Lymphozyten und Makrophagen. Die genannten Parameter sind dann signifikant vergrößert bzw. vermehrt, wenn bereits Lymphknotenmetastasen vorliegen.

Neben den bereits beschriebenen Phänomenen spielt die vaskuläre Sinustransformation eine gewisse Rolle und hat diagnostische Bedeutung (BORISCH u. RACZ 1984). Die Autoren führen dieses Phänomen nicht auf eine humorale Fernwirkung des Primärtumors zurück, sondern sehen hierin ein reaktives Geschehen innerhalb des Lymphknotens auf einen (tumorbedingten) lymphovaskulären Verschluß.

In einer retrospektiven Studie (n = 129) haben KITAICHI et al. (1981) versucht, Reaktionsmuster zu differenzieren. Sie unterscheiden das relative Überwiegen von Lymphozyten (innerhalb des Lymphknotens) von einem relativen Überwiegen der Reaktionszentren. Ein 3. Stadium wird mit der Entspeicherung von Lymphozyten beschrieben, im Stadium 4 ist der Lymphknoten nicht stimuliert. Im Stadium I' und II (UICC-Klassifikation) zeigt sich, daß die Dreijahresüberlebenswahrscheinlichkeit bei den proliferierenden Reaktionsformen innerhalb des

Lymphknotens (Stadium 1, 2) signifikant günstiger ist als im entspeicherten bzw. nichtstimulierten Stadium (3, 4).

Es ist schwierig, von einer retrospektiven Studie eine solche Vielzahl doch uncharakteristischer Reaktionsformen des Lymphknotens systematisch zu erheben. Mag noch die (seltene) vaskuläre Sinustransformation und auch die sarkoidartige Läsion der Lymphknoten als „tumorspezifisch" im weiteren Sinne gelten, so sind die von KITAICHI et al. definierten Reaktionsstadien wohl doch so unspezifisch, daß sie im Rahmen einer retrospektiven Studie (ohne subtile Fahndung nach zusätzlichen Lungenerkrankungen) wohl kaum sinnvoll ausgewertet werden können. Die überwiegende Mehrzahl der Träger eines Lungenkarzinoms sind an einer chronischen Bronchitis, meist einer chronischen Emphysembronchitis erkrankt, die meisten sind Raucher. Eine große Zahl der Patienten zeigt tumorassoziierte Lungenveränderungen. Es wird die Ansicht vertreten, daß nur dann derart unspezifische (durchaus vielleicht jedoch charakteristische) Reaktionsformen der regionären Lymphknoten sinnvoll interpretiert werden können, wenn die Vielzahl der immunologisch wirksamen Lungenveränderungen berücksichtigt wird. Andernfalls ist die Gefahr einer falsch-positiven Gemeinsamkeitskorrelation gegeben (KOLLER 1964).

In diesem Untersuchungsgut wird lediglich das Phänomen der „sarcoid-like lesion" ausgewertet. LENNERT (1961) beschreibt das Phänomen als selten. FISCHER (1947; zit. nach LENNERT 1961) gibt unter 5472 Einsendungen lediglich 5 Fälle an, in denen eine epitheloidzellige Reaktion in den Lymphknoten nachweisbar gewesen ist. Als Primärsitz der Geschwülste werden am häufigsten Mamma, Magen, Zervix uteri und Kolon genannt.

Histomorphologisch ist das Phänomen durch oftmals kleinherdige, zur Konfluenz neigende Epitheloidzellknötchen gekennzeichnet, die in der T-Region, aber auch in der B-Region beobachtet werden *(Präp. 57–59)*. SCHAUMANN-Körper sollen häufig, „asteroid bodies" seltener gefunden werden. LENNERT (1961) weist darauf hin, daß die Prognose eher

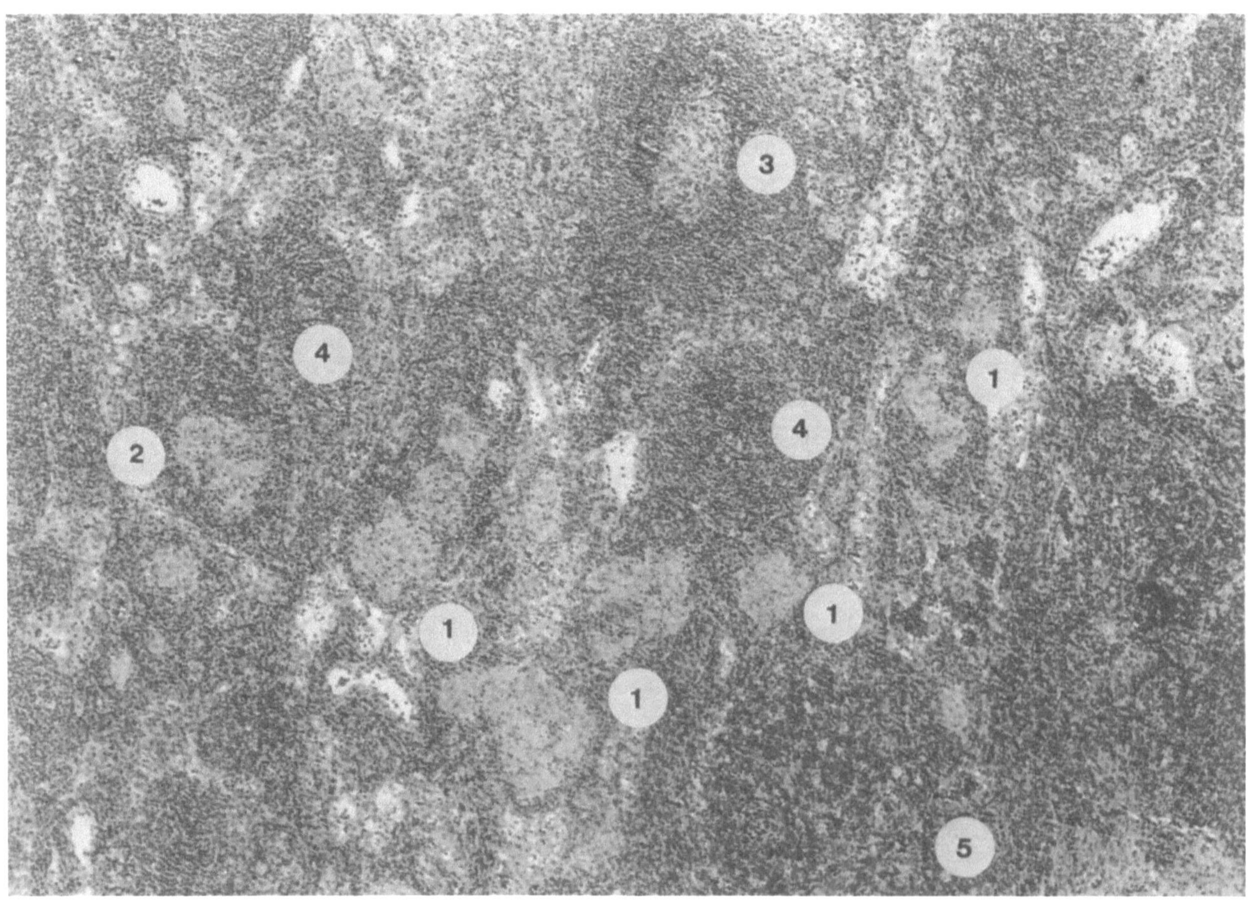

Präp. 57
„Sarcoid-like lesions": kleinherdige epitheloidzellige Granulome *(1)*, teilweise zentrofollikulär orientiert *(2)*. Reaktionszentren *(3)*. Starke Verquellung der Intermediärsinus *(4)* als auch der zentral gelegenen T-Region *(5)*, diese mit deutlicher Aktivierung. E 16543 (dermoides Karzinom, pN_0), HE, Vergr. 16:1

günstiger, sicher nicht schlechter sei, wenn bei ausgebreitetem Karzinom eine epitheloidzellige Reaktion des zugehörigen Lymphknotens beobachtet wird (FISCHER 1984).

In diesem Untersuchungsgut sind „sarcoid-like lesions" häufig (in immerhin 13% sämtlicher für die Überlebenswahrscheinlichkeitsberechnung geeigneter Fälle). Von 506 Patienten zeigen 275 eine tumoröse Infiltration der Lymphknoten, weitere 164 zeigen tumorfreie Lymphknoten. Die Überlebenswahrscheinlichkeitsberechnung *(Abb. 106; Tabelle 142)* zeigt, daß das Auftreten von „sarcoid-like lesions" eine gegenüber tumorfreien Lymphknoten günstigere Prognose nicht aufweist. Im Gegenteil: Es deutet sich an, daß mit dem Auftreten von „sarcoid-like lesions" die Überlebenswahrscheinlichkeit (etwa nach dem 2. Jahr) geringer wird.

Der Unterschied zwischen tumorfreien Lymphknoten (ohne „sarcoid-like lesions") und tumorfreien Lymphknoten (mit „sarcoid-like lesions") ist nicht signifikant, der Unterschied zwischen tumor freien Lymphknoten mit „sarcoid-like lesions" gegenüber

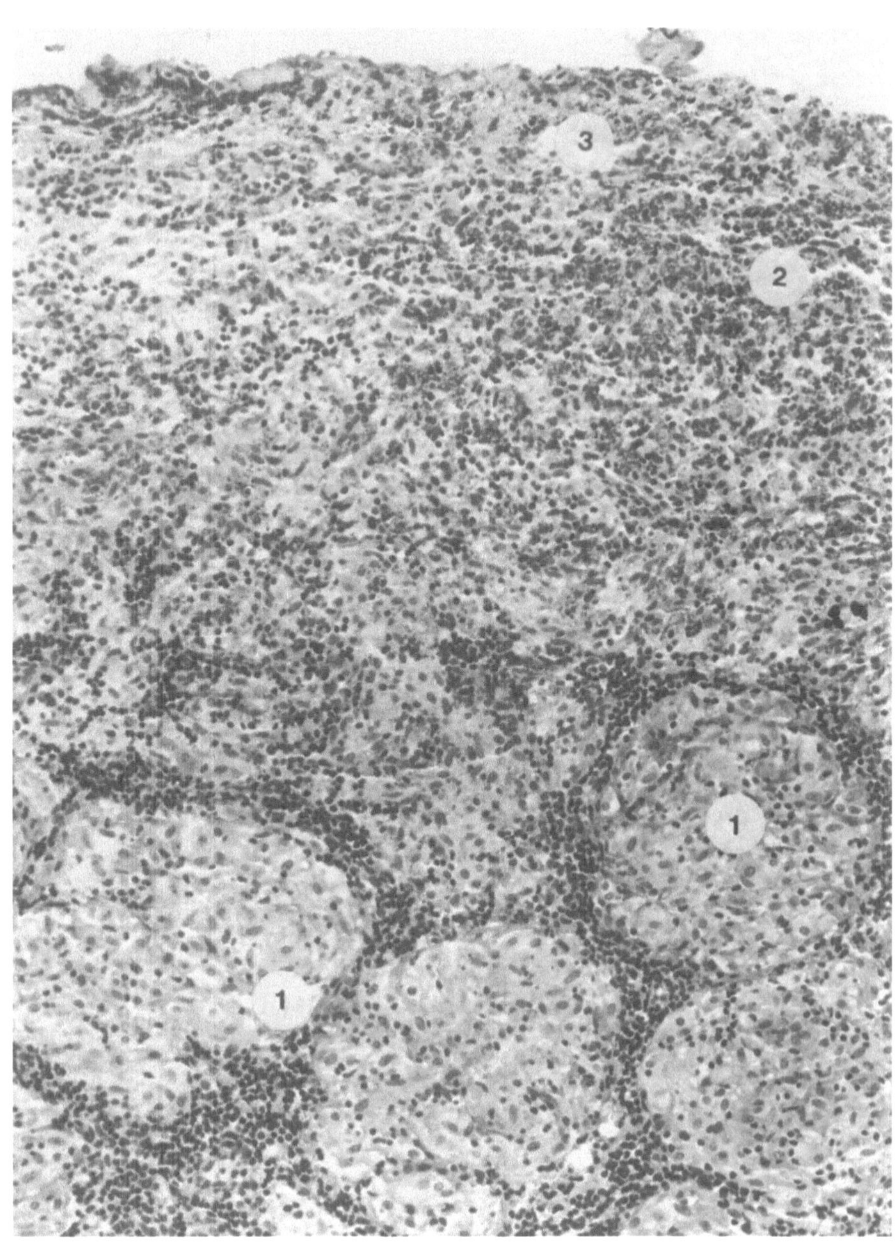

Präp. 58

Massive, teils multifokale *(1)*, teils diffuse (im marginalen Abschnitt des Lymphknotens gelegene *(2)*, epitheloidzellige Reaktion im Sinne von „sarcoid-like lesions". Der Befund ist nach Ausdehnung und Prominenz selten. Reichlich anthrakotisches Pigment *(3)*. E 31541 (großzelliges Karzinom; pN_2 - Lymphknotenstation mit „sarcoid-like lesions" tumorfrei), HE, Vergr. 40:1. Vgl. Präp. 59

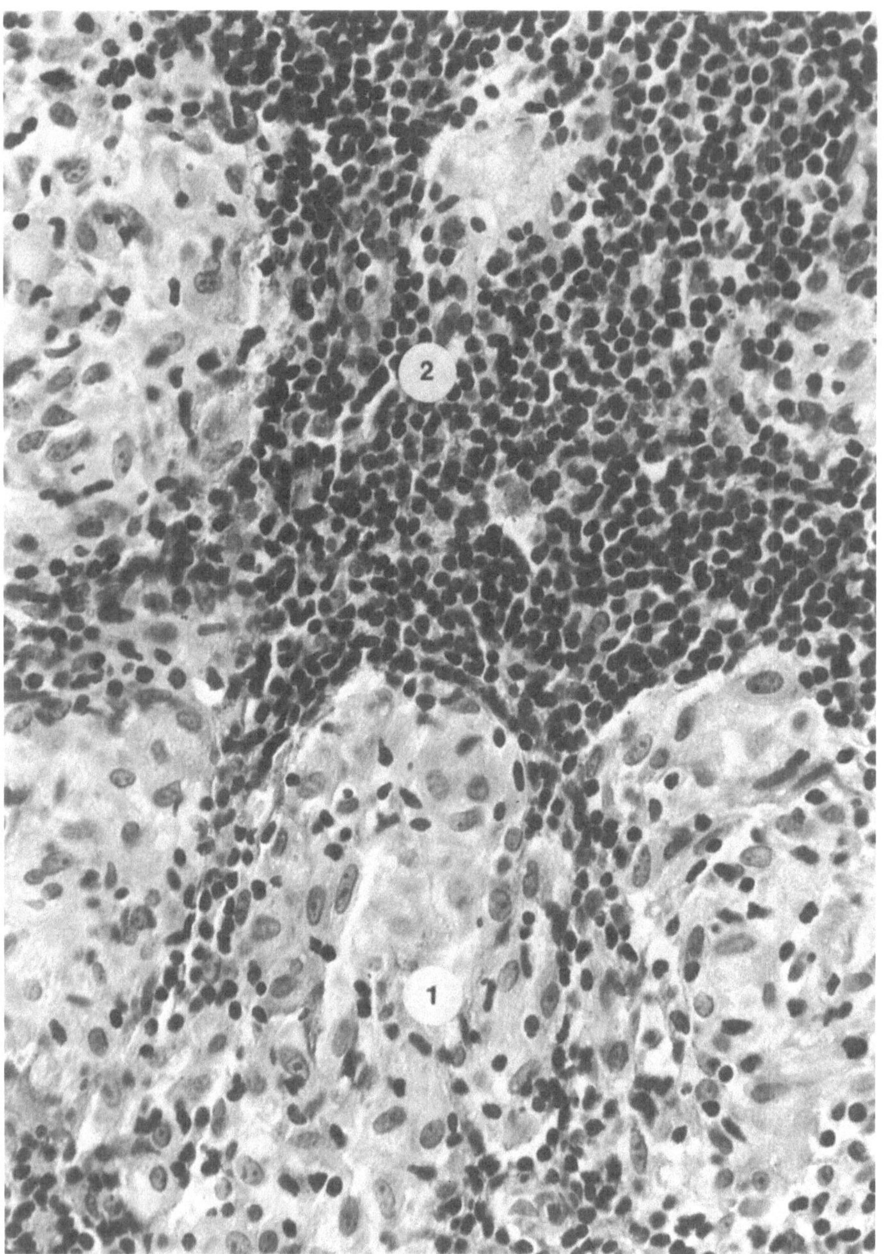

Präp. 59
„Sarcoid-like lesions" (gleicher Fall wie Präp. 58). Ausgedehnte, zur Konfluenz neigende Granulome epitheloidzelliger Infiltrate *(1)* innerhalb der T-Region. Klinisch kein Anhalt für M. Boeck oder Tuberkulose. E 31541, HE, Vergr. 100:1

tumorös befallenen Lymphknoten ist signifikant günstiger ($p < 0{,}01$).

Eine „humorale" Fernwirkung des Primärtumors auf die regionären Lymphknoten ist als ein Phänomen anzusehen, welches von der Tumorgröße abhängt: je größer der Primärtumor, desto reichlicher die mögliche Produktion entsprechender Faktoren, desto eher die Reaktion regionärer Lymphknoten im Sinne der „sarcoid-like lesions". Der Befund dieses Untersuchungsgutes, daß die Spätprognose (nach dem 2. Jahr) ungünstiger zu werden scheint für diejenige Patientengruppe, die einen tumorösen Befall regionärer Lymphknoten nicht aufweist, scheint auf einen derartigen Effekt der Primärtumorgröße hinzudeuten. Und es darf angenommen werden, daß die möglicherweise ungünstigere Spätprognose bei Vorliegen von „sarcoid-like lesions" auf bereits erfolgte metastatische Ausbreitung hindeutet, wobei diese jedoch erst diskret vorlag und noch nicht zu einem histologischen Nachweis der Tumorabsiedlungen hatte führen können. Der Gedanke von SHIELDS (1980) mag vielleicht ein zutreffendes Argument

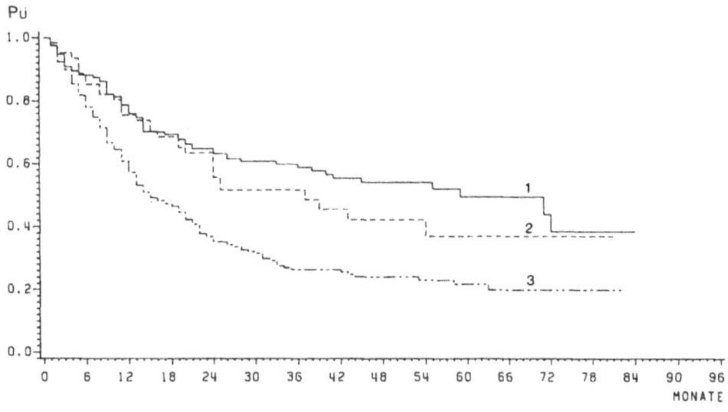

Lymphknoten	n	[%]	Überlebenswahrscheinlichkeit (multipliziert mit 100)		
			12	36	60 Monate
tumorfrei ohne „sarcoid-like lesions"	164	(32)	75,98	58,80	49,45
tumorfrei mit „sarcoid-like lesions"	67	(13)	75,50	51,61	37,00
Tumor	275	(54)	57,18	26,31	21,74
Σ	506	(100)			

Test	Gehan-Wilcoxon	Logrank
„sarcoid-like lesions"/tumorfrei:	p = 0,6714	p = 0,7145
tumorfrei/Tumor:	p < 0,001	p < 0,001
„sarcoid-like lesions"/Tumorbefall:	p = 0,0015	p = 0,0025

Abb. 106; Tabelle 142
„Sarcoid-like lesion" (1977–1982; n = 506). Der Nachweis von „sarcoid-like lesion" in tumorfreien Lymphknoten *(2)* zeigt keine größere Überlebenswahrscheinlichkeit (*Pü*) als tumorfreie Lymphknoten ohne „sarcoid-like lesion" *(1)*. Der Unterschied ist nicht signifikant (p > 0,05); andeutungsweise ist eine ungünstigere Prognose für das Phänomen der „sarcoid-like lesion" nach dem 2. Jahr post operationem gegeben. Zum Vergleich: tumorös infiltrierte Lymphknoten *(3)*. – „Sarcoid-like le sions" sind bei Vorliegen eines Lungenkarzinoms ein recht häufiger Befund (13%)

sein: In dem Augenblick, in dem (wenn auch morphologisch noch nicht nachgewiesene) Metastasen aufgetreten sind, ändert sich schlagartig das gesamte Spektrum der Tumor-Wirt-Beziehung.

Unspezifische (möglicherweise dennoch charakteristische) Lymphknotenbefunde aus dem Abflußbereich von Lungenkarzinomen können wegen ihrer engen Beziehung zu vorbestehenden chronischen, chronisch-entzündlichen und akuten Lungenveränderungen nur in einer prospektiven Studie untersucht werden. In diesem Untersuchungsgut werden lediglich „sarcoid-like lesions" berücksichtigt, die als nahezu spezifisch angesehen werden dürfen. Für das Lungenkarzinom gilt, daß „sarcoid-like lesions" bei knapp ⅓ der Patienten (29,0%) ohne Lymphknotenmetastasen beobachtet werden. „Sarcoid-like lesions" sind für das Lungenkarzinom eine häufige und nicht eine seltene Reaktionsform der regionären Lymphknoten. Die Prognose ist bei Vorliegen von „sarcoid-like lesions" eher ungünstiger als bei Fehlen des Befundes. Dieses betrifft insbesondere die Spätprognose (nach dem 2. Jahr der Überlebenswahrscheinlichkeit). Noch nicht apparente (und histomorphologisch noch nicht faßbare) Mikrometastasen werden für die ungünstigere Spätprognose verantwortlich gemacht. Auch in der frühen postoperativen Phase (bis zum 2. Jahr der Überlebenswahrscheinlichkeit) kommt dem Befund der „sarcoid-like lesions" kein günstigerer prognostischer Wert zu, als er bei tumorfreien Lymphknoten (ohne „sarcoid-like lesions") gegeben ist. Indessen ist die Überlebenswahrscheinlichkeit insgesamt signifikant größer als bei tumorösem Befall regionärer Lymphknoten.

8. *Tumorassoziierte Lungenveränderungen*

Es handelt sich um histologisch faßbare Veränderungen, welche sämtliche Formen akuter und chronischer Pneumonie, ein lokales perifokales Emphysem, einen Sekretaufstau im proximal gelegenen Bronchusabschnitt, tumorbedingte Narbenbildung in der Umgebung (nicht im Tumor selbst), Atelektase u. ä. zum Inhalt haben.

Veränderungen dieser Art verteilen sich auf die Typen des Lungenkarzinoms unterschiedlich *(Tabelle 143)*. Dermoide und drüsige Karzinome sind häufiger mit Sekundärveränderungen der Lungen korreliert als kleinzellige und großzellige Tumoren. Das histopathologische Grading zeigt eine gleichsinnige Abhängigkeit *(Tabelle 144)*: Niedrigdifferenzierte Tumoren sind seltener mit reaktiven tumorassoziierten Lungenveränderungen kombiniert als hochdifferenzierte. Die Überlebenswahrscheinlichkeit ist (nach dem Logrank-Test) signifikant größer *(Abb. 107; Tabelle 145)*, wenn die beschriebenen Veränderungen vorhanden sind.

Die Ergebnisse sind als Indikator für die Geschwindigkeit der lokalen Tumorpropagation bis zur Diagnosestellung und Einleitung der (operativen) Therapie zu werten. Niedrigdifferenzierte und kleinzellige sowie großzellige Karzinome sind unterrepräsentiert – es handelt sich um Tumoren, deren schnelle lokale Propagation und Tumoraussaat klinisch evident ist. Offensichtlich führen lokale Veränderungen

Tabelle 143
Tumorassoziierte Lungenveränderungen (akute und chronische Pneumonie, lokales perifokales Emphysem, Sekretaufstau im proximal gelegenen Bronchusabschnitt, tumorbedingte Narbenbildung, Atelektase u.ä.) in Abhängigkeit vom Tumortyp (dermoid, kleinzellig, drüsig, großzellig; 1972-1982; n = 918; p < 0,05). Dermoide Karzinome sind es, welche tumorassoziierte Lungenveränderungen signifikant häufiger als erwartet zeigen. Bei kleinzelligen Karzinomen ist es umgekehrt: sie sind seltener als erwartet mit derartigen Veränderungen kombiniert. - Das Ergebnis läßt eine Deutung bezüglich des lokalen Verhaltens des Tumors zu: dermoide und kleinzellige Karzinome zeigen im Hinblick auf ihr Proliferationsverhalten den größten Kontrast. Dermoide Karzinome wachsen langsam, kleinzellige schnell. Möglicherweise ist die Ausbildung lokaler tumorbedingter Effekte innerhalb der Lunge an das Proliferationsverhalten des Tumors und damit an die Expositionszeit (= Expansionszeit) gekoppelt. Außerdem steigen mit der Zunahme tumorassoziierter Lungenveränderungen (bereits nach Vorliegen eines Lungenkarzinoms) die Chancen für eine frühere Diagnose

Tumortyp / Tumorassoziierte Lungenveränderungen		dermoid	kleinzellig	drüsig	großzellig	Σ
ja	n	301	59	119	40	519
	Ew	288,5	73,8	114,4	40,6	
nein	n	211	72	84	32	399
	Ew	223,5	57,2	88,6	31,4	
Σ		512	131	203	72	918

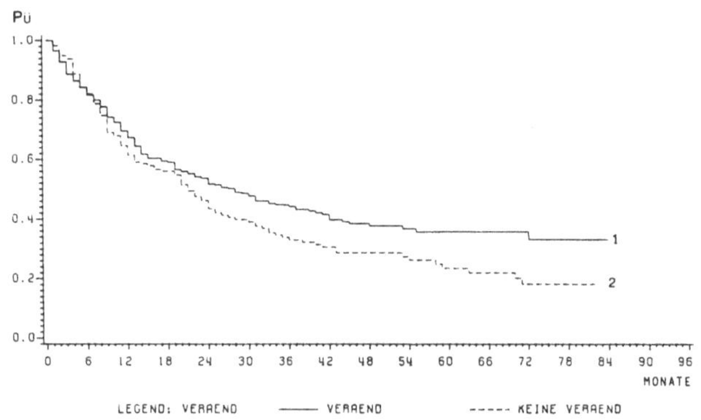

Tumorassoziierte Lungenveränderungen	n	Überlebenswahrscheinlichkeit (multipliziert mit 100)		
		12	36	60 Monate
ja	347	67,52	44,39	35,83
nein	195	61,39	33,21	23,58
Σ	542			
Test		Gehan-Wilcoxon p = 0,1959		Logrank p = 0,0392

Abb. 107; Tabelle 145
Überlebenswahrscheinlichkeiten (*PÜ*) bei nachgewiesenen *(1)* bzw. nicht vorhandenen *(2)* tumorassoziierten Lungenveränderungen (1977-1982; n = 542). Der Logrank-Test (p < 0,05) zeigt an, daß insbesondere die späte Prognose (ab dem 2. Jahr) signifikant günstigere Werte aufweist

Tabelle 144
Tumorassoziierte Lungenveränderungen in Abhängigkeit der Tumordifferenzierung (hoch, mittel, gering; 1972-1982; n = 921). Die Tabelle ist mit p < 0,05 signifikant. - Geringdifferenzierte Lungenkarzinome sind es, welche seltener als erwartet tumorassoziierte Lungenveränderungen aufweisen (vgl. Tabelle 143)

Differenzierungsgrad / Tumorassoziierte Lungenveränderungen		hoch	mittel	gering	Σ
ja	n	63	160	297	520
	Ew	63,2	144,4	312,8	
nein	n	49	95	257	401
	Ew	48,8	111,0	241,2	
Σ		112	255	554	921

eher zur Stellung der Diagnose bzw. häufiger zur Einleitung einer operativen Therapie. Diese - positive - Selektion scheint der einzige plausible Grund für die signifikant bessere Überlebenswahrscheinlichkeit beim Vorhandensein reaktiver tumorassoziierter Lungenveränderungen zu sein.

Reaktive tumorassoziierte Lungenveränderungen werden häufig beobachtet. Sie korrelieren mit dem Typ des Lungenkarzinoms (dermoide und drüsige Karzinome sind häufiger vertreten als erwartet) und dem histopathologischen Grading (niedrigdifferenzierte Karzinome werden seltener beobachtet als erwartet). Die signifikant größere Überlebenswahrscheinlichkeit wird mit dem Effekt einer positiven Selektion zur Stellung der Diagnose und Operationsindikation gewertet.

5. Teil: Metastasen

I. Übersicht

Die Kenntnis der Bedingungen zur Entstehung von Metastasen sind für jede klinischmorphologische Untersuchung bedeutsam, um „richtige" Fragen an das Untersuchungsgut stellen zu können. Die anatomischen Voraussetzungen, der Zeitgang, Einflußfaktoren nach histologischem Typ des Tumors, Alter, Geschlecht u. ä. sind möglicherweise modifizierende Einflußfaktoren (COTTIER 1980). Aus morphologischer Sicht wird das Problem von CARTER (1982) wie auch von SEIFERT (1983) und EDER (1984) zusammengestellt. Wichtige experimentelle Hinweise gibt SCHIRRMACHER (1984). GRUNDMANN (1984) beschreibt die Besonderheiten der regionären Lymphknoten als primäres Filterorgan. Hämatogene und auch lymphogene Metastasen *(Präp. 60, 61)* zeigen nicht nur ein vom Primärtumor abhängiges, sondern auch vom Lebensalter des Patienten beeinflußtes Erscheinungsmuster (HÖPKER 1985). Die morphologische und pathophysiologische Deutung der zahlreichen Einzelbefunde gelingt zum gegenwärtigen Zeitpunkt auch nicht annähernd.

II. Regionäre Lymphknoten

A. N-, pN-Komponente der UICC

Die regionalen Lymphknoten sind festgelegt als (UICC 1979, 1985):

a) peribronchial (N_1; pN_1):
   1. intersegmental, intralobär,
   2. interlobär,
   3. hilär;

b) mediastinal (N_2; pN_2):
   4. tracheobronchial,
   5. paratracheal,
   6. paraaortal,
   7. paraösophageal,
   8. ligamentär,
   (9.) vorderes Mediastinum.

Primärtumorlokalisation und der Ort der zuerst metastatisch befallenen Lymphknoten sind von der topographischen Anatomie der Lymphabflußwege abhängig (HOFFMANN 1959). Lymphoszintigraphische Untersuchungen (HATA et al. 1981, n = 142) machen deutlich, daß die Lymphdrainage eines jeden Lungenlappens einem nahezu konstanten Standardmuster entspricht *(Abb. 108–112)*. Doch scheint es hiervon Ausnahmen zu geben (SMITH et al. 1982; n = 202). Diese Arbeitsgruppe berichtet, daß in nur einem von 8 Fällen mit Primärtumorlokalisation im linken Lungenoberlappen mediastinoskopisch hatten präoperativ Lymphknotenmetastasen nachgewiesen werden können, die sich postoperativ als solche bestätigten.

MARTINI u. BURTON (1981) machen einen von den Empfehlungen der UICC (1979, 1985) abweichenden Vorschlag zur Kennzeichnung dissezierter Lymphknoten. Die Unterschiede gegenüber der UICC sind nicht schwerwiegend; bei Studienvergleichen ist auf die Definition der Lokalisationen zu achten, um Fehlinterpretationen zu vermeiden *(Präp. 113)*.

Eine statistische Auswertung von Lymphknoten und Lymphknotenmetastasen setzt voraus, daß die Lymphknotendissektion systematisch erfolgt (NARUKE et al. 1978). Die Forderung wird an den Operateur gerichtet, grundsätzlich alle für ein posttherapeutisches Staging notwendigen Lymphknotenstationen zur explorieren.

An diese Forderung knüpft MARTINI (1979) an, der außer der Dokumentation der entnommenen Lymphknoten (nach der Lokalisation) den Wunsch äußert, daß die Zahl der befallenen Lymphknoten dokumentiert wird und vom Pathologen dazu Stellung genommen wird, ob die Lymphknotenkapsel tumorös infiltriert ist.

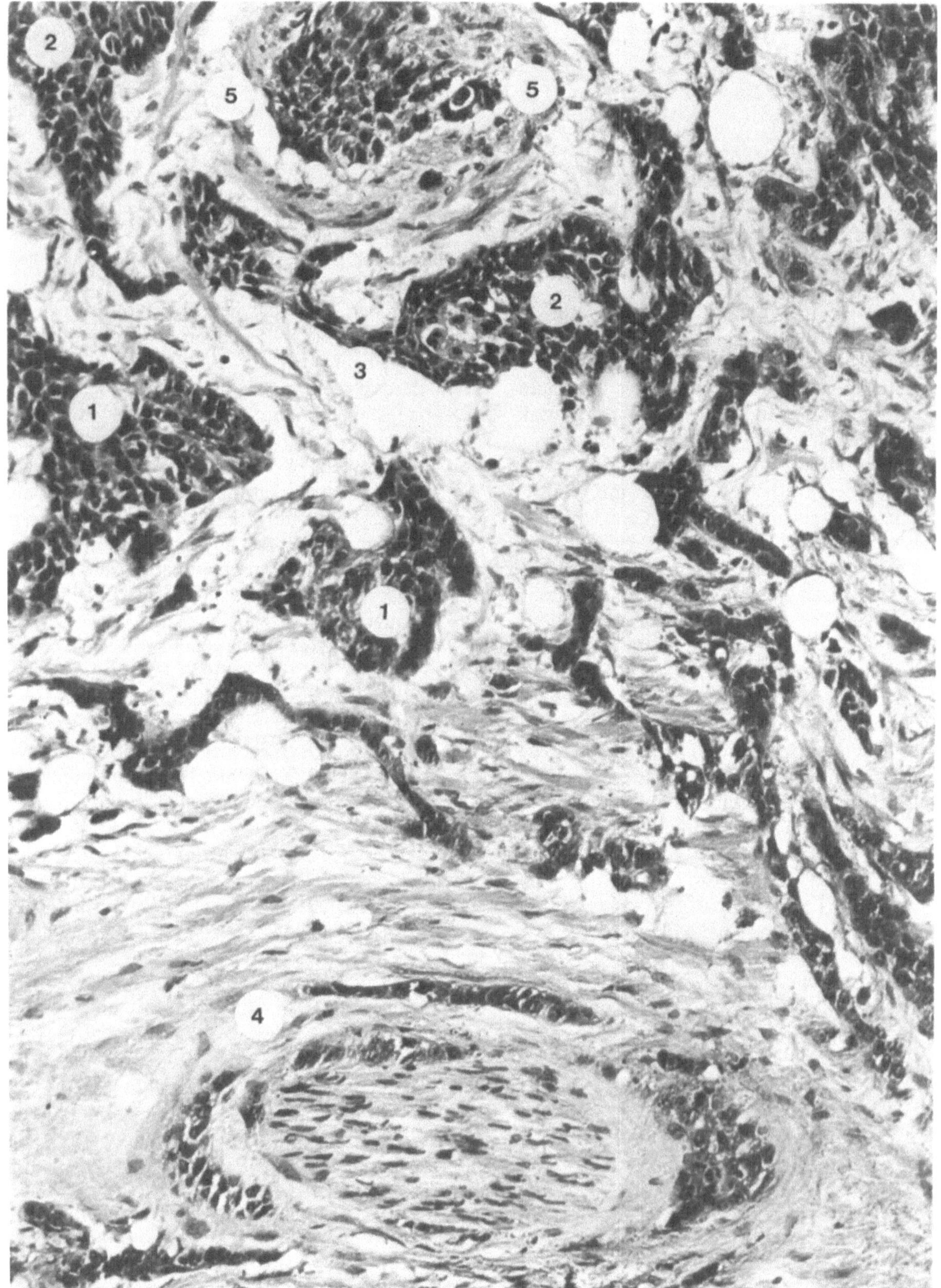

Präp. 60

Metastatische Ausbreitung eines Teils dermoid (in den abgebildeten Kompartimenten kleinzellig) differenzierten Karzinoms. Der Tumor setzt sich aus Zellen mit polygonalen, auffallend stark hyperchromatischen Kernen zusammen *(1)*. Er zeigt in einzelnen Abschnitten eine angedeutete Stratifikation *(2)*. Der Tumor breitet sich überwiegend per continuitatem gegen univakuoläres Fettgewebe aus *(3)*. Tumoröser Befall perineuraler Lymphbahnen *(4)*, Tumorintravasation und intravasale Propagation im Lumen einer größeren Vene *(5)*. E 23323, HE, Vergr. 40:1

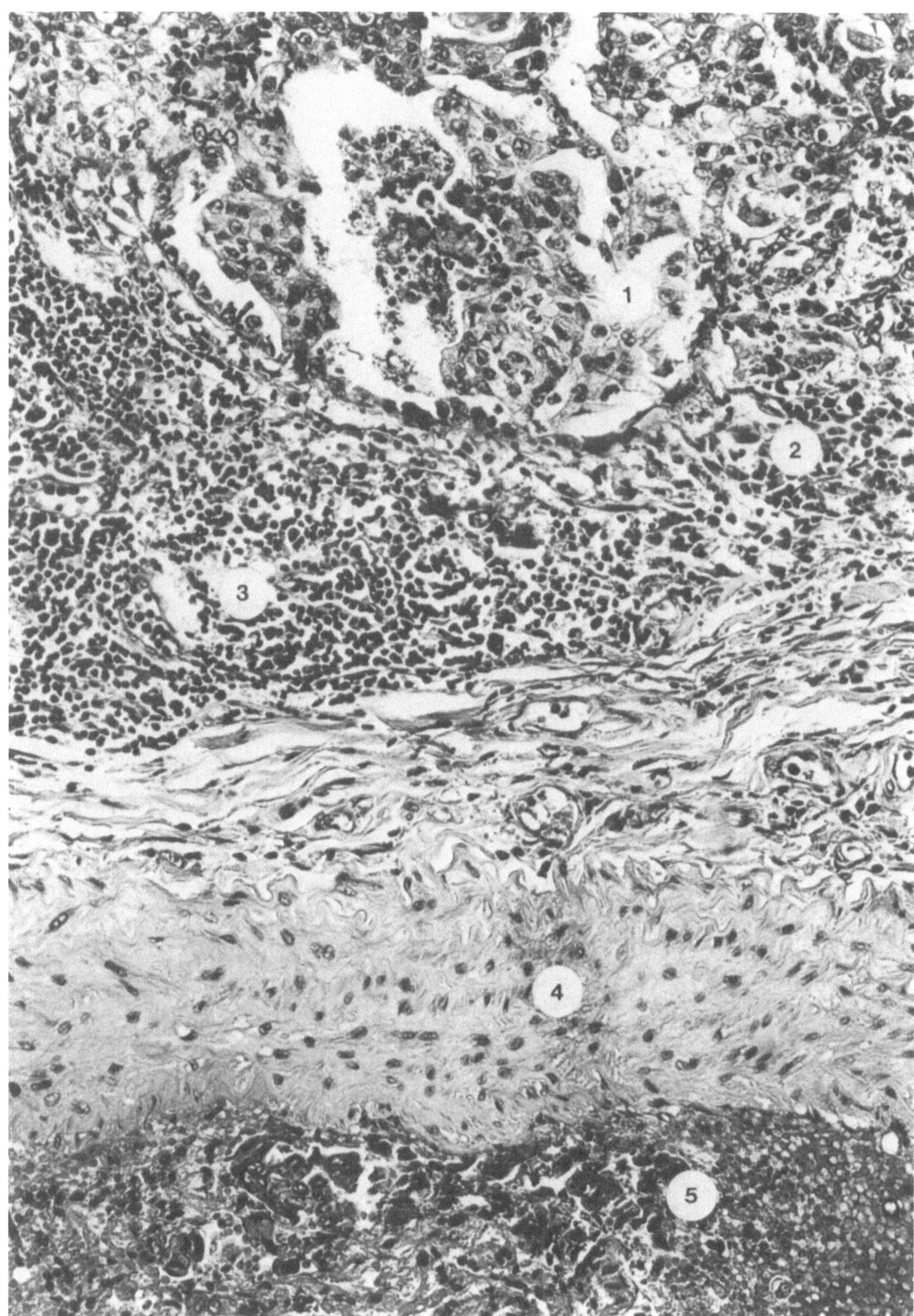

Präp. 61
Metastatische Ausbreitung eines undifferenzierten drüsigen Karzinoms. Der Tumor bildet größere, teilweise mit nekrotischem bzw. nekrobiotischen Tumorzellen angefüllte Hohlräume *(1)*. Noch innerhalb des Tumors *(2)*, mehr noch unmittelbar angrenzend *(3)* dichte lymphozytäre Infiltrate bis unmittelbar an die adventitielle Bindegewebsmanschette eines intrapulmonalen arteriellen Gefäßes *(4)* reichend. Lumen der Arterie mit teilweise organisierten Tumorthromben *(5)* angefüllt. E 14350, HE, Vergr. 40:1

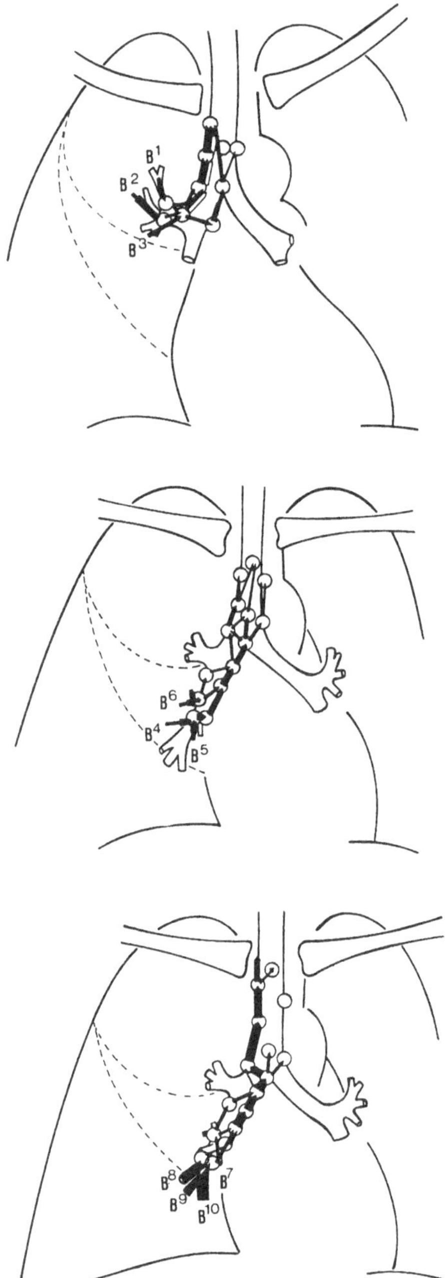

***Abb. 108** (oben), **109** (Mitte), **110** (unten)*
Standardmuster der Lymphdrainage der rechten Lunge (rechter Oberlappen Abb. 108; rechter Mittellappen Abb. 109; rechter Unterlappen Abb. 110), mod. nach HATA et al. (1981). Die Untersuchungen zur Lymphdrainage des Bronchialsystems wurden mit Hilfe der Lymphoszintigraphie gemacht (n = 142). Bronchien sind jeweils mit „B", ihre Ordnungszahl mit arabischen Ziffern bezeichnet. *Dicke schwarze Balken*: bevorzugte Drainage; *schmalere und dünne Balken*: Nebendrainage

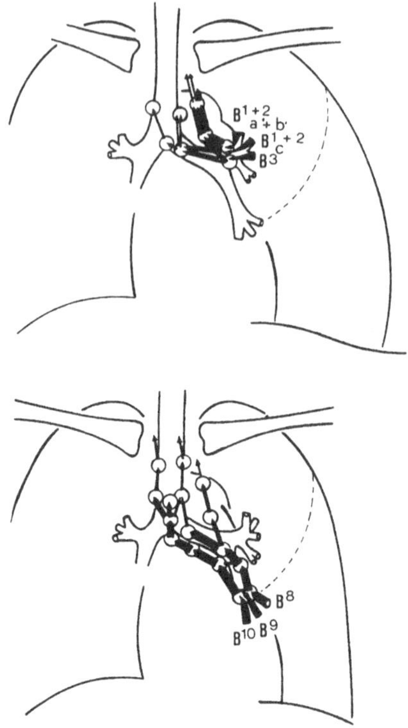

***Abb. 111** (oben), **112** (unten)*
Lymphdrainage des Bronchialsystems für die linke Lunge (nach HATA et al. 1981). Gleiche Methodik, gleiche Technik, Zeichenerklärung wie Abb. 108–110. Abb. 111: Lymphdrainage des linken Lungenoberlappens; Abb. 112: Lymphdrainage des linken Lungenunterlappens. Beachte, daß die Hauptdrainagerichtung aus dem linken Lungenoberlappen an den hilären und Bifurkationslymphknoten vorbei in Richtung der mediastinalen Lymphknoten führt

B. pN-Komponente und Prognose

Die pN-Komponente der TNM-Klassifikation ist von großer prognostischer Bedeutung. Die Wahrscheinlichkeiten für die Überlebenszeit sind für pN_0, pN_1, und pN_2 jeweils untereinander signifikant verschieden *(Abb. 114; Tabelle 146)*. Das gleiche gilt für die Wahrscheinlichkeit der Remissionsintervalle *(Abb. 115; Tabelle 147)*, die Unterschiede zwischen pN_0, pN_1 und pN_2 sind untereinander signifikant verschieden.

Für die Wahrscheinlichkeiten der Überlebenszeit und die Wahrscheinlichkeiten der Remissionsintervalle gilt, daß zwischen pN_0 und pN_1 ein geringerer Unterschied im Kurvenverlauf als zwischen pN_1 und pN_2 zu verzeichnen ist *(Abb. 114, 115)*. Sobald mediastinale Lymphknoten befallen sind, sinken die Wahrscheinlichkeiten für die Überlebenszeit und für das Remissionsintervall. Es ergibt sich die Frage, ob der Befall einzelner Lymphknotenstationen bzw. das Ausmaß des Lymphknotenbefalles diese „Lücke" zwischen pN_1 und pN_2 zu schließen vermag.

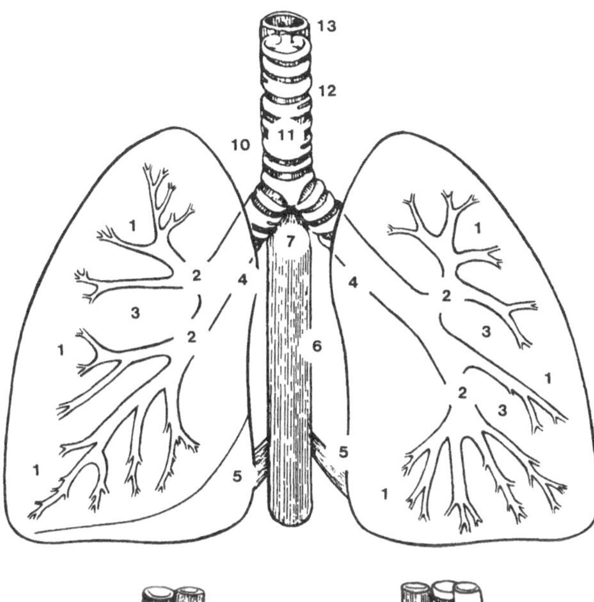

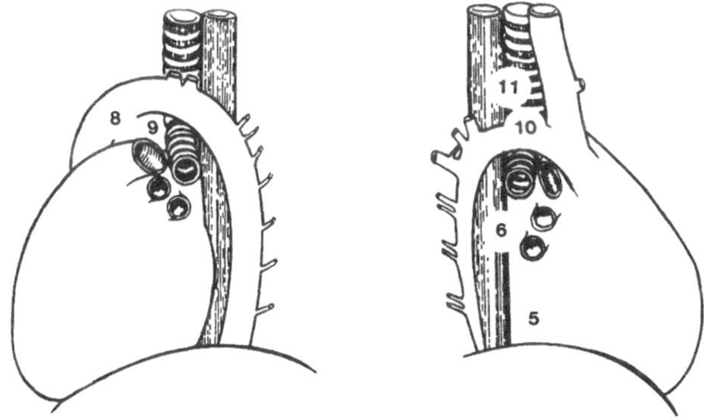

Abb. 113
Vorschlag zur Klassifikation dissezierter Lymphknoten (nach Lungenresektion), mod. nach MARTINI u. BURTON (1981). Die Klassifikation (seit 1976 am Memorial Sloan Kettering Center in Gebrauch) weicht deutlich von den Empfehlungen der UICC (1979, 1985) ab. Die Bezeichnungen werden wiedergegeben, um Mißverständnisse bei Studienvergleichen zu vermeiden. N_1-Lymphknoten: segmental oder parenchymal *(1)*, lobär *(2)*, interlobär *(3)*, hilär *(4)*. N_2-Lymphknoten: Lig. pulmonale *(5)*, paraösophageal *(6)*, subcarinal *(7)* (untere mediastinale Lymphknoten); paraaortal *(8)*, subaortal *(9)* (aortale Lymphknoten); untere paratracheale Lymphknoten *(10)*, prä- oder retrotracheal *(11)*, obere tracheale Lymphknoten *(12)*, höchste mediastinale Lymphknoten (*13*: oberes Mediastinum)

Eine der ersten größeren Studien, die in das TNM-System (1970) Eingang gefunden haben, stammt von BERGH u. SCHERSTEN (1965; n = 219). Die Arbeitsgruppe unterscheidet 4 Lymphknotenbefallgruppen, wobei Gruppe I-III (A) zusammengefaßt Fälle ohne Lymphknotenmetastasen, mit intersegmentalen und interlobären bzw. hilären Metastasen beschreiben und eine Fünfjahresüberlebensrate von 41,5% aufweisen. Die Gruppe IV (B) mit mediastinalen Lymphknotenmetastasen zeigt eine Fünfjahresüberlebensrate von 7,3%. Vergleichbare Ergebnisse liefern WELLONS et al. (1968; n = 582). Die Arbeitsgruppe um SHIELDS et al. (1972; n = 1803) differenziert lobäre, hiläre und mediastinale Lymphknotenmetastasen und kommt zu vergleichbaren Ergebnissen (gegenüber der Arbeitsgruppe BERGH u. SCHERSTEN 1965) bezüglich der Fünfjahresüberlebensrate. 1977 (n = 2349) gibt SHIELDS einen neuen Hinweis: Fehlen Metastasen (einschließlich regionärer Lymphknotenmetastasen), so ist für die Prognose der Typ des Lungenkarzinoms ohne Bedeutung. Die Fünfjahresüberlebensrate beträgt für das dermoide Karzinom 34,3%, für das drüsige Karzinom 34,8% und für die übrigen zusammengenommen 31,6%. Von NARUKE et al. (1978; n = 270) wird die subcarinale Region besonders hervorgehoben (sie entspricht etwa der tracheobronchialen Region mit der Ziffer (4) der TNM-Klassifikation). Von den 270 Patienten zeigen 64 mediastinale Lymphknotenmetastasen, von diesen wiederum zeigt die Gruppe mit subcarinalem Lymphknotenbefall eine besonders geringe Überlebensrate.

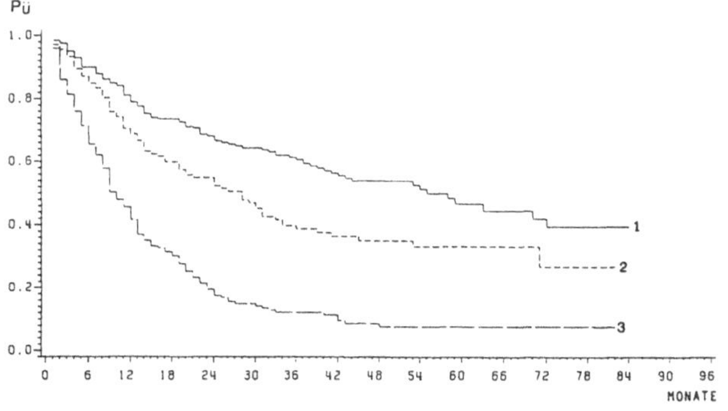

N-regionäre Lymphknoten (pN)	n	Überlebenswahrscheinlichkeit (multipliziert mit 100)		
		12	36	60 Monate
pN_0	254	80	64	50
pN_1	139	70	42	37
pN_2	174	44	17	13
Σ	567			

Test	Gehan-Wilcoxon	Logrank
pN0/pN1:	$p = 0,0139$	$p = 0,0142$
pN1/pN2:	$p < 0,001$	$p < 0,001$

Abb. 114; Tabelle 146
Überlebenswahrscheinlichkeiten (*PÜ*) für Lungenkarzinome in Abhängigkeit der pN-Kategorie (pN_0, pN_1, pN_2; 1977-1982; n = 567). Die Unterschiede sind signifikant ($p < 0,001$ bzw. $p < 0,05$). Auffällig ist, daß der Abstand der Kurven der Überlebenswahrscheinlichkeiten zwischen pN_0 und pN_1 geringer ist als zwischen pN_1 und pN_2 - ein Hinweis darauf, daß nach weiteren Differenzierungskriterien zwischen pN_1 und pN_2 gefahndet werden sollte, denen eine Bedeutung für die Prognose zukommt

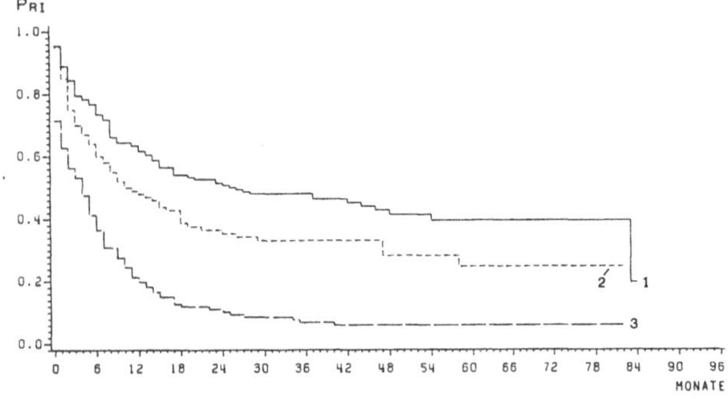

N-regionäre Lymphknoten (pN)	n	Remissionswahrscheinlichkeit (multipliziert mit 100)		
		12	36	60 Monate
pN_0	121	64	48	40
pN_1	100	49	34	26
pN_2	126	22	8	6
Σ	347			

Test	Gehan-Wilcoxon	Logrank
pN 0/pN 1:	$p = 0{,}0141$	$p = 0{,}0166$
pN 1/pN 2:	$p = 0{,}001$	$p = 0{,}001$

Abb. 115; Tabelle 147
Wahrscheinlichkeiten des Remissionsintervalls (P_{Ri}; 1977-1982; $n = 347$) für pN_0, pN_1 und pN_2. Die Unterschiede sind mit $p < 0{,}001$ bzw. $p < 0{,}05$ signifikant. - Ähnlich wie für die Überlebenswahrscheinlichkeiten (Abb. 114) ist auch bei den Wahrscheinlichkeiten des Remissionsintervalls auffällig, daß die Unterschiede zwischen pN_1 und pN_2 größer sind als zwischen pN_0 und pN_1. Die Forderung nach einer Differenzierung der pN_2- Tumoren wird erneut gestellt

Von welchem prognostischen Wert sind Aussagen über Lymphknotenbefall im Vergleich zur klinischen Symptomatik, zum Allgemeinbefinden des Patienten, zum Ausmaß des Gewichtsverlusts und zum Lebensalter? PATER u. LOEB (1981; $n = 651$) stellen den anatomischen diese nichtanatomischen Faktoren gegenüber und kommen zu dem Schluß, daß dem Ausmaß der Tumorausbreitung der mit Abstand größte prognostische Wert zukommt. Nicht anatomische Faktoren sind zwar geeignet, die Überlebenszeiten signifikant zu verändern, diese Ergebnisse gelten jedoch nur in Wechselwirkung mit der anatomischen Tumorausbreitung. Der entscheidende Überlebensfaktor ist das Fehlen von Lymphknotenmetastasen (TOSI et al. 1981; $n = 90$). Die Subsumption in Stadien (ausgehend von pTpNpM) hat sich klinischen Erfordernissen unterzuordnen - die Primärinformation ist in jedem Fall der Sekundärinformation vorzuziehen. Aufgrund der Ergebnisse eines größeren Untersuchungsgutes (GIEDL 1983; $n = 229$) erscheint eine Gliederung des Stadiums I (Klassifikation nach der UICC) in I a und I b sinnvoll. GIEBL berichtet, daß die Überlebenswahrscheinlichkeiten signifikant verschieden sind.

C. pN-Komponente und Größe des Primärtumors

Primärtumordurchmesser (in cm) und Lymphknotenbefall (N-Komponente der TNM-Klassifikation) korrelieren nicht *(Tabellen 148, 149)*. Werden für verschiedene Tumorgrößen die Überlebenswahrscheinlichkeiten berechnet *(Tabelle 149)*, so sind sehr wohl Unterschiede deutlich zu machen. Zwischen pN_0 und pN_1 bei einem Primärtumordurchmesser von -2 cm besteht kein Unterschied, jedoch ist ein solcher zwischen pN_1 und pN_2 sowie pN_0 und pN_2 gegeben. Ab einem Primärtumordurchmesser von >4 cm ist zwischen pN_0 und pN_1, ab einem Primärtumordurchmesser von >5 cm zwischen pN_1 und pN_2 und ab einem Primärtumordurchmesser von >6 cm ein Unterschied zwischen pN_0 und pN_2 nicht nachweisbar. *Abb. 116; Tabelle 150 bzw. Abb. 117; Tabelle 151* beziehen sich auf einen Tumordurchmesser von 1-3 bzw. >6 cm und sollen die korrelativen Beziehungen in *Tabelle 149* erläutern. Die Ergebnisse sind nicht nur mit einem sich ändernden Tumor- bzw. Tumor-Wirt-Verhalten zu erklären. Bei noch kleinem Primärtumor (-2 cm) ist es prognostisch ohne Belang, ob die peribronchialen Lymphknoten in das Tumorgeschehen involviert sind oder nicht. Doch scheint es prognostisch bedeutsam zu sein, ob bei einem Primärtumordurchmesser von <2 cm auch mediastinale Lymphknoten betroffen sind.

Es wird festgehalten: Bei einem Primärtumordurchmesser von <2 cm ist der Befall peribronchialer Lymphknoten (entsprechend pN_1) prognostisch nicht relevant, bedeutsam scheint der Befall mediastinaler Lymphknoten für die Prognose zu sein.

Bei einem Primärtumordurchmesser -3 cm ist die Prognose in den Stufen von pN_0 nach pN_1 und von pN_1 nach pN_2 (ebenso von pN_0 nach pN_2) für die Überlebenswahrscheinlichkeit signifikant. Festzuhalten ist, daß bis zu einer Tumorgröße von 3 cm jeweils tumorfreie Lymphknoten, peribronchialer Lymphknotenbefall und mediastinaler Lymphknotenbefall mit einer jeweils (signifikant) geringeren Überlebenswahrscheinlichkeit verknüpft sind.

Bei einer Tumorgröße zwischen 3 und 4 cm ist lediglich die Differenz in der Überlebenswahrscheinlichkeit zwischen pN_0 und pN_1 (und pN_0 und pN_2) signifikant. Das bedeutet: Hat der Primärtumor einen Durchmesser von 3-4 cm erreicht, so ist nur dann eine günstigere Prognose anzunehmen, wenn Lymphknoten nicht metastatisch befallen sind. Sind Lymphknoten metastastatisch befallen, so ergibt

Tabelle 148

pN-Komponente in Abhängigkeit von der Primärtumorgröße (in Klassen -2, -4, -6 und >6 cm; 1972-1982; n = 637). Die Tafel ist mit p > 0,05 nicht signifikant: Zwischen dem Durchmesser des Primärtumors und dem Ausmaß des regionären bzw. mediastinalen Lymphknotenbefalls besteht keine Korrelation (*Ew:* Erwartungswert). - Dieses Ergebnis steht zu Tabelle 149 nicht in Widerspruch: Die Überlebenswahrscheinlichkeit wird von der pN-Komponente *und* dem Primärtumordurchmesser bestimmt

Stadium \ Durchmesser Primärtumor [cm]		−2	−4	−6	>6	Σ
pN_0	n	41	112	107	79	339
	Ew	38,8	118,7	105,9	75,6	
pN_1	n	24	71	56	39	190
	Ew	21,8	66,5	59,4	42,4	
pN_2	n	8	40	36	24	142
	Ew	12,4	37,8	33,7	24,1	
Σ		73	223	199	142	637

Tabelle 149

Zusammenfassung der Testergebnisse auf Abhängigkeiten zwischen dem Durchmesser des Primärtumors (in cm) und dem Lymphknotenbefallstadium (pN_0, pN_1, pN_2). Es bedeuten: *: p < 0,05; **: p < 0,001; ***: p < 0,001 (1972-1982). - Zunächst gilt: Je größer der Primärtumor, desto enger ist der Zusammenhang mit ausgedehnterem Lymphknotenbefall. Aus der Tabelle ist ersichtlich, daß der „Sprung" nach pN_1 bei einer Primärtumorgröße von >3 cm (Klasse: 3-4 cm) beginnt (p < 0,001). Bei einer Tumorgröße von >6 cm verwischen sich die Unterschiede; es handelt sich dabei um monomorphe Endstadien. Bedeutsam erscheint das Testergebnis bei einer Primärtumorgröße von 1-2 cm Durchmesser: Ob die regionären Lymphknoten (entsprechend pN_1) befallen sind, macht keinen statistisch zu sichernden Unterschied. Dieser ergibt sich erst ab einem Lymphknotenbefall von pN_2

Stadium (Testergebnis) \ Durchmesser Primärtumor [cm]	1-2	1-3	3-4	4-6	5-6	>6
pN_0-pN_1	–	**	***	–	–	–
pN_1-pN_2	*	*	–	*	–	–
pN_0-pN_2	*	**	***	**	**	–

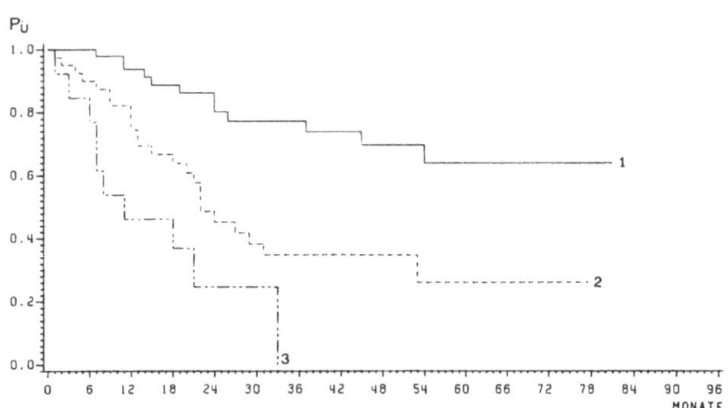

pN0-pN2 bei Durchmesser Primärtumor <3 cm	n	Überlebenswahrscheinlichkeit (multipliziert mit 100)		
		12	36	60 Monate
pN_0	53	93,61	77,24	63,96
pN_1	42	74,35	34,65	25,98
pN_2	15	46,15		
Σ	110			

Test	Gehan-Wilcoxon	Logrank
pN0/pN1:	p = 0,003	p = 0,002
pN1/pN2:	p = 0,0390	p = 0,0044

Abb. 116; Tabelle 150

Überlebenswahrscheinlichkeiten ($P_Ü$) für Patienten mit einem Primärtumordurchmesser von <3 cm in Abhängigkeit vom Ausmaß des Lymphknotenbefalls (pN_0: *1*; pN_1: *2*; pN_2: *3*). Die Unterschiede sind mit p < 0,001 bzw. p < 0,05 signifikant (1977-1982). Die Ergebnisse entsprechen Spalte 2 in Tabelle 149

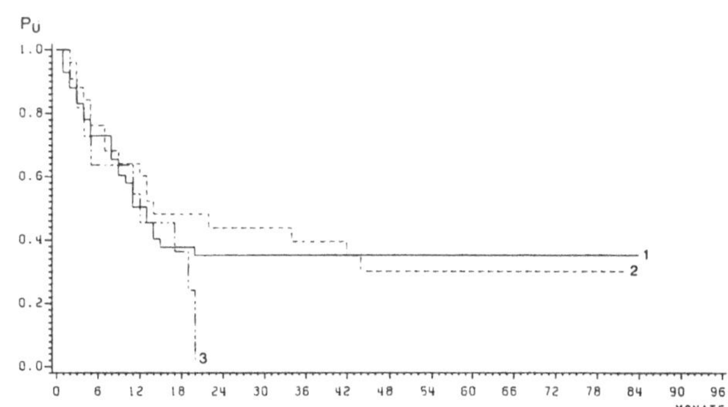

Durchmesser Primärtumor >6 cm	n	Überlebenswahrscheinlichkeit (multipliziert mit 100)		
		12	36	60 Monate
pN_0	44	50,35	35,24	35,23
pN_1	25	60,00	39,27	29,92
pN_2	12	45,45		
Σ	81			

Test	Gehan-Wilcoxon	Logrank
pN0/pN1/pN2:	p = 0,7931	p = 0,6135

Abb. 117; Tabelle 151

Überlebenswahrscheinlichkeiten ($P_Ü$) für einen Primärtumordurchmesser >6 cm in Abhängigkeit vom Lymphknotenbefall (pN_0: *1*; pN_1: *2*; pN_2: *3*). Die Unterschiede zwischen den Kurven sind nicht signifikant (1977-1982; p > 0,05). Das Ergebnis entspricht dem in Tabelle 149 (letzte Spalte) aufgeführten „monomorphem Endstadium" sich für den peribronchialen Befall (pN_1) und den mediastinalen Befall (pN_2) für die Überlebenswahrscheinlichkeit kein Unterschied.

Bei noch größerem Primärtumordurchmesser (4-6 bzw. 5-6 cm) verwischen sich die Kontraste derart, daß die Überlebenswahrscheinlichkeiten ohne regionären Lymphknotenbefall von denen mit einem regionären Lymphknotenbefall (pN_1) unabhängig sind. Allerdings besteht ein statistischer Kontrast zwischen dem Befall der peribronchialen (pN_1) und den mediastinalen Lymphknoten (pN_2) für einen Primärtumordurchmesser von 4-6 cm. Bei noch größerem Primärtumor (5-6 cm) ist lediglich ein Kontrast zwischen pN_0 und pN_2 nachweisbar. Dieser verschwindet bei einem Tumordurchmesser von >6 cm.

Für die Prognose ist demnach entscheidend, ob der Tumor einen Durchmesser von >3 cm aufweist. In diesen Fällen besteht ein signifikanter Unterschied in den Überlebenswahrscheinlichkeiten zwischen pN_0 und pN_1. Die Klasse mit einem Primärtumordurchmesser von 4-6 cm zeigt einen signifikanten Kontrast in den Überlebenswahrscheinlichkeiten zwischen dem Befall der peribronchialen (pN_1) und der mediastinalen (pN_2) Lymphknoten. Bei einem Primärtumordurchmesser von 5-6 cm ist der Kontrast zwischen pN_0 und pN_2 signifikant, bei einem Durchmesser von >6 cm nicht.

Ab 4 cm Primärtumordurchmesser entspricht die Zunahme desselben um 1 cm etwa einer prognostischen Verschlechterung eines Lymphknotenstadiums (4-6 cm: pN_0 nach pN_1; 5-6 cm: pN_1 nach pN_2; >6 cm: pN_0 nach pN_2).

Weniger der histologische Typ als die Größe des Primärtumors ist nach HACKEL (1969; n = 1000) der wichtigste Faktor für die metastatische Ausbreitung. Primärtumorgröße (T_1-T_4; TNM-System 1970) haben jeweils signifikanten Einfluß auf die Häufigkeit metastatischer Absiedlungen in den peribronchialen und mediastinalen Lymphknoten (N_1, N_2). ISHIKAWA (1973; n = 1946) teilt weiter mit, daß bei gleichem T-Stadium die Fünfjahresüberlebenszeit bei N_1 im Vergleich zu N_0 signifikant kürzer ist. Aufgrund des hier vorgestellten Untersuchungsgutes trifft dies lediglich für eine Tumorgröße -3 cm und von 3-4 cm Durchmesser zu. In einer Literaturzusammenstellung (LIEBIG u. GABLER 1981) kommen die Autoren zu dem Schluß, daß der Lymphknotenbefall im Bereich der A. pulmonalis [ligamentär (8)] eine nur geringe (wenn nicht gar negative) Abhängigkeit von T_1, T_2 und T_3 aufweist. Erst wenn der Befall der Lymphknotenregion des gegenseitigen Hauptbronchus berücksichtigt wird, ist eine Abhängigkeit gegeben. Für das Endstadium des Tumorleidens bei metastasierendem Lungenkarzinom gilt, daß nur noch die Primärtumorgröße (und nicht mehr die histologische Differenzierung) Ausmaß und Anzahl der Metastasen bestimmen (KUNZE et al. 1985; n = 170).

D. Typ des Primärtumors

Der Typ des Primärtumors ist gegenüber der Primärtumorgröße (Tumordurchmesser) und -lokalisation von untergeordneter Bedeutung (HACKL 1969; n = 1000). Bezüglich der Zehnjahresüberlebenszeit (n = 2341) finden SHIELDS et al. (1975) keinen Unterschied zwischen dermoiden, drüsigen und anderen (Sammelgruppe) Karzinomen der Lunge. Werden die Stadien N_0 und $N_{1,2}$ jeweils gesondert betrachtet, so ist auch dann ein Unterschied in Abhängigkeit von dem Tumortyp nicht nachweisbar. Erst nach Überschreiten einer Primärtumorgröße von 4 cm (Stadium II/III) ist der Typ des Primärtumors von prognostischer Bedeutung (CAMPOBASSO et al. 1974; n = 554). Im Stadium IV wiederum ist der Tumortyp ohne prognostische Relevanz.

Das Ausmaß des Lymphknotenbefalls und die Überlebenszeit scheinen nicht ohne weiteres zu korrelieren. Während die Fünfjahresüberlebensrate ohne Lymphknotenbefall bei den Typen dermoides, kleinzelliges, drüsiges und großzelliges Karzinom signifikant günstiger ist (KATLIC u. CARTER 1979; n = 435), scheint dies mit dem Anteil der Patienten nicht in Zusammenhang zu stehen, die einen metastatischen Lymphknotenbefall nicht aufweisen (LARSSON 1976; n = 859). Großzellige Karzinome ohne Lymphknotenbefall weisen bei KATLIC u. CARTER (1979) eine Fünfjahresüberlebensrate von 41% und die dermoiden Karzinome von 44% auf, bei LARSSON haben (1976) dermoide Karzinome in 17,3% der Fälle einen Lymphknotenbefall, großzellige in 60,0%. Allerdings wird unterstellt, daß auch Differenzen in der Klassifizierung des Tumortyps eine Rolle spielen können. Fehlen Lymphknoten- und Fernmetastasen, so ist die Fünfjahresüberlebenszeit für T_1/T_2-Tumoren für das dermoide, das drüsige und das anaplastische Lungenkarzinom in etwa gleich (33%, 36%, 38%; BECKER et al. 1976; n = 14937). Kritisch muß die relativ günstige Fünfjahresüberlebensrate für das anaplastische Karzinom bewertet werden, hier sind ähnliche Vorbehalte wie bei LARSSON (1976) angebracht. Ob sich diese nur auf die großzelligen Karzinome mit Stratifikation (MAYER et al. 1982; n = 2352) beziehen, sei dahingestellt. Großzellig stratifizierte Karzinome haben eine bessere Überlebensziffer als vergleichbare Karzinome ohne Stratifikation ($p<0{,}05$). In den Endstadien schließlich (n = 170; Sektionen) ist der Tumortyp ohne Bedeutung (KUNZE et al. 1985).

Im Anschluß an die Untersuchungen von GRESCHUCHNA u. MAASSEN (1980; n = 642) erhebt sich die Frage, ob für die Typen des Lungenkarzinoms bezüglich verschiedener Stadien (pN_0, pN_1, pN_2) verschiedene Überlebenswahrscheinlichkeiten zu erwarten sind. Und: „Welchen Beitrag" leistet die Tumorgröße? Und insbesondere: Welcher Tumortyp ist bezüglich seiner Prognose zunächst von der Primärtumorgröße abhängig?

Eine tabellarische Übersicht mit Berücksichtigung des Tumortyps und des Lymphknotenbefalls gibt *Tabelle 152.* Die Tabelle ist statistisch inhomogen ($p < 0{,}05$). Wird eine zusätzliche Gliederung *(Tabelle 153)* nach der Tumorgröße (-2 cm, 3-4 cm, 5-6 cm, > 6 cm) vorgenommen, so zeigt sich, daß lediglich bei einer Tumorgröße von 5-6 cm Abhängigkeiten zu erkennen sind ($p < 0{,}01$). Hier sind es die dermoiden Karzinome, welche im Stadium pN_0 und pN_1 häufiger beobachtet werden, als es dem Erwartungswert entspricht. Für die übrigen Größenklassen ergeben sich keine Unterschiede.

Tumortyp und pN-Stadium korrelieren unterschiedlich. Dermoide Karzinome *(Abb. 118; Tabelle 154)* zeigen für pN_0 und pN_1 signifikante Unter schiede; zwischen pN_1 und pN_2 sind diese nur für die späte Prognose (nach 18 Monaten) gegeben. Die Überlebenswahrscheinlichkeit für das kleinzellige Karzinom ist unabhängig vom pN-Stadium *(Abb. 119; Tabelle 155).* Drüsige Karzinome im Stadium pN_0 haben eine günstigere Prognose als im Stadium pN_1 und pN_2, wobei zwischen pN_1 und pN_2 keine Unterschiede bestehen *(Abb. 120; Tabelle 156).* Es ist anzunehmen, daß die Überlebenswahrscheinlichkeit beim großzelligen Karzinom stadiumabhängig ist.

Tabelle 152

Tumortyp (dermoid, kleinzellig, drüsig, großzellig) in Abhängigkeit vom Lymphknotenbefall (pN_0, pN_1, pN_2). Die Tabelle ist mit $p < 0{,}05$ signifikant (1972-1982; n = 762). Dermoide Karzinome gehören häufiger dem pN_0-Stadium an als erwartet, kleinzellige Karzinome häufiger dem pN_1- und pN_2-Stadium. Ähnlich wie die kleinzelligen verhalten sich die großzelligen Karzinome; die Beobachtungswerte für drüsige Karzinome entsprechen etwa den Erwartungswerten *(Ew)*

Tumortyp / N-regionäre Lymphknoten (pN)		dermoid	kleinzellig	drüsig	großzellig	Σ
pN_0	n	236	53	94	31	414
	Ew	227,6	60,3	89,1	36,9	
pN_1	n	127	36	45	18	226
	Ew	124,3	32,9	48,6	20,2	
pN_2	n	56	22	25	19	122
	Ew	67,1	17,8	26,3	10,9	
Σ		419	111	164	68	762

Tabelle 153

Tumortyp (dermoid, kleinzellig, drüsig, großzellig) in Abhängigkeit vom Durchmesser des Primärtumors (in cm: -2, -4, -6, > 6) und vom pN-Stadium (pN_0, pN_1, pN_2). Die Tafel ist mit $p < 0{,}001$ signifikant (1972-1982; n = 633). Werden für die einzelnen Durchmesser des Primärtumors *(gesondert)* die Abhängigkeiten zwischen Tumortyp und pN-Stadium getestet, so zeigt sich, daß lediglich für einen Primärtumordurchmesser -6 cm (5-6 cm) ein signifikanter Unterschied ($p < 0{,}05$) besteht. Hier sind es dermoide und kleinzellige Karzinome, welche (gegenläufig) hierfür verantwortlich zu machen sind. - In Ergänzung zu Tabelle 149 wird festgehalten, daß der signifikante Kontrast zwischen pN_0- und pN_2-Stadium auf dermoide und kleinzellige Karzinome zurückzuführen ist

Tumortyp		N-regionäre Lymphknoten (pN); Durchmesser Primärtumor [cm]												Σ
		−2			−4			−6			>6			
		pN_0	pN_1	pN_2	pN_0	pN_1	pN_2	pN_0	pN_1	pN_2	pN_0	pN_1	pN_2	
dermoid	n	22	14	5	62	40	19	65	33	14	49	23	13	359
	Ew	23,0	13,5	4,5	60,2	38,9	21,9	60,8	30,7	20,5	47,3	23,3	14,4	
Kleinzellig	n	4	1	2	16	9	8	17	12	8	11	7	3	98
	Ew	3,9	2,3	0,83	16,4	10,6	6,0	20,1	10,1	6,8	11,7	5,8	3,5	
drüsig	n	11	6	1	26	18	10	19	6	5	11	7	1	121
	Ew	10,1	5,9	2,0	26,9	17,3	9,8	16,3	8,2	5,5	10,6	5,2	3,2	
großzellig	n	4	3	0	6	4	3	6	3	9	8	2	7	55
	Ew	3,9	2,3	0,8	6,5	4,2	2,4	9,8	4,9	3,3	9,5	4,7	2,9	
Σ		41	24	8	110	71	40	107	54	36	79	39	24	633
p		0,6252			0,9466			0,0102			0,1084			

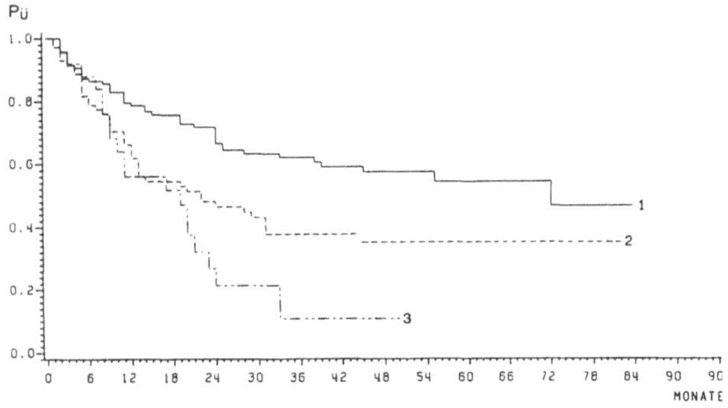

pN und Tumortyp: dermoides Karzinom	n	Überlebenswahrscheinlichkeit (multipliziert mit 100)		
		12	36	60 Monate
pN_0	131	78,69	61,94	54,32
pN_1	80	61,77	37,60	35,10
pN_2	31	56,00	10,74	
Σ	242			

Test	Gehan-Wilcoxon	Logrank
pN0/pN1/pN2:	$p<0{,}001$	$p<0{,}001$
pN//pN1:	$p<0{,}05$	$p<0{,}05$
pN_1/pN2:	$p>0{,}05$	$p>0{,}05$

Abb. 118; Tabelle 154
Überlebenswahrscheinlichkeiten (*PÜ*) für das dermoide Karzinom in Abhängigkeit vom Lymphknotenbefallstadium (pN_0: *1*; pN_1: *2*; pN_2: *3*). Die Unterschiede sind jeweils signifikant, für pN_1 gegenüber pN_2 lediglich für die späte Prognose (LogrankTest, $p<0{,}05$; 1977-1982). Für die frühe Prognose (bis zu 18 Monaten) ist beim dermoiden Karzinom nicht entscheidend, ob ein pN_1- oder pN_2-Stadium vorliegt - ein wichtiger Hinweis auf die Biologie dieses Tumortyps

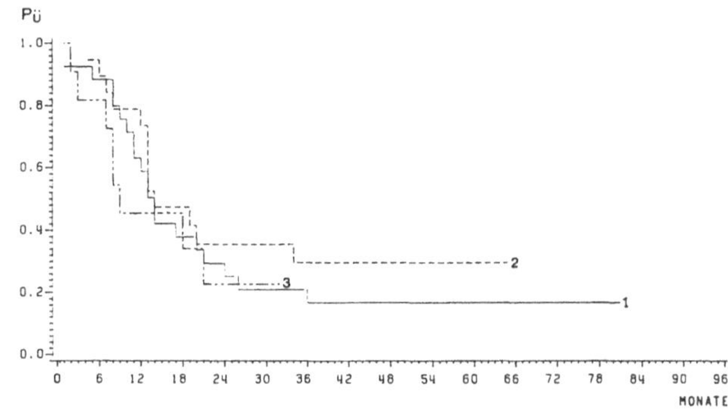

pN und Tumortyp: kleinzelliges Karzinom	n	Überlebenswahrscheinlichkeit (multipliziert mit 100)		
		12	36	60 Monate
pN_0	27	58,92	16,83	16,83
pN_1	19	73,68	29,60	29,60
pN_2	12	45,45		
Σ	58			

Test	Gehan-Wilcoxon	Logrank
pN0/pN1/pN2:	$p>0{,}05$	$p>0{,}05$

Abb. 119; Tabelle 155
Überlebenswahrscheinlichkeiten (*PÜ*) für kleinzellige Karzinome in Abhängigkeit vom Lymphknotenbefallstadium (pN_0: *1*; pN_1: *2*; pN_2: *3*). Die Unterschiede sind mit $p>0{,}05$ nicht signifikant (1977-1982; n=58). - Es erscheint nicht sinnvoll, kleinzellige Karzinome nach der TNM-Klassifikation (UICC) zu klassifizieren

Die geringe Zahl der Fälle läßt eine statistische Aussage nicht zu *(Abb. 121; Tabelle 157)*.

Zusammenfassend gilt, daß Tumortyp und N-Stadium korrelieren. Die positive Korrelation wird durch Überrepräsentation dermoider Karzinome im Stadium pN_0 und pN_1 bei einer Tumorgröße zwischen 5 und 6 cm hervorgerufen. Kleinere und größere Primärtumordurchmesser haben unter Berücksichtigung des Tumortyps keinen Einfluß auf die Überlebenswahrscheinlichkeit.

Die Überlebenswahrscheinlichkeiten sind bei dermoiden Karzinomen vom Lymphknotenbefallstadium (pN_0, pN_1, pN_2) abhängig, die Unterschiede zwischen pN_1 und pN_2 sind erst ab dem 18. Überlebensmonat deutlich. Die Prognose kleinzelliger Karzinome ist stadiumunabhängig. pN_1- und pN_2-Stadien drüsiger Karzinome sind signifikant ungünstiger als das pN_0-Stadium. Eine ähnliche Situation kann für das großzellige Karzinom angenommen werden.

Der Einfluß des Tumortyps (bei gleichem pN-Stadium) auf die Überlebenswahrscheinlichkeit zeigt

- große Differenzen zwischen dermoidem und kleinzelligem Karzinom im Stadium pN_0 *(Abb. 122; Tabelle 158)*;
- im Stadium pN_0 eine etwa gleiche Überlebenswahrscheinlichkeit für dermoide und drüsige Karzinome;
- die geringste Überlebenswahrscheinlichkeit für kleinzellige Karzinome;
- großzellige Karzinome etwa in einem mittleren Wahrscheinlichkeitsbereich (bei pN_0);
- ein Verwischen der Unterschiede im Stadium pN_1, lediglich das großzellige Karzinom hat eine ungünstige Prognose *(Abb. 123; Tabelle 159)*;
- für das dermoide, kleinzellige, drüsige Karzinom keine Unterschiede im Stadium pN_2; die geringste Fünfjahresüberlebenswahrscheinlichkeit kommt dem großzelligen Karzinom zu *(Abb. 124; Tabelle 160)*.

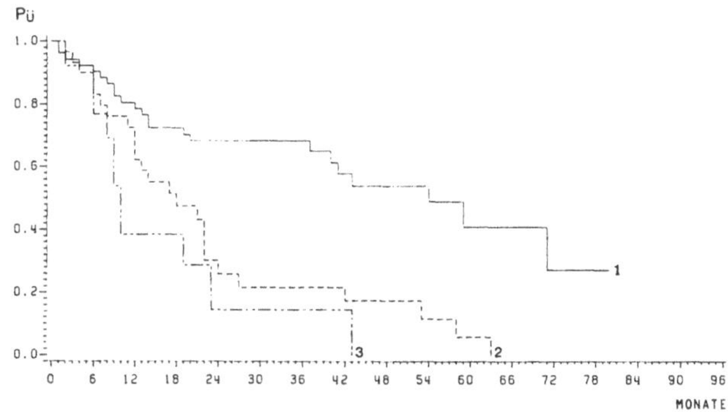

pN und Tumortyp: drüsiges Karzinom	n	Überlebenswahrscheinlichkeit (multipliziert mit 100)		
		12	36	60 Monate
pN_0	55	78,60	68,35	40,91
pN_1	33	62,30	21,60	5,76
pN_2	15	38,46	14,42	
Σ	103			

Test	Gehan-Wilcoxon	Logrank
pN0/pN1:	$p<0,001$	$p<0,001$

Abb. 120; Tabelle 156
Überlebenswahrscheinlichkeiten ($P_Ü$) für drüsige Karzinome in Abhängigkeit vom Lymphknotenbefallstadium (pN_0: *1*; pN_1: *2*; pN_2: *3*). Zwischen pN_0 und pN_1 besteht ein signifikanter Unterschied ($p<0,001$; 1977-1982; $n=103$). Zwischen pN_1 und pN_2 ist kein Unterschied nachweisbar. - Der Verlauf der Überlebenswahrscheinlichkeiten bei drüsigen Karzinomen ähnelt eher denen bei großzelligen als bei dermoiden (und noch weniger bei kleinzelligen) Karzinomen

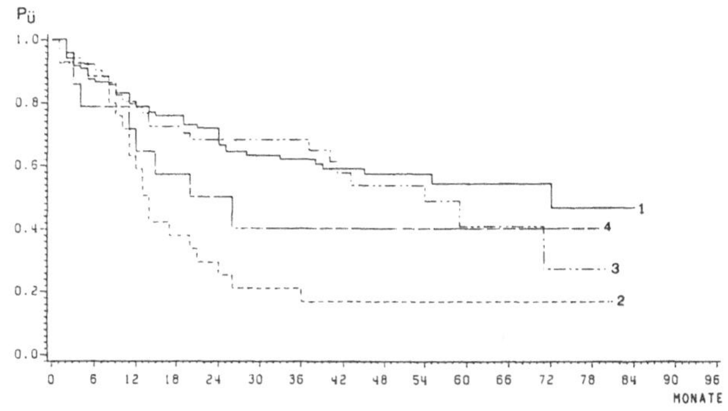

pN0 und Tumortyp	n	Überlebenswahrscheinlichkeit (multipliziert mit 100)		
		12	36	60 Monate
dermoid	131	78,96	61,94	54,32
kleinzellig	27	58,92	16,83	16,83
drüsig	55	78,60	68,35	40,91
großzellig	14	64,28	40,00	40,00
Σ	227			

Test	Gehan-Wilcoxon	Logrank
' dermoid/kleinzellig:	$p<0,001$	$p<0,001$
drüsig/kleinzellig:	$p<0,001$	$p<0,001$

Abb. 122; Tabelle 158
Überlebenswahrscheinlichkeiten ($P_Ü$) für verschiedene Tumortypen bei gleichem Lymphknotenbefallstadium: dermoide *(1)*, kleinzellige *(2)*, drüsige *(3)*, großzellige *(4)* Karzinome bei pN_0. Zwischen dermoiden und kleinzelligen Karzinomen besteht ebenso wie zwischen kleinzelligen und drüsigen ein signifikanter Unterschied ($p<0,001$; 1977-1982; $n=227$). Dermoide und drüsige Karzinome zeigen erst ab 5 Jahren Unterschiede (jedoch kleine Beobachtungszahl), kleinzellige und großzellige zeigen sehr früh (nach 12 Monaten) Differenzen. - Die Folgerung ist erlaubt, daß im Stadium pN_0 für jeden Tumortyp eine charakteristische Überlebenskurve angenommen werden kann

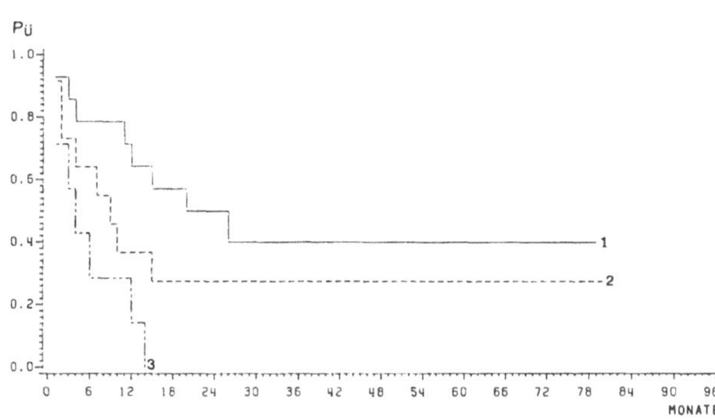

pN und Tumortyp: großzelliges Karzinom	n	Überlebenswahrscheinlichkeit (multipliziert mit 100)		
		12	36	60 Monate
pN_0	14	64,28	40,00	40,00
pN_1	12	36,66	27,50	27,50
pN_2	7	14,28		
Σ	33			

Test	
pN0/pN1/pN2:	Test nicht möglich

◁

Abb. 121; Tabelle 157
Überlebenswahrscheinlichkeiten ($P_Ü$) für großzellige Karzinome in Abhängigkeit vom Lymphknotenbefallstadium (pN_0: *1*; pN_1: *2*; pN_3: *3*). Wegen der geringen Fallzahl ($n=33$; 1977-1982) ist ein Test nicht möglich. Doch ist anzunehmen, daß Unterschiede bestehen - ein weiterer Hinweis darauf, nach morphologischen Differenzierungsmöglichkeiten zu fahnden, um großzellige Karzinome prognoserelevant klassifizieren zu können

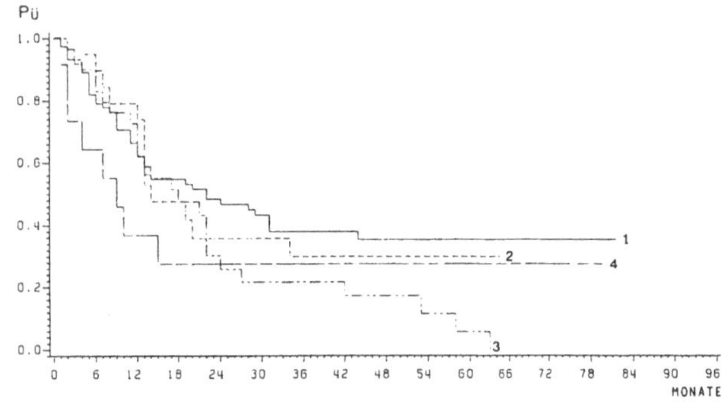

pN1 und Tumortyp	n	Überlebenswahrscheinlichkeit (multipliziert mit 100)		
		12	36	60 Monate
dermoid	80	61,77	37,60	35,10
kleinzellig	19	73,60	29,60	29,60
drüsig	33	62,30	21,60	5,76
großzellig	12	36,66	27,50	27,50
Σ	144			

Test	Gehan-Wilcoxon	Logrank
dermoid/kleinzellig/drüsig/ großzellig:	$p > 0{,}05$	$p > 0{,}05$

Abb. 123; Tabelle 159
Überlebenswahrscheinlichkeiten (*PÜ*) für verschiedene Tumortypen bei gleichem Lymphknotenbefallstadium (pN_1). Die Unterschiede zwischen dermoiden *(1)* und drüsigen *(3)* Karzinomen sind wegen der kleinen Fallzahl nicht signifikant. Kleinzellige *(2)* und großzellige *(4)* zeigen keine statistisch auffälligen Differenzen ($p > 0{,}05$; 1972–1982; $n = 144$)

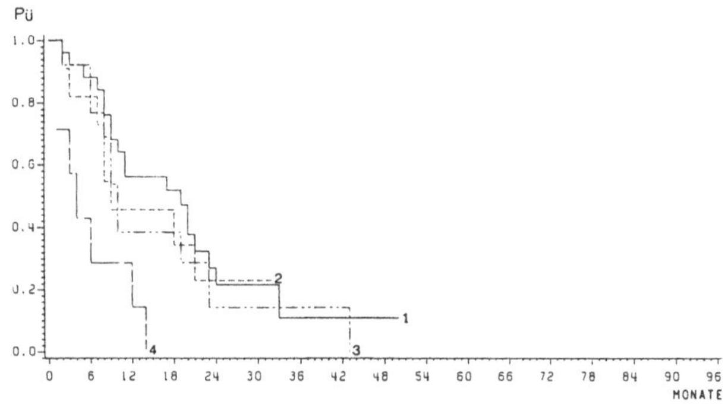

pN2 und Tumortyp	n	Überlebenswahrscheinlichkeit (multipliziert mit 100)		
		12	36	60 Monate
dermoid	31	56,00	10,74	
kleinzellig	12	45,45		
drüsig	15	38,46	14,42	
großzellig	7	14,28		
Σ	65			

Test	Gehan-Wilcoxin	Logrank
dermoid/kleinzellig/drüsig/ großzellig:	$p > 0{,}05$	$p > 0{,}05$

Abb. 124; Tabelle 160
Überlebenswahrscheinlichkeiten (*PÜ*) für verschiedene Tumortypen bei gleichem Lymphknotenbefallstadium (pN_2). Lediglich die großzelligen Karzinome *(4)* scheinen gegenüber den dermoiden *(1)*, den kleinzelligen *(2)* und den drüsigen *(3)* eine noch ungünstigere Prognose zu haben. Die Fallzahl ist mit $n = 65$ (1977–1982) für ein abschließendes Urteil zu klein. – Soviel ist festzuhalten: Die Prognose ist gegenüber Abb. 123 (pN_1) und Abb. 122 (pN_0) deutlich ungünstiger, Unterschiede zwischen den einzelnen Tumortypen sind kaum erkennbar

Mit zunehmendem Lymphknotenbefall verwischen sich die Unterschiede für die Überlebenswahrscheinlichkeiten der Tumortypen. Für das Befallstadium pN_1 und pN_2 scheint das großzellige Karzinom, für das Befallstadium pN_0 das kleinzellige die geringste Überlebenswahrscheinlichkeit zu haben.

Nach der TNM-Klassifikation werden peribronchiale (N_1) und mediastinale (N_2) Lymphknotenstationen unterschieden. Wird eine differenziertere Klassifikation zugrunde gelegt (Station I, II, III, IV), so ergeben sich zusätzliche Informationen (Tumortyp und -befall der jeweiligen Lymphknotenstation) nicht. Grund sind zu kleine Untersuchungsgruppen und offensichtlich auch der Umstand, daß der Befall regionärer Lymphknotenstationen eine starke Abhängigkeit von der Primärtumorlokalisation aufweist. Diese zusätzlich zu berücksichtigen, reicht die Fallzahl nicht aus.

Tabelle 161
Tumordifferenzierung (hoch, mittel, gering) und Befall der regionären Lymphknoten (pN_0, pN_1, pN_2). Die Tabelle ist mit $p < 0{,}05$ signifikant (1972–1982; $n = 766$). Hoch- und mitteldifferenzierte Lungenkarzinome sind es, welche häufiger als erwartet *(Ew)* im Stadium pN_0 beobachtet werden, geringdifferenzierte Karzinome werden häufiger im Stadium pN_2 gezählt

N-regionäre Lymphknoten (pN)		Differenzierung			Σ
		hoch	mittel	gering	
pN_0	n	51	131	235	417
	Ew	47,9	115,4	253,7	
pN_1	n	28	56	143	227
	Ew	26,1	62,8	138,1	
pN_2	n	9	25	88	122
	Ew	14,0	33,8	74,2	
Σ		88	212	466	766

E. Differenzierungsgrad des Primärtumors

Zwischen Lymphknotenbefallstadium und Differenzierungsgrad bestehen Kontraste *(Tabelle 161)*. Undifferenzierte Karzinome sind im Stadium pN_2 überrepräsentiert. Wird diese Aussage mit der Überlebenswahrscheinlichkeit verglichen *(Abb. 125; Tabelle 162)*, so zeigen sich Unterschiede zwischen hoch- und geringdifferenzierten sowie zwischen mittelgradig- und geringdifferenzierten Lungenkarzinomen. Die Unterschiede zwischen hoch- und mittelgradig differenzierten Karzinomen sind statistisch nicht zu sichern. Eine Differenzierung zwischen pN_0, pN_1 und pN_2 bestätigt diese Aussage *(Abb. 126-128; Tabellen 163-165)*: Hochdifferenzierte Karzinome scheinen im Stadium pN_0, pN_1 und pN_2 eine bessere Überlebenswahrscheinlichkeit aufzuweisen - auch wenn die Unterschiede nicht statistisch auffällig sind.

Es darf festgehalten werden: Das Befallstadium der Lymphknoten (pN_0, pN_1, pN_2) zeigt bezüglich des Differenzierungsgrades des Primärtumors eine statistisch signifikante Überrepräsentation geringdifferenzierter Karzinome in den Stadien pN_0, pN_1 und pN_2, letztere mit der geringsten Überlebenswahrscheinlichkeit. Hoch- und mittelgradig differenzierte Karzinome zeigen Unterschiede untereinander im Hinblick auf die Überlebenswahrscheinlichkeiten nicht. Der Differenzierungsgrad scheint einen - wenn auch gegenüber dem histologischen Typ des Primärtumors nur geringen und in diesem Untersuchungsgut nicht signifikanten - Einfluß auf das Lymphknotenbefallstadium zu haben. Die Interpretation wird durch die Art der Differenzen bestätigt, die zwischen pN_0, pN_1 und pN_2 bestehen, obwohl großzellige und kleinzellige Karzinome zu den geringdifferenzierten Tumoren gezählt werden.

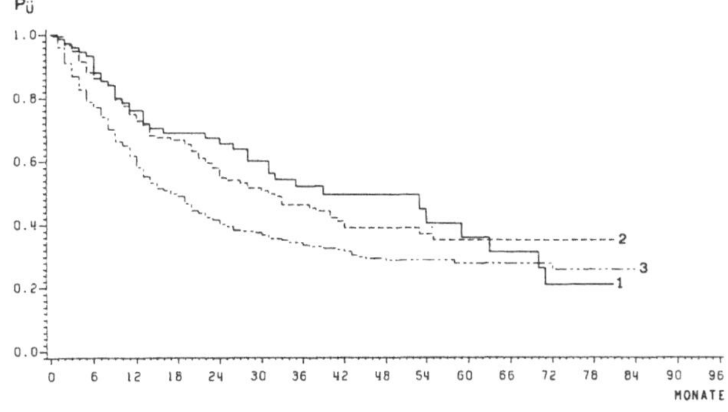

Variable Differenzierung des Primärtumors	n	Überlebenswahrscheinlichkeit (multipliziert mit 100)		
		12	36	60 Monate
hoch	79	76,00	52,20	35,96
mittel	167	72,79	46,25	35,11
gering	349	58,17	33,57	27,70
Σ	595			

Test	Gehan-Wilcoxon	Logrank
hoch/mittel/gering:	$p<0,05$	$p<0,05$
mittel/gering:	$p<0,01$	$p<0,01$

Abb. 125; Tabelle 162
Überlebenswahrscheinlichkeiten (*PÜ*) für hoch *(1)*, mittel *(2)* und gering *(3)* differenzierte Lungenkarzinome (n = 595; 1977-1982). Lediglich die Kurven zwischen mittel- und geringdifferenzierten Lungenkarzinomen sind verschieden ($p<0,01$). - Hoch- und mitteldifferenzierte Karzinome zeigen eine deutlich bessere Überlebenswahrscheinlichkeit als geringdifferenzierte Tumoren. Es stellt sich die Frage, ob dieser Effekt auf ein unterschiedliches Ausmaß des Lymphknotenbefalls zurückzuführen ist

F. Lokalisation des Primärtumors

Peripher gelegene Lungenkarzinome scheinen (wenn auch nicht signifikant) bessere Fünfjahresüberlebenswahrscheinlichkeiten zu haben als zentral gelegene Tumoren (LARSSON 1976, n = 859). In LARSSONS Untersuchungsgut beträgt die Fünfjahresüberlebenswahrscheinlichkeit für periphere Lungenkarzinome 29,2%, für zentral gelegene 33,1% (Unterschied nicht signifikant). Indessen ist in seinem Untersuchungsgut der Test zwischen metastatischem Befall homolateraler Lymphknoten (ohne Befall der kontralateralen Seite) gegenüber dem Befall auch der kontralateralen Seite signifikant günstiger ($p<0,05$). LARSSON folgert daraus, daß auch Patienten mit noch kleinen peripheren Tumoren eine hohe Rate regionärer Lymphknotenmetastasen aufweisen.

PAULSON u. REISCH (1976; n = 915) teilen mit, daß bei peripher gelegenen Lungenkarzinomen in 68% der Fälle das Lymphknotenbefallstadium pN_0 vorgefunden wird, gegenüber 53% bei zentral gelegenen Lungenkarzinomen. Ein jetzt nachträglich durchgeführter Test zeigt, daß dieser Unterschied signifikant ist ($p<0,01$).

Die Frage bleibt offen, ob peripher gelegene Lungenkarzinome eine größere Fünfjahresüberlebenswahrscheinlichkeit aufweisen als zentralgelegene. Zu berücksichtigen ist, daß neben tumoreigenen Charakteristika praktisch-chirurgische Erfordernisse (mit einem nur relativ geringeren Anteil parenchymsparender Resektionseingriffe beim zentral gelegenen Lungenkarzinom) eine entscheidende Rolle spielen können.

In diesem Untersuchungsgut zeigt sich, daß zentral gelegene Lungenkarzinome *(Tabelle 166)* im Stadium pN_0 seltener als erwartet beobachtet werden im Gegensatz zu peripher gelegenen, bei denen das Sta-

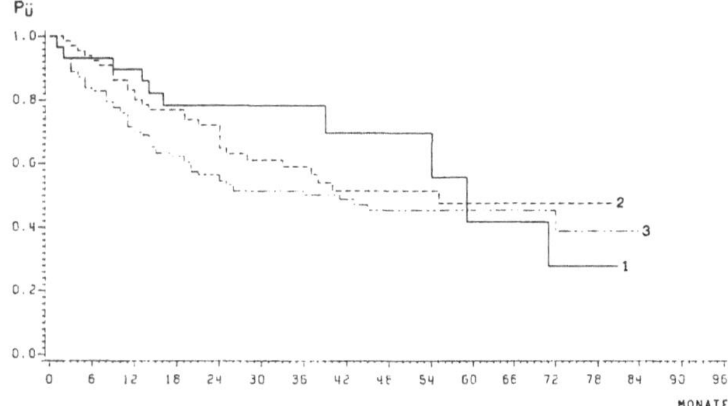

pN 0 und Differenzierung des Primärtumors	n	Überlebenswahrscheinlichkeit (multipliziert mit 100)		
		12	36	60 Monate
hoch	33	89,65	78,24	41,73
mittel	74	80,09	59,00	47,44
gering	124	69,86	50,25	45,45
Σ	231			
Test hoch/mittel/gering:		Test nicht möglich		

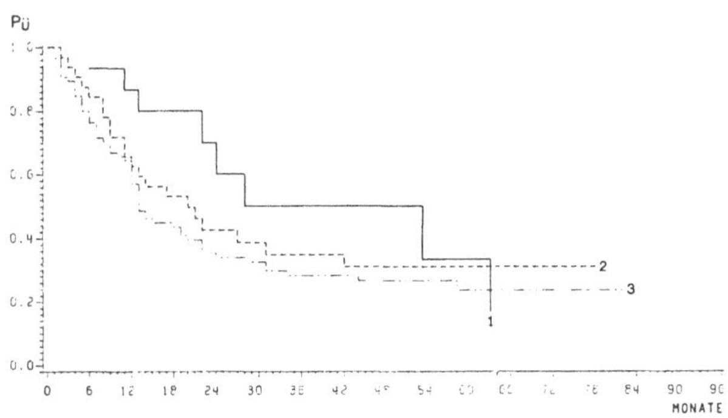

pN 1 und Differenzierung des Primärtumors	n	Überlebenswahrscheinlichkeit (multipliziert mit 100)		
		12	36	60 Monate
hoch	15	86,66	50,00	33,33
mittel	34	62,50	34,77	30,90
gering	96	57,15	28,23	23,70
Σ	145			
Test hoch/mittel/gering:		Test nicht möglich		

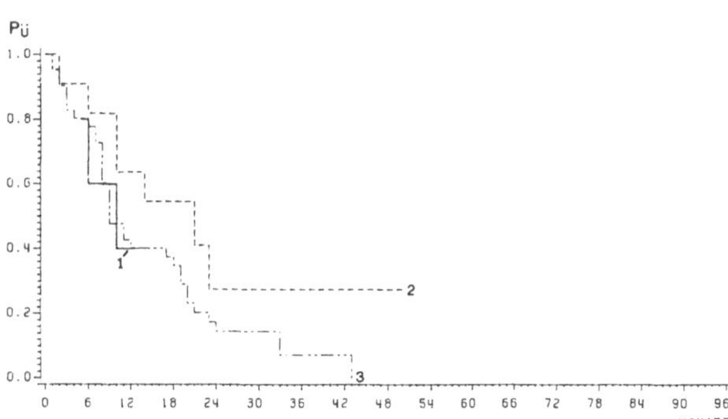

pN 2 und Differenzierung des Primärtumors	n	Überlebenswahrscheinlichkeit (multipliziert mit 100)		
		12	36	60 Monate
hoch	5	40,00		
mittel	14	63,63	27,27	
gering	46	40,14	7,24	
Σ	65			
Test hoch/mittel/gering:		Test nicht möglich		

***Abb. 126** (oben), **127** (Mitte), **128** (unten)*
***Tabelle 163** (oben), **164** (Mitte), **165** (unten)*
Überlebenswahrscheinlichkeiten ($P_Ü$) in Abhängigkeit von der Differenzierung des Primärtumors: hoch *(1)*, mittel *(2)*, gering *(3)*. Aus den Tabellen 163-165 ist ersichtlich, daß die Fallzahl für hochdiffe renzierte Karzinome mit n = 33, n = 15, n = 5 zu gering ist, um eine statistische Aussage zu ermöglichen (1977-1982). Obwohl aus formalen Gründen ein Test nicht durchgeführt werden kann, ist auffällig, daß für mittelgradig und geringgradig differenzierte Karzinome im Stadium pN_0, pN_1 und pN_2 deutliche und durchgehende Unterschiede bestehen (jeweils zwischen den Kurven *2* und *3*). - Somit scheint dem Differenzierungsgrad des Lungenkarzinoms auch eine gewisse (wenn auch deutlich geringere) Bedeutung zuzukommen, ähnlich wie dem histologischen Typ. Einschränkend muß berücksichtigt werden, daß großzellige und kleinzellige Karzinome in der Klasse „geringdifferenziert" enthalten sind

dium pN_0 häufiger als erwartet gezählt wird. In entsprechender Weise ungünstiger sind die Befallsstadien pN_1 und pN_2 für das zentral gelegene Lungenkarzinom. Der Unterschied ist signifikant ($p < 0{,}001$).

Ein gleichlautendes Ergebnis ergibt sich, wenn mit der Lokalisation zentral bzw. peripher gelegener Lungentumoren das Tumorausbreitungsstadium Berücksichtigung findet *(Tabelle 167)*. Zentral gelegene Tumoren gehören seltener dem Stadium I, peripher gelegene Tumoren seltener dem Stadium II und III an als erwartet. Mit zunehmendem Befallstadium (besonders Stadium IV) verwischen sich die Unterschiede ($p < 0{,}001$).

Die Frage, wie sich die Überlebenswahrscheinlichkeit für zentral gelegene und peripher gelegene Lungenkarzinome unter Berücksichtigung von pN_0, pN_1 und pN_2 verhält, wird in den folgenden Graphiken beantwortet *(Abb. 129–131; Tabellen 168–170)*. Zentral und peripher gelegene Lungenkarzinome haben im Stadium pN_0 eine annähernd gleiche Überlebenswahrscheinlichkeit *(Präp. 129; Tabelle 168)*. Im Stadium pN_1 *(Abb. 130; Tabelle 169)* zeigen peripher gelegene Karzinome eine deutlich (wenn auch nicht signifikant) größere Überlebenswahrscheinlichkeit. Es wird davon ausgegangen, daß bei entsprechend höherer Beobachtungszahl dieser Befund als Charakteristikum der günstigeren Prognose peripher gelegener Lungenkarzinome anzusehen ist. Im Stadium pN_2 (Abb. 131; *Tabelle 170*) ergeben sich keine wesentlichen Unterschiede.

Wird die Überlebenswahrscheinlichkeit als Gradmesser für die klinische Bedeutung des Befundes „zentral gelegenes Lungenkarzinom" gegenüber „peripher gelegenes Lungenkarzinom" gewertet, so zeigt sich, daß andeutungsweise im Stadium pN_0 und (deutlicher) im Stadium pN_1 für peripher gelegene Lungenkarzinome eine günstigere Prognose anzunehmen ist. Die Unterschiede verwischen sich im Stadium pN_2. Zudem gehören zentral gelegene Lungenkarzinome seltener den niedrigeren Befallstadien (I) bzw. dem noch regionär begrenzten Ausbreitungstyp (pN_0) an.

Das Ergebnis wird von vielen Komponenten bestimmt. Zentral gelegene Lungenkarzinome sind häufiger dermoide, peripher gelegene häufiger drüsige Karzinome. Erstere haben gegenüber letzteren

Tabelle 166

Abhängigkeit der Lokalisation des Primärtumors (zentral, peripher) vom Ausmaß des Befalls regionärer Lymphknoten (1977–1982; n = 319). Die Tabelle ist mit p < 0,001 signifikant. Zentral gelegene Tumoren zeigen häufiger einen ausgedehnteren Befall der Lymphknoten als peripher gelegene Karzinome. – Somit gilt, daß peripher gelegene Lungenkarzinome über einen längeren Zeitraum örtlich begrenzt bleiben. Dies ist wohl überwiegend ein Effekt der „längeren Metastasierungswege". Da periphere Lungenkarzinome häufiger als drüsige Karzinome anzutreffen sind, diese aber häufiger bzw. „eher" Lymphknotenmetastasen setzen, scheint eine Auswirkung eher in gegenläufiger Richtung möglich

Lokalisation des Primärtumors	N-regionäre Lymphknoten (pN)						Σ
	pN 0		pN 1		pN 2		
	n	Ew	n	Ew	n	Ew	
zentral	78	94,7	80	68,5	32	26,8	190
peripher	81	64,3	35	46,5	13	18,2	129
	159		115		45		319

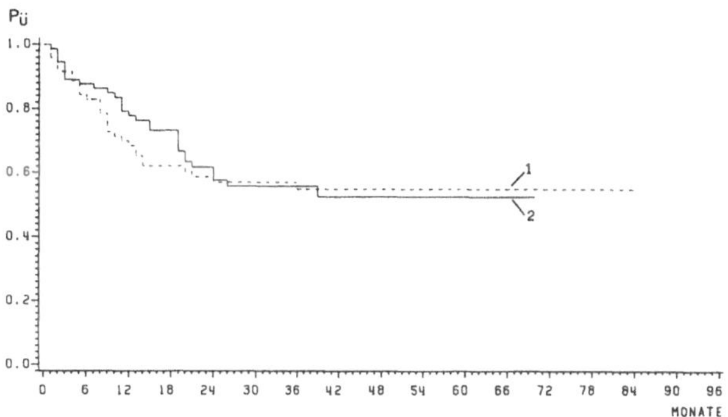

pN 0 und Lokalisation des Primärtumors	n	Überlebenswahrscheinlichkeit (multipliziert mit 100)		
		12	36	60 Monate
zentral	76	68,36	54,86	54,86
peripher	78	77,81	55,76	52,48
Σ	154			

Test zentral/peripher:	Gehan-Wilcoxon p = 0,4545	Logrank p = 0,7431

Abb. 129; Tabelle 168

Überlebenswahrscheinlichkeiten für ($P_Ü$) zentrale und periphere Lungenkarzinome im Stadium pN_0 (1977–1982; n = 154). Peripher *(2)* gelegene Lungenkarzinome haben zwischen dem 6. und dem 24. Monat eine geringfügig bessere Überlebenswahrscheinlichkeit als zentrale *(1)* Tumoren – die Kurven sind statistisch nicht verschieden (p > 0,05)

Tabelle 167

Lokalisation des Primärtumors (zentral, peripher) und Stadium (nach der UICC: I, II, III, IV). Die Tabelle ist mit p < 0,001 statistisch auffällig: Zentral gelegene Lungenkarzinome gehören seltener als erwartet *(Ew)* dem Stadium II an (1977–1982; n = 423). Das Ergebnis entspricht Tabelle 166

Lokalisation des Primärtumors	Stadium (UICC)								Σ
	I		II		III		IV		
	n	Ew	n	Ew	n	Ew	n	Ew	
zentral	45	65,0	41	32,2	155	143,3	16	16,4	257
peripher	62	42,0	12	20,8	81	92,6	11	10,6	166
Σ	107		53		236		27		423

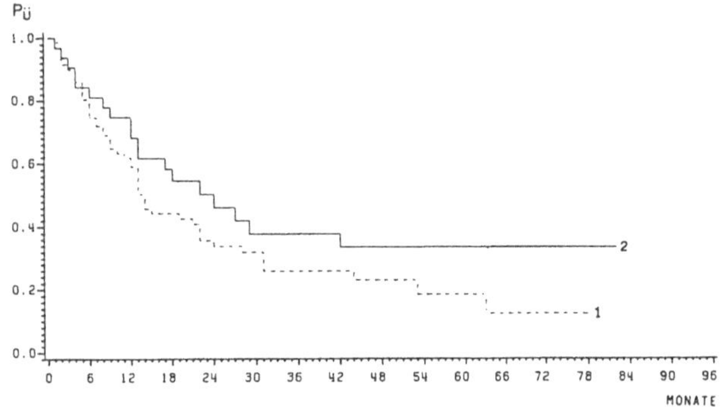

pN 1 und Lokalisation des Primärtumors	n	Überlebenswahrscheinlichkeit (multipliziert mit 100)		
		12	36	60 Monate
zentral	79	58,97	26,01	18,50
peripher	35	68,14	37,79	33,59
Σ	114			
Test zentral/peripher:		Gehan-Wilcoxon p = 0,2507		Logrank p = 0,1827

Abb. 130; Tabelle 169
Überlebenswahrscheinlichkeiten ($P_Ü$) für zentrale *(1)* und periphere *(2)* Lungenkarzinome im Stadium pN_1. Die Überlebenskurven differieren, die Unterschiede sind statistisch nicht auffällig ($p > 0{,}05$; 1977–1982). Grund scheint die geringe Fallzahl von n = 114 (bei 35 peripheren Lungenkarzinomen in dieser Übersicht) zu sein

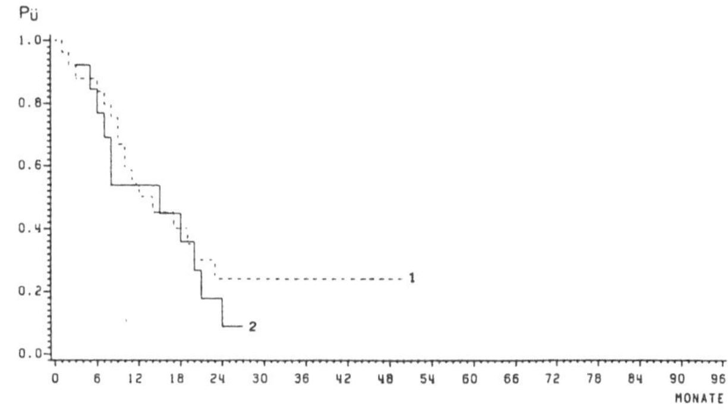

pN 2 und Lokalisation des Primärtumors	n	Überlebenswahrscheinlichkeit (multipliziert mit 100)		
		12	36	60 Monate
zentral	32	50,24	24,11	
peripher	13	53,84		
Σ	45			
Test zentral/peripher:		Gehan-Wilcoxon p = 0,6920		Logrank p = 0,5589

Abb. 131; Tabelle 170
Überlebenswahrscheinlichkeiten für ($P_Ü$) zentrale *(1)* und periphere *(2)* Lokalisation des Primärtumors im Stadium pN_2 (n = 45; 1977–1982). Die Kurvenverläufe sind nahezu identisch; es liegen monomorphe Endstadien vor

(in diesem Untersuchungsgut) eine signifikant günstigere Prognose. Dermoide Karzinome haben auch bei noch größerem Primärtumordurchmesser eine günstigere Prognose als drüsige. Dies scheint (zusätzlich zu den in unterschiedlicher Weise durchgeführten Operationstechniken) der Grund für den „Rest" zu sein, daß andeutungsweise bei pN_0 und deutlicher bei pN_1 peripher gelegene Lungenkarzinome eine günstigere Prognose aufweisen.

G. Art des Resektats

Das taktische operative Vorgehen richtet sich v.a. nach dem Stadium der Tumorausbreitung. Dieses wiederum wird bestimmt vom Sitz des Primärtumors und (hier wiederum stadiumabhängig) von der histologischen Differenzierung. Ziel des Operateurs ist es, unter dem Gebot zureichender Radikalität parenchymsparend so vorzugehen, daß die funktionellen Gegebenheiten in möglichst großem Maße erhalten bleiben bzw. möglichst wenig beeinträchtigt werden. Es stellt sich die Frage, ob für die einzelnen Lappen (gezählt werden die solitären Resektate; nicht gezählt werden kleinere Resektionspräparate bzw. größere Resektate unter Mitnahme des entsprechenden Lappens) unterschiedliche Prognosen anzunehmen sind. Die Frage zielt darauf, ob hinsichtlich der Überlebenswahrscheinlichkeit außer tumorabhängigen Charakteristika auch andere Einflußfaktoren berücksichtigt werden müssen.

Gezählt werden solitäre Lappenresektate, folglich werden die Beobachtungsgruppen recht klein *(Abb. 132–135; Tabellen 171–174)*. Die Überlebenswahrscheinlichkeiten sind (Beispiel: Oberlappen links) zwischen pN_0 einerseits und pN_1/pN_2 andererseits signifikant verschieden ($p < 0{,}05$). Dies gilt für die Lappenresektate auch anderer Lokalisationen (Mittellappenresektat rechts wurde wegen nur 34 Fällen nicht berechnet). Werden die Unterlappenresektate mit den Oberlappenresektaten verglichen, so scheinen die Oberlappenresektate eine günstigere Prognose aufzuweisen. Dies wird mit den häufigeren lungenperipher gelegenen Karzinomen in den Oberlappen in Zusammenhang gebracht (Unterschied mit $p > 0{,}05$ nicht signifikant).

Parenchymsparende Resektionsverfahren (hier: Lobektomie) zeigen für die einzelnen Lappenresektate keine statistisch sicherbaren Unterschiede bezüglich der Überlebenswahrscheinlichkeiten. Die

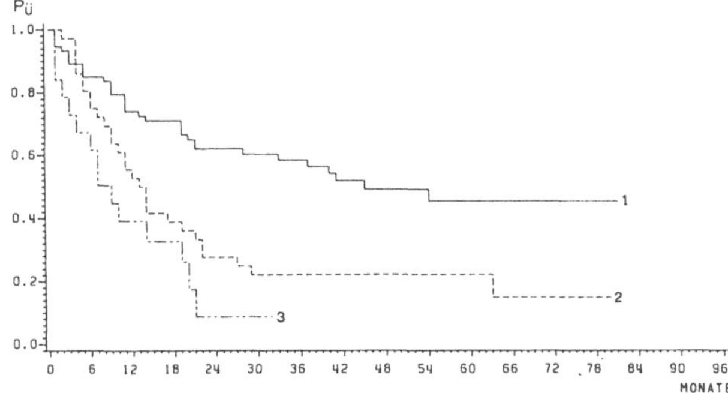

pN und Oberlappenresektat rechts	n	Überlebenswahrscheinlichkeit (multipliziert mit 100)		
		12	36	60 Monate
pN_0	78	74,08	58,48	45,41
pN_1	40	52,77	22,22	22,22
pN_2	20	39,29		
Σ	138			
Test		Gehan-Wilcoxon		Logrank
pN0/pN1/pN2:		$p<0{,}001$		$p<0{,}001$
pN0/pN1:		$p<0{,}001$		$p<0{,}001$
pN1/pN2:		$p=0{,}0911$		$p=0{,}1312$

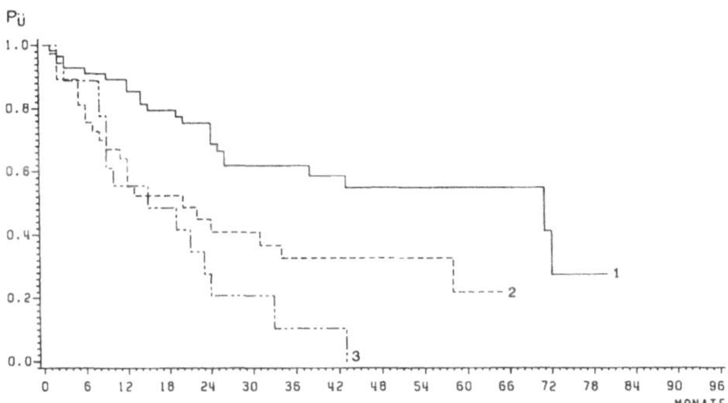

pN und Oberlappenresektat links	n	Überlebenswahrscheinlichkeit (multipliziert mit 100)		
		12	36	60 Monate
pN_0	59	85,54	61,90	54,98
pN_1	41	55,41	32,72	21,87
pN_2	20	55,55	10,41	
Σ	120			
Test		Gehan-Wilcoxon		Logrank
pN0/pN1:		$p=0{,}0038$		$p=0{,}0046$

***Abb. 132** (oben), **133** (unten)*
***Tabelle 171** (oben), **172** (unten)*
Überlebenswahrscheinlichkeiten ($P_Ü$) für das Oberlappenresektat rechts (Abb. 132, Tabelle 171) und das Oberlappenresektat links (Abb. 133, Tabelle 172). Die Oberlappenresektate werden in Abhängigkeit vom Tumorbefallsstadium der Lymphknoten betrachtet (*1*: pN_0, *2*: pN_1, *3*: pN_2). Für die Oberlappenresektate (rechts, links) sind die Kontraste bezüglich der Überlebenswahrscheinlichkeiten bei pN_0/pN_1 unterschiedlich (rechts: $p<0{,}001$; links: $p<0{,}05$; 1977-1982). Zwischen pN_1 und pN_2 bestehen beiderseits offensichtlich Unterschiede (Tabellen 171, 172), die sich jedoch nicht sichern lassen. - Insgesamt besteht für Oberlappenresektate (beidseits) eine Abhängigkeit der Überlebenswahrscheinlichkeit in Abhängigkeit vom pN-Stadium

Unterschiede beziehen sich auf das Ausmaß des Lymphknotenbefalls (pN_0, pN_1, pN_2) und sind für die einzelnen Lappenlokalisationen ungefähr gleich. Sitz des Primärtumors im Oberlappen scheint gegenüber dem Unterlappen mit einer etwas günstigeren (nicht signifikanten) Prognose auch bezüglich des operativen Vorgehens verbunden zu sein. Die Erklärung wird in dem häufigeren Sitz lungenperipherer Karzinome in den Oberlappen (hier insbesondere die sog. Narbenkarzinome) begründet.
Für den Operateur ergeben sich wichtige Schlußfolgerungen. Ein präoperatives Staging ist für Tumorlokalisationen in den Oberlappen wichtig und sinnvoll - das Ausmaß der befallenen Lymphknotenstationen (pN_0, pN_1, pN_2) bestimmt die Überlebenswahrscheinlichkeit. Für die Tumorlokalisation in den Unterlappen sollten zusätzlich allgemeinere Kriterien der Operabilität berücksichtigt werden: Die postoperative Prognose scheint nicht allein vom pN-Status (pN_0, pN_1, pN_2) abhängig zu sein.

H. Lymphknotenstationen

Abweichend von der Kategorie „N" des TNM-Systemes werden nicht 9 (einschließlich vorderes Mediastinum), sondern 13 verschiedene Lokalisationen definiert *(Tabelle 175)*. In der Praxis hat sich herausgestellt, daß die Unterscheidung von intersegmentären und intralobären Lymphknoten nur schwer durchführbar ist. Sie werden in diesem Untersuchungsgut (ebenso wie innerhalb der TNM-Klassifikation) zusammengefaßt.
Die Beobachtung, daß sich die Überlebenswahrscheinlichkeiten zwischen dem Befallstadium pN_0 und pN_1 signifikant verringern und (in allen Studien gleichlautend) große Differenzen aufweisen, hat zu der Frage geführt, ob nicht die hilären Lymphknotengruppen gesondert (möglicherweise zusätzlich gegliedert) bewertet werden sollen. Es werden als hiläre Lymphknotengruppen unterschieden *(Tabelle 175)*:

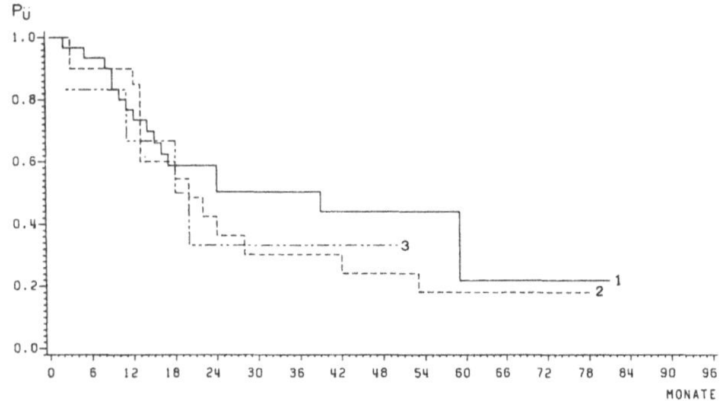

pN und Unterlappenresektat rechts	n	Überlebenswahrscheinlichkeit (multipliziert mit 100)		
		12	36	60 Monate
pN_0	36	73,41	50,34	22,02
pN_1	21	85,00	30,30	18,18
pN_2	6	66,66	33,33	
Σ	63			
Test pN0/pN1/pN2:		Test nicht möglich		

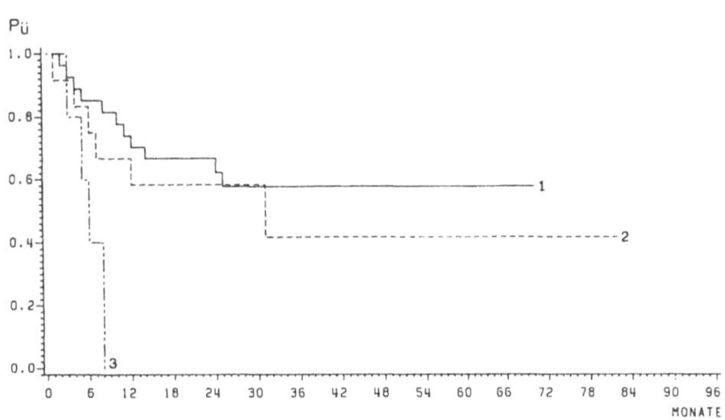

pN und Unterlappenresektat links	n	Überlebenswahrscheinlichkeit (multipliziert mit 100)		
		12	36	60 Monate
pN_0	29	70,37	57,77	57,77
pN_1	14	58,33	41,66	41,66
pN_2	6	-	-	-
Σ	49			
Test pN0/pN1/pN2:		Test nicht möglich		

***Abb. 134** (oben), **135** (unten)*
***Tabelle 173** (oben), **174** (unten)*
Überlebenswahrscheinlichkeiten ($P_Ü$) für Unterlappenresektate (rechts: Abb. 134, Tabelle 173; links: Abb. 135, Tabelle 174) in Abhängigkeit vom Lymphknotenbefallstadium; *1*: pN_0, *2*: pN_1, *3*: pN_2. Die geringe Fallzahl mit n = 63 (Tabelle 173) bzw. n = 49 (Tabelle 174) macht eine abschließende Beurteilung nicht möglich (1977-1982). Dennoch ist festzuhalten, daß sich für das rechte Unterlappenresektat Kontraste nach dem Ausmaß des Lymphknotenbefallstadiums nicht abzeichnen (Abb. 134). Auffällig die besonders ungünstige Prognose für pN_2-Patienten (n = 6) mit Unterlappenresektat links

- hilär, proximal;
- hilär, A. pulmonalis;
- hilär, Hauptbronchus.

Die beiden Stationen I und II gehören der N- bzw. pN-Kategorie pN_1 an. In der Kategorie pN_2 werden die tracheobronchialen und die Bifurkationslymphknoten gesondert betrachtet, sie werden als Station III bezeichnet. Die restlichen Regionen werden zu der Station IV zusammengefaßt.

Die 6 · 14-Tafel wird getestet und ergibt hochsignifikante ($p < 0{,}0001$) Kontraste. In der Tat ist einleuchtend, daß der Lymphknotenbefall unter Berücksichtigung der Region jeweils mit dem tumorös befallenen Lappen (gezählt wurden solitäre Lappenresektate) in Beziehung steht. Die auffallend große Rubrik „Sonstige" kommt dadurch zustande, daß Resektionspräparate von mehr als einem Lungenlappen bzw. weniger als einem Lungenlappen zusammengefaßt werden (bei der Einsendung zusammengefaßte Lymphknotenregionen, was aus technischen oder organisatorischen Gründen hin und wieder erfolgt).

Aus *Tabelle 175* werden zwei lineare Kontraste gefiltert.

Zunächst ist die Frage von Interesse, ob zwischen Station I und Station II (unabhängig vom jeweiligen Lappenresektat) ein Unterschied besteht, der die Aussage zuließe, daß die gesonderte Aufführung hilärer Lymphknoten sinnvoll ist. Der Test *(Tabelle 176)* ergibt einen hochsignifikanten Kontrast ($p < 0{,}001$). Der Kontrast bedeutet, daß die Station I seltener als erwartet tumorös befallen ist, im Gegensatz zu Station II. Werden in einem formal gleichen Kontrast die Stationen V gegen III getestet, so ergibt sich ein gleichlautender Befund *(Tabelle 177)*. Station III ist häufiger befallen als Station IV. Der Kontrast ist (einseitig) signifikant ($p < 0{,}05$).

Es ist hervorzuheben, daß zwischen den beiden linearen Kontrasten Unterschiede bestehen, die zu diskutieren sind. Der Kontrast von Station I gegen Station II hat erbracht, daß die offensichtlich proximal gelegenere Station seltener als erwartet befallen wird - bei Station III und Station IV ist dies in umgekehrter Weise hervorgetreten. Station III wird häufiger tumorös befallen als die Station IV. Der

Tabelle 175

Die für die Heidelberger Studie (1972–1982) differenzierten Lymphknotenregionen. Unterschieden werden 14 Regionen, wobei die intersegmentäre und intralobäre Region noch im Laufe der Studie zusammengefaßt werden (aus präparatorischen Gründen ist die Unterscheidung sehr schwierig). Die Regionen werden zu Stationen zusammengefaßt (I, II, III, IV). Die Ziffern der regionalen Lymphknoten (intrathorakal) der UICC (1979, 1985) sind angegeben als (1)-(8), (). pN_1 und pN_2 bezeichnet die TNM-Kategorie „N" (UICC). – Lymphknoten der entnommenen Regionen werden nach Art des Lappenresektats gegliedert (Oberlappen, Mittellappen, Unterlappen; rechts, links). – Die Rubrik „Sonstige" ist mit einem Gesamtanteil von 22,2% umfangreich. Die Gründe liegen darin, daß nur Lappenresektate (und nicht Teilresektate) gezählt werden; ist mehr als ein Lappen reseziert worden, wird auch dieses Resektionspräparat (z.B. Exstirpation einer ganzen Lunge) unter „Sonstige" gezählt. In gleicher Weise wird für die Lymphknotenregionen verfahren, denn oftmals werden mehrere Lymphknotenregionen zusammengefaßt (in einem Transportgefäß) übersandt. Meist liegen operationstechnisch-anatomische Gründe vor, manchmal sind es organisatorische Gründe. Auch in allen diesen Fällen erfolgt die Rubrifizierung unter „Sonstige". – Für die Lappen werden die Lymphknoten gegliedert nach Tumorbefall (+), tumorfrei (–) und dem relativen Anteil der tumorfreien Lymphknoten an den Gesamtlymphknoten (%). – Die Tabelle ist mit p < 0,001 signifikant

Kategorie TNM		Station	Region	Oberlappen links			Unterlappen links			Oberlappen rechts			Mittellappen rechts			Unterlappen rechts			Sonstige			Gesamt		
				+	–	[%]	+	–	[%]	+	–	[%]	+	–	[%]	+	–	[%]	+	–	[%]	+	–	[%]
pN_1	(1)	I	intersegmentär, intralobär	185	73	(28,3)	68	16	(19,0)	222	81	(26,7)	23	31	(57,4)	71	32	(31,1)	372	100	(21,2)	941	333	(26,1)
	(2)		interlobär	84	37	(30,6)	34	23	(40,4)	77	41	(34,7)	14	9	(39,1)	21	26	(55,3)	201	62	(23,6)	431	198	(30,3)
	(3)	II	hilär, proximal	53	21	(28,4)	20	15	(42,9)	69	22	(24,2)	9	7	(43,8)	37	8	(17,8)	498	102	(17,0)	686	175	(20,3)
			hilär, A. pulmonalis	44	9	(17,0)	51	3	(5,6)	40	5	(11,1)	6	1	(14,3)	14	7	(33,3)	141	46	(24,6)	296	71	(19,3)
			hilär, Hauptbronchus	70	13	(15,7)	21	0	(0)	49	4	(7,5)	11	1	(8,3)	34	2	(5,6)	149	43	(21,8)	334	63	(15,9)
pN_2	(4)	III	tracheobronchial	18	6	(25,0)	3	0	(0)	42	9	(17,6)	9	0	(0)	8	10	(55,6)	55	13	(19,1)	135	38	(22,0)
			Bifurkation	72	9	(11,1)	6	4	(40,0)	115	20	(14,8)	11	3	(21,4)	56	6	(9,7)	188	51	(21,3)	448	93	(17,2)
	(5)	IV	paratracheal	36	2	(5,3)	6	0	(0)	50	19	(27,5)	24	3	(11,1)	15	0	(0)	105	21	(16,7)	236	45	(16,0)
	(6)		subaortal	42	20	(32,3)	14	4	(22,2)	10	4	(28,6)	2	0	(0)	0	0	(0)	41	19	(31,7)	109	47	(30,1)
			paraaortal	41	10	(19,6)	0	0	(0)	12	1	(7,7)	0	0	(0)	1	0	(0)	111	15	(11,9)	165	26	(13,6)
	(7)		paraösophageal	8	3	(27,3)	14	8	(36,4)	26	10	(27,8)	18	3	(14,3)	24	1	(4,0)	105	21	(16,7)	195	46	(19,1)
	(8)		ligamentär	11	4	(26,7)	7	0	(0)	0	0	(0)	2	0	(0)	8	0	(0)	36	2	(5,3)	64	6	(8,3)
	( )		vorderes Mediastinum	31	7	(18,4)	7	2	(22,2)	20	11	(35,5)	6	8	(57,1)	10	3	(23,0)	211	70	(24,9)	285	101	(26,2)
			Sonstige	355	67	(15,9)	123	61	(33,1)	433	104	(19,4)	31	16	(34,0)	173	14	(7,5)	471	180	(27,6)	1586	442	(21,8)
			Σ Gesamt	1050	281	(21,1)	374	136	(26,7)	1165	331	(22,1)	166	82	(33,1)	472	109	(17,8)	2684	745	(21,7)	5911	1684	(22,2)
																						7595		(100)

Tabelle 176
Linearer Kontrast aus Tabelle 175: Besteht zwischen Station I und Station II bezüglich des Tumorbefalls der Lymphknoten ein statistisch zu sichernder Unterschied? Die Tabelle ist mit $p < 0{,}001$ signifikant. - Folgerung: Es ist sinnvoll, die Station I von der Station II gesondert zu betrachten. Mit anderen Worten: Die hilären sollten nicht unter die peribronchialen Lymphknoten (wie von der UICC 1979, 1985 vorgeschlagen) subsumiert werden; sie stellen eine eigene Befallsregion dar

Station	Tumorbefall				Σ
	+		–		
	n	Ew	n	Ew	
I	941	991,9	333	282,1	1274
II	1316	1265,1	309	359,9	1625
Σ	2257		642		2899

Tabelle 177
Linearer Kontrast aus Tabelle 175 (vgl. Tabelle 176): Vergleich der Stationen III und IV in Abhängikeit vom Tumorbefall. Die Tabelle ist mit $p < 0{,}05$ (einseitig) signifikant. - Schlußfolgerung: Tracheobronchiale und Bifurkationslymphknoten sind hinsichtlich des Tumorbefalls als eigene Lokalisation (gegenüber Station IV) aufzufassen

Station	Tumorbefall				Σ
	+		–		
	n	Ew	n	Ew	
III	583	565,8	131	148,2	714
IV	2640	2657,2	713	695,8	3353
Σ	3223		844		4067

Widerspruch scheint bei den gegebenen Ausbreitungsverhältnissen des Primärtumors in den einzelnen Lungenlappen und insbesondere angesichts der stark variierenden Lymphdrainage ein nur scheinbarer zu sein. Es ist eine häufige Beobachtung des begutachtenden Pathologen, daß intersegmentäre und auch intralobäre Lymphknoten noch nicht tumorös befallen sind, hiläre Lymphknoten jedoch schon Tumormetastasen aufweisen. Selbstverständlich können nur diejenigen intersegmentär oder intralobär gelegenen Lymphknotenstationen metastatisch infiltriert werden, die innerhalb der (keilförmigen) Lymphdrainagezone nach proximal (also zwischen Primärtumor und regionären Lymphknoten) gelegen sind. Es ist selbstverständlich, daß diese Voraussetzung jeweils nur für einen geringen Teil der intersegmentären bzw. intralobären Lymphknoten zu trifft.

In gleicher Weise verständlich ist, daß die Station III häufiger als erwartet tumorös befallen wird als die Station IV. Schaut man sich die Regionen im einzelnen an, so muß man festhalten, daß für nahezu sämtliche Primärtumorlokalisationen die tracheobronchiale und Bifurkationsregion proximal, die Regionen der Station IV (paratracheal, subaortal, paraaortal, paraösophageal, ligamentär, vorderes Mediastinum) distal und damit peripherer gelegen sind. Daß letztere (statistisch gesehen) später befallen werden, ist einleuchtend.

Festzuhalten bleibt die Empfehlung: Die N-Kategorie pN_1 (TNM-System) ist so zu differenzieren, daß intersegmentäre, intralobäre und interlobäre Lymphknotenstationen gesondert von den hilären Lymphknotenstationen dokumentiert und ausgewertet werden. Der Tumorbefall dieser Stationen (I und II) ist signifikant verschieden.

Außerdem wird empfohlen, die N-Kategorie pN_2 zu differenzieren, indem tracheobrochiale und Bifurkationslymphknotenstationen von den paratrachealen, den subaortalen, den paraaortalen, den paraösophagealen, den ligamentären und denjenigen des vorderen Mediastinums unterschieden werden. Der Unterschied zwischen Station III und Station IV ist (einseitig) signifikant.

Die Befunde machen deutlich, daß auch in der Lunge die Tumorausbreitung (ohne zusätzliche Berücksichtigung des Differenzierungsgrades bzw. des Typs des Primärtumors) gesetzmäßig ex centro ad peripheriam in Abhängigkeit der vorgegebenen anatomischen Lymphdrainage erfolgt. Es wird gefordert, daß die N-Kategorie der TNM-Klassifikation diesen Gesetzmäßigkeiten Rechnung trägt.

Offen bleibt die Frage, ob die beschriebenen Unterschiede nicht lokalisationsbedingt, sondern evtl. dadurch vorgetäuscht werden, daß bestimmte Primärtumoreigenschaften sich in Abhängigkeit der jeweiligen Station auf die errechneten Kontraste projizieren und damit falsch-positive Ergebnisse (im Sinne der Gemeinsamkeitskorrelation nach KOLLER 1964) vorzutäuschen vermögen. Der Primärtumordurchmesser (in den Klassen -2 cm, -4 cm, -6 cm, -8 cm und > 8 cm) zeigt in Abhängigkeit von den Stationen I-IV keinen signifikanten Unterschied *(Tabelle 178)*. Der histologische Typ ist in gleicher Weise für die Stationen I-IV nicht entscheidend *(Tabelle 179)*. Auch der Differenzierungsgrad (hoch, mäßig, niedrig) ist für die Stationen I-IV nicht signifikant verschieden *(Tabelle 180)*.

Die Forderung, die pN-Kategorie in Anlehnung an die Tumorpropagation in Richtung der einzelnen Lymphknotenstationen zu differenzieren, wird dadurch erhärtet, daß die beschriebenen Unterschiede zwischen den Stationen I, II und III, IV nicht durch

Tabelle 178
Lymphkotenbefall (Stationen I, II, III, IV) in Abhängigkeit von der Primärtumorgröße (Primärtumordurchmesser in cm). Die Tabelle ist mit $p > 0{,}05$ nicht signifikant (1972-1982; n=299). Zwischen Primärtumorgröße und tumorösem Befall der Lymphknotenstationen besteht kein Zusammenhang (vgl. Tabelle 148)

Station \ Primärtumordurchmesser [cm]	−2	−4	−6	−8	>8	Σ
I	18	37	34	20	5	114
II	6	34	22	10	4	76
III	1	10	14	3	2	30
IV	8	30	22	12	7	79
Σ	33	111	92	45	18	299

Tabelle 179
Lymphknotenbefallstation (I, II, III, IV) in Abhängigkeit vom Tumortyp (dermoid, kleinzellig, drüsig, großzellig). Ein statistischer Kontrast besteht in dieser Tabelle nicht ($p > 0{,}05$; 1972-1982; n=347), Tumortyp und Lymphknotenstationen (bezüglich des metastatischen Befalls) sind unabhängig

Station \ Tumortyp	dermoid	kleinzellig	drüsig	großzellig	Σ
I	80	17	25	11	133
II	47	19	20	6	92
III	12	8	4	7	31
IV	44	14	21	12	91
Σ	183	58	70	36	347

Tabelle 180
Abhängigkeit der Lymphknotenbefallstation (I, II, III, IV) vom Differenzierungsgrad des Lungenkarzinoms (hoch, mittel, gering). Statistisch sicherbare Unterschiede ergeben sich nicht ($p > 0{,}05$; 1972-1982; n=347). Metastasen in den Lymphknotenstationen sind vom Differenzierungsgrad des Primärtumors unabhängig

Station \ Differenzierung	hoch		mittel		gering		Σ
	n	Ew	n	Ew	n	Ew	
I	18	13,8	33	30,7	82	88,5	133
II	9	9,5	22	21,2	61	61,2	92
III	1	3,2	7	7,1	23	20,6	31
IV	8	9,4	18	21,0	65	60,6	91
	36		80		231		347

Unterschiede im Differenzierungsgrad des Primärtumors, in dessen histologischem Typ oder in Durchmesser hervorgerufen werden. Es sind ausschließlich topologische Bedingungen der Tumorausbreitung, die mit lokalisationsabhängigen Differenzen des Tumorbefalls der regionären Lymphknoten in Zusammenhang stehen.

Die Aussage wird nur scheinbar durch einen Generaleinwand (LANGE 1970) relativiert: Werden in jedem Falle regelmäßig und konsequent *alle* Lymphknotenstationen exploriert? Nein, selbstverständlich nicht. Zeitdauer, Ausmaß und Schweregrad des Eingriffs richten sich nach klinischen (und damit patienteneigenen) und nicht nach wissenschaftlichen (und damit tumoreigenen) Gesichtspunkten. Das gesamte Untersuchungsgut - nicht nur die Lymphknoten - steht in Abhängigkeit dieses Primats. Dennoch: Eine in Richtung dieser Aussage erfolgende durchgehende Selektion des Untersuchungsgutes bei der Lymphknotendissektion ist nicht anzunehmen.

Trotz der differenzierten Gliederung ist die Besetzungszahl der einzelnen Zellen für eine statistische Aussage ausreichend - ein Vorzug der großen Zahl der untersuchten Patienten. Die extrahierten Kontraste und insbesondere die Unabhängigkeit von tumoreigenen Eigenschaften dürften im Sinne der Kontrollvariablen den Generaleinwand von LANGE (1970) zumindest teilweise entkräften. Immerhin werden günstigere Bedingungen plausiblen Schließens nur selten gegeben sein (DOERR 1970).

I. Numerischer Anteil metastatisch infiltrierter Lymphknoten

Der Hinweis erfolgte mehrfach, daß die Forderung besteht, die Anzahl der metastatisch durchsetzten Lymphknoten zusammen mit dem histomorphologischen Befund zu dokumentieren und in die Überlebenswahrscheinlichkeitsberechnung aufzunehmen. Diese Forderung wurde bisher in zahlreichen Mitteilungen erhoben (z. B. MARTINI 1979), sie hat bislang (nach unserem Wissens) nicht Eingang in die Literatur finden können.

Die Hypothese lautet: Die Zahl der tumorös befallenen regionären Lymphknoten ist für die Überlebenswahrscheinlichkeit nicht gleichgültig - die Überlebenswahrscheinlichkeit ist um so günstiger, je weniger Lymphknoten tumorös infiltriert sind.

Werden die Lymphknoten gezählt und wird derjenige Anteil (prozentual) ange geben, der tumorös befallen ist, so erscheint es zunächst sinnvoll, Klassengrenzen zu definieren, die das vorliegende Material in etwa gleichgroße Gruppen teilen *(Abb. 136; Tabel-*

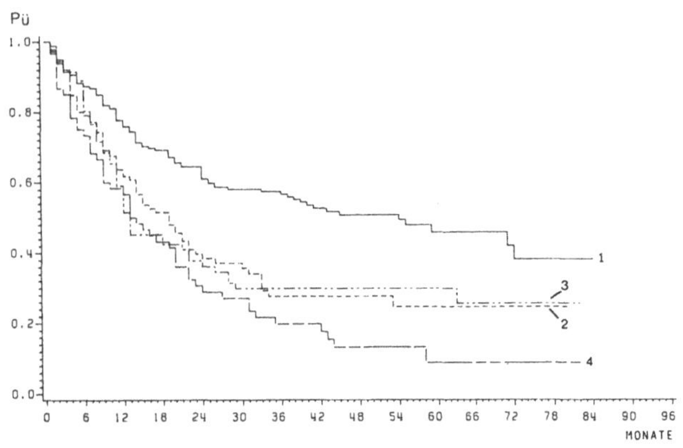

Anteil der Lymphknoten mit Tumor [%]	n	Überlebenswahrscheinlichkeit (multipliziert mit 100)		
		12	36	60 Monate
0	231	75,84	56,71	45,82
– 30	116	61,77	27,65	24,57
– 70	93	51,54	29,83	29,83
–100	66	56,69	19,85	0,88
Σ	506			

Test	Gehan-Wilcoxon	Logrank
0%/30%:	$p = 0{,}003$	$p < 0{,}001$

Abb. 136; Tabelle 181
Überlebenswahrscheinlichkeiten ($P_Ü$) in Abhängigkeit vom Anteil der metastatisch befallenen Lymphknoten (in %). Der Unterschied in der Prognose zwischen tumorfreien Lymphknoten *(1)* und -30% tumorös infiltrierten Lymphknoten *(2)* ist signifikant ($p < 0{,}001$; $n = 506$; 1977–1982). Es bedeuten: -70% *(3)*, -100% *(4)*. Zwischen den Verlaufskurven *(2)* und *(3)* besteht kein Unterschied. - Es ist offenkundig, daß die Überlebenswahrscheinlichkeit auch vom relativen Anteil der tumorös befallenen Lymphknoten (ohne Berücksichtigung der jeweiligen Station) abhängt

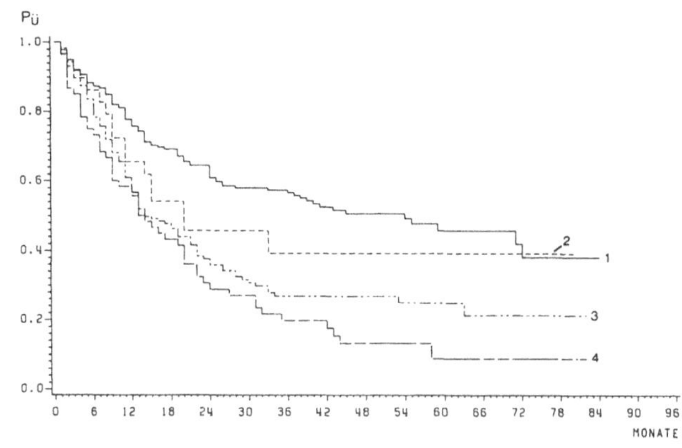

Anteil der Lymphknoten mit Tumor [%]	n	Überlebenswahrscheinlichkeit (multipliziert mit 100)		
		12	36	60 Monate
0	231	75,84	56,71	45,82
– 10	29	63,51	39,82	39,82
– 70	180	55,77	26,95	25,03
–100	66	56,69	19,85	0,88
Σ	506			

0%/– 10%: 10%/– 70%: 70%/–100%:	Test nicht möglich

Abb. 137; Tabelle 182
Gleiches Material, gleiche Testverfahren, gleiche Kurvenbezeichnung wie Abb. 136, Tabelle 181. Die Gruppierung erfolgt in Kenntnis von Abb. 136: Es wird versucht, die „Lücke" zwischen *(1)* und *(2)* zu schließen. Als Gruppen bieten sich an (Abb. 137): 0% *(1)*, -10% *(2)*, -70% *(3)*, -100% *(4)*. - Wegen retrospektiver Hypothesenbildung ist ein Test nicht möglich. Die Unterschiede sind offensichtlich

le 181). Der Kurvenverlauf zeigt, daß zwischen der Kurve der Überlebenswahrscheinlichkeit mit 0% der befallenen Lymphknoten und der Gruppe bis 30% bzw. 70% eine große „Lücke" klafft. Es wird deutlich, daß sobald 30% der Lymphknoten tumorös infiltriert sind, die Überlebenswahrscheinlichkeit größere Unterschiede nicht mehr erkennen läßt.

In einer weiteren Rechnung wird versucht, diese „Lücke" durch eine geänderte Klassifikation zu schließen. Es werden die Klassen 0%, -10%, -70% und -100% definiert. Diese Klassen zeigen jeweils ein distinktes Verhalten bezüglich ihrer Fünfjahresüberlebenswahrscheinlichkeit. Hiervon ist insbesondere (abgesehen von der Klasse 0% und 0–10%) die spätere Prognose betroffen.

Die Ergebnisse geben wichtige Hinweise, daß das bisher nicht begründete Gebot zu Recht besteht, den relativen Anteil der tumorösmetastatisch befallenen Lymphknoten anzugeben. Für das Lungenkarzinom ist sinnvoll, Gruppen mit metastatischem Befall zu definieren, die mit der Überlebenswahrscheinlichkeit in Zusammenhang stehen. Die Klassen lauten (Zählen der tumorös durchsetzten Lymphknoten): 0%; -10%; -70%; -100%. Die Klassen sind bezüglich ihrer Überlebenswahrscheinlichkeit statistisch distinkt. Aus formalen Gründen ist ein Test nicht möglich (die Kurven überschneiden sich in ihrem Anfangs-, teilweise auch in ihrem Endteil; die Hypothese zur Klassenbildung wurde erst in Kenntnis der Verteilung formuliert).

Aus den Ergebnissen wird die Forderung abgeleitet, den prozentualen Anteil der metastatisch durchsetzten Lymphknoten anzugeben und als prognoserelevantes Kriterium zu betrachten. Obwohl die Überlebenswahrscheinlichkeiten schnell geringer werden, sind diese bei einem Befall von <70% noch deutlich günstiger als bei >70%.

K. Ausmaß des metastatischen Infiltrats innerhalb der Lymphknoten

Seit BERGH u. SCHERSTEN (1965; n=219) wird die Forderung erhoben, verschiedene Ausbreitungsformen des Tumors innerhalb des Lymphknotens zu differenzieren. Die Autoren unterscheiden eine intranodale von einer perinodalen Tumorausbreitung und beobachten eine Fünfjahresüberlebensrate von 43% (intranodal) bzw. 4,3% (perinodal). Ähnliche Befunde teilen LARSSON (1973) u. CARLENS (1974) mit. In einem größeren Untersuchungsgut (n=859) werden in 151 Fällen mediastinoskopisch Lymphknotenmetastasen nachgewiesen. Von diesen zeigen 24 Fälle ein ausschließlich extranodales Tumorwachstum. LARSSON et al. (1976) geben für diese Fälle eine signifikant geringere Dreijahresüberlebensrate an. Aus diesen Befunden wird von MARTINI (1979) die Forderung abgeleitet, die Zahl der befallenen Lymphknoten mit dem Befund der Kapselinfiltration zu dokumentieren. Niedrigdifferenzierte Lungenkarzinome sollen häufiger einen Lymphknotenbefall (Stadium III gegenüber Stadium II/I) aufweisen (CHUNG et al. 1982; n=96).

In dieser Studie wird das Ausmaß des Lymphknotenbefalls semiquantitativ für jeden einzelnen Lymphknoten gesondert bestimmt und dokumentiert. Die Klassifikation lautet:

1. <50% Befall einer Anschnittfläche und Nachweis eines Tumorherdes: unifokale Tumorinfiltration *(Abb. 138)*;
2. <50% Befall einer Anschnittfläche und Nachweis mehrerer Tumorherde: multifokale Tumorinfiltration *(Abb. 139)*;
3. >50% Befall einer Anschnittfläche und Nachweis eines oder mehrerer Tumorherde: subtotale Tumorinfiltration *(Abb. 140)*;
4. unabhängig vom Ausmaß des Befalles der Anschnittfläche: Tumorinfiltration der Lymphknotenkapsel mit/ohne Ausbreitung in die Umgebung *(Abb. 141)*.

Die Gliederung trägt der Erfahrung Rechnung, daß der metastatische Lymphknotenbefall nahezu ausnahmslos über die Lymphgefäße (Vasa afferentia) und nur ausnahmsweise über die Blutgefäße des Lymphknotens erfolgt. Oftmals sind die Marginalsinus (Randsinus) erste Filterstation (1). Hier arretiertes Tumorgewebe vermag sich schnell in Richtung der Intermediärsinus auszubreiten *(Präp. 62)*. Dieser Vorgang läuft häufig simultan und polytop (2) in einem Lymphknoten ab, bis >50% des Lymphkno-

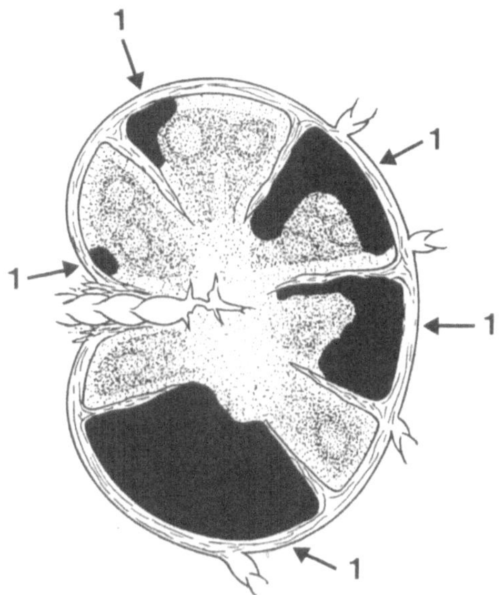

Abb. 138
Unifokale Tumorinfiltration eines Lymphknotens, wobei nur <50% einer Anschnittfläche befallen sein dürfen: Grad 1. Die Ziffern *(1)* kennzeichnen das Ausmaß eines einzelnen Infiltrates, welches (wenn <50% der Gesamtanschnittfläche befallen sind) als Grad 1 eingestuft wird. Gezählt wird das einzelne Infiltrat (bis <50% der Anschnittfläche) bei freier Kapsel

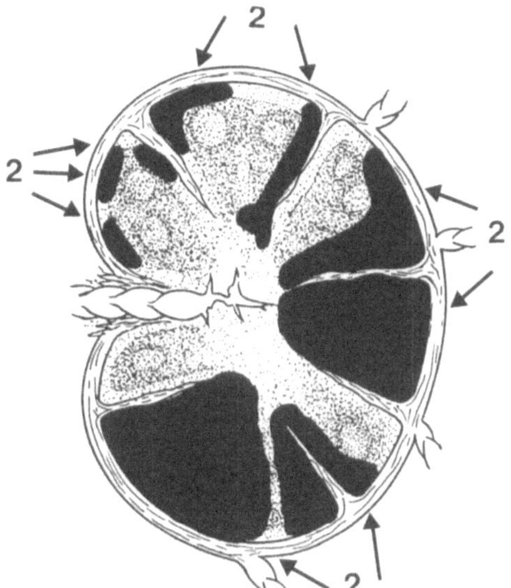

Abb. 139
Multifokale Tumorinfiltration, wobei <50% einer Anschnittfläche befallen sein dürfen: Grad 2. Bezeichnet ist *(2)* die Situation mehrerer kleinerer oder mittelgroßer tumoröser Infiltrate innerhalb des Lymphknotens. Die Bedingung lautet: Es dürfen nicht >50% einer Anschnittfläche befallen und die Kapsel muß frei sein

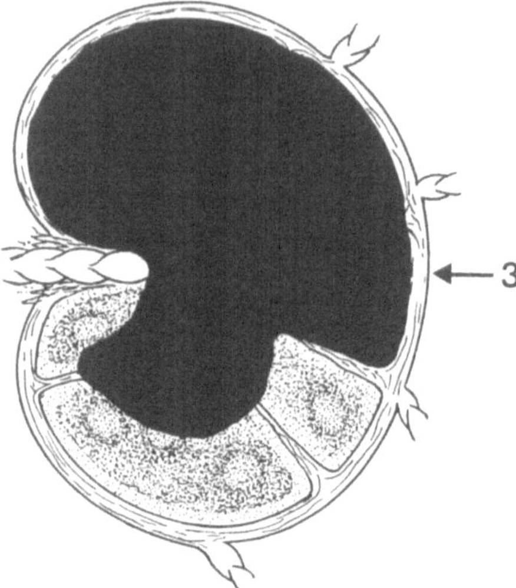

Abb. 140
Uni- oder multifokale Tumorinfiltration eines Lymphknotens, wobei >50% der Anschnittfläche infiltriert sind: Grad 3. Die Bedingung *(3)* lautet: Die Lymphknotenkapsel muß tumorfrei sein

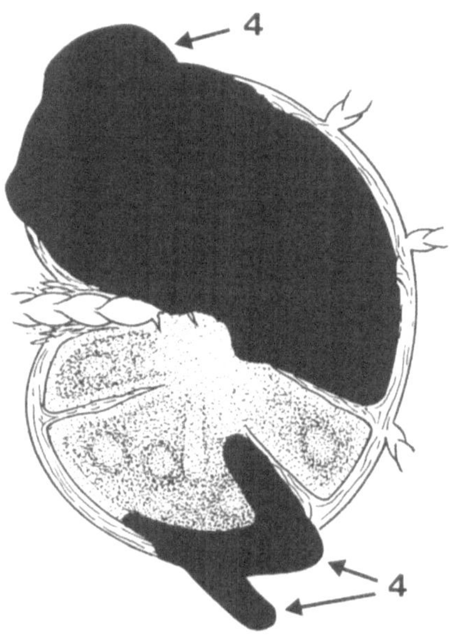

Abb. 141
Tumorinfiltration der Lymphknotenkapsel unabhängig vom Ausmaß des Befalls der Anschnittfläche: Grad 4. Die einzelnen Tumorinfiltrate können größer oder kleiner sein *(4)*, sie können weniger oder mehr als die Hälfte der Anschnittfläche infiltrieren

tenanschnitts *(Präp. 63, 64)* befallen sind (3); eine Infiltration der Lymphknotenkapsel bzw. der Umgebung kann zusätzlich gegeben sein (4). Unter welchen Bedingungen über die Marksinus eine weitere intravasale Aussaat (über das abführende Lymphgefäß) erfolgt, ist nicht bekannt (Höpker 1985).

Tumorbiologisch scheinen Unterschiede vorzuliegen, je nachdem, ob die metastatischen Tumorzellen in Richtung der präformierten intranodalen Lymphspalten proliferieren und sich zentripetal ausbreiten oder - üblicherweise vom Marginalsinus oder vom afferenten Lymphgefäß intra- bzw. präkapsulär ausgehend - die Lymphknotenkapsel durchsetzen, überschreiten und das zirkumferentielle Fett-/Bindegewebe infiltrieren. Mit diesem Schritt wird aus der intraorganären Propagation eine nicht mehr organgebundene generalisierte Tumorausbreitung eingeleitet. Ist diese „Schwelle" klinisch identisch mit dem „Sprung" in der veränderten Tumor-Wirt-Beziehung?

Sind es Tumor-Wirt-Beziehungen, die in der Regel als verantwortlich angeschuldigt werden, wenn ein einzelner klinischer oder histomorphologischer Befund mit einer besseren oder schlechteren Überlebensrate korreliert, so sollen hier zunächst die anatomischen Voraussetzungen und die tumoreigenen Möglichkeiten des intravasalen Transportes und der Arretierung (mit nachfolgender metastatischer Propagation) in den Vordergrund gestellt werden.

In der Regel besitzen Lymphknoten nur ein oder einzelne wenige Vasa afferentia. Sind Intermediär- und Marginalsinus überwiegend oder komplett verlegt, so ist eine physiologische Drainage des Lymphknotens wegen erhöhter Strömungswiderstände nicht möglich. Zudem komprimieren intranodale Tumormassen (bei nahezu konstantem Kapselvolumen) die Sinus und ihre Mündungstrichter der Vasa efferentia; der Zustrom über die Vasa afferentia sistiert, es kommt zu einer Vasodilatation. Diese Vorgänge scheinen die Arretierung von Tumorzellen eine gewisse Zeit verzögern, nicht aber grundsätzlich verhindern zu können. Zeitlich anschließend sind in diesen Abschnitten die Möglichkeiten für eine Arretierung und lokale Proliferation von Tumorzellen dann besonders günstig, wenn die nachgeschalteten Lymphknotenstationen bereits tumorös infiltriert sind (wie dies angesichts der anatomischen Situation der einzelnen Lymphdrainagestationen gerade bei der Lunge besonders häufig vorkommen kann). Dies gilt gleichlautend für die schnell sich ausbildenden Umgehungskreisläufe, die das klinische Phänomen „übersprungener Lymphknotenstationen" vorzutäuschen scheinen: Es haben sich lediglich die Lymphdrainagewege, mögliche „Sperren" und die Verweilzeiten geändert.

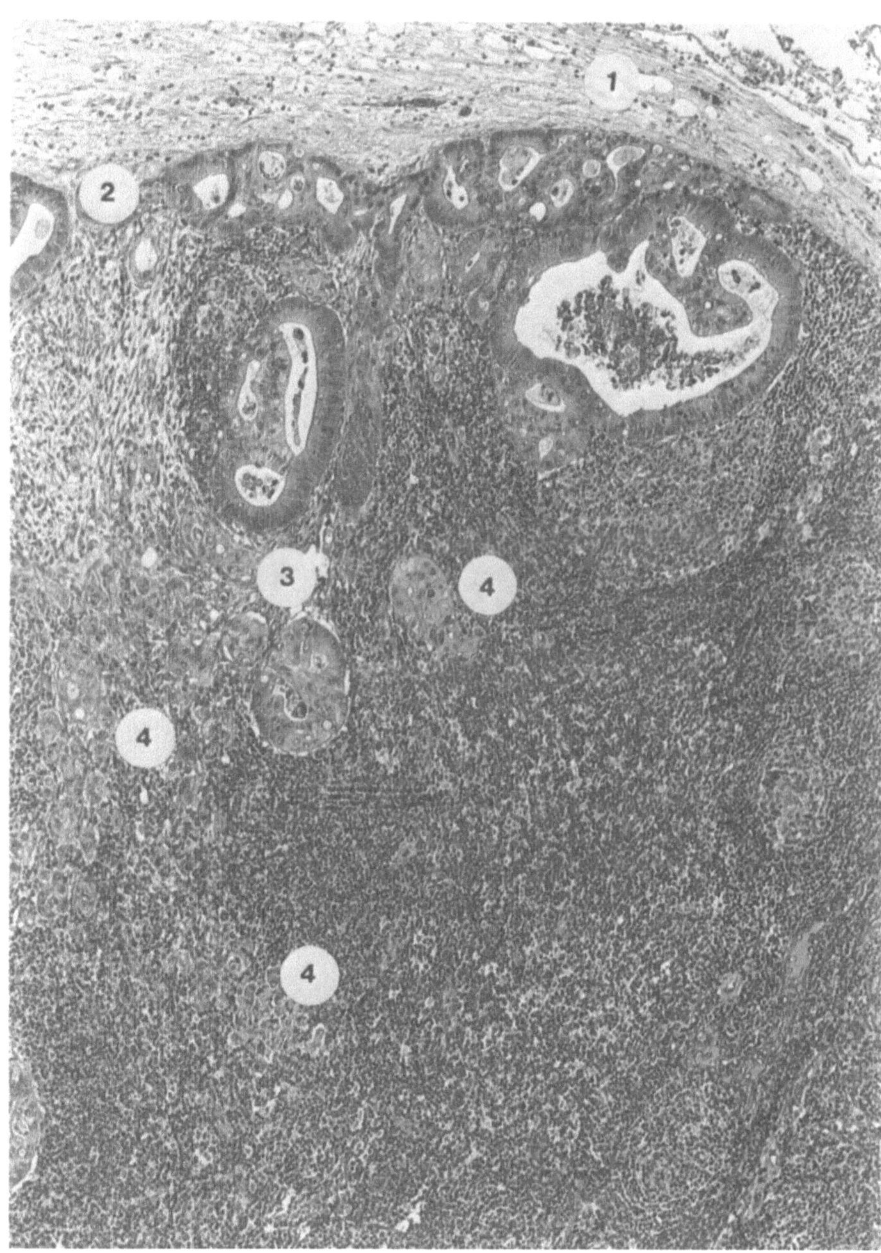

Präp. 62
Intranodale, multifokale Tumorausbreitung eines differenzierten Adenokarzinoms. Die Lymphknotenkapsel *(1)* ist frei, der Tumor breitet sich in den Marginalsinus *(2)* und den Intermediärsinus *(3)* aus, doch ist bereits eine sinusüberschreitende Tumorpropagation nachweisbar *(4)*. E 47038, HE, Vergr. 16:1

Diese Faktoren repräsentieren eine neue Stufe auf dem Wege der Tumorgeneralisation.
Neuere klinische Untersuchungen entsprechen diesen Vorstellungen (HATA et al. 1981).
Die tumoröse Kapselinfiltration des Lymphknotens (bei gleichzeitigem Befall der Umgebung) braucht somit nicht Ausdruck einer geänderten Tumor-Wirt-Beziehung zu sein, obwohl eine solche Möglichkeit grundsätzlich besteht. Wahrscheinlicher ist, daß im Verlaufe einer kontinuierlichen Tumorausbreitung eine neues (statistisch durchaus distinktes) Stadium erreicht wird. Als ein topologischer Indikator der Tumorausbreitung mit „Schwelleneffekt" darf die tumoröse Kapselinfiltration der Lymphknoten angesehen werden.
In der Tat korrelieren das Ausmaß des Lymphknotenbefalls und der Typ des Lungenkarzinoms *(Tabelle 183)*: Dermoide und drüsige Karzinome zeigen seltener eine Kapselinfiltration als kleinzellige und großzellige. Letztere werden seltener im Zusammen-

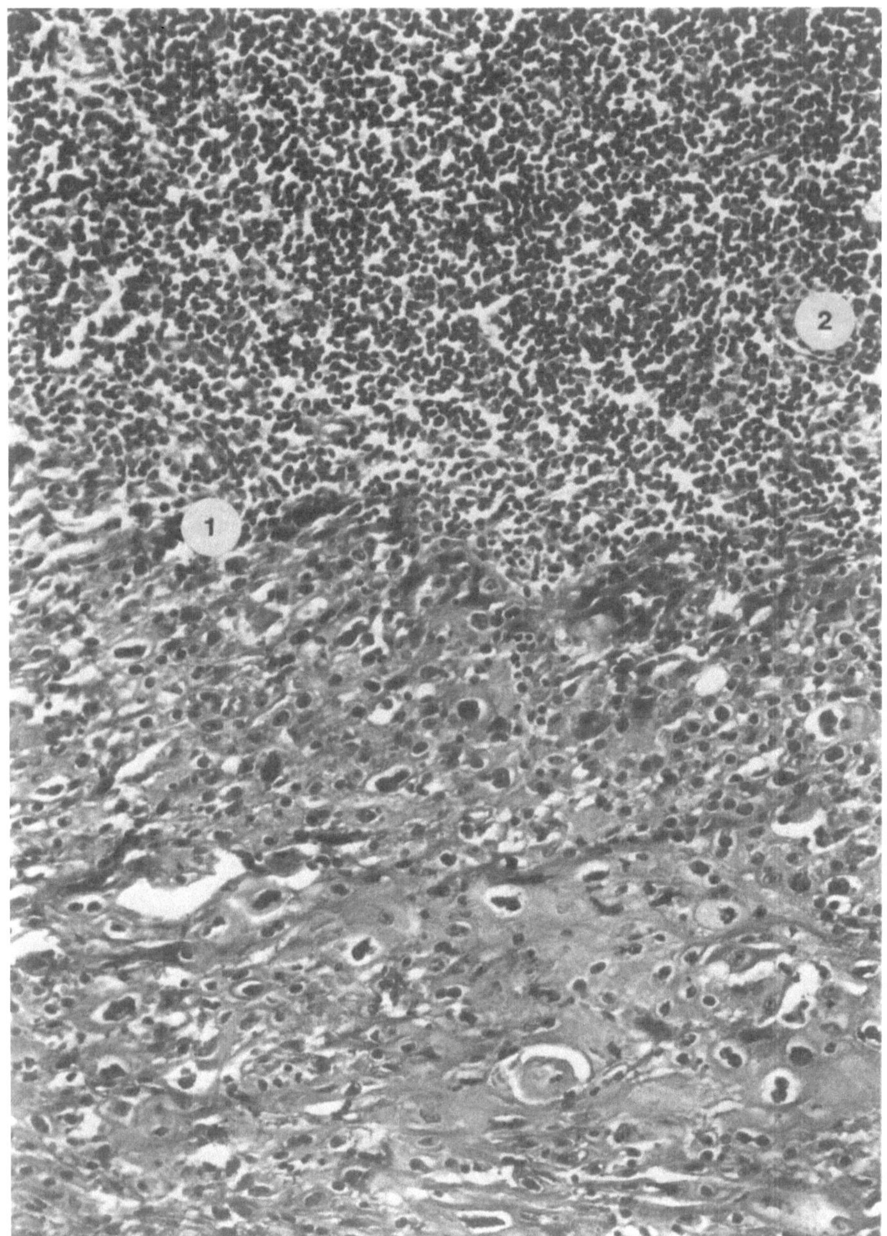

Präp. 63
Mittel- bis geringgradig differenziertes dermoides Karzinom, dessen Metastase >50% eines Lymphknotenanschnitts infiltriert hat. Zahlreiche tumorzelluläre Regressionsformen mit Kernpyknosen im Bereich der Invasionsfront *(1)*, tumorfreie T-Region *(2)*. E 49283, HE, Vergr. 40:1

hang mit unifokaler und multifokaler tumoröser Lymphknoteninfiltration beobachtet. Der Befund entspricht *Tabelle 184*: Ausmaß der Lymphknoteninfiltration und Differenzierungsgrad korrelieren (einseitig). Der Durchmesser des Primärtumors ist insofern von Bedeutung, als bei teilweiser Infiltration des Lymphknotens häufiger ein Durchmesser von >3 cm beobachtet wird *(Tabelle 185)*. Allerdings ist das Ausmaß des Lymphknotenbefalls vom Primärtumorsitz (zentral bzw. peripher) unabhängig *(Tabelle 186)*.

Die Kriterien unifokaler, multifokaler und mehr als 50%iger Lymphknotenbefall ergeben bezüglich der Überlebenswahrscheinlichkeiten untereinander keine signifikanten Unterschiede. Ein Kontrast besteht jedoch, wenn ein mehr als 50%iger tumoröser Lymphknotenbefall gegen das Kriterium der Kapselinfiltration getestet wird *(Abb. 142; Tabelle 187)*. Zusammenfassend gilt, daß histiotypisch wachsende Lungenkarzinome Lymphknotenmetastasen setzen, die sich innerhalb der Lymphknoten herdformig ausbreiten und seltener als zytotypisch wachsende

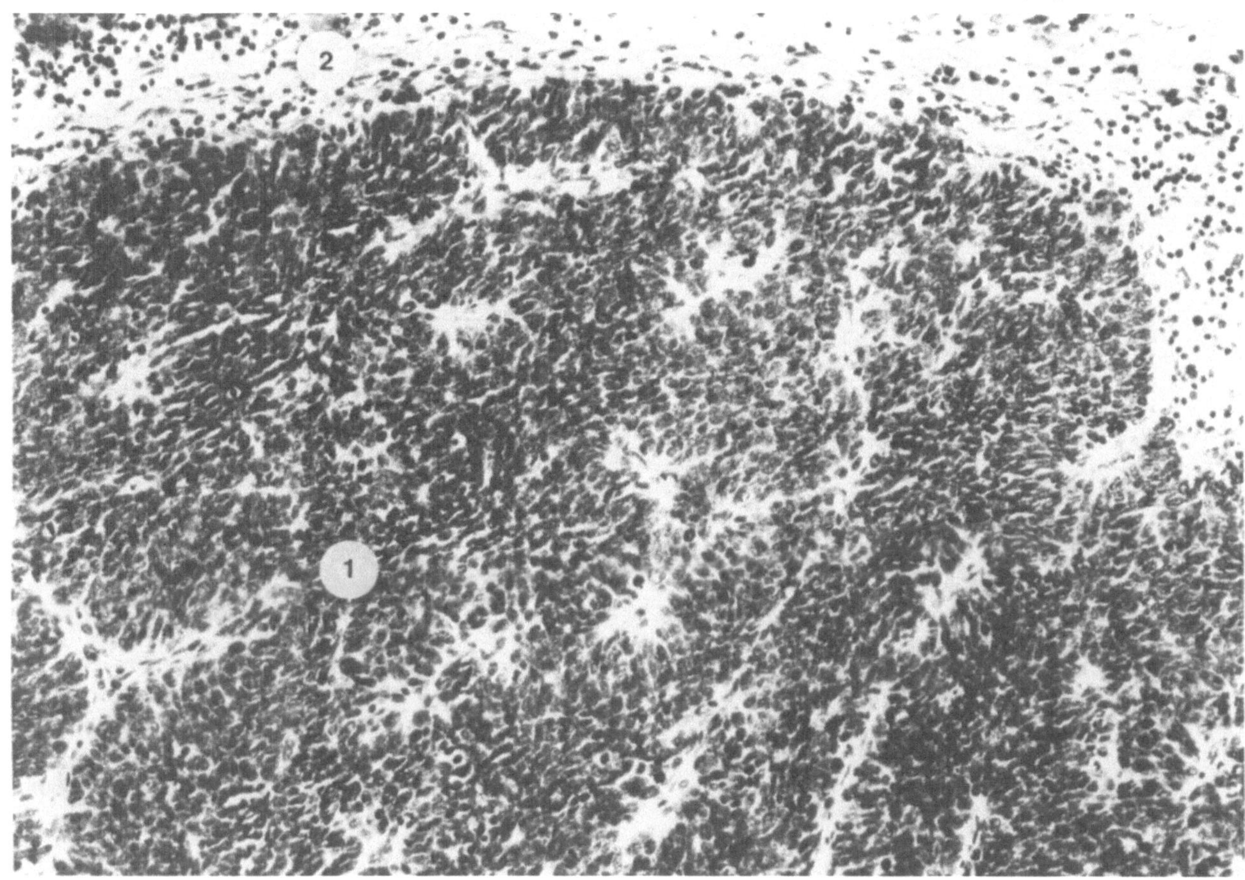

Präp. 64
Komplette - die Kapsel jedoch respektierende - Infiltration eines Lymphknotens durch Metastasen eines kleinzelligen Karzinoms *(1)*. Der Tumor zeigt charakteristische Pseudorosetten und eine feine Tüpfelung der Kerne. Die Kapsel ist frei *(2)*. E 35481, HE, Vergr. 40:1

Tabelle 183
Tumortyp (zusammengefaßt jeweils dermoide und drüsige einerseits sowie kleinzellige und großzellige Karzinome andererseits) und Ausmaß des metastatischen Lymphknotenbefalls (unifokal, multifokal, >50% der Anschnittfläche, Kapselinfiltration). Die Tafel ist mit $p < 0{,}05$ signifikant (1972-1982; n = 446). Differenzierte Karzinome zeigen häufiger einen unifokalen, einen multifokalen und einen >50%igen Befall des Lymphknotens gegenüber undifferenzierten Karzinomen, die häufiger eine Kapselinfiltration aufweisen

Metastatischer Lymphknotenbefall / Tumortyp		unifokal	multifokal	>50%	Kapselinfiltration	Σ
dermoid/drüsig	n	19	50	88	171	328
	Ew	16,9	44,9	80,9	185,3	
kleinzellig/großzellig	n	4	11	22	81	118
	Ew	6,1	16,1	29,1	66,7	
Σ		23	61	110	252	446

Tabelle 184
Metastatischer Lymphknotenbefall (Klassifikation wie Tabelle 166) für Differenzierungsgrad hoch- und mittel- (zusammengefaßt) gegenüber geringdifferenzierten Karzinomen. Die Tafel ist mit $p < 0{,}05$ (einseitig) signifikant (n = 447; 1972-1982). Hoch- bzw. mitteldifferenzierte Karzinome zeigen häufiger ein durch die Kapsel begrenztes Wachstum als geringdifferenzierte Tumoren

Metastatischer Lymphknotenbefall / Differenzierungsgrad		fokal	multifokal	>50%	Kapselinfiltration	Σ
hoch, mittel	n	11	23	45	75	154
	Ew	7,9	21,4	37,9	86,8	
gering	n	12	39	65	177	293
	Ew	15,1	40,6	72,1	165,2	
Σ		23	62	110	252	447

Tabelle 185

Metastatischer Lymphknotenbefall in Abhängikeit vom Durchmesser des Primärtumors (in cm: -3 cm, >3 cm; sonstige Angaben wie Tabelle 161). Die Gegenüberstellung ist mit p<0,05 statistisch auffällig (n=348; 1972-1982). - Lokal begrenztes Tumorwachstum innerhalb eines Lymphknotens wird häufiger bei einem Primärtumordurchmesser von <3 cm beobachtet als erwartet

Durchmesser Primärtumor [cm] \ Metastatischer Lymphknotenbefall		unifokal	multifokal	>50%	Kapselinfiltration	Σ
−3 cm	n	2	17	41	80	140
	Ew	6,8	19,3	34,2	79,7	
>3 cm	n	15	31	44	118	208
	Ew	10,2	28,7	50,8	118,3	
Σ		17	48	85	198	348

Tabelle 186

Metastatischer Lymphknotenbefall in Abhängigkeit von der Tumorlokalisation (zentral, peripher; sonstige Hinweise entsprechen Tabelle 166). Eine Abhängigkeit besteht nicht (p>0,05; n=206; 1972-1982). - Weder unterschiedliche Tumortypen in Abhängigkeit der zentralen oder peripheren Lokalisation (periphere Lungenkarzinome sind häufiger drüsige Karzinome) noch die möglicherweise längere zeitliche Passage der Tumorzellen/-verbände korrelieren mit dem Ausmaß des Lymphknotenbefalls. - Offenkundig ist, daß wenn Lymphknotenmetastasen aufgetreten sind, diese zusätzlichen Einflußfaktoren von untergeordneter Bedeutung sind

Tumorlokalisation \ Metastatischer Lymphknotenbefall		unifokal	multifokal	>50%	Kapselinfiltration	Σ
zentral	n	4	12	12	29	57
	Ew	3,3	9,7	13,6	30,4	
peripher	n	8	23	37	81	149
	Ew	8,7	25,3	35,4	79,6	
Σ		12	35	49	110	206

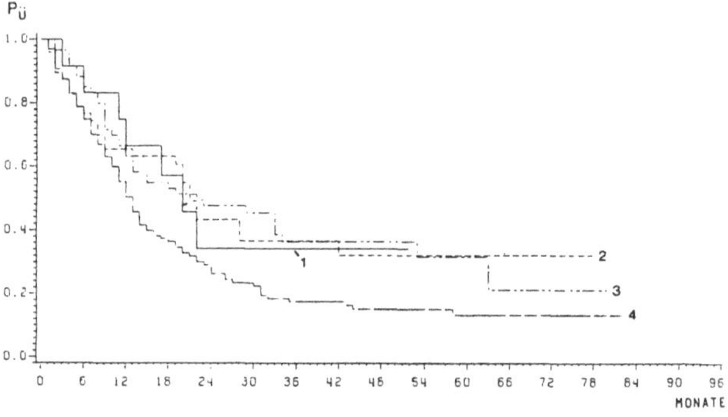

Metastatischer Lymphknotenbefall	n	Überlebenswahrscheinlichkeit (multipliziert mit 100)		
		12	36	60 Monate
unifokal	13	66,66	34,28	
multifokal	49	65,58	36,67	32,09
>50%	71	63,33	36,37	31,82
Kapselinfiltration	142	50,49	17,56	13,37
Σ	275			

Test

	Gehan-Wilcoxon	Logrank
>50% Lymphknotenbefall ohne gegen Befall mit Kapselinfiltration	p<0,01	p<0,007

Abb. 142; Tabelle 187

Überlebenswahrscheinlichkeiten ($P_Ü$) in Abhängigkeit vom Ausmaß des metastatischen Lymphknotenbefalls (*1*: unifokal; *2*: multifokal; *3*: >50% einer Anschnittfläche; *4*: Kapselinfiltration). Die Kurven der Überlebenswahrscheinlichkeiten für unifokalen, multifokalen und >50%igen Befall des Lymphknotens zeigen keine Unterschiede. Wird der Befund der tumorösen Kapselinfiltration gegen den > 50%igen Tumorbefall des Lymphknotens getestet, so zeigt sich ein statistisch auffälliger Unterschied (p<0,01; 1977-1982). - Ob kleinere oder größere Tumorherde die Lymphknoten infiltrieren oder gar der Lymphknoten vollständig infiltriert ist, macht angesichts der Tatsache einer bereits erfolgten metastatischen Lymphknoteninfiltration keinen Unterschied. Eine Reduktion der Überlebenswahrscheinlichkeit ist erst dann gegeben, wenn die Lymphknotenkapsel in das tumoröse Geschehen involviert ist

Karzinome eine Kapselinfiltration zeigen. Hoch- und mittelgradig differenzierte Karzinome korrelieren mit unifokaler und multifokaler intranodaler Tumorausbreitung. Bei unifokaler und multifokaler Tumoraussaat innerhalb der Lymphknoten sind Primärtumoren mit einem Durchmesser >3 cm unterrepräsentiert. Die Tumorlokalisation (zentral oder peripher) ist für das Ausmaß der Lymphknoteninvasion ohne Bedeutung. Ist die Lymphknotenkapsel tumorös infiltriert, so ist die Überlebenswahrscheinlichkeit signifikant reduziert.

III. Fernmetastasen

Nach dem Hinweis des Deutschsprachigen TNM-Komitees (DSK) sind unter M (Fernmetastasen) jegliche Fernlokalisationen, einschließlich der kontralateralen hilären Lymphknoten- und anderer extrathorakaler Lymphknotenstationen, zusammenzufassen *(Abb. 143)*.

Aus der Literatur ergeben sich nur spärliche Hinweise auf Überlebensraten nach Tumorresektion bei Vorliegen von Fernmetastasen. Das Vorliegen von Fernmetastasen wird allgemein als Kontraindikation zur Tumorresektion angesehen. Es kann sich daher nur um Fälle handeln, bei denen sich intraoperativ eine größere Tumorausbreitung herausstellte, als präoperativ bekannt war. Zum anderen sind solche Fälle eingeschlossen, bei denen unter primär nicht kurativer Intention operiert wird.

Die Überlebenswahrscheinlichkeit *(Abb. 144; Tabelle 188)* zwischen pM_0 und pM_1 ist signifikant verschieden: Nach 7 Jahren leben noch ca. 30% der pM_0-Patienten, alle pM_1-Patienten sind nach ca. 3 Jahren verstorben. Damit hat sich die Fünfjahresüberlebensrate für pM_0-Patienten gegenüber 1973 erheblich verbessert (ISHIKAWA 1973; n = 1946; pM_0 = 10,3%). Patienten mit pM_1 überleben 5 Jahre nicht ($p < 0,01$).

Obduktionsstudien sind es, die das Ausmaß der Metastasierung zum Zeitpunkt der Operation offenlegen. Hierbei führt das kleinzellige Karzinom, doch auch das drüsige und das dermoide Karzinom vermögen früh Fernmetastasen zu setzen (SELAWRY 1973; n = 2141). Nach KUNZE et al. (1985; n = 170, Obduktionen) ist nicht nur die lymphogene Ausbreitung, sondern auch die Ausbildung von Fernmetastasen an die Primärtumorgröße (und weniger an den Typ) gekoppelt.

Es gilt: pM_0-Patienten haben eine Wahrscheinlichkeit, 3 Jahre zu überleben von ca. 42%, pM_1-Patienten von 0%.

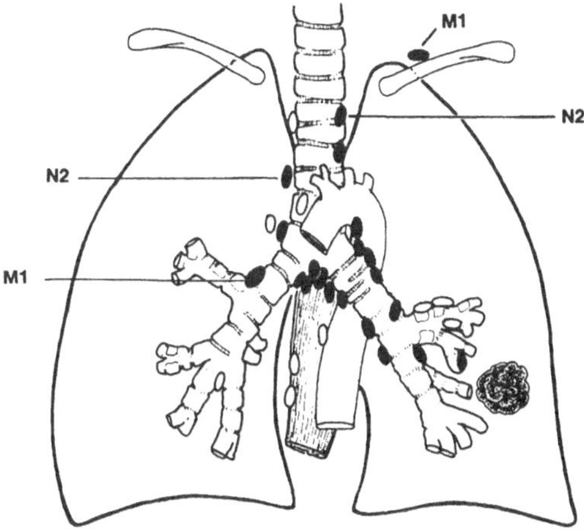

Abb. 143
TNM-Atlas (2. Aufl., 1985): Fernmetastasen. Extrathorakale Lymphknotenmetastasen und Befall kontralateraler hilärer Lymphknoten werden als M_1/pM_1 klassifiziert. (Aus: TNM-Atlas, Springer Verlag, Berlin Heidelberg New York)

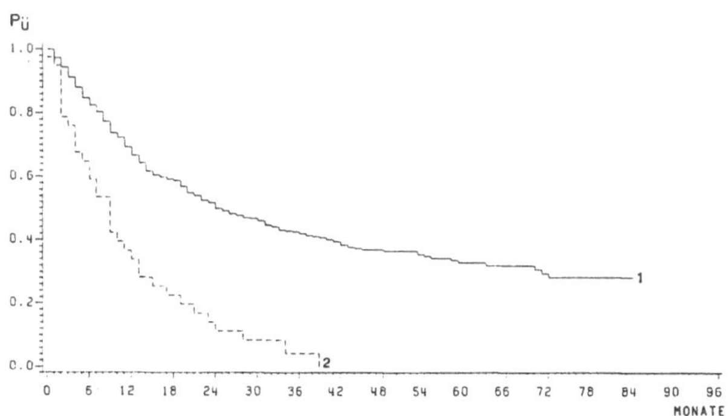

Variable Fernmetastasen	n	Überlebenswahrscheinlichkeit (multipliziert mit 100)		
		12	36	60 Monate
pM_0	552	70,0	46,0	37,0
pM_1	42	39,0	9,5	–
Σ	594			

Test

	Gehan-Wilcoxon	Logrank
M0/M1:	$p < 0,001$	$p < 0,001$

Abb. 144; Tabelle 188
Überlebenswahrscheinlichkeiten ($P_Ü$) in Abhängigkeit von der Präsenz von Fernmetastasen (pM_0/pM_1). Die Kurven sind signifikant verschieden ($p < 0,001$; 1977–1982). Es bedeuten pM_0: *1*; pM_1: *2*. – Immerhin beträgt die Überlebenswahrscheinlichkeit für > 7 Jahre knapp über 30%, sofern Fernmetastasen fehlen

6. Teil: Rauchen als prognostischer Faktor

Der mit Abstand wichtigste epidemiologisch und experimentell gesicherte Faktor in der Pathogenese des Lungenkarzinoms ist das Rauchen (Zigarettenkonsum von >20/Tag; gilt als Abusus). Bei gleicher Exposition sind Geschlechtsunterschiede nachweisbar. Rauchen ist zudem ein wichtiger Faktor in der Genese nichttumoröser Lungenerkrankungen und nichttumoröser extrapulmonaler Erkrankungen, die insgesamt geeignet sind, das Operationsrisiko erheblich zu steigern. Die Frage ist, ob die postoperative Überlebenswahrscheinlichkeit größer ist, wenn der Lungenkarzinomträger Nichtraucher ist. In *Tabelle 190* wird die Eigenschaft Raucher/Nichtraucher in Abhängigkeit vom Tumorstadium für die Überlebenswahrscheinlichkeiten und für die Wahrscheinlichkeiten des Remissionsintervalls berechnet.

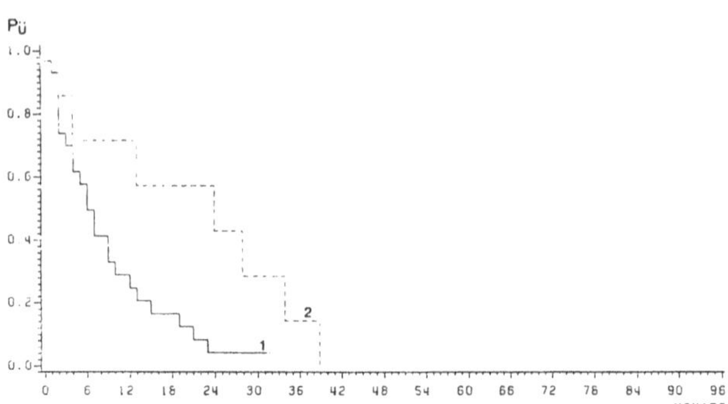

Abb. 145; Tabelle 189 ▷
Darstellung der Angaben zu Stadium IV (Tabelle 189): Die Überlebenswahrscheinlichkeiten ($P_{Ü}$) für Raucher *(1)* sind signifikant geringer als für Nichtraucher *(2)* im Tumorstadium IV (nach der UICC). – In den übrigen Tumorstadien finden sich keine Unterschiede

Variable Raucher	n	Überlebenswahrscheinlichkeit (multipliziert mit 100)		
		12	36	60 Monate
Raucher	30	22,0	14,0	–
Nichtraucher	7	72,0	–	–
Σ	37			

Test

	Gehan-Wilcoxon	Logrank
Raucher/Nichtraucher:	p<0,05	p<0,05

Tabelle 190
Rauchereigenschaft (Abusus: >20 Zigaretten/Tag) und Überlebenswahrscheinlichkeiten bzw. Wahrscheinlichkeiten des jeweiligen Remissionsintervalls in Abhängigkeit vom Stadium (UICC: I, II, III, IV). Lediglich im Stadium IV scheinen Nichtraucher eine günstigere Prognose als Raucher zu haben (p<0,05; 1977–1982). Die Zahl der Nichtraucher (und Lungenkarzinomträger) ist klein, doch scheint dies nicht der einzige Grund für fehlende Kontraste zu sein

Stadium (UICC)	Raucher n	Nichtraucher n	Wahrscheinlichkeit [p]			
			Überleben		Remissionsintervall	
			Gehan-Wilcoxon	Logrank	Gehan-Wilcoxon	Logrank
I	128	32	0,91	0,83		
	91	20			0,43	0,40
II	50	9	0,66	0,50		
	36	7			0,94	0,92
III	249	27	0,35	0,20		
	166	20			0,75	0,51
IV	30	7	0,05	0,05		

Nichtraucher scheinen lediglich im Stadium III (für die Überlebenswahrscheinlichkeit und das Remissionsintervall) und im Stadium IV (für die Überlebenswahrscheinlichkeit) ab dem 6. bzw. 12. Monat nach der Operation eine günstigere Prognose zu haben (letzteres signifikant; *Abb. 145; Tabelle 189*).

Der Befund läßt mehrere Schlußfolgerungen zu. Ohne Zweifel geht die Zigarettenexposition mit einer Reihe zusätzlicher chronischer pulmonaler und insbesondere mit Herz-Kreislauf-Erkrankungen einher (chronische Emphysembronchitis, Herzinfarkt). Das Ereignis des Lungenkarzinoms scheint bei gegebener Raucherexposition ein echtes Konkurrenzrisiko zu sein, das dazu führt, daß die - statistisch gesehen - kurze postoperative Überlebenszeit nur im Extremfall des Tumorstadiums IV (UICC) zu einer nichttumorös bedingten Lebenszeitverkürzung führt. Oder: Die Selektion durch den Tod wegen Lungenkarzinom ist (außer in Stadium IV) so gravierend, daß sonstige an die Exposition des Rauchens gekoppelte Risiken nicht evident werden.

7. Teil: Multiple bösartige Primärtumoren

In einem größeren Untersuchungsgut (n = 403) beschreiben REYNOLDS et al. (1978) in 9,7% der Fälle (n = 39) Zweitkarzinome mit zweitem Primärtumor in der Lunge. Das Obduktionsgut Heidelberg der Jahre 1930-1975 (n = 37.323) enthält 7601 Verstorbene mit bösartigen Tumoren (dies entspricht 20,37%). Von diesen wiederum zeigen 213 (dies entspricht 2,80% der Verstorbenen mit bösartigen Tumoren) Doppel- bzw. Mehrfachkrebse. Von den Fällen mit Mehrfachtumoren entfallen 24 auf bösartige Tumoren der Lunge (dies entspricht 11,27% der Fälle mit mehrfachen Primärtumorlokalisationen). Im gleichen Zeitraum werden 618 Fälle von Lungenkarzinom (dies entspricht 8,13% der Verstorbenen mit bösartigen Tumoren) beobachtet. Von den 618 Fällen mit bösartigen Lungentumoren haben 3,88% (n = 24) einen zweiten bösartigen Primärtumor (HÖPKER 1985; n = 37323, Obduktionsfälle). Dieser Wert entspricht zumindest in der Dimension dem Hinweis von JENSIK (1981; n = 178). Von den 70 verstorbenen Patienten haben 3 Zweittumoren. Auch die Hinweise von BATES u. SUTTON (1984; n = 2559) weisen mit 1,71% zusätzlichen extrathorakalen Tumoren bei operierten Patienten mit Lungenkarzinom auf eine ähnliche Situation hin (n = 44).

In *Tabelle 191* sind die extrathorakalen Lokalisationen der zusätzlich aufgetretenen Tumoren (isochron bzw. metachron) aufgeführt. Die Zahl 41 (6,72%) ist recht hoch; werden die 10 unsicheren Fälle subtrahiert, so ergibt sich ein Relativwert von 5,1%.

Tabelle 191

Lokalisationen multipler Primärtumoren (Lunge, extrathorakale Tumorlokalisation; 1977-1982). *: Zweittumor bioptisch gesichert, klinisch jedoch nicht zweifelsfrei eigenständiger Zweittumor; die therapeuti sche Entscheidung geht zugunsten der Annahme zweier unabhängiger Tumoren. Alle Erst- und Zweitkarzinome histologisch gesichert

	Primärtumor		Auftreten des Zweittumors (Zeitdifferenz in Jahren)	
	Lunge	extrathorakale Tumorlokalisation		
1.	1. großzellig	2. Nierenzell-karzinom	2	*
2.	2. großzellig	1. Morbus Hodgkin	8	
3.	1. dermoid	2. Nierenrinden-karzinom	>4 (lebt)	
4.	2. dermoid	1. Nierenrinden-karzinom	0	
5.	2. dermoid	1. Penis	1	*
6.	1. drüsig	2. Harnblase	1	
7.	2. kleinzellig	1. Harnblase	0	
8.	2. drüsig	1. Morbus Hodgkin	0	
9.	2. drüsig	1. Gaumen	7	
10.	2. dermoid	1. Kehlkopf	9	*
11.	2. dermoid	1. Kehlkopf	9	*
12.	2. dermoid	1. Lippe	2	
13.	1. dermoid	2. Epiglottis	?	*
14.	1. kleinzellig	2. Zunge	0	
15.	2. kleinzellig	1. Schilddrüse	1	
16.	2. dermoid	1. Kehlkopf	5	*
17.	1. kleinzellig	2. Gaumen	1	
18.	1. dermoid	2. Stirnhöhle	3	
19.	2. drüsig	1. Parotis	12	
20.	2. dermoid	1. Collum uteri	4	
21.	2. drüsig	1. Uterus (Sarkom)	11	
22.	2. dermoid	1. Collum uteri	1	
23.	2. drüsig	1. Ovar	2	
24.	1. dermoid	2. Collum uteri	14	
25.	2. dermoid	1. Uterus	7	
26.	2. drüsig	1. Uterus	9	
27.	2. dermoid	1. Uterus	5	
28.	2. drüsig-dermoid	1. Magen	0	*
29.	1. kleinzellig	2. Pankreas	0	
30.	1. drüsig	2. Ösophagus	3	
31.	1. dermoid	2. Rektum	3	
32.	2. dermoid	1. Rektum	4	
33.	2. drüsig	1. Rektum	8	
34.	1. drüsig	2. Rektum	?	*
35.	2. dermoid	1. Magen	?	
36.	2. dermoid	1. Kolon	3	
37.	2. drüsig	1. Rektum	0	
38.	2. drüsig	1. Mamma	3	*
39.	2. drüsig	1. Mamma	1	*
40.	2. drüsig	1. Mamma	5	
41.	2. dermoid	1. Mamma	?	

Tabelle 192
Die Lunge als Sitz eines Erst- und eines Zweitkarzinoms (n = 5; 1977-1982). Beide Tumoren jeweils bioptisch bzw. autoptisch gesichert. Die Entscheidung, einen zweiten Primärtumor in der Lunge anzunehmen, wird aufgrund des klinischen und morphologischen/autoptischen Gesamtbefundes gefällt

	Lunge Erstkarzinom	Lunge Zweitkarzinom	Bemerkungen
1.	drüsig-dermoid linker Oberlappen	dermoid linker Unterlappen	isochron
2.	dermoid zentral	dermoid peripher	isochron
3.	dermoid rechts	kleinzellig links	isochron
4.	großzellig Unterlappen	drüsig Oberlappen	isochron
5.	dermoid Oberlappen links	großzellig Oberlappen rechts	metachron (9 Jahre)

Tabelle 193
Primäres Lungenkarzinom und maligner extrathorakaler Zweittumor in Abhängigkeit vom Geschlecht (n = 610; 1977-1982). Frauen zeigen signifikant (p < 0,001) häufiger maligne Zweittumoren als Männer. - Möglicherweise ist dies bedingt durch die „Selektion durch den Tod": Da Frauen eine günstigere Überlebenswahrscheinlichkeit (nach Erkrankung an einem Lungenkarzinom) haben als Männer, haben Frauen auch eine größere (zeitliche) Chance, einen bösartigen zweiten (extrathorakalen) Tumor zu bekommen

		Primärtumor Lunge	Maligner Zweittumor	Σ
Männer	n	492	31	523
	Ew	483,6	39,4	
Frauen	n	72	15	87
	Ew	80,4	6,6	
Σ		564	46	610

Die Lunge ist lediglich bei 5 Patienten (4 isochron; 1 metachron mit einer Latenz von 9 Jahren) Sitz eines zweiten *(Tabelle 192)* Primärtumors (0,82%). Auffälligerweise sind Frauen etwa doppelt so häufig *(Tabelle 193)* betroffen, wie es dem Erwartungswert entspricht (p < 0,001). Die Überlebenswahrscheinlichkeiten sind mit und ohne bösartigen Zweittumor nicht verschieden *(Abb. 146; Tabelle 194).*

Multiple primäre Karzinome der Lunge werden von ROHWEDDER u. WEATHERBEE (1974) mit einer Inzidenz von 0,5% (n = 926) angegeben. In einigen der dort zitierten Studien werden Ziffern zwischen 0,2 und 1,8% genannt. Stellt man in Rechnung, daß sich

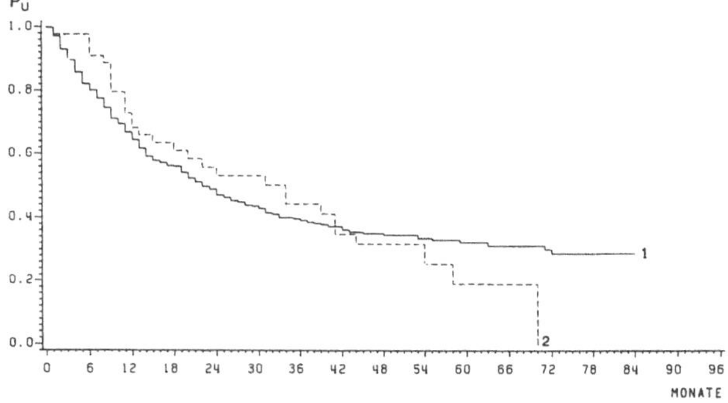

Multiple bösartige Primärtumoren	n	Überlebenswahrscheinlichkeit (multipliziert mit 100)		
		12	36	60 Monate
solitär	553	67,0	40,6	32,9
multipel	44	68,0	43,3	19,1
Σ	597			

Test
solitär/multipel: Test nicht möglich

Abb. 146; Tabelle 194
Überlebenswahrscheinlichkeiten (*PÜ*) für solitäre bösartige Primärtumoren (Lungenkarzinom) im Vergleich zu multiplen bösartigen Primärtumoren (Lunge und extrathorakale Lokalisationen). *1*: solitäres Lungenkarzinom; *2*: multiple bösartige Primärtumoren. - Da sich die Kurven überschneiden, ist ein Test nicht möglich. Ein Unterschied ist nicht anzunehmen

die Arbeit auf die Jahre 1959-1969 bezieht, so ist zu konzidieren, daß sich seitdem die Inzidenz des Lungenkarzinoms nahezu verdoppelt hat. Zieht man zusätzlich die größeren diagnostischen und therapeutischen Möglichkeiten in Betracht, so erscheint der hier beobachtete Wert von 0,82% durchaus plausibel.

Zusammenfassend läßt sich sagen, daß isochron sowie metachron (seitengleich bzw. kontralateral) in ca. 0,82% der Fälle mit dem Auftreten eines zweiten primären Karzinoms in der Lunge gerechnet werden muß. In 5,08-6,72% der Fälle muß ein zweiter bösartiger Tumor mit extrathorakalem Sitz angenommen werden (Prozentsatz von REYNOLDS nicht signifikant verschieden von den Ergebnissen unseres Untersuchungsgutes). Frauen sind signifikant häufiger betroffen als Männer. Unterschiede in der Überlebenswahrscheinlichkeit sind nicht ersichtlich.

8. Teil: Adjuvante und palliative Therapie

I. Übersicht

Art und Ausmaß des therapeutischen Vorgehens sind dem Ziel des gewünschten Effektes untergeordnet. Es werden unterschieden:

1. *Kurative Therapie* Die kurative Therapie hat die definitive Beseitigung des Tumorleidens zum Ziel.
2. *Palliative Therapie* Diese hat den Zweck, das Leben des Patienten zu verlängern und das Tumorleiden zu erleichtern.
3. *Adjuvante Therapie* Therapeutisches Eingreifen nach potentiell kurativer Therapie mit dem Ziel, Rezidiv oder Metastasenbildung zu verhindern.
4. *Symptomatische Therapie* Therapieform, welche die Behandlung tumorbedingter Erscheinungen zum Ziel hat, ohne daß dadurch das Tumorleiden beeinflußt werden könnte.

Ein zusätzliches therapeutisches Eingreifen geschieht in dem hier vorgestellten Untersuchungsgut in palliativer oder adjuvanter Absicht.

Die Diskussion ist vielschichtig. In früheren Jahren wurde die Alternative zwischen Bestrahlung und Tumorresektion (insbesondere bei fortgeschritteneren Stadien) diskutiert. Die Mitteilung von SMART (1966; n = 40) regte eine Vielzahl nachfolgender Untersuchungen an. Seine Patientengruppe bestand aus 8 kleinzelligen, 27 dermoiden Karzinomen und 5 weiteren, lediglich zytologisch gesicherten Tumorfällen. Nach alleiniger Bestrahlung lebten nach 11 Jahren noch 2 (5%). SMART schloß, daß die Bestrahlung als möglicherweise kurative Therapie des Bronchialkarzinoms ihre Berechtigung habe.

Ähnlich wegweisend für weitere Untersuchungen waren die ersten Mitteilungen über die Chemotherapie des Bronchialkarzinoms (SLACK 1970; n = 1192). Die Fünfjahresüberlebensrate konnte von 33% (Kontrollfälle) auf 45% (adjuvant chemotherapeutisch behandelte Fälle) gesteigert werden ($p < 0,05$). Als Chemotherapeutikum wurde das Dimethyl-β-Chloroäthyl-Amin benutzt.

Die Diskussion der folgenden Jahre wird bestimmt von dem alternativen oder synchronen Einsatz der Radiatio und der Chemotherapie als adjuvante und palliative Therapieform. Von 175 behandelten Patienten berichten REINLÄ u. DAMMERT (1974), daß als adjuvante Therapieform die Bestrahlung nicht lebensverlängernd wirke ($p < 0,05$). Indessen ist der therapeutische Effekt der Radiatio günstiger, wenn zuvor kein Therapieversuch unternommen wird ($p < 0,001$). Noch 1975 berichten SHIELDS et al. (n = 2349), daß der histologische Typ des Lungenkarzinoms nur geringen Einfluß auf die Fünf- bzw. Zehnjahresüberlebenszeit habe. Dies gelte auch für die adjuvante Chemotherapie (eingesetzt wurden Mechloräthamin, Cyclophosphamid und Methotrexat). Für Tumoren großen Durchmessers (> 5 cm) empfehlen SOORAE u. SMITH (1977; n = 295) die präoperative Bestrahlung. Noch im gleichen Jahr berichtet SHIELDS (1977; n = 2349), daß die präoperative Bestrahlung in der Untersuchungsgruppe (n = 166) gegenüber einer Kontrollgruppe (n = 165) Unterschiede in der Überlebensrate nicht gebracht hat.

Sehr viel differenzierter wird das Problem von MARTINI et al. (1980; n = 998) angegangen. Von 445 Patienten mit mediastinalen Lymphknotenmetastasen erweisen sich 204 als inoperabel, 241 als operabel. Von diesen 241 operablen Patienten werden 161 bestrahlt oder lokal mit radioaktiven Substanzen behandelt. Die Autorengruppe betont, daß auch diese Möglichkeiten auszuschöpfen seien.

Eine ausführlichere Übersicht liefert SCHÜLE-HEIN (1980). Die Autorin verweist auf SMART (1966) mit einem Fünfjahresüberlebenserfolg von immerhin 22,5% unter Einsatz der Bestrahlung als definitive Therapie. Die Behandlung des lokalen Rezidivs durch Bestrahlung wird nur im Einzelfall als kurativ angesehen werden können. Die routinemäßige postoperative Bestrahlung (als adjuvanter therapeutischer Ansatz) bringt nicht immer eine Verbesserung der Überlebensrate; sie wird in dieser Form abgelehnt. Die Autorin schließt sich der Arbeitsgruppe um SHERMAN et al. (1978) an, die nach präoperativer Bestrahlung lokale Rezidive in geringerer Zahl beobachten, nicht aber über eine Verbesserung der Überlebenszeit berichten können. Die Kombination von Bestrahlung und Chemotherapie wird nur für die Schädellokalisation als Indikation angesehen.

Demgegenüber ist die Indikationsbreite des palliativen Einsatzes weit: sie reicht von der Behandlung von Schluckbeschwerden, der Einflußstauung bis hin zum Versuch der Abhilfe bei Bronchuskompression u. ä. Eine Lebensverlängerung kann allerdings nicht erwartet werden (BERNEY u. HAHNLOSER 1981; n = 209). Bei 142 nichtoperationsfähigen Patienten hat der palliative Einsatz der Bestrahlung keinen nennenswerten Erfolg bringen können. Gleichlautend äußern sich BATES u. SUTTON (1984). Bei dem von den Autoren aufgearbeiteten Kollektiv wird differenziert zwischen kleinzelligen, drüsigen, großzelligen und dermoiden Karzinomen. Auch die Kombination mit einer Chemotherapie erscheint nicht erfolgversprechend.

Diese Hinweise stehen mit anderen Autorengruppen in Einklang (WANNENMACHER u. SLANINA 1979; HUBER et al. 1980; v. LIEVEN 1981; SCHNABEL et al. 1983, n = 173). Die Arbeitsgruppe um SCHNABEL (1983) hat Neutronen getestet und trotz lokaler Überlegenheit keine bessere klinische Prognose erzielen können.

RHOMBERG (1980) gibt zu bedenken, daß durch Bestrahlung und gleichzeitigen Einsatz von Chemotherapeutika eine kumulative Toxizität bestehen könnte. Fehlen Fernmetastasen, so kann die alleinige Radiatio bei nichtkleinzelligem Bronchialkarzinom kurativ sein (HEILMANN 1982, 1984). Indessen ist der adjuvante Einsatz der Bestrahlung bei N_1-N_2 N_2 oder der palliative Einsatz nicht erfolgversprechend bezüglich einer Überlebenszeitverbesserung (SACK 1984). Die präoperative Bestrahlung wird nur für den Pancoast-Tumor in Erwägung gezogen (YARBO 1981). Das Tumorzentrum Heidelberg/Mannheim hat sich in der Haltung der postoperativen Radiotherapie den Erfahrungen anderer Arbeitsgruppen angeschlossen (HUBER et al. 1980; BRANDT u. LODDENKEMPER 1981; GREMMEL 1981; SAUER 1982; LAW et al. 1982, n = 1000; TIMOTHY 1984).

Gesucht wird nach Indikatoren, welche zuverlässig auf eine mögliche Radio- bzw. Chemosensitivität hindeuten können (HEINEMANN u. JEHN 1985). Tumoren mit geringer Radio- und Chemosensitivität zeigen Punktmutationen an den Aminisäuren 12 und 61, diese entsprechen Protoonkogenen (LITTLE et al. 1983). Die Punktmutationen korrelieren bei einem Teil der kleinzelligen Karzinome mit einer höheren klinischen Malignitiät.

Bei kleinzelligen Karzinomen (Tumorzentrum Heidelberg/Mannheim) und einem lokalen Rezidiv bzw. lokal infiltriertem Absetzungsrand (SOORAE u. STEVENSON 1979; LAW et al. 1982) wird eine besondere Vorgehensweise empfohlen (HUBER et al. 1980).

In unserem Untersuchungsgut (Heidelberg: *Abb. 147, 148; Tabelle 195*) zeigt sich, daß die Mehrzahl adjuvanter und palliativer Therapieformen im Stadium II und III angewandt wird. Der palliative Einsatz ist bei der Radiotherapie, der adjuvante Einsatz bei der Chemotherapie häufiger. Der Einsatz der Chemotherapie und der Radiatio *(Tabelle 195)* verteilt sich auf die verschiedenen Stadien unterschiedlich ($p < 0{,}0001$). Zur Anwendung kommen verschiedene Schemata *(Tabelle 196)*. In einer Übersicht *(Abb. 149; Tabelle 197)* wird deutlich, um wieviel besser sich die Überlebenswahrscheinlichkeiten darstellen, wenn der operative Eingriff als kurativ abgeschlossen werden kann. Der Anteil der potentiell kurativ operativ behandelten Patienten beträgt immerhin 81,3%.

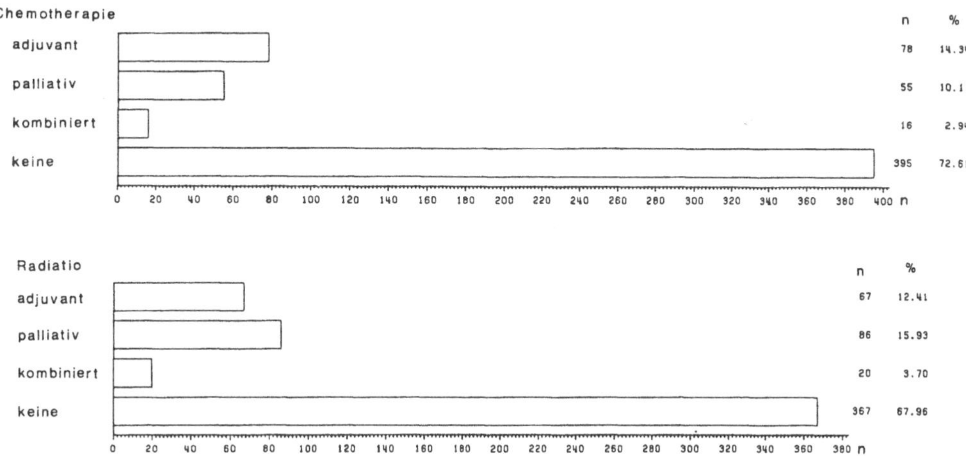

***Abb. 147** (oben), **148** (unten)*

Anwendungen der Chemotherapie (Abb. 147) und der Radiotherapie (Abb. 148) nach Lungenresektion. Die Chemotherapie wird häufiger adjuvant, die Radiotherapie häufiger palliativ eingesetzt. Der Unterschied zwischen beiden Graphiken ist statistisch signifikant ($p > 0{,}05$)

Tabelle 195
Resektion und zusätzliche (adjuvante bzw. palliative) Chemotherapie sowie Radiatio verteilen sich auf die Stadien I, II, III, IV (UICC) ungleichmäßig ($p<0{,}001$; $n=535$; 1977-1982)

Therapie	Stadium (UICC)				Σ
	I	II	III	IV	
Resektion	129	25	116	17	287
Resektion + Chemotherapie	10	11	51	9	81
Resektion + Radiatio	13	10	73	10	106
Resektion + Chemotherapie + Radiatio	7	9	40	5	61
Σ	159	55	280	41	535

Tabelle 196
Einsatz zytostatischer Schemata (in adjuvanter oder palliativer Absicht). Wegen der geringen Fallzahl kann eine Differenzierung nicht erfolgen ($n=148$; 1977-1982)

Schema	n	[%]
5-Fluorouracil Cyclophosphamid Vinblastin Methotrexat	22	(14,9)
5-Fluorouracil Methotrexat	37	(25,0)
Cisplatin Ifosfamid	11	(7,4)
Adriblastin Cyclophosphamid Vincristin	21	(14,2)
Sequentiell	10	(6,8)
Sonstige	47	(31,8)
	148	(100)

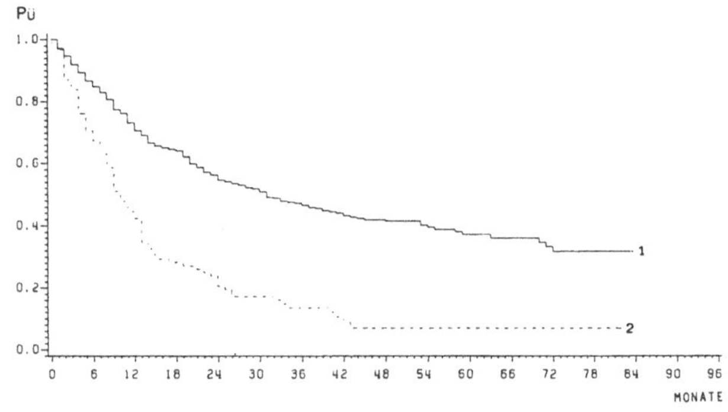

Abschluß der Resektion	n	Überlebenswahrscheinlichkeit (multipliziert mit 100)		
		12	36	60 Monate
kurativ	474	72,0	48,0	38,0
palliativ	109	41,0	14,5	7,0
Σ	583			

Test

Gehan-Wilcoxon	Logrank
$p < 0{,}001$	$p < 0{,}001$

Abb. 149; Tabelle 197
Überlebenswahrscheinlichkeiten ($P_Ü$) für kurativ und palliativ abgeschlossene Lungenresektionen (1977-1982; $n=583$). Der Unterschied ist statistisch auffällig ($p < 0{,}001$). Nach 7 Jahren leben von den kurativ resezierten Patienten *(1)* noch 32%, von den palliativ resezierten *(2)* noch 7%

Tabelle 198
Für das kleinzellige Bronchialkarzinom werden die Stadien „Limited disease“ und „Extensive disease“ unterschieden. (Nach Drings et al. 1985)

Limited disease	*Extensive disease*
Primärtumor auf Hemithorax beschränkt *Befall ipsilateraler hilärer Lymphknoten* *Befall ipsilateraler supraklavikulärer Lymphknoten* *Befall mediastinaler Lymphknoten* *Rekurrens- und/oder Phrenikusparese* *Keine größere Obstruktion*	*Befall kontralateraler hilärer Lymphknoten* *Befall kontralateraler supraklavikulärer Lymphknoten* *Infiltration der Thoraxwand* *Pleuraerguß (groß und/oder mit malignen Zellen)* *Lymphangiosis carcinomatosa* *V. cava-superior-Syndrom* *Metastasen in der kontralateralen Lunge* *Sonstige Fernmetastasen*

II. Kleinzellige Karzinome

Beim kleinzelligen Bronchialkarzinom hat sich die Unterscheidung zwischen „Limited disease“ und „Extensive disease“ durchgesetzt *(Tabelle 198)*.
Die Diskussion zur Morphogenese des kleinzelligen Bronchialkarzinoms hat wahrscheinlich gemacht, daß unter diesem Begriff unterschiedliche Tumorarten zusammengefaßt werden. Bisher liegen nur wenige Untersuchungen vor, die sich mit einer unterschiedlichen therapeutischen Ansprechrate verschiedener Subtypen des kleinzelligen Bronchialkar-

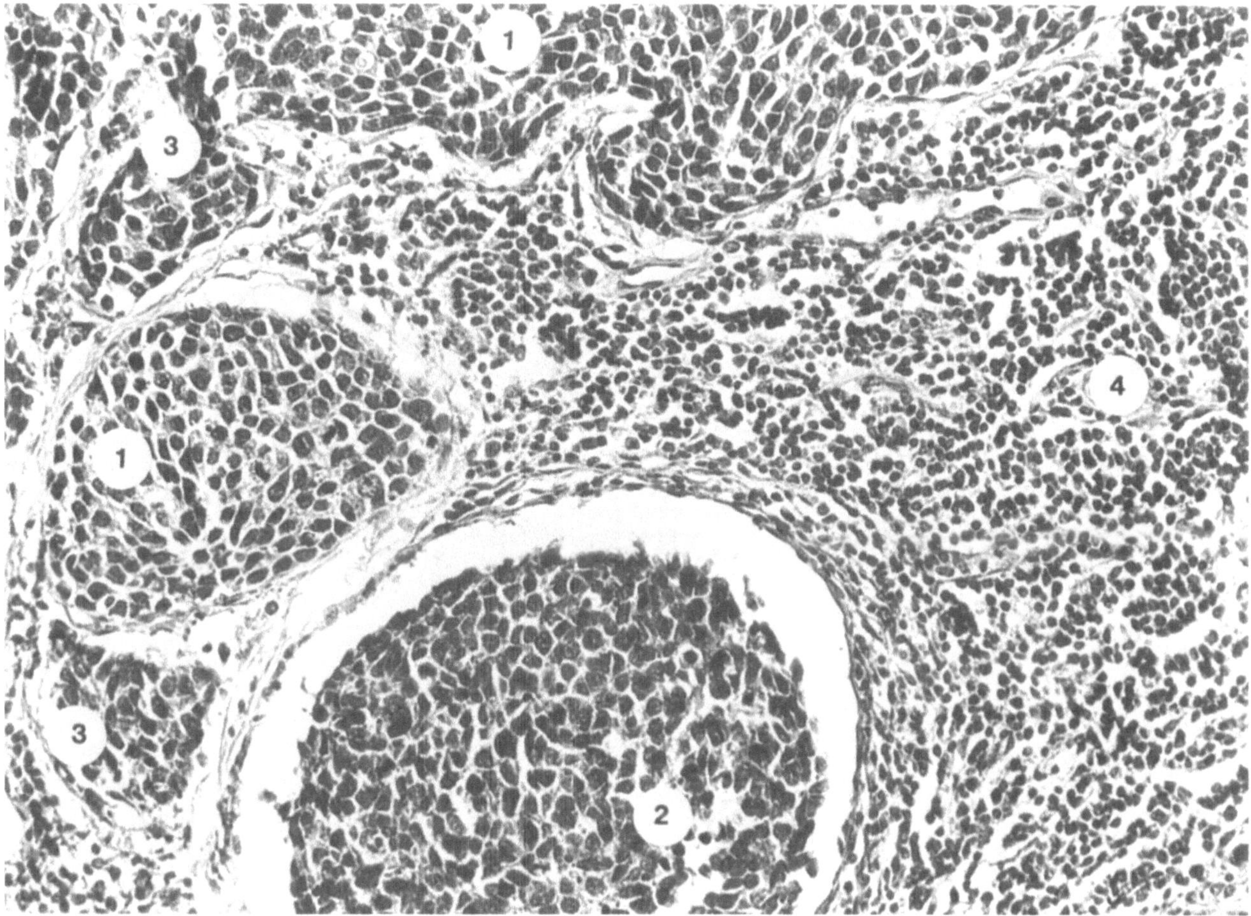

Präp. 65

Multiformes kleinzelliges Karzinom. In diesem Ausschnitt sind histomorphologisch distinkte Formen gegeben. Zunächst ein polymorpher Anteil mit chromatindichten, unregelmäßig gestalteten Kernen und schmalem Zytoplasmasaum *(1)*. In diesem Kompartiment begegnen einzelne Mitosen, nicht aber in den wesentlich chromatindichteren Anteilen *(2)* mit teilweise feinstgranulär-strukturierten Kernen. Interponiert schmale Tumorzapfen (auch in anderen Ausschnitten: keine Regressionszeichen), deren morphologisches Bild etwa zwischen *(1)* und *(2)* eingeordnet werden könnte *(3)*. Der Tumor zeigt andernorts zusätzlich dermoide Anteile (nicht im Bild). Starke rundzellige Stromareaktion *(4)*. - Die Abbildung deutet die Schwierigkeiten und Grenzen der Klassifizierung histologischer Subtypen kleinzelliger Karzinome an. E 32589, HE, Vergr. 63:1

zinoms beschäftigen. Hirsch et al. (1977; n = 203) berichten, daß das kleinzellige Bronchialkarzinom in Abhängigkeit seiner Subtypen ein unterschiedliches Ausbreitungsmuster im Knochenmark aufweist. Der Subtyp des kleinzelligen Bronchialkarzinoms, welcher nach der WHO (1983) als intermediärer Typ bezeichnet wird, soll nach Matthews et al. (1977) eine bessere Ansprechrate auf die Chemotherapie haben als die übrigen Subtypen. Die Haferzellkarzinome (WHO 1981) zeigen eine längere Überlebenszeit ($p < 0,05$) als die intermediären Formen (Davis et al. 1981; n = 620). Sieht man von der differenten Nomenklatur ab, so werden diese Hinweise von der Arbeitsgruppe um Hirsch et al. (1983; n = 200) nicht bestätigt. Diese Arbeitsgruppe findet keinen Unterschied zwischen den Haferzellkarzinomen und den Karzinomen vom intermediären Typ; sie beobachtet jedoch, daß kleinzellig/großzellig differenzierte Tumoren eine bessere Überlebensrate aufweisen als allein kleinzellig differenzierte kleinzellige Karzinome ($p < 0,01$).

Ohne Zweifel hat die Änderung der Nomenklatur des histologischen Typings der WHO (1981) zu Verwirrungen Anlaß gegeben. Unter anderem kann als „Erfolg" gewertet werden, daß im Nachhinein der Hinweis von Hattori et al. (1970) nurmehr schwer zu interpretieren ist, daß haferzellig differenzierte kleinzellige Karzinome günstiger auf die Chemotherapie reagieren als andere. Die Verwirrung - v. a. unter Berücksichtigung älterer Studien - ist komplett. Die Frage der Relevanz des histologischen Subtyping des kleinzelligen Karzinoms im Hinblick auf die Therapie muß somit offen bleiben *(Präp. 65)*. Vor allem ist festzuhalten, daß das Subtyping der WHO

Tabelle 199
Legende s. Tabelle 200, S. 191

Autoren	Jahr	Ort	Land	Substanz	n	Typ (*kz.* klein-zellig)	Vergleichsgruppe (*zw. Thf.* zwischen Therapieformen; *k.* keine)	Remission/ Response	Auswahl (*vb.* vorbehandelt; *s. z.* streng zufällig: *k. A.* keine Angabe)	Mittlere Überlebenszeit (Wochen)
Evans et al.	1985	Toronto	Canada	(15, 8) (9, 1, 30)	78	kz.	zw. Thf.	6 von 78	k. A.	23-59
Markman et al.	1985	Baltimore	USA	(9, 13, 30) (15, 18, 22)	55	kz.	k.	95%	k. A.	52-55
Figueredo et al.	1985	Ontario	Canada	(1) (30) (9) (9, 1)	103	kz.	zw. Thf.	50 von 103	k. A.	k. A.
Banham et al.	1985	Glasgow	UK	(9, 15)	95	kz.	k.	45 von 95	k. A.	45
Harland et al.	1985	Sutton	UK	(9, 30, 22) (9)	45	kz.	zw. Thf.	36 von 45	s. z.	28-53
Timothy et al.	1985	London	UK	(30, 1, 15)	104	kz.	k.	58%	k. A.	18-31
Porter et al.	1985	Nashville	USA	(8, 15)	29	kz.	k.	15 von 29	k. A.	k. A.
Creech et al.	1984	Philadelphia	USA	(24, 3, 27, 32)	66	kz.	k.	1 von 66	k. A.	9,6
Daniels et al.	1984	Las Casas	USA	(15, 1, 22) (9, 30, 26)	147	kz.	zw. Thf.	53-77%	s. z.	7-16
Daugaard et al.	1984	Kopenhagen	Dänemark	(31, 8, 18)	42	kz.	k.	7/34 von 42	k. A.	7-40
Evans et al.	1984	Toronto	Canada	(15) (15, 8)	54	kz.	zw. Thf.	15 von 34	k. A.	11-29
Feld et al.	1984	Toronto	Canada	(9, 13, 30)	153	kz.	zw. Thf.	73-84%	k. A.	34-49
Joss et al.	1984	Bern	Schweiz	(23)	15	kz.	k.	0 von 15	vb.	13
Liesenfeld et al.	1984	Marburg	BRD	(15, 19, 31) (1, 8, 30) (31, 30, 9, 22)	122	kz.	zw. Thf.	61-85%	k. A.	44-52
Lowenbraun et al.	1984	Kentucky	USA	(9, 13, 30) (15, 9, 13, 30)	215	kz.	zw. Thf.	72-74%	k. A.	42
Matelski et al.	1984	Boston	USA	(1, 9, 15)	24	kz.	k.	11 von 24	k. A.	32
Niederle et al.	1984	Essen	BRD	(31, 8)	32	kz.	k.	6 von 32	vb.	12-61
Niederle et al.	1984	Essen	BRD	(31, 8)	38	kz.	k.	8 von 38	vb.	12-61
O'Donnel et al.	1984	Hanover	USA	(10)	25	kz.	k.	13 von 25	vb.	24
Pederson et al.	1984	Kopenhagen	Dänemark	(27)	40	kz.	k.	6 von 40	vb.	k. A.
Papac et al.	1983	Connecticat	USA	(9) (11) (33)	70	kz.	zw. Thf.	9 von 18 14 von 29 3 von 23	k. A.	32
Harper et al.	1982	London	UK	(9, 22, 21) (15)	98	kz.	zw. Thf.	23 von 98	k. A.	29-46
Karrer et al.	1982	Wien	Österreich	(9, 16, 22, 29) (25)	53	kz.	zw. Thf.	keine Angabe	k. A.	k. A.
Klasterky et al.	1982	Brüssel	Belgien	(8, 1, 15)	36	kz.	k.	30 von 36	k. A.	39
Sauer et al.	1982	München	BRD	(22)	5	kz.	k.	0 von 5	k. A.	39

Tabelle 199 (s. S. 190), ***200***
Übersicht über den Stand der Chemotherapie kleinzelliger Karzinome (Literaturzusammenstellung 1982–1985). Ein Teil der Autoren gibt Hinweise auf eine vorherige operative Resektion (z. B. CARRER et al. 1982). Nur eine klinische Studie basiert auf der streng zufälligen Zuteilung der Therapieform (DANIELS et al. 1984; Tabelle 199). Tabelle 200: Zeichenerklärungen. Synonyme sind nicht eliminiert

1	Adriamycin	18	Hexamethylmelamin
2	Amphotericin	19	Ifosfamid
3	Amsacrine	20	Leucovorin
4	Aza (NSC - 182 986)	21	Lomustine
5	Bisantren	22	Methotrexat
6	Bleomycin	23	Mitomycin-C
7	CCNU	24	PALA (N-phophonacetyl-L-Aspartat)
8	Cisplatin	25	Placebo, keine Therapie (Chemotherapie)
9	Cyclophosphamid	26	Procarbacin
10	Cytosin-Arabinosid	27	Teniposid
11	Cytoxan	28	Vepesid
12	Dihydroxyanthracenedion	29	Vinblastin
13	Doxorubicin	30	Vincristin
14	Epirubicin	31	Vindesin
15	Etoposid	32	Zinostatin
16	Fluorouracil	33	Radiatio
17	Ftorafur		

von 1981 eine entscheidende Verbesserung weder für den Morphologen noch den klinisch tätigen Arzt hat erbringen können.

Geteilt sind die Ansichten darüber, ob (auch im Stadium des Limited disease) zunächst eine Resektion des kleinzelligen Lungenkarzinoms anzustreben sei oder primär ausschließlich die Chemotherapie. KARRER et al. (1983) setzen sich für die Resektion ein. Im gleichen Sinne (wenn auch differenzierter) äußern sich MEYER (1984) und BODEMANN et al. (1984). GRESCHUCHNA u. MAASSEN (1981) sprechen sich für eine Integration der operativen Therapie auch beim kleinzelligen Bronchialkarzinom aus, sie sehen in dieser grundsätzlich keine alternative Maßnahme. Die Begründung ist, daß im $T_1N_0M_0$-Stadium nach 5 Jahren ebenso viele Patienten mit kleinzelligem Karzinom überleben wie mit drüsigem und großzelligem Karzinom. Höhere Stadien allerdings sind inoperabel. Allein um die Chance des $T_1N_0M_0$-Stadiums zu wahren, sollte operativ eingegriffen werden.

Für das Stadium des Extensive disease werden nahezu gleichlautende Erfahrungen mitgeteilt (GATZEMEIER et al. 1979; LIVINGSTON 1980; BRUNTSCH 1980; SEEBER 1981; YARBRO 1981; HARPER 1985; NIEDERLE u. SCHÜTTE 1985). NIEDERLE u. SCHÜTTE fassen zusammen, daß die Monotherapie eine Responserate zwischen 30 und 50% aufweist. Insbesondere bei der simultanen Kombinationstherapie (diese wird der sequentiellen vorgezogen) zeigen kleinzellige Karzinome mit großzelligen Anteilen eine günstigere Prognose (HIRSCH et al. 1983). Bei 20–50% der Fälle kann mit einer kompletten Remission gerechnet werden (MATTHEWS et al. 1980). Der Median der Überlebenszeit beträgt 7–11 Monate. Günstiger ist die Responserate mit 70–95% beim Limited disease, von diesen zeigen 40–80% eine komplette Remission, der Median der Überlebenszeit wird mit 10–15 Monaten angegeben. Indessen ist die Frage, ob der Einsatz der Chemotherapeutika sequentiell oder simultan erfolgen soll, erörterungsbedürftig (GOLDIE et al. 1982; SMYTH u. GREGOR 1984). In die Diskussion mit einzubeziehen ist die Radiotherapie (MEYER 1984). Auch unter Einsatz neuerer chemotherapeutischer Substanzen ist die Wirksamkeit der Radiotherapie unklar (HANSEN u. ELLIOTT 1984). BLEEHEN u. JONES (1985) versprechen sich vom Einsatz der Radiotherapie einen langfristigen Erfolg dahingehend, daß seltener lokoregionäre Rezidive auftreten. Beim Extensive disease versprechen sie sich keinen Nutzen. Auch BATES u. SUTTON (1984; n = 2559) können von einem positiven Effekt auf die Überlebenszeit bei Patienten mit kleinzelligem Bronchialkarzinom und Einsatz der Radiotherapie nicht berichten. Eine etwa gleichlautende, wenn auch differenziertere Aussage wird von BLEEHEN (1984) gemacht.

In *Tabelle 199* (Erläuterung s. Tabelle 200) sind die Mitteilungen von 4 Jahren zusammengefaßt. Es zeigt sich, daß Kontrollgruppen fast ausschließlich zwischen verschiedenen Therapieformen gebildet werden und v. a., daß die Remissions- bzw. Responserate eher mit regionären Unterschieden als mit unterschiedlichen Effekten der angewandten Substanzen in Beziehung zu stehen scheint. Eine entsprechend breite Streuung wird bei den mittleren Überlebenszeiten deutlich.

Die Überlebenszeit *(Abb. 150; Tabelle 201)* verbessert sich unter Einsatz der Chemotherapie (bei nicht zusätzlich radiotherapeutisch behandelten Patienten) signifikant. Die Remissionsintervalle *(Abb. 151; Tabelle 202)* sind ebenfalls verlängert – wegen der geringen Fallzahl kann nicht getestet werden.

Zusammenfassend darf festgehalten werden, daß einige wenige Substanzen sich innerhalb konsequent durchgeführter chemotherapeutischer Schemata als hochwirksam gegen das kleinzellige Lungenkarzinom erweisen. Einer abschließenden Beurteilung der Hinweise aus der Literatur stehen jedoch die auffälligen regionären Unterschiede entgegen. Die Frage, ob die Differenzierung des kleinzelligen Lungenkarzinoms nach Subtypen gerechtfertigt ist, muß offen bleiben. Es gibt Anhaltspunkte, die für die Berechtigung dieser Forderung sprechen. Allerdings

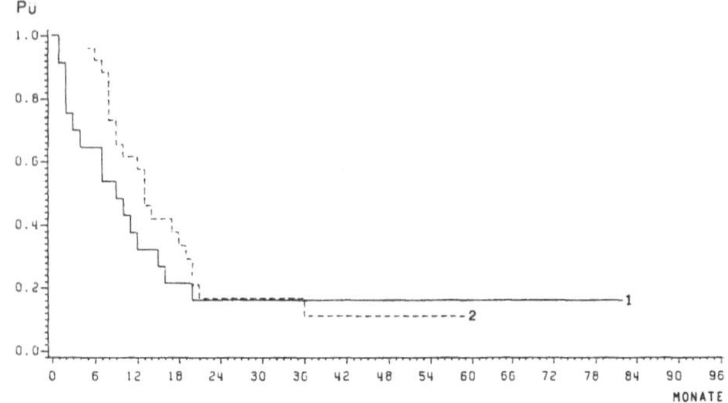

Resektion und Chemotherapie bei kleinzelligen Karzinomen	n	Überlebenswahrscheinlichkeit (multipliziert mit 100)		
		12	36	60 Monate
Resektion	25	33,5	17,3	17,3
Resektion und Chemotherapie	26	59,8	12,4	-
$\sum$	51			

Test

	Gehan-Wilcoxon	Logrank
Resektion/Resektion und Chemotherapie:	p = 0,0302	p = 0,0752

Abb. 150; Tabelle 201
Überlebenswahrscheinlichkeiten ($P_Ü$) für kleinzellige Bronchialkarzinome mit *(2)* und ohne *(1)* Chemotherapie jeweils nach Resektion. Die Überlebenswahrscheinlichkeit ist in der frühen Phase (bis etwa nach 18 Monaten post operationem) für chemotherapeutisch behandelte Patienten signifikant größer (p < 0,03)

Resektion und Chemotherapie bei kleinzelligen Karzinomen	n	Remissionsintervall (multipliziert mit 100)		
		12	36	60 Monate
Resektion	14	42,4	23,5	-
Resektion und Chemotherapie	17	7,0	7,0	7,0
$\sum$	31			

Test
Resektion/Resektion und Chemotherapie: Test nicht möglich

Abb. 151; Tabelle 202
Wahrscheinlichkeiten des Remissionsintervalls (P_{RI}) für kleinzellige Bronchialkarzinome nach Chemotherapie *(2)* und ohne Chemotherapie *(1)*, jeweils nach Resektion. Wegen der kleinen Fallzahl ist ein Test nicht möglich, ein Unterschied ist offensichtlich

scheinen konventionelle histologische (als auch elektronenmikroskopische) Techniken nach den bisherigen Erfahrungen nicht erfolgversprechend für therapierelevante Aussagen zu sein. Der wertvollste Hinweis für den Erfolg der adjuvanten Chemotherapie wird dadurch gegeben, daß eine signifikante Verbesserung der Überlebenswahrscheinlichkeiten aus der Auswertung sämtlicher an dem hier vorgestellten Krankengut angewandter Schemata resultiert - ohne daß eine zusätzliche Selektion hatte stattfinden können (komplettes Krankengut).

III. Nichtkleinzellige Karzinome

Mitteilungen über Empfehlungen und Erfolge reichen von einer Ablehnung einer adjuvanten Radio- und Chemotherapie (BATES u. SUTTON 1984; n = 2559) bis zu Responseraten zwischen 21 und 42% (MATTHEWS u. PLOWMAN 1984). HUBER et al. (1980) empfehlen die Chemotherapie, ILLIGER et al. (1981; n = 35) hält zumindest einen Versuch für gerechtfertigt. Operierte dermoide Karzinome zeigen in der Untersuchungsgruppe von KONRAD (1981) in jedem Stadium (I, II, III) eine signifikant günstigere Fünfjahresüberlebenszeit unter Einsatz von Chemotherapeutika. Den palliativen Effekt (auch bei kurativem Versuch) beschreiben HEILMANN (1984) und SAUER (1982) - sie schließen beim inoperablen nichtkleinzelligen Karzinom die Bestrahlungstherapie ein. Ähnlich verhält sich ASH (1984) - trotz der wenig ermutigenden Ergebnisse. Den Hinweisen von LIVINGSTON et al. (1976, 1977) und JONES et al. (1978) stehen eine Vielzahl von Mitteilungen mit konträren Erfahrungen gegenüber (KARRER et al. 1977, n = 340; ARNOLD 1979; HAVEMANN 1981; SEEBER 1981; YARBO 1981; WASSNER u. TIMM 1981; JUNGI 1982; PFREUNDSCHUH et al. 1984; GRIMM et al. 1985). SOUKOP (1984) äußert sich vorsichtig; er verweist auf eine sorgfältige Auswahl und Zuteilung der Patienten im Rahmen prospektiver Therapiestudien.

Kurativ operierte Patienten mit nichtkleinzelligem Karzinom und adjuvanter Therapie (Chemotherapie

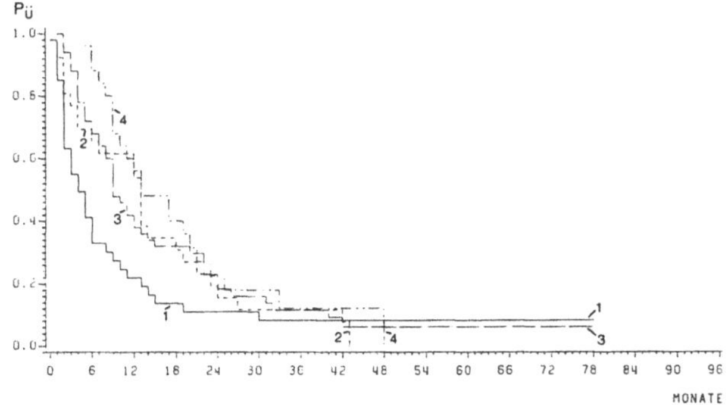

Resektion und adjuvante Therapie; nichtkleinzellige Karzinome, pN2	n	Überlebenswahrscheinlichkeit (multipliziert mit 100)		
		12	36	60 Monate
Resektion	53	23,7	8,2	8,1
Resektion und Chemotherapie	26	57,4	12,8	-
Resektion und Radiatio	51	39,1	12,9	6,3
Resektion und Radiatio und Chemotherapie	25	63,4	12,2	-
Σ	155			

Test
Resektion/Chemotherapie/Radiatio: Test nicht möglich

Abb. 152; Tabelle 203
Überlebenswahrscheinlichkeiten (*PÜ*; Stadium pN_2) für die kurative Resektionsbehandlung *(1)* und verschiedene Formen der adjuvanten Therapie: Resektion + Chemotherapie *(2)*, Resektion + Radiatio *(3)*, Resektion + Radiatio + Chemotherapie *(4)*. Die Kurven überschneiden sich vielfach, ein Test ist nicht möglich (1977-1982; n = 155)

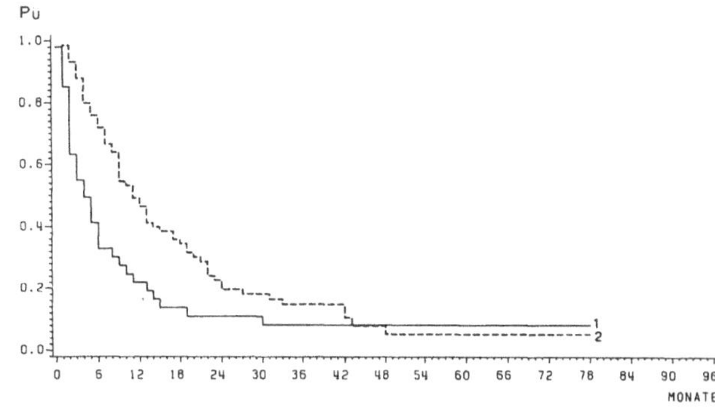

Resektion und adjuvante Therapie; nichtkleinzellige Karzinome, pN2	n	Überlebenswahrscheinlichkeit (multipliziert mit 100)		
		12	36	60 Monate
Resektion	53	22,4	8,7	8,7
Resektion und adjuvante Therapie	75	47,2	16,5	6,1
Σ	128			

Test

	Gehan-Wilcoxon	Logrank
Resektion/adjuvante Therapie:	p = 0,002	p = 0,0068

Abb. 153; Tabelle 204
Überlebenswahrscheinlichkeiten (*PÜ*) nach kurativer Resektion *(1)* im Vergleich zur kurativen Resektion und adjuvanten Therapie *(2)*. Die Resektion mit adjuvanter Therapie zeigt eine signifikant größere Über lebenswahrscheinlichkeit ($p < 0,05$) für Patienten im Stadium pN_2 (1972-1982; n = 128)

und Bestrahlungstherapie) zeigen (im Stadium pN_2) Unterschiede in der Überlebenswahrscheinlichkeit *(Abb. 152; Tabelle 203)*. Werden Resektion und adjuvante Therapie einander gegenübergestellt *(Abb. 153; Tabelle 204)*, so werden die Differenzen signifikant ($p < 0,05$). Ein gleichlautendes Ergebnis ergibt sich für die Wahrscheinlichkeit des Remissionsintervalls (*Abb. 154; Tabelle 205;* s. S. 193).

Der günstige Effekt auf die Überlebenswahrscheinlichkeit ist bei gleichem Stadium (pN_2) bei nichtkleinzelligen Karzinomen wohl eher auf den Einsatz von Chemotherapeutika als auf den Einsatz der Radiotherapie zurückzuführen (*Abb. 155; Tabelle 206;* s. S. 194).

Bei palliativ abgeschlossener operativer Intervention ist die Wahrscheinlichkeit der Überlebenszeit für die Patienten, welche nur palliativ operiert wurden und solche, denen zusätzlich eine Chemo- und Radiotherapie zuteil wurde, nicht signifikant verschieden (*Abb. 156; Tabelle 207;* s. S. 194).

In einer Literaturzusammenstellung (*Tabelle 208*; Erläuterung s. Tabelle 200) der Jahre 1981-1985 zeigt sich eine vergleichbare Situation, wobei (bei gleicher Bewertung von Patientenkollektiv und Beobachtungsdauer) die hiesigen Angaben deutlich günstiger erscheinen. Methodisch sind erhebliche Einschränkungen zu machen: In 35 zitierten Studien weisen 22 keine Kontrollgruppe auf, von den 35 Mitteilungen vergleichen 12 nur zwischen (meist recht ähnlichen) Therapieformen, nur eine Arbeit vergleicht gegen das Kriterium „Nulltherapie" (Placebo: Cormier et al. 1982). Auch wenn eine streng zu-

Tabelle 208
Literaturübersicht (der Jahre 1981–1985) einer Auswahl von Therapiestudien (Chemotherapie) an nichtkleinzelligen Lungenkarzinomen. Die weit überwiegende Zahl der Arbeiten differenziert nicht das Kriterium „nichtkleinzellig". Die Patientenzahl ist oftmals klein. Zu beachten ist die geringe Zahl der Patienten, die eine Remission/Response zeigen. Sind gleiche Schemata innerhalb einer Studie aufgeführt, so ist die Dosierung unterschiedlich. (Zeichenerklärung vgl. Tabelle 200)

Autoren	Jahr	Ort	Land	Substanz	n	Typ (*nkz.* nichtkleinzellig; *grz.* großzellig)	Vergleichsgruppe (*zw. Thf.* zwischen Therapieformen; *k.* keine)	Remission/ Response	Auswahl (*s. z.* streng zufällig; *Resp.* Responder; *k. A.* keine Angabe)	Mittlere Überlebenszeit (Wochen)
Kris et al.	1985	New York	USA	(8, 31) (8, 29)	108	nkz.	zw. Thf.	31–41%	s. z.	65–74
Ruckdeschel et al.	1985	Boston/ Philadelphia	USA	(8, 9, 6) (8, 13, 16) (8, 23, 29) (8, 9, 13)	432	nkz.	zw. Thf.	21,8%	s. z.	k. A.
Anderson u. Payne	1985	Newport	UK	(15, 9) (15)	325	dermoid	zw. Thf.	11%	s. z.	k. A.
Dhingra et al.	1985	Houston	USA	(8, 31) (8, 15) (8, 15, 31)	167	nkz.	zw. Thf.	22–35%	s. z.	27–43
Drings u. Manke	1985	Heidelberg	BRD	(8, 19) (8, 31) (19, 28)	172	nkz.	zw. Thf.	54,2%	k. A.	46–58
Feld et al.	1985	Toronto	Canada	(5)	14	nkz.	k.	2 von 14	k. A.	k. A.
Albain et al.	1984	Chicago	USA	(31, 15, 8)	22	nkz.	k.	21 von 22	k. A.	54
Cannobio et al.	1984	Genua	Italien	(8, 15)	25	nkz.	k.	2 von 25	k. A.	16
Cohen et al.	1984	Washington	USA	(29, 6, 22, 16, 8, 20)	20	dermoid	k.	17 von 20	k. A.	35
Decker et al.	1984	Detroit	USA	(4)	20	drüsig	k.	0 von 20	k. A.	k. A.
Dhingra et al.	1984	Houston	USA	(15, 8)	41	nkz.	k.	8 von 41	k. A.	36–78
Doyle et al.	1984	Bethesda	USA	(13, 23)	45	nkz.	k.	11 von 45	k. A.	15,5–35,5
Drings et al.	1984	Heidelberg	BRD	(8, 31)	20	nkz.	k.	8 von 20	k. A.	30,4
Drings et al.	1984	Heidelberg	BRD	(19, 8)	72	nkz.	k.	25 von 72	k. A.	33,2
Elliot et al.	1984	Glasgow	UK	(31, 8) (31)	88	nkz.	zw. Thf.	29 von 88	k. A.	44
Joss et al.	1984	Bern	Schweiz	(13, 23, 8, 15)	77	nkz.	k.	8/18 von 77	k. A.	28
Joss et al.	1984	Bern	Schweiz	(14)	75	nkz.	k.	4 von 75	k. A.	k. A.
König et al.	1984	Erlangen	BRD	(8, 31)	37	nkz.	k.	11 von 37	k. A.	64
Krook et al.	1984	Rochester	USA	(9, 13, 8) (22, 13, 9, 21)	106	drüsig, grz.	zw. Thf.	34–36%	s. z.	30–32
Lindgren et al.	1984	San Francisco	USA	(8, 9, 30, 13)	44	nkz.	k.	25 von 44	k. A.	Resp.: 81
Mitrou et al.	1984	Frankfurt	BRD	(8)	46	nkz.	k.	10 von 46	k. A.	28
Niell et al.	1984	Memphis	USA	(23, 22, 8, 29)	49	nkz.	k.	26 von 54	k. A.	25–37
Presant et al.	1984	West Corina	USA	(13, 21, 18, 22, 2) (13, 21, 18, 22)	37	nkz.	zw. Thf.	9/14 von 37	k. A.	16–33

Robert et al.	1984	Puerto Rico	USA	(9, 13) (9, 13, 22) (9, 13, 8)	488	nkz.	zw. Thf.	4-13%	k. A.	22,2-27,2
Tumarello et al.	1984	Ancona	Italien	(30, 22, 9, 33)	21	nkz.	k.	7 von 21	k. A.	28
Valdivieso et al.	1984	Houston	USA	(12)	41	nkz.	k.	4 von 41	k. A.	12-36
Valdivieso et al.	1984	Houston	USA	(13, 17, 9, 8) (13, 17, 9, 8)	100	nkz.	k.	19/31 von 100	s. z.	21-58
Wils et al.	1984	Heerlen	Niederlande	(33) (8, 15, 1, 33)	33	nkz.	zw. Thf.	7/14 von 13/17	s. z.	20-60
Ojala et al.	1983	Turku	Finnland	(13, 9, 30) (7, 30)	100	nkz.	zw. Thf.	4 von 100	s. z.	24-32
Veronesi et al.	1983	Pordenone	Italien	(8, 15)	33	nkz.	k.	12 von 33	k. A.	15-37
Cornier et al.	1982	Quebec	Canada	(22, 1, 13, 9, 21) (25)	39	nkz.	Placebo	7/0 von 20/19	s. z.	8,5-30,5
Coates et al.	1982	Sydney	Australien	(13, 23)	30	nkz.	k.	4 von 30	k. A.	14
Longeval u. Klastersky	1982	Brüssel	Belgien	(8, 15)	94	dermoid, drüsig	k.	36 von 94	k. A.	23-60
Vogl et al.	1982	New York	USA	(8)	30	nkz.	k.	10 von 30	k. A.	12-20
Evans et al.	1981	Toronto	Canada	(9, 13, 8)	131	nkz.	k.	27,5%	k. A.	29,3-33

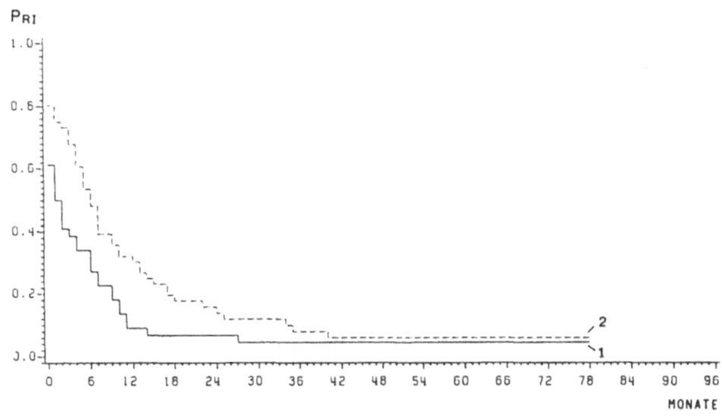

Resektion und adjuvante Therapie; nichtkleinzellige Karzinome, pN2	n	Remissionsintervall (multipliziert mit 100)		
		12	36	60 Monate
Resektion	44	10,4	7,6	7,6
Resektion und adjuvante Therapie	56	34,5	10,3	9,1
Σ	100			

Test		
	Gehan-Wilcoxon	Logrank
Resektion/adjuvante Therapie:	$p = 0{,}0052$	$p = 0{,}0300$

Abb. 154; Tabelle 205
Wahrscheinlichkeiten des Remissionsintervalls (P_{RI}) nach kurativer Resektion *(1)* im Vergleich zur kurativen Resektion mit adjuvanter Therapie *(2)* für Patienten im Stadium pN_2 ($n = 100$; 1977-1982). Die Remissionskurven zeigen einen signifikanten Unterschied ($p < 0{,}05$)

fällige Auswahl für unser Untersuchungsgut (Heidelberg) nicht vorliegt, auch wenn patienteneigene Kriterien (und nicht ausschließlich tumorbezogene bzw. therapierelevante) überwiegend die Auswahl bestimmen (Motivation, Compliance), so sind die Ergebnisse unter den gegebenen Möglichkeiten einer klinischen Medizin als quasi-optimal einzustufen.

Zusammenfassend darf gefolgert werden, daß die mehrheitlich ablehnende Haltung gegenüber der palliativen und adjuvanten Chemotherapie bei nichtkleinzelligem Bronchialkarzinom anderer Untersuchergruppen nicht geteilt wird. Bezüglich der Remissionsintervalle ergeben sich für alle kurativ operierten nichtkleinzelligen Lungenkarzinome (pN_2) mit und ohne Chemo- und Radiotherapie signifikante Unterschiede zugunsten der adjuvanten Therapie (innerhalb der ersten 36 Monate). Chemo- und Radiotherapie verlängern die wahrscheinliche

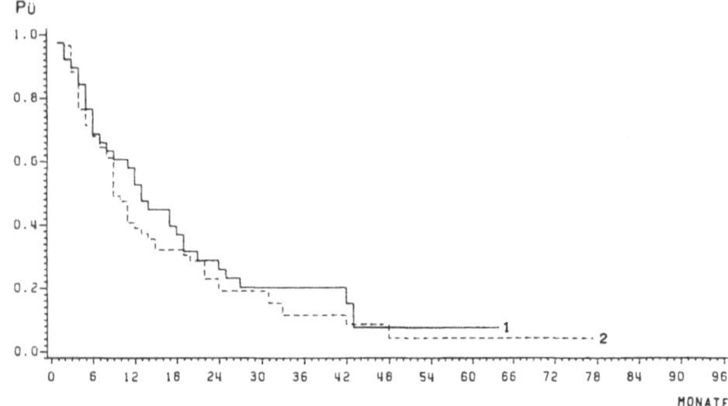

Resektion und adjuvante Therapie: Chemotherapie - Radiatio; pN2	n	Überlebenswahrscheinlichkeit (multipliziert mit 100)		
		12	36	60 Monate
Resektion (kurativ) und Chemotherapie	38	58,1	21,4	8,7
Resektion (kurativ) und Radiatio	69	41,7	12,8	5,4
$\sum$	107			

Test

Resektion und adjuvante Chemotherapie/Resektion und adjuvante Radiatio: Test nicht möglich

Abb. 155; Tabelle 206

Überlebenswahrscheinlichkeiten ($P_Ü$) für Patienten nach kurativer Resektion (im Stadium pN_2) mit anschließender adjuvanter Chemotherapie *(1)* bzw. anschließender Radiatio *(2)*. Ein Test ist wegen mehrfacher Überschneidungen nicht möglich (1977-1982; n = 107). Zu berücksichtigen ist (und dies kann in eine solche Gegenüberstellung nicht miteingehen), daß unterschiedliche klinische Indikationen eine adjuvante Chemotherapie bzw. adjuvante Radiatio begründen können (z. B. Lokalbefund)

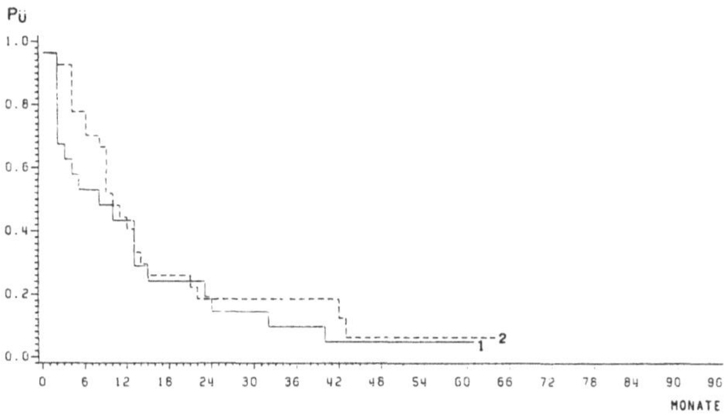

Resektion (palliativ) und Chemotherapie/ Radiatio; nichtkleinzellige Karzinome, pN2	n	Überlebenswahrscheinlichkeit (multipliziert mit 100)		
		12	36	60 Monate
Resektion (palliativ)	28	42,4	11,9	6,7
Resektion (palliativ) und Chemotherapie/ Radiatio	27	41,4	19,3	7,4
$\sum$	55			

Test

Resektion (palliativ)/Resektion (palliativ) und Chemotherapie bzw. Radiatio: Test nicht möglich

Abb. 156; Tabelle 207

Überlebenswahrscheinlichkeiten ($P_Ü$) für Patienten im Stadium pN_2 nach palliativer Resektion mit und ohne zusätzliche Chemotherapie und/oder Radiatio. Die Beobachtungsziffern sind mit n = 55 klein (1977-1982), der Verlauf der Kurven macht jedoch deutlich, daß ein Unterschied nicht zu erwarten ist. Auch hier gilt die bei Abb. 155, Tabelle 206 gemachte Einschränkung: In der Zusammenstellung kann nicht die unterschiedliche klinische Indikation für oder gegen ein zusätzliches therapeutisches Verfahren berücksichtigt werden

Überlebenszeit. Mußte der operative Eingriff palliativ abgeschlossen werden, so sind adjuvante Chemo- und Radiotherapie nicht in der Lage, entscheidend zu einer Lebensverlängerung beizutragen.

9. Teil: Zusammenfassung

I. Anliegen

Es wird eine interdisziplinäre Verbundstudie vorgelegt, deren

- Fragestellung aus dem klinischen Arbeitsbereich an die Pathomorphologie gerichtet wird;
- Untersuchungsgut gleichzeitig klinisch und morphologisch bearbeitet wird;
- Antworten, Gegenüberstellungen und Diskussion von Zusammenhängen gleichzeitig und gleichsinnig klinisch und morphologisch erfolgen.

Die Studie belegt, daß es möglich ist, die Pathomorphologie bösartiger Lungentumoren als echte klinische Entscheidungshilfe nutzbar zu machen.
Ausgehend von der Typisierung der WHO (1981) und der Klassifikation des Ausbreitungsstatus nach TNM (UICC 1979, 1985) werden morphologisch distinkte Veränderungen

- des Tumors selbst,
- der vom Tumor direkt betroffenen Gewebeabschnitte der Primärtumorlokalisation und der Metastasen,
- der indirekt betroffenen Wirtsgewebe

nach dem wohl wichtigsten klinischen Erfolgskriterium getestet: nach der Überlebenswahrscheinlichkeit bzw. nach dem Remissionsintervall (jeweils im Anschluß an die chirurgische Intervention).
Das Lungenkarzinom ist eine derjenigen bösartigen Erkrankungen, welche die schlechteste Prognose nach Diagnosestellung aufweist. Die Angaben des Krebsregisters Birmingham (WATERHOUSE 1974) haben auch heute (1986) – leider – noch uneingeschränkte Gültigkeit, wonach (für die Erkrankungsfälle insgesamt) eine Fünfjahresüberlebensrate von 7,9% (korrigiert; Männer und Frauen) und der Median der Überlebenszeit, nach Diagnosestellung mit 3,6 Monaten (!) beobachtet wird. Hinzu kommen die in den meisten Industrieländern linearen Zuwachsraten der Erkrankungsziffern.
Beide Phänomene fügen sich zu einer „Schere", deren möglicher Effekt für die Betroffenen und insbesondere deren Auswirkungen auf die psychologische Einstellung potentiell Betroffener (dies sind wir alle) als fatal charakterisiert werden kann.

Ein Ziel der Studie ist es, eine Bestandsaufnahme vorzunehmen und gesichertes prognoserelevantes Wissen zu bündeln. Das Untersuchungsgut (n = 1003) wird in seiner Gesamtheit vorgestellt. Alle Informationen wie Therapieentscheidungen, Auswahlfaktoren, Beziehungen von Einwirkungsgrößen auf Zielgrößen (z. B. Rauchen und Histomorphologie des Lungenkarzinoms) werden mit der internationalen Literatur verglichen, ihr gegenübergestellt, Differenzen und Entsprechungen in ihren möglichen Gründen diskutiert. Dabei wird das internationale Schrifttum so detailliert wie möglich berücksichtigt. Dies ist die Voraussetzung, die zusammen mit zahlreichen Kontrollvariablen die Vertrauenswürdigkeit von Untersuchungsgut und Methodik demonstriert.
Das 2. wichtige Ziel ist, das in vielen Einzelstudien zusammengetragene Wissen innerhalb *eines* definierten Kollektivs zu prüfen und als geschlossenes Ganzes einander gegenüberzustellen. Die Vorzüge und Nachteile eines solchen Unterfangens werden besprochen. Maßstab ist auch hier das für den Arzt im Vordergrund stehende prognostische Kriterium der Überlebenswahrscheinlichkeit. Es stellt sich heraus, daß ein Teil der Typisierungsregeln der WHO (1981) vollständig und befriedigend das „Ereignisfeld Lungenkarzinom" beschreiben, andere durchaus verbesserungsfähig sind, dritte scheinbar das Objekt nicht zu „treffen" vermögen.
Dies ist der wichtige 3. Punkt der Auswertung: die im Gebrauch befindlichen Klassifikationen „Typing" (WHO), „Grading" (WHO, UICC) und „Staging" (UICC) in ihrer Aussagefähigkeit zu prüfen. Die Gliederung in diese Dimensionen (Typ, Grad, Stadium) erweist sich als glücklich, die einzelnen Kategorien indessen erscheinen – im Lichte morphologischer Methodik – meliorisierungsfähig in dem Sinne, daß

- Informationen erhoben werden, die nicht prognoserelevant sind;
- inkonsequente Klassifikationen die jeweilige Dimension überschreiten und damit zu Fehlinterpretationen und Falschaussagen provozieren;
- wichtige, jedoch prognoserelevante Differenzierungmöglichkeiten fehlen.

Die Untersuchung schließt das Ziel ein, die Ergebnisse im Sinne einer Verbesserung gebräuchlicher Klassifikationen nutzbar zu machen. Hierin scheint die eigentliche Chance der eingangs skizzierten „fatalen Situation" zu liegen: unser zwar begrenztes, jedoch methodisch sicheres Detailwissen zu bündeln, um dem Ziel einer optimalen Hilfe für den Patienten (in den ärztlichen Entscheidungsbereichen der Diagnose, Therapie und Prognose) möglichst nahezukommen. In diesem Zusammenhang wäre es falsch, annehmen zu wollen, der Wissensstand über diese Teilbereiche des Lungenkarzinoms und dessen Umsetzungsmöglichkeiten für den Patienten könnten nicht entscheidende Verbesserungen als tatsächliche Erfolge verbuchen.

Der wohl wichtigste 4. Grund dieser Untersuchung ist als eigentlicher Motor anzusehen, nämlich die Klärung der Frage: Welche zusätzlichen Eigenschaften von geweblichen Veränderungen in Tumor- und Wirtsgeweben können als aussagefähig für das klinische Erscheinungsbild der Tumor*krankheit* charakterisiert werden? Die Frage formuliert den Versuch, die eingangs geschilderte „fatale Schere" durch eine differenzierte Gegenüberstellung von *Tumor* und *Krankheit* und *Kranken* zumindest in einzelnen kleineren Bereichen zu überwinden. Die Denkweise zielt auf die Möglichkeiten prognostischer Filterung des Patientengutes ab, die es dem Arzt gestattet, seine schwierigen und folgenschweren Entscheidungen schärfer und begründeter zu treffen.

Hierzu ein Beispiel. Es ist viel gewonnen, wenn bei dem prognostisch ungünstigen großzelligen Lungenkarzinom die Frage nach der Muzinsekretion, nach der Stratifikation und insbesondere nach dem „transitional cell type" morphologisch eindeutig und in Kenntnis der klinischen Folgerungen beantwortet werden kann. Bei entsprechender morphologischer Konstellation könnte ein (wenn auch risikoreicherer) Therapieversuch gerechtfertigt sein.

Die Liste der Fragen an das Untersuchungsgut ist lang - die Antworten sind kurz und präzise; die Diskussion der Ergebnisse versucht den geschilderten wichtigen klinischen Aspekten gerecht zu werden. Die Fragen reichen im Detail von der Tumornekrose bis zur Lymphangitis v. Hansemann, von der Zahl bis zum Ausmaß der tumorös befallenen Lymphknoten und bis hin zu den „sarcoid-like lesions".

Fatalismus ist auch nicht angebracht angesichts der Möglichkeiten der Histomorphologie und dem fachkundigen Einsatz moderner Statistik - dieses ist die 5. Begründung dieser Studie. Bisher haben sich histochemische Marker nicht darstellen lassen, die insgesamt günstigere Klassifikationsmöglichkeiten und insbesondere therapienähere Hinweise zur prognostischen Einordnung des Lungenkarzinoms ermöglichen. Frühe und schnelle Hoffnungen müssen vertröstet werden. Diese Studie ist als ein Plädoyer für den *gezielten* Einsatz zusätzlicher (möglichst tumoreigener) Marker zu verstehen.

Ein Beispiel mag dies erläutern. Wenig sinnvoll wäre es, uniforme dermoide Lungenkarzinome mit dem Ziel auf Tumormarker zu testen, neue prognoseabhängige Eigenschaften finden zu können. Der gegenwärtige Kenntnisstand erlaubt die Aussage, daß lediglich Ergebnisse zu erwarten sind, welche sich *innerhalb* des jetzigen Kenntnisstandes bewegen. Diese Aussage betrifft nicht besondere therapeutische Aspekte (wie z. B. die Strahlensensitivität). - Ganz anders ist die Situation beim kleinzelligen (oder auch beim großzelligen) Karzinom: Diese Untersuchung beschreibt die methodischen Grenzen der klassischen Typisierung kleinzelliger Lungenkarzinome (beruhend auf den Empfehlungen der WHO 1981). Hier kann ein Fortschritt anscheinend nur durch den Einsatz *neuer* Methoden erwartet werden - vielleicht im Gegensatz zum großzelligen Karzinom, bei welchem zunächst die vorhandenen Möglichkeiten auszuschöpfen sind, ehe mit neuen Methoden an den „rag bag" herangegangen werden sollte. Es bieten sich Verbundstudien mit methodischer Diversifikation an.

II. Ergebnisse

Nachfolgend werden die Ergebnisse der Studie aufgelistet.

A. Ausgangssituation und ätiologische Gesichtspunkte

1. Mehr als *jeder 3. operierte Lungenrundherd* ist ein bösartiger Primärtumor der Lunge.
2. Die *Zunahme der Neuerkrankungen* des Lungenkarzinoms und die Zunahme in der Mortalitätsstatistik ist in den westlichen Industrienationen beispiellos.
3. Ätiologisch werden neben dem *Rauchen* ein *Stadtfaktor* und die *berufliche Exposition* angeschuldigt.
4. Die Diskussion, ob die *Zunahme* der Lungenkarzinome eine *echte* oder *scheinbare* ist, ist *ärztlich* nicht relevant.
5. 95,0% der operierten männlichen und 32,50% der operierten weiblichen Lungenkarzinomkranken sind *Raucher.*
6. Männer und Frauen zeigen *Unterschiede* bezüglich des histologischen Typs.

7. Während *dermoide Karzinome* bei männlichen Rauchern mit Lungenkarzinom 95,7% ausmachen, sind es nur 53,85% der Raucherinnen.
8. Somit ist Rauchen ein Faktor, welcher nicht nur zur Häufigkeitssteigerung des Lungenkarzinoms führt, sondern bestimmte *histologische Typen* bevorzugt.
9. Rauchen als Risiko für das Lungenkarzinom trifft *beide Geschlechter unterschiedlich.*

B. Tumorbiologie und Früherkennung

10. Die *Sputumzytologie* ist eine wichtige Screeninguntersuchung. Die Trefferquote schwankt zwischen 43,2 und 76,6%.
11. Der für andere Tumorlokalisationen charakteristische Zeitabstand zwischen dem ersten Auftreten einer tumorbedingten klinischen Symptomatik und dem Stellen der Diagnose (*„fatale Pause"* oder *„doctor's delay"*) ist beim Lungenkarzinom offensichtlich nur von geringer Bedeutung.
12. Die Möglichkeiten des prätherapeutischen Tumornachweises mittels Sputumzytologie, Zytologie der Lavage und Biopsie mit histologischer Beurteilung sind abhängig von der *Lokalisation des Lungenkarzinoms* (zentrale oder periphere Lage). Untersuchungen an Patienten nach Resektion eines Lungenkarzinoms stützen sich auf ein stark selektiertes Untersuchungsgut. Je nach Zusammensetzung des Krankenhauskollektivs sind lediglich etwa 30-50% der Patienten mit diagnostiziertem Lungenkarzinom *operabel.*
13. Das Lungenkarzinom zeigt ein *charakteristisches Metastasierungsverhalten* im Vergleich zu anderen Primärtumorlokalisationen. Dieses ist vom Lebensalter abhängig: Je höher das Lebensalter, desto weniger ist die Zahl der metastatisch befallenen Organe mit dem Leben vereinbar. Nicht die Tumoren im höheren Lebensalter werden weniger „agressiv", nein: die Patienten sterben früher.
14. Primärtumorvolumen und die Volumenverdopplungszeit sind komplexe Variablen, die nicht allein aus der *„biologischen" Wachstumsrate* abgeleitet werden können. Das „Histological Typing of Lung Tumours" (WHO 1981) trennt für Lungenkarzinome nicht streng zwischen „Typing" und „Grading".

C. Problematik der histomorphologischen Klassifikation

15. Es werden die Klassifikationen *Gestalt, Typ, Subtyp, Form, Differenzierung, Kollision* und *Komposition* definiert und der Untersuchung zugrunde gelegt. Von der WHO bzw. der UICC abweichende Definitionen werden ausdrücklich hervorgehoben: Die Interpretation nach den Kriterien der WHO bzw. UICC bleibt dennoch uneingeschränkt möglich.
16. Um eine Fehlklassifizierung bei der Festlegung des Tumortyps möglichst zu vermeiden, werden *multiforme* und *Kombinationstumoren* definiert.
17. Die Diagnostik des dermoiden Karzinoms ist dann schwierig, wenn *interepitheliale Brücken* nicht sicher zu differenzieren sind.
18. *Spindelzellige dermoide Karzinome* sind nur schwer anzusprechen.
19. Die Unterscheidung von *Subtypen bei kleinzelligen Karzinomen* bleibt schwierig (WHO 1969 im Vergleich zu WHO 1981).
20. *Drüsige Karzinome* sind schwer einzuordnen, wenn undifferenziertgroßzellige Anteile enthalten sind.
21. Erhebliche Schwierigkeiten bereitet das Ansprechen *großzelliger Karzinome.*
22. Terminologische Unterschiede im Grading der WHO und der UICC können zu *Mißverständnissen* führen.

D. Untersuchungsgut und Methodik

23. Untersuchungsgut sind die *Jahrgänge 1973-1982* (n = 1003) der an der Klinik für Thoraxerkrankungen (Heidelberg-Rohrbach) operierten Patienten und der im Pathologischen Institut der Universität Heidelberg begutachteten Resektionspräparate. Die *Jahrgänge 1977-1982* (n = 610) werden verfolgt. Von 610 Patienten bleibt das Schicksal von 5 nicht geklärt (Präsenz: 98,5%).
24. Das gesamte Untersuchungsgut wird von einem Pathologen *nachbefundet.* Die Differenzen in der Nachklassifizierung liegen durchschnittlich bei 17,9%.
25. Die Auswertung zahlreicher histomorphologischer und klinischer Kriterien bedingt eine *unterschiedliche Datenpräsenz* (Kriterium nicht relevant; Voraussetzungen für das Kriterium fehlen; Kriterium nicht gegeben - echter Nullbefund; Gesamtaussage nicht möglich - auch nicht für dieses Kriterium - z. B. wegen fehlenden Präparates). Die unterschiedlichen Ge-

samtziffern der Tabellen und Graphiken werden in Kauf genommen.

26. Bei multiformen bzw. Kombinationstumoren wird der überwiegende Tumortyp bzw. Subtyp (letztere nicht zusammengefaßt) als *Hauptdiagnose* festgelegt. Dieses Vorgehen empfiehlt sich auch für die klinische Diagnostik.
27. Durch mehrfache Dateneingabe und permanente Fehlerkontrolle ist die *Güte des Datenmateriales* hoch.
28. Der Gehan-Wilcoxon- und der Logrank-Test werden gleichzeitig für die nach KAPLAN u. MEIER (1958) geschätzten *Überlebenswahrscheinlichkeiten* eingesetzt. Beide Tests sind unterschiedlich sensitiv auf „frühe" bzw. „späte" Unterschiede.
29. Der Nachweis der *Zuverlässigkeit der Studie* wird auf verschiedenen Ebenen geführt. In der Regel werden mehrere Testergebnisse gemeinsam diskutiert. Wichtige Ergebnisse werden durch die Beobachtung von zahlreichen Kontrollvariablen abgesichert.
30. Sofern für die Interpretation der Ergebnisse relevant, werden die Regeln der allgemeinen *Indikation zur Resektion* des Lungenkarzinoms referiert.

E. Tumorresektion: Einflußfaktoren für die Prognose

31. Lungenkarzinomträger weisen zum Zeitpunkt der Operation in erheblicher Zahl zusätzliche pulmonale und extrapulmonale Erkrankungen auf, die sich im Sinne einer *Steigerung des Risikos* auswirken.
32. Eine *Literaturzusammenstellung* (1966-1984) belegt, daß parenchymsparenden Resektionsverfahren der Vorzug gegeben wird.
33. Drüsige und dermoide Karzinome sind Typen von Lungenkarzinomen, die im *Hauptbronchus, Lappenbronchus und Segmentbronchus unterschiedlich häufig* repräsentiert sind.
34. In knapp 70% der Fälle ist das *Mediastinum* zum Zeitpunkt der Operation in das tumoröse Geschehen nicht miteinbezogen.
35. Im höheren Lebensalter werden *weniger* umfangreiche Eingriffe vorgenommen als im jüngeren Lebensalter.
36. Von ausgedehnteren Operationen ist das *männliche Geschlecht* häufiger betroffen als das weibliche. Hierin mag ein Grund für die größere Überlebenswahrscheinlichkeit der Frauen liegen.
37. Die Überlebenswahrscheinlichkeiten nach *Lobektomie, Keilresektion, Pneumektomie* und *Probethorakotomie* sind signifikant verschieden.
38. *Organüberschreitende chirurgische Maßnahmen* machen ca. 35% der Eingriffe aus.
39. Etwa zwei Drittel aller Pneumektomien werden als *erweiterte Pneumektomien* abgeschlossen.
40. Zentral gelegene, aber auch peripher gelegene Lungenkarzinome zeigen bei *Lobektomie* eine größere Überlebenswahrscheinlichkeit als bei Pneumektomie.
41. *Gesamtkollektiv* (1972-1982; n = 1003) und *Teilkollektiv* (1977-1982; n = 610) unterscheiden sich bezüglich der Zusammensetzung nicht.
42. Die Operationsverfahren sind *altersabhängig.*
43. Die Überlebenswahrscheinlichkeiten sind nicht vom *Alter* abhängig (Ausnahme: Tumorpatienten bis 39 Jahre).
44. *Frauen* haben eine größere Fünfjahresüberlebenswahrscheinlichkeit als Männer.
45. *Frauen* mit Lungenkarzinom sind (im Median) knapp 10 Jahre älter als Männer mit Lungenkarzinom.
46. *Niederigere Stadien* (mit geringerer Tumorausbreitung) werden häufiger in höheren Altersklassen beobachtet.

F. Tumorstadium: Aussagefähigkeit für Prognose, Remissionsintervall und Früherkennung

47. Zwischen *Stadium I, II, III und IV* (UICC) bestehen unterschiedliche Überlebenswahrscheinlichkeiten.
48. *Stadium III* (UICC) enthält prognostisch ungünstige Fälle; es wird eine andere Definition dieses Stadiums angeregt.
49. Die *Remissionsintervalle* sind stadiumabhängig.
50. Die *Tumorverschleppungszeit* („fatale Pause") ist gering. Sie ist für die ungünstigen Überlebensraten nicht verantwortlich zu machen.
51. Eine *Vorverlegung der Tumordiagnose* auf den Zeitpunkt noch günstigerer Tumorstadien mit dem Erfolg einer günstigeren Prognose erscheint für das Lungenkarzinom gegenwärtig nur bedingt möglich.
52. Dennoch ergeben sich neue Ansatzpunkte für eine *Frühdiagnostik* mittels zytologischer Screeninguntersuchungen (vgl. endobronchiales Tumorwachstum).
53. Eine grundlegende Verbesserung der Gesamtsituation erscheint nur durch eine *wirksame Prävention* gegeben.
54. Der *histologische Typ* des Lungenkarzinoms ist für Altersklassen und Geschlecht unterschiedlich.
55. Prätherapeutische (TNM) und posttherapeutische (pTNM) Klassifizierung des Lungenkarzinoms zeigen *Differenzen,* die deutlich geringer

ausfallen, als es entsprechenden Hinweisen aus der Literatur zu entnehmen ist.

56. *Postoperative Komplikationen* (bis zum 30. Tag post operationem) sind (auch im Literaturvergleich über mehrere Jahre) konstant.
57. Die *Operationsletalität* ist vom Ausmaß des operativen Eingriffs unabhängig, der Unterschied zwischen Lobektomie (7,39%) und Pneumektomie (11,7%) ist statistisch nicht auffällig.
58. Die *Operationsletalität* ist unabhängig vom Typ des Lungenkarzinoms.
59. Die *Operationsletalität* ist unabhängig vom jeweiligen Tumorstadium.
60. Erschreckendes *Spätschicksal* der Patienten: Von 610 operationsfähigen Patienten liegen von über 601 Patienten Informationen bezüglich des Spätschicksals vor. Von diesen leben rezidivfrei (bzw. ohne nähere Angabe) lediglich 27,3%. Tumorabhängig (einschließlich Operationsletaltität) sind 63,9% verstorben.

G. Prognoserelevante Eigenschaften des Primärtumors

61. Lungenkarzinome mit großem *Primärtumordurchmesser* sind bei männlichen Patienten häufiger als bei weiblichen.
62. Die *Verteilung von Meßwerten* der Tumordurchmesser (in cm) für verschiedene Typen von Lungenkarzinomen verhalten sich inhomogen: linksschief und zweigipfelig. Die Phänomene können nur teilweise mit der Meßmethodik begründet werden.
63. *Tumorgröße* und Überlebenswahrscheinlichkeiten korrelieren.
64. *Tumorgröße* und Wahrscheinlichkeiten der Remissionsintervalle korrelieren.
65. Als *Klassenbildung* für eine prognoserelevante Darstellung des Primärtumordurchmessers wird vorgeschlagen: -3 cm, 4-6 cm, > 7 cm.
66. *Kleinzellige Karzinome* mit noch kleinem Tumordurchmesser sind nicht überrepräsentiert.
67. *Drüsige Karzinome* sind in niedrigen Größenklassen über- und in hohen Größenklassen unterrepräsentiert.
68. *Dermoide Karzinome* sind in niedrigen Größenklassen unter- und in hohen Größenklassen überrepräsentiert.
69. Tumorbefall der *rechten oder linken Lunge* ist für die Überlebenswahrscheinlichkeit unbedeutend.
70. Die *Typen des Lungenkarzinoms* verteilen sich seitendifferent. Der Befund gibt Hinweise zur Pathogenese des Lungenkarzinoms.
71. *Periphere Tumoren* haben eine größere Überlebenswahrscheinlichkeit und eine größere Remissionswahrscheinlichkeit als Tumoren mit zentralem Sitz.
72. Der Unterschied mag u.a. dadurch begründet sein, daß *dermoide und kleinzellige Lungenkarzinome* häufiger in zentraler Lokalisation als in peripherer zu finden sind.
73. *Drüsige Karzinome* sind häufiger in den Oberlappen lokalisiert.
74. *Seitendifferenzen* für den tumorösen Lappenbefall liegen nicht vor.
75. In früheren Jahrgängen werden *kleinzellige Karzinome* häufiger reseziert als in späteren. Der Befund ist unabhängig vom Alter des Patienten.
76. Lungenkarzinome kommen in nahezu allen denkbaren *Kombinationen* von Typen, Subtypen und Differenzierungsgrad vor.
77. *Dermoide Karzinome* werden seltener in Kombination mit anderen Typen beobachtet als erwartet.
78. *Kleinzellige Karzinome* zeigen häufiger Kombinationsformen mit anderen Typen als erwartet.
79. *Drüsige Karzinome* zeigen zwischen Beobachtungs- und Erwartungswert in ihren Kombinationsformen keine Unterschiede.
80. *Großzellige Karzinome* zeigen häufiger eine Kombination mit anderen Typen als erwartet.
81. *Überlebenswahrscheinlichkeiten* und *Remissionswahrscheinlichkeiten* sind für dermoide, kleinzellige, drüsige und großzellige Karzinome verschieden.
82. Für das *dermoide Karzinom* gilt, daß uniforme und multiforme Tumoren eine gleiche Überlebenswahrscheinlichkeit aufweisen.
83. Der *Differenzierungsgrad dermoider Karzinome* ist nur insofern klinisch relevant, als gut- und mäßigdifferenzierte zusammengenommen gegenüber den geringdifferenzierten Unterschiede in der Überlebenswahrscheinlichkeit aufweisen.
84. Im Gegensatz zur Empfehlung der WHO erweist sich die *Verhornung dermoider Karzinome* als wichtiges prognostisches Kriterium: Verhornende dermoide Karzinome zeichnen sich durch eine günstigere Prognose aus.
85. Uniforme *kleinzellige Karzinome* zeigen gegenüber multiformen kleinzelligen Karzinomen keine Unterschiede in der Überlebenswahrscheinlichkeit. Damit kommt den Kombinationsformen (nach WHO 1981) eine prognostische Bedeutung nicht zu.
86. Ein Vergleich des WHO-Typing von 1967 mit dem von 1981 für das *kleinzellige Lungenkarzi-*

nom zeigt, daß bezüglich der Überlebenswahrscheinlichkeit in der Subtypsierung die WHO-Klassifikation 1967 eine kontrastreichere Strukturierung zuläßt.

87. Bei multiformen und Kombinationstumoren bestimmt der *kleinzellige Anteil* die Überlebenswahrscheinlichkeit bei Lungenkarzinomen.
88. Es werden begründete *Zweifel an der nosologischen Entität des Tumortyps „kleinzellige Karzinome"* vorgetragen.
89. *Drüsige Karzinome* des uniformen Typs zeigen eine größere Überlebenswahrscheinlichkeit gegenüber drüsigen Karzinomen vom multiformen oder Kombinationstyp.
90. Das histomorphologische *Grading drüsiger Karzinome* ist prognoserelevant.
91. *Solide Karzinome mit Schleimbildung* zeigen gegenüber differenzierten drüsigen Karzinomen eine ungünstigere Prognose.
92. Die *Muzinbildung* insgesamt, der Nachweis extrazellulären oder intrazellulären Muzins (jeweils getrennt) sind für drüsige Karzinome nicht prognoserelevant.
93. Werden alle diejenigen histomorphologischen Eigenschaften des Tumors zusammengefaßt, welche nach dem Urteil des Pathologen nicht restlos in eine der zugrunde gelegten Klassifikationen eingebracht werden können, so zeigt sich, daß der verbleibende „Rest" eine Beziehung zur Überlebenswahrscheinlichkeit aufweist. Mithin gilt: *Die histomorphologischen Möglichkeiten sind noch nicht vollständig ausgeschöpft.*

H. Propagation des Primärtumors und Prognose

94. Die *endobronchiale Tumorpropagation* betrifft die Typen des Lungenkarzinoms unterschiedlich. Sie korreliert negativ mit der Überlebenswahrscheinlichkeit.
95. Die Abhängigkeit des endobronchialen Tumorwachstums mit der Überlebenswahrscheinlichkeit gibt Hinweise auf Möglichkeiten *zytologischer Screeninguntersuchungen.*
96. *Tumorintravasation* (in Blutgefäße) ist abhängig vom Differenzierungsgrad des Primärtumors und vom Tumortyp. Der Befund bedeutet eine geringere Überlebenswahrscheinlichkeit.
97. Eine *unscharfe Tumorfront* reduziert die Überlebenswahrscheinlichkeit. Sie wird häufiger als erwartet bei dermoiden und kleinzelligen Karzinomen beobachtet.
98. Die *Lymphangiosis carcinomatosa* ist häufiger bei niedrig differenzierten Karzinomen nachweisbar; der Befund ist für die Überlebenswahrscheinlichkeit nicht relevant.
99. Der *Differenzierungsgrad* des Primärtumors bestimmt nicht eine mögliche organübergreifende Propagation. Die Überlebenswahrscheinlichkeit ist geringer.
100. Eine mögliche tumoröse Infiltration des chirurgisch gesetzten *Absetzungsrandes* ist unabhängig vom histologischen Typ des Primärtumors. Auch der Differenzierungsgrad hat keinen Einfluß. Die Überlebenswahrscheinlichkeit ist ungünstiger.

I. Tumor-Wirt-Interaktion: Relevanz für Überlebenswahrscheinlichkeit und histomorphologische Entitäten

101. Der *nekrotische Zerfall* des Primärtumors korreliert mit der Tumorgröße. Betroffen sind dermoide und kleinzellige Karzinome. Der Befund ist von prognostischer Bedeutung: Bei Vorliegen des Befundes ist die Überlebenswahrscheinlichkeit geringer.
102. *Immunkompetente wirtseigene Zellen* innerhalb des Primärtumors werden bei dermoiden Karzinomen häufiger, bei kleinzelligen Karzinomen seltener als erwartet gefunden. Das Kriterium ist für die Überlebenswahrscheinlichkeit ohne Bedeutung.
103. *Chronisch-entzündliche Reaktion* innerhalb des Tumors (mit Ausbildung eines entzündlichen Stromas) findet sich häufiger beim dermoiden Karzinom; der Befund ist ohne prognostische Bedeutung.
104. Nichtraucher haben häufiger *Narbenkarzinome* als Raucher.
105. Überwiegend werden drüsige Karzinome als *Narbenkarzinome* beobachtet.
106. Nichtkombinierte dermoide Karzinome sind einer *anderen nosologischen Entität* zuzuordnen als kombinierte dermoide Karzinome - unter dem Kriterium der Narbenbildung.
107. Hoch- und mittelgradig differenzierte Karzinome gehen bei den nichtkombinierten Formen mit der Eigenschaft „Narbenkarzinom" einher.
108. Bei kombinierten Karzinomen ist der Differenzierungsgrad unabhängig von der Eigenschaft der Narbenbildung. Daraus folgt: *Nichtkombinierte und kombinierte Karzinome* sind zumindest teilweise verschiedenen nosologischen Entitäten zuzuordnen.
109. Von der Prognose her gesehen ist das *Narbenkarzinom nicht als nosologische Entität* anzusprechen: Die Überlebenswahrscheinlichkeiten

sind mit und ohne Ausbildung einer Narbe statistisch nicht verschieden.

110. Die *Narbenbildung* ist kein Kriterium der Überlebenswahrscheinlichkeit für dermoide, kleinzellige und drüsige Karzinome.
111. Das *großzellige Karzinom als sog. Narbenkarzinom* ist eine eigenständige Tumorform (eigenständige nosologische Entität) mit geringerer Überlebenswahrscheinlichkeit.
112. Hieraus wird abgeleitet: Da die *desmoplastische Reaktion großzelliger Karzinome prognoserelevant* ist, sollte diese in die Klassifikation großzelliger Karzinome mitaufgenommen werden.
113. Traditionelle histologische Kriterien zur Einstufung einer *Narbe als „tuberkulös"* liefern eine falsch-postitive Interpretation.
114. *Silikotische Narben* korrelieren mit dem Auftreten des Lungenkarzinoms (der hier verwendete Begriff der Silikose ist nicht gleichzusetzen mit dem klinischen Begriff).
115. Die *Lymphangitis reticularis v.* HANSEMANN ist eine Reaktionsform des Wirtes, die überwiegend an das dermoide Karzinom gebunden ist.
116. Bei Vorliegen der *Lymphangitis reticularis v.* HANSEMANN ist die Überlebenswahrscheinlichkeit größer.
117. *„Sarcoid-like lesions"* (in tumorfreien Lymphknoten) zeigen keine größere Überlebenswahrscheinlichkeit gegenüber Fällen ohne diesen Befund.
118. Entgegen den Hinweisen aus der Literatur sind *„sarcoid-like lesions"* bei Vorliegen eines Lungenkarzinoms ein geläufiger Befund.
119. *Tumorassoziierte Lungenveränderungen* sind vom Tumortyp abhängig.
120. Geringdifferenzierte Lungenkarzinome zeigen seltener *tumorassoziierte Lungenveränderungen.*
121. Sind *tumorassoziierte Lungenveränderungen* vorhanden, ist die Überlebenswahrscheinlichkeit größer.

K. Metastatische Tumoraussaat in Lymphknoten: Folgerungen für Prognose und Staging

122. Bei der Beurteilung des *Lymphknotenbefallsstadiums* sind die Primärtumorlokalisationen und die Lymphdrainagewege zu berücksichtigen.
123. Bezüglich der Überlebenswahrscheinlichkeit und des Remissionsintervalls bestehen zwischen pN_0, pN_1 und pN_2 *Unterschiede.*
124. Der *Primärtumordurchmesser* hat keinen Einfluß auf das Ausmaß des regionären bzw. mediastinalen Lymphknotenbefalls.
125. Der *Lymphknotenbefall* bestimmt die Prognose stärker als der Primärtumordurchmesser.
126. Ab 4 cm Primärtumordurchmesser entspricht die Zunahme um 1 cm etwa einer *prognostischen Verschlechterung* eines Lymphknotenbefallstadiums.
127. *Tumortyp und Lymphknotenbefallstadium korrelieren.* Dies gilt für dermoide und drüsige, nicht aber für kleinzellige Karzinome.
128. *Lymphknotenbefallstadium und Differenzierungsgrad* des Primärtumors sind voneinander abhängig.
129. *Hoch- und mittelgradig differenzierte Karzinome* (zusammengefaßt) zeigen eine deutlich geringere Überlebenswahrscheinlichkeit als geringdifferenzierte Tumoren. Untereinander jedoch sind keine Unterschiede nachweisbar.
130. *Differenzierungsgrad des Primärtumors* und metastatischer Lymphknotenbefall (pN_1, pN_2) korrelieren.
131. *Zentral gelegene Lungenkarzinome* zeigen häufiger einen ausgedehnteren Lymphknotenbefall als peripher gelegene.
132. *Zentral gelegene Lungenkarzinome* gehören seltener dem Stadium I, häufiger jedoch höheren Stadien an als peripher gelegene.
133. *Zentral und peripher gelegene Lungenkarzinome* haben bei pN_0 eine annähernd gleiche Überlebenswahrscheinlichkeit, Unterschiede sind im Stadium pN_1, nicht aber im Stadium pN_2 nachweisbar.
134. Für die Topographie des *Resektionspräparates* gilt, daß Tumor- und Lappenlokalisation in Abhängigkeit von der befallenen Lymphknotenstation die Überlebenswahrscheinlichkeit bestimmen. Ein *präoperatives Staging* ist indiziert.
135. Bei Tumorlokalisation in den Unterlappen ist die postoperative Prognose nicht allein vom pN-Status abhängig. Hier sind *zusätzliche Kriterien der Operabilität* zu berücksichtigen.
136. Es wird empfohlen, die N-Kategorie pN_1 (TNM-System) so zu differenzieren, daß intersegmentäre, intralobäre und interlobäre Lymphknotenstationen gesondert von den *hilären Lymphknotenstationen* dokumentiert und ausgewertet werden. Der Tumorbefall ist unterschiedlich.
137. Es wird empfohlen, die N-Kategorie pN_2 zu differenzieren, indem tracheobronchiale und Bifurkationslymphknotenstationen von den paratrachealen, den subaortalen, den paraaortalen, den paraösophagealen, den ligamentären und denjenigen des vorderen Mediastinums unterschieden werden. Zwischen den *Stationen bestehen Unterschiede.*

138. Die zusätzlich zu der N-Kategorie unterschiedenen Stationen I–IV des Lymphknotenbefalls zeigen keine Abhängigkeit von der *primären Tumorgröße.*
139. *Tumortyp* und Lymphknotenstation sind bezüglich des metastatischen Tumorbefalls unabhängig.
140. Tumorbefall der Lymphknotenstationen ist unabhängig vom *Differenzierungsgrad* des Primärtumors.
141. Der *numerische Anteil metastatisch infiltrierter Lymphknoten* ist prognoserelevant. Als Klassen anteilig befallener Lymphknoten werden vorgeschlagen 0%, -10%, -70%, -100%.
142. Das *Ausmaß des metastatischen Infiltrates* innerhalb der Lymphknoten ist prognoserelevant. Zusätzlich zu der tumorösen Infiltration des Lymphknotens soll die Tatsache festgehalten werden, ob die Lymphknotenkapsel überschritten oder nicht überschritten wird.
143. Kleinzellige und großzellige Karzinome zeigen häufiger eine *Lymphknotenkapselinfiltration* als dermoide und drüsige.
144. Ausmaß der Lymphknoteninfiltration und *Differenzierungsgrad* des Primärtumors korrelieren.
145. Das Ausmaß des Lymphknotenbefalls ist vom *Primärtumorsitz* (zentral oder peripher) unabhängig.
146. Bei einem *Primärtumordurchmesser von < 3 cm* wird häufiger eine partielle Infiltration des Lymphknotens beobachtet als erwartet.

L. Fernmetastasen, Zweitkarzinom

147. Bei Nachweis von *Fernmetastasen* ist die Überlebenswahrscheinlichkeit vermindert.
148. Der *Nikotinabusus* ist für die Überlebenswahrscheinlichkeit bzw. für die Wahrscheinlichkeit des Remissionsintervalls lediglich im Stadium IV relevant.
149. In 6,72% der Fälle mit reseziertem Lungenkarzinom muß mit dem Auftreten eines *zweiten bösartigen Tumors mit extrathorakaler Lokalisation,* in 0,82% mit einem *zweiten Primärtumor in der Lunge* gerechnet werden.

M. Chemotherapie und Radiatio: Prognoseverbesserung für kleinzellige und nichtkleinzellige Lungenkarzinome

150. Überlebenswahrscheinlichkeit und Wahrscheinlichkeit für das Remissionsintervall sind unter Einsatz der *Chemotherapie* (eingeschlossen alle benutzten chemotherapeutischen Schemata) für das *kleinzellige Bronchialkarzinom* (Limited disease, Extensive disease) günstiger.
151. Für *nichtkleinzellige Karzinome* gilt, daß die Überlebenswahrscheinlichkeiten nach *kurativer Resektion und adjuvanter Therapie* größer sind als nach kurativer Resektion allein (für Patienten bei pN_2).
152. Wahrscheinlichkeiten des Remissionsintervalls (für nichtkleinzellige Karzinome) sind nach *kurativer Resektion mit adjuvanter Therapie* größer (innerhalb der ersten 36 Monate) als nach kurativer Resektion allein (bei pN_2).
153. Eine *Literaturzusammenstellung* für die adjuvante Chemotherapie bei kleinzelligen und nichtkleinzelligen Lungenkarzinomen bietet ein verwirrendes Bild: kleine Patientenzahl, fehlende bzw. unzureichende Vergleichsgruppen, kurze Beobachtungszeiten, oftmals nicht vergleichbare Schemata, eine nichtreproduzierbare Auswahl des Patientengutes - nur diese Faktoren allein vermögen eher die beobachteten Unterschiede zu erklären, als dies in der Regel den therapeutischen Schemata zugesprochen wird.
154. *Nach Resektion eines Lungenkarzinoms* gilt (für kleinzellige Karzinome im Stadium Limited disease und Extensive disease; für nichtkleinzellige Karzinome bei pN_2): Der adjuvante Einsatz von Chemotherapeutika (nach kurativer Resektion) verlängert Remissionsintervall und Überlebenswahrscheinlichkeit.

Soweit möglich, werden die Ergebnisse den Mitteilungen aus der Literatur gegenübergestellt. Für einen Teil der histomorphologischen Befunde fehlen entsprechende Hinweise. Ein weiterer größerer Teil morphologischer Studien zum Lungenkarzinom kann wegen der Verwendung einer nicht vergleichbaren Klassifikation nicht oder nur teilweise berücksichtigt werden (insbesondere handelt es sich dabei um Studien aus der Zeit vor der WHO-Klassifikation von 1969, teilweise auch um Studien, die sich auf die WHO-Klassifikation 1969 beziehen).

Epilog

Am Pathologischen Institut der Universität Heidelberg wurden im Zeitraum 1841-1982 insgesamt 78175 Obduktionen vorgenommen *(Abb. 157)*. Von 1950-1982 sind 1752 Fälle von Lungenkarzinom bei Männern und 235 Fälle von Lungenkarzinom bei Frauen dokumentiert. Zwischen beiden Geschlechtern besteht ein signifikanter Unterschied ($p < 0,0001$). Der mittlere relative Anteil der Lungenkarzinome im Obduktionsgut schwankt stark, der Durchschnitt liegt bei 5,4% . Zwischen 1962 und 1972 sank der relative Anteil wegen starker Zunahme der Gesamtsektionsfrequenz (HÖPKER 1976). Eine Abnahme der Obduktionsfrequenz dürfte mitverantwortlich sein für die relative Zunahme der Lungenkarzinome seit etwa 1972. Ein weiterer Grund der relativen Zunahme liegt in der Tatsache begründet, daß im Einzugsbereich des Pathologischen Instituts eine größere Lungenklinik ihre operative Tätigkeit aufnahm.

Für Heidelberg (Regierungsbezirk Karlsruhe) wird eine altersstandardisierte Mortalitätsrate für 1976-1978 von 46,95/100000 Einwohner angegeben (BEKKER et al. 1984). Doch muß bei der Verwendung und Interpretation von Mortalitätsziffern mit Bedacht vorgegangen werden (HÖPKER 1984).

So gilt es festzuhalten: Seit Beginn der Obduktionstätigkeit am Pathologischen Institut Heidelberg hat im langjährigen Mittel die Zahl der Fälle mit Lungenkarzinom beim Manne um den Faktor 25 zugenommen. 1980 wurde (für beide Geschlechter) ein Multiplikationsfaktor von über 40 gegenüber dem langjährigen Mittel des 19. Jahrhunderts (Beobachtungszeit: 59 Jahre) erreicht. CAIRNS (1986) resümiert für die Vereinigten Staaten von Amerika:

„... Der Zigarette wegen sterben in den USA jedes Jahr 100000 Menschen völlig unnötig an Lungenkrebs, wie winzig nehmen sich doch dagegen 5000-10000 Leben aus, die durch ... Therapie gerettet werden können ..."

Indessen: Chirurg und Pathologe sind beobachtende und handelnde Begleiter ihrer Patienten lediglich in den letzten Abschnitten lange zurückreichender Lebenswege.

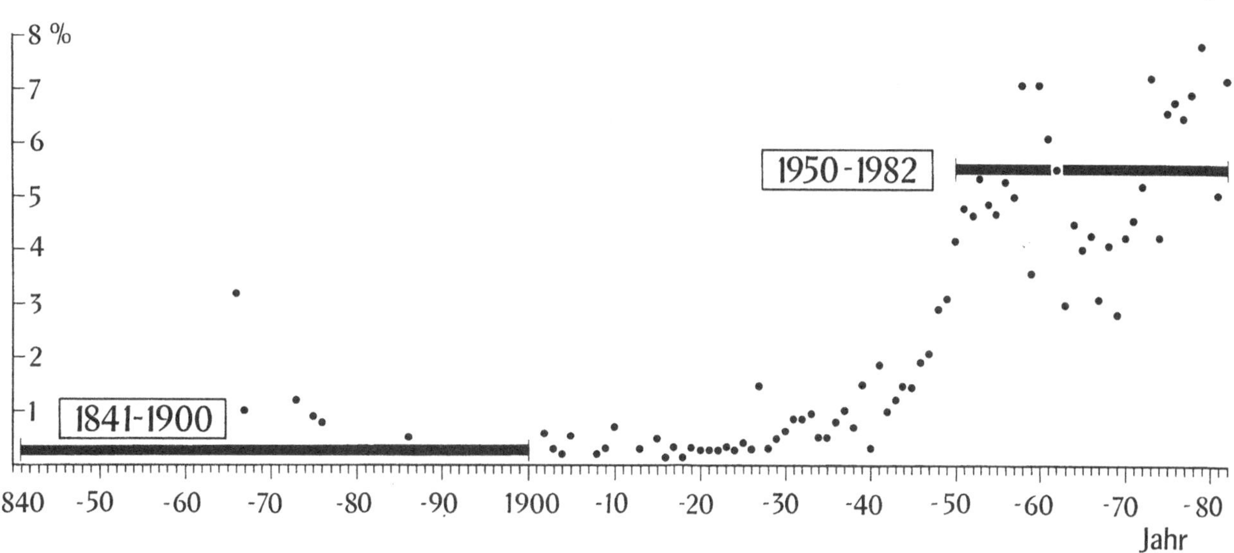

Abb. 157

Obduktionsgut des Pathologischen Instituts Heidelberg 1841-1982 (n=78175). Das langjährige Mittel 1841-1900 des relativen Anteils der Verstorbenen mit Lungenkarzinom beträgt für Männer 0,21% und für Frauen 0,38% (Männer <Frauen; $p > 0,05$); dasjenige von 1950-1982 5,44% (Männer und Frauen; Steigerung bei den Männern um das 25-fache, bei den Frauen um das 14-fache), wobei zwischen den Geschlechtern ein hochsignifikanter Unterschied zugunsten der Männer besteht ($p < 0,0001$). Wegen der starken Schwankungen seit 1950 wird auf eine Repression verzichtet

Literatur

Abbey Smith R (1970) Long term clinical follow-up after operation for carcinoma. Thorax 25: 62-76

Abe S, Makimura S, Itabashi K, Nagai T, Tsuneta Y, Kawakami Y (1985) Prognostic significance of nuclear DNA content in small cell carcinoma of the lung. Cancer 56: 2025-2030

Abel U (1984) Über den Informationsgehalt von Krebsüberlebenskurven. MMW 126: 15-16

Adler J (1912) Primary malignant growth of the lungs and bronchi; a morphological and clinical study. Longmans Green, New York

Albain KS, Bitran JD, Golomb HM, Hoffman PC, DeMeester TR, Skosey C, Noble S, Blough RR (1984) Trial of vindesine, etoposide, and cisplatin in patients with previously treated, advanced-stage, non-small cell bronchogenic carcinoma. Cancer Treat Rep 68: 413-415

Alberto P, Joss R (1985) Chemotherapie. In: Trendelenburg F (Hrsg) Tumoren der Atmungsorgane und des Mediastinums. B. Spezieller Teil. Springer, Berlin Heidelberg New York Tokyo (Handbuch der inneren Medizin, 5. Aufl, Bd. 4/4, S 292-338)

Alderson MR (1985) Epidemiology of lung cancer from small cell carcinoma. In: Spiro SG (ed) Small cell lung cancer. Clin Oncol 4/1. Saunders, London Philadelphia Toronto, pp 1-9

Alvarez-Fernandez E (1981) Histochemical classification of mucin-producing pulmonary carcinomas based on the qualitative characteristics of the mucin and its relationship to histogenesis. Histochemistry 71: 117-123

Anderson G, Payne H (1985) Response rate and toxicity of etoposide (VP-16) in squamous carcinoma of the lung: Report from the lung cancer treatment study group. Semin Oncol [Suppl 2] 7: 21-22

Anderson J (ed) (1985) Muir's textbook of pathology, 12th edn Arnold, London

Arnold H (1979) Die zytostatische Behandlung des Bronchialkarzinoms. Therapiewoche 29: 720-7248

Aroney RS, Aisner J, Wesley MN, Whitacre MY, van Echo DA, Slawson RG, Wiernik PH (1983) Value of prophylactic cranial irradiation given at complete remission in small cell lung carcinoma. Cancer Treat Rep 67: 675-682

Ash D (1984) Role of radiotherapy. In: Duncan W (ed) Lung cancer. Recent Results Cancer Res 92. Springer, Berlin Heidelberg New York Tokyo, pp 99-109

Auerbach O, Garfinkel L, Parks VR (1979) Scar cancer of the lung. Cancer 43: 636-642

Auerbach O, Trasca JM, Parks VR, Carter HW (1982) A comparison of World Health Organization (WHO) classification of lung tumors by light and electron microscopy. Cancer 50: 2079-2088

Baglan RJ, Marks JE (1981) Comparison of symptomatic and prophylactic irradiation of brain metastases from oat cell carcinoma of the lung. Cancer 47: 41-45

Bailey A (1984) The epidemiology of bronchial carcinoma. In: Bates M (ed) Bronchial carcinoma. An integrated approach to diagnosis and management. Springer, Berlin Heidelberg New York Tokyo, pp 11-22

Baker RR (1980) The role of percutaneous needle biopsy in the management of patients with peripheral pulmonary nodules. J Thorac Cardiovasc Surg 79: 161-162

Banham S, Dorward A, Hutcheon A, Ahmedzai S, Cunningham D, Burnett A, Soukop M, Lucie N, Kaye S (1985) The role of VP-16 in the treatment of small-cell lung cancer: Studies of the West of Scotland lung cancer group. Semin Oncol [Suppl 2] 7: 2-6

Bates M (1981) Surgical treatment of bronchial carcinoma. Ann R Coll Surg Engl 63/3: 164-167

Bates M (1984a) Historical survey. In: Bates M (ed) Bronchial carcinoma. An integrated approach to diagnosis and management. Springer, Berlin Heidelberg New York Tokyo, pp 1-10

Bates M (ed) (1984b) Bronchial carcinoma. An integrated approach to diagnosis and management. Springer, Berlin Heidelberg New York Tokyo

Bates M, Sutton M (1984) Surgical treatment. In: Bates M (ed) Bronchial carcinoma. An integrated approach to diagnosis and management. Springer, Berlin Heidelberg New York Tokyo, pp 161-176

Bay V (1985) Chirurgische Behandlung des Bronchialkarzinomes. MMW 127: 26-29

Beard CM, Annegers JF, Woolner LB, Kurland LT (1985) Bronchogenic carcinoma in Olmsted County, 1935-1979. Cancer 55: 2026-2030

Becker H, Borst HG, Brieler HS, Dahm P, Dalichau H, Donhöfer A, Hegemann G, Junginger Th, Kessler E, Kümmerle F, Mühe E, Pichlmaier H, Reidemeister J Chr, Reusch G, Satter P, Savic B, Sommerwerck D, Schotte JF, Schwaiger R, Stöhr U, Strothmann A, Täger B, Timm D, Ungeheuer E, Viereck R, Wache H, Wassner UJ, Zierott G (1976) Ergebnisse der operativen Behandlung des Bronchialkarzinomes. Dtsch Med Wochenschr 101: 1553-1557

Becker N, Frentzel-Beyme R, Wagner G (1984) Krebsatlas der Bundesrepublik Deutschland. Atlas of cancer mortality in the Federal Republic of Germany, 2. völlig überarb. Aufl. Springer, Berlin Heidelberg New York Tokyo

Bensch KG, Corrin B, Pariente R, Spencer H (1968) Oat cell carcinoma of the lung. Its origin and relationship to bronchial carcinoid. Cancer 22: 1163-1172

* Siehe auch am Schluß: „Schriften ohne Autorenangaben".

Berg JW (1984) The epidemiologic meaning of histology in lung cancer. In: Mizell M, Correa P (eds) Lung cancer: Causes and prevention. Internat Lung Cancer Update Confer New Orleans, La, 1983. Verlag Chemie International, Weinheim, pp 117-129

Bergh NP, Scherstén T (1965) Bronchogenic carcinoma. Acta Chir Scand [Suppl]347

Berkheiser SW (1965) Pulmonary infarction associated with lung cancer. Dis Chest 47: 36-41

Berkson J (1946) Limitations of the application of fourfold table analysis to hospital data. Biometrics 2: 47-53

Berney JL, Hahnloser P (1981) Le traitement médical et chirurgical de 209 carcinomes bronchigues. Schweiz Med Wochenschr 111: 186-190

Berry RJ (1984) Palliative management. In: Duncan W (ed) Lung cancer. Recent Results Cancer Res 92. Springer, Berlin Heidelberg New York Tokyo, pp 110-117

Bieselt R, Eule H, Müller U (1982) Resektionsbehandlung des Bronchialkarzinoms bei Patienten im höheren Lebensalter. Zentralbl Chir 107: 1009-1015

Bieselt R, Eule H, Gaebel W (1984) Operationsindikation und Behandlungsergebnisse beim fortgeschrittenen Bronchialkarzinom. Zentralbl Chir 109: 494-498

Blades B, McCorkle R (1954) A case of spontaneous regression of an untreated bronchogenic carcinoma. J Thorac Surg 27: 415-419

Bleehen NM (1984) Management of small cell cancer: Radiotherapy. In: Duncan W (ed) Lung cancer. Recent Results Cancer Res 92. Springer, Berlin Heidelberg New York Tokyo, pp 65-78

Bleehen NM, Jones DH (1985) The role of radiotherapy in the management of small cell bronchogenic carcinoma. In: Seeber S (ed) Small cell lung cancer. Recent Results Cancer Res 97. Springer, Berlin Heidelberg New York Tokyo, pp 116-126

Bleyl U, Döhnert G, Höpker W-W, Hofmann W (1976) Allgemeine Pathologie. Springer, Berlin Heidelberg New York

Blot WJ (1984) Lung cancer and occupational exposures. In: Mizell M, Correa P (eds) Lung cancer: Causes and prevention. Internat Lung Cancer Update Confer New Orleans, La, 1983. Verlag Chemie International, Weinheim, pp 47-64

Bodemann HH, Arnold H, Wannenmacher M, Kraft A (1984) Therapie des kleinzelligen Bronchialkarzinomes. Dtsch Med Wochenschr 109: 913-915

Böhm E (1978) Zusammentreffen von Bronchialkarzinom und Anthrakosilikose der Lungen. Med Klin 73: 659-663

Bokheiser SW (1965) Pulmonary infarction associated with lung cancer. Dis Chest 47: 36-41

Borisch B, Racz P (1984) Die vaskuläre Sinustransformation des Lymphknotens - ein Indiz für eine Tumorabsiedlung im Abflußgebiet. Verh Dtsch Ges Pathol 68: 77-80

Borst HG (1978) Praxis der Krebsbehandlung in der Chirurgie. Empfehlungen der Deutschen Gesellschaft für Chirurgie. Thoraxchirurgie 26: 381-384

Boyd DP, Smart J, Rubin P (1966) Is extended radical resection superior to lobectomy in treating resectable bronchial cancer? J Am Med Ass 195: 1033-1037

Brandt HJ, Loddenkemper R (1981) Voraussetzungen für die operative, radiologische und zytostatische Behandlung intrathorakaler Tumoren. Prax Pneumol 35: 851-846

Brock R (1975) Long survival after operation for cancer of the lung. Br J Surg 62: 1-5

Bruntsch U (1980) Therapie des kleinzelligen Bronchialkarzinoms. MMW 122: 1248-1252

Bruntsch U (1980) Bronchialkarzinom: Sind wir weitergekommen? MMW 122: 1245-1246

Bunting JS, Hemsted EH, Kremer JK (1976) The pattern of spread and survival in 596 cases of breast cancer related to staging and histological grade. Clin Radiol 27: 9-15

Byfield JE (1982) Radiation therapie, local tumor control, and prognoses in bronchogenic carcinome: Current status and future prospects. Am J Surg 143(6):675-679

Byhardt RW, Cox JD (1983) Is chest radiotherapy necessary in any or all patients with small cell carcinoma of the lung? Yes. Cancer Treat Rep 67: 209-215

Cagle PT, Cohle SD, Greenberg SD (1985) Natural history of pulmonary scar cancers. Clinical and pathologic implications. Cancer 56: 2031-2035

Cairns J (1986) Der Kampf gegen den Krebs. Die Beurteilung von Vorsorge- und Behandlungsmaßnahmen hängt vor allem von korrekten klinischen Versuchen und einer sorgfältigen Statistik ab. Nur so lassen sich tatsächliche Erfolge - oder Mißerfolge - erkennen. Spektrum der Wissenschaft 1: 38-51

Campobasso O, Ihvernizzi B, Musso M, Berrino F (1974) Survival rates of lung cancer according to histological type. Br J Cancer 29: 240-246

Canobbio L, Ardizzoni A, Felletti R, Colombara M, Ravazzoni C, Serrano S, Rosso R (1984) Low-dose cisplatin and etoposide in advanced non-small cell lung carcinoma. Tumori 70: 535-538

Canti G (1984) The role of cytology in diagnosis. In: Bates M (ed) Bronchial carcinoma. An integrated approach to diagnosis and management. Springer, Berlin Heidelberg New York Tokyo, pp 61-75

Carlens E (1974) Appraisal of choice and results of treatment for bronchogenic carcinoma. Chest 65: 442-445

Carlson HA, Bell ET (1929) A statistical study of the occurence of cancer and tuberculosis in 11.195 post mortem examinations. J Cancer Res 13: 126-135

Carney DN (1985) Biology of small cell lung cancer. In: Spiro SG (ed) Small Cell Lung Cancer. Clin Oncol 4/1. Saunders, London Philadelphia Toronto, pp 31-43

Carr DT, Mountain CF (1974) The staging of the lung cancer. Semin Oncol 1: 229-234

Carr DT, Mountain CF (1978) The staging of lung cancer. Am Rev Respir Dis 117: 819-823

Carter D (1983) Pathologic examination of major pulmonary specimens resected for neoplastiv disease. Pathol Annu 18/2: 315-332

Carter D, Eggleston JC (1980) Tumors of the lower respiratory tract. Armed Forces Inst of Pathol, 2nd series, fasc 17, Washington

Carter RL (1982) Some aspects of the metastatic process. J Clin Pathol 35: 1041-1049

Choi CH, Carey RW (1976) Small cell anaplastic carcinoma of the lung. Cancer 37: 2651-2657

Chung CK, Zaino R, Stryker JA, O'Neile M, DeMuth WE (1982) Carcinoma of the lung: Evaluation of histological grade and factors influencing prognosis. Ann Thorac Surg 33: 599-604

Clara M (1936) Zur Histologie des Bronchialepithels. Z Mikrosk Anat Forsch 41: 321-347

Clayton F (1986) Bronchioloalveolar carcinomas. Cell types, patterns of growth, and prognostic factors. Cancer 57: 1555-1564

Clee MD, Sinclair DJM (1981) Assessment of factors influencing the result of sputum cytology in bronchial carcinoma. Thorax 36: 143-146

Clifton EE (1966) The critera for operability and resectability in lung cancer. JAMA 195: 1031-1032

Coates AS, Fox RM, Woods RL, Levi JA, Tattersall MHN (1982) Phase II study of doxorubicin and mitomycinin non-small cell bronchogenic carcinoma. Cancer Treat Rep 66: 177-178

Cohen MH, Kreaven PJ, Fossieck BE, Broder LE, Selawy OS, Jonston AV, Williams CL, Minna JD (1977) Intensive chemotherapy of small cell bronchogenic carcinoma. Cancer Treat Rep 61: 349-354

Cohen MH, Johnston-Early A, Citron ML, Krasnow SH, Fossieck BE Jr (1984) An active chemotherapy regimen for squamous cell lung cancer. Cancer Treat Rep 68: 475-479

Collier FC, Blakesmore WS, Kyle RH, Entoline HT, Kirby CK, Johnson J (1957) Carcinoma of the lung: Factors which influence five year survival with special reference to blood vessel invasion. Ann Surg 146: 417-423

Cormier Y, Bergeron D, La Forge J, Lavandier M, Fournier M, Chenard J, Desmeules M (1982) Benefits of polychemotherapy in advanced non-small-cell bronchogenic carcinoma. Cancer 50: 845-849

Cottier H (1980) Pathogenese: Ein Handbuch für die ärztliche Fortbildung. Unter Mitwirkung von Bürki K, Hess MW, Keller HU, Roos B, Schinder R, Zimmermann A und Spezialisten aus verschiedenen Fachgebieten, Bd 1 u. 2. Springer, Berlin Heidelberg New York

Creech RH, Tritchler D, Ettinger DS, Ferraro JA, Ruckdeschel JC, Vogl SE, Woll J (1984) Phase II study of PALA, amsacrine, teniposide, and zinostatin in small cell lung carcinoma (EST 2579). Cancer Treat Rep 68: 1183-1184

Dahlbaeck O, Dencker H, Elisson O, Hakansson CH, Korsgaard R, Simonsson BG (1980) Cytological and cytogenitical analysis of thoracic duct lymph in patients with pulmonary carcinomas. J Surg Oncol 13: 181-188

Daniels JR, Chak LY, Sikic BI, Lockbaum P, Kohler M, Carter SK, Reynolds R, Bohnen R, Gandara D, Yu J (1984) Chemotherapy of small-cell carcinoma of lung: A randomized comparison of alternating and sequential combination chemotherapy programs. Proc Am Soc Clin Oncol 25: 1192-1200

Daugaard G, Hansen HH, Rørt M (1984) Phase II study of vindesine, cisplatin, and hexamethylmelamine (VCH) in small cell carcinoma of the lung. Cancer Treat Rep 68: 1179-1181

Davis S, Stanley KE, Yesner R, Kuang DT, Morris JF (1981) Small-cell carcinoma of the lung - survival according to histologic subtype: A veterans administration lung group study. Cancer 47: 1863-1866

Decker DA, Samson MK, Haas CD, Baker L (1984) Phase II clinical evaluation of AZQ in adenocarcinoma of the lung. Am J Clin Oncol (CCT) 7: 353-355

Denck H, Kutschera W, Zwintz E (1979) Chirurgie des Bronchuskarzinoms. Langenbecks Arch Chir 348: 81-86

Devesa SS, Horm JW, Connelly RR (1984) Trends in lung cancer. Incidence and mortality in the United States. In: Mizell M, Correa P (eds) Lung cancer: Causes and prevention. Internat Lung Cancer Update Confer New Orleans, La, 1983. Verlag Chemie International, Weinheim, pp 33-45

Dhingra HM, Valdivieso M, Booser DJ, Umsawasdi T, Carr DT, Chiuten DF, Murphy WK, Issell BF, Spitzer G, Farha P, Dixon C (1984) Chemotherapy for advanced adenocarcinoma and squamous cell carcinoma of the lung with etoposide and cisplatin. Cancer Treat Rep 68: 671-673

Dhingra HM, Valdivieso M, Carr DT, Chiuten DF, Farha P, Murphy WK, Spitzer G, Umsawasdi T (1985) Randomized trial of three combinations of cisplatin with vindesine and/or VP-16-213 in the treatment of advanced non-small-cell lung cancer. J Clin Oncol 3: 176-183

Diehl V (1981) Grundlagen und Prinzipien der Tumortherapie aus Onkologischer Sicht. In: Hamelmann H, Troidl H (Hrsg) Behandlung des Bronchialkarzinoms. Resignation oder neue Ansätze. Thieme, Stuttgart New York, S 37-55

Doerr W (1970) Spezielle pathologische Anatomie, Bd I und II. Springer, Berlin Heidelberg New York

Doerr W (1983) Lungentuberkulose. In: Doerr W, Seifert G (Hrsg) Pathologie der Lunge. Springer, Berlin Heidelberg New York Tokyo (Spezielle pathologische Anatomie, Bd 16/1, S 473-551)

Dold U (1985) VI. Immunologie der Neoplasmen der Bronchien und der Lunge. In: Trendelenburg F (Hrsg) Tumoren der Atmungsorgane und des Mediastinums, A. Allgemeiner Teil. Springer, Berlin Heidelberg New York Tokyo (Handbuch der inneren Medizin, 5. Aufl, Bd 4/4, S 148-166)

Doyle LA, Ihde DC, Carney DN, Bunn PA, Cohen MH, Matthews MJ, Puffenbarger R, Cordes RS, Minna JD (1984) Combination chemotherapy with doxorubicin and mitomycin C in non-small cell bronchogenic carcinoma. Severe pulmonary toxicity from q 3 weekly mitomycin C. Am J Clin Oncol (CCT) 7: 719-724

Drings P (1980) Durchführung und Problematik des Staging bei Bronchialkarzinomen. Onkologie 3: 104-111

Drings P (1981) Praktische Onkologie. Bronchialkarzinom: Vorschlag der Klinik für Thoraxerkrankungen Heidelberg-Rohrbach. MMW 123: 1653-1655

Drings P (1985) Rehabilitation. In: Trendelenburg F (Hrsg) Tumoren der Atmungsorgane und des Mediastinums. B. Spezieller Teil. Springer, Berlin Heidelberg New York Tokyo (Handbuch der inneren Medizin, 5. Aufl, Bd 4/4, S 412-418)

Drings P, Manke H-G (1985) Die Behandlung des nichtkleinzelligen Bronchialkarzinoms mit Cisplatin, Ifosfamid, Vindesin und VP 16. Strahlentherapie 161: 131-133

Drings P, Vogt-Moykopf I (1984) Pre-operative assessment of patients undergoing surgery for bronchial carcinoma. In: Bates M (ed) Bronchial carcinoma. An integrated approach to diagnosis and management. Springer, Berlin Heidelberg New York Tokyo, pp 115-128

Drings P, Vogt-Moykopf I, Vollhaber HH, Zeidler D (1979) Das Bronchial-Karzinom. Empfehlungen für eine standardisierte Diagnostik, Therapie und Nachsorge. Tumorzentrum, Heidelberg/Mannheim, S 5-14

Drings P, Lüllig H, Manke H-G, Vogt-Moykopf I (1982) Nachsorge bei Bronchialkarzinomen. Dtsch Ärztebl/Ärztl Mitt 79: 39-47

Drings P, Kleckow M, Manke H-G, Stiefel E (1984a) Chemotherapie des fortgeschrittenen nicht-kleinzelligen Bronchialkarzinoms mit Cisplatin und Vindesin. Onkologie 7: 202-204

Drings P, Stiefel P, Dirks HP, Grimm V, Kleckow M, Manke H-G, Queißer W, Abel U, Heinrich St (1984b) Chemotherapie des nicht-kleinzelligen Karzinoms der Lungen mit Ifosfamid und Cisplatin. Dtsch Med Wochenschr 109: 1059-1064

Drings P, König R, Vogt-Moykopf I (1985) Diagnostic procedures in small cell lung carcinoma. In: Seeber S (ed) Small cell lung cancer. Recent Results Cancer Res 97. Springer, Berlin Heidelberg New York Tokyo, pp 87-106

Droese M, Bayer E (1976) Zytologische Klassifizierung von Bronchialkarzinomen. Dtsch Med Wochenschr 101: 1417-1420

Droese M, Bayer E, Präuer H (1978) Sputum- und Bronchialsekretzytologie. Dtsch Med Wochenschr 103: 244-248

Duncan W (ed) (1984) Lung cancer. Recent Results Cancer Res 92. Springer, Berlin Heidelberg New York Tokyo 1984

Eck H, Haupt R, Rothe G (1969) Die gut- und bösartigen Lungengeschwülste. In: Uehlinger E (Hrsg) Atmungswege und Lungen. Springer, Berlin Heidelberg New York (Handbuch der speziellen pathologischen Anatomie und Histologie, Bd 3/4)

Eckert M, Hamman J, Höhn D, Schultess F (1979) Bronchialkarzinom. Diagnostik, Therapie und Ergebnisse. Fortschr Med 97: 1047-1050

Eder M (1984) Die Metastasierung: Fakten und Probleme aus humanpathologischer Sicht. Verh Dtsch Ges Pathol 68: 1-11

Elema JD, Keuning MT (1985) The ultrastructure of small cell lung carcinoma in bronchial biopsy specimens. Hum Pathol 16: 1133-1140

Elliott JA, Ahmedzai S, Hole D, Dorward AJ, Stevenson RD, Kaye SB, Banham SW, Stack BHR, Calman KC (1984) Vindesine and cisplatin combination chemotherapy compared with vindesine as a single agent in the management of non-small cell lung cancer: A randomized study. Eur J Cancer Clin Oncol 20: 1025-1032

El-Torky M, Giltman L, Dabbous M (1985) Collagens in scar carcinoma of the lung. Am J Pathol 121: 322-326

Evans WK, Feld R, DeBoer G, Osoba D, Curtis JE, Baker MA, Myers RE, Quirt IC, Pritchard KI, Brown TC, Kutas GJ, Blackstein ME, Ottema B, Millband L (1981) Cyclophosphamide, doxorubicin, and cisplatin in the treatment of non-small cell bronchogenic carcinoma. Cancer Treat Rep 65: 947-954

Evans WK, Feld R, Osoba D, Shepherd FA, Dill J, DeBoer G (1984) VP-16 alone and in combination with cisplatin in previously treated patients with small cell lung cancer. Cancer 53: 1461-1466

Evans WK, Osoba D, Feld R, Shepherd FA, Bazos MJ, DeBoer G (1985) Etoposide (VP-16) and cisplatin: An effective treatment for relapse in small-cell lung cancer. J Clin Oncol 3: 65-71

Faber LP, Jensik RJ, Kittle CF (1984) Results of sleeve lobectomy for bronchogenic carcinome in 101 patients. Ann Thorac Surg 37: 279-285

Fasske E (1970) Die Histo- und Cytomorphologie der Lungenkarzinome. Internist (Berlin) 11: 318-327

Fasske E, Windheim K von (1965) Das Narbenkarzinom der Lunge. Dtsch Med Wochenschr 90:1819-1824

Feinstein AR (1966) Symptoms as an index of biological behavior and prognosis in human cancer. Nature 209: 241-245

Feld R, Evans WK, DeBoer G, Quirt IC, Shepherd FA, Yeoh JL, Pringle JF, Payne DG, Herman JG, Chamberlain D, Brown TC, Baker MA, Myers R, Blackstein ME, Pritchard KI (1984) Combined modality induction therapy without maintenance chemotherapy for small cell carcinoma of the lung. J Clin Oncol 2: 294-304

Feld R, Evans WK, Shepherd FA, DeBoer G, Ottema B (1985) Phase II evaluation of bisantrene in patients with advanced non-small cell lung carcinoma. Cancer Treat Rep 69: 209-210

Ferlinz R (1982) Das Bronchialkarzinom - aktuelle Gesichtspunkte zu Diagnostik, Therapie und ärztlicher Führung des Tumorpatienten. Med Welt 33: 305-309

Figueredo AT, Hryniuk WM, Strautmanis I, Frank G, Rendell S (1985) Co-trimazole prophylaxis during high-dose chemotherapy of small cell lung cancer. J Clin Oncol 3: 54-64

Fischer R (1984) Lymphknoten. In: Remmele W (Hrsg) Pathologie 1. Ein Lehr- und Nachschlagebuch. Springer, Berlin Heidelberg New York Tokyo, S 563-681

Fischnaller M (1977) Die zytologische Feindiagnostik in der Pulmologie. Österr Z Onkol 4: 65-80

Fischnaller M (1981) Bronchuskarzinom - Cytologie. Langenbecks Arch Chir 355: 99-101

Foster CS (1980) Mucus-secreting ‚alveolar-cell' tumour of the lung: A histochemical comparison of tumours arising within and outside the lung. Histopathology 4: 567-577

Friedrich G (1939) Periphere Lungenkrebse auf dem Boden pleuranaher Narben. Virchows Arch 304: 230-247

Gabbert H (1984) Invasionsmechanismen maligner Tumoren. Verh Dtsch Ges Pathol 68: 18-32

Gabler A, Freise G (1971) Resektionsergebnisse beim Bronchialkarzinom mit mediastinalen Lymphknotenmetastasen. Thoraxchirurgie 19: 129-137

Gatzemeier U, Jüngst G, Wagner G (1979) Problematik der Chemotherapie inoperabler endothorakaler Tumoren. Erfahrungen und Ergebnisse mit zwei verschiedenen Schemata (Karrer und ACO) in den Jahren 1971-1977 im Krankenhaus Großhausdorf. Prax Pneumol 33: 22-34

Gazdar AF, Carney DN, Minna JD (1982) The biology of Lung cancer. In: Ishikawa S, Hayata Y, Suemasu K (eds) Lung cancer. Excerpta Medica Amsterdam Oxford Princeton, pp 14-30

Geddes DM, Spiro SG, Tobias JS, Souhami RL, Harper PG (1984) Lung cancer: Future prospects. In: Duncan W (ed) Lung cancer. Recent Results Cancer Res 92. Springer, Berlin Heidelberg New York Tokyo, pp 118-127

Gehan EA (1965) A generalized Wilcoxon test for comparing arbitrarily singly censored samples. Biometrika 52: 203-233

Georgii A (Hrsg) (1982) Solide Tumoren und Metastasierung. 15. Dtsch Krebskongr München 1980. Fischer, Stuttgart New York (Verhandlungen der Deutschen Krebsgesellschaft, Bd 3)

Geroulanos S, Bronz G, Hodel T, Schönbeck M, Senning A (1980) Resultate nach erweiterten Lungeneingriffen wegen Bronchuskarzinomen. Helv Chir Acta 47: 61-65

Gibbs AR, Seal RME (1984) The histological varieties of bronchial carcinoma. In: Bates M (ed) Bronchial carcinoma. An integrated approach to diagnosis and management. Springer, Berlin Heidelberg New York Tokyo 1984, pp 129-145

Giedl J, Hohenberger W, Meister R (1983) The pTNM classification of carcinomas of the lung, and its prognostic significance. J Thorac Cardiovasc Surg 31: 71-75

Gilby ED (1978) Diseases of the respiratory system. Neoplasms of the lung. Br Med J I:1331-1333

Goerttler Kl (1983) Indikation und Wert der Vorsorge und der Früherkennungsuntersuchungen im Rahmen der Krebsbekämpfung. Therapiewoche 33: 6714-6723

Goldie JH, Coldman AJ, Gudauskas GA (1982) Rationale of the use of alternating non-cross-resistant chemotherapy. Cancer Treat Rep 66: 439-449

Göttsching H (1979) Zur Epidemiologie desBronchialkarzinomes. Therapiewoche 29: 7154

Gräbner D (1982) Ergebnisse nach Pneumonektomie wegen Bronchialkarzinom. Zentralbl Chir 107: 1003-1008

Graham EA, Singer JJ (1933) Successful removal of the entire lung for carcinoma of the bronchus. JAMA 101: 1371-1374

Greenland S (1977) Response and follow-up in cohort studies. Am J Epidemiol 106: 184-187

Greenwald P, DeWys D (1984) Nutritional status and chemoprevention in relation to lung cancer. In: Mizell M, Correa P (eds) Lung cancer: Causes and prevention. Internat lung cancer update confer New Orleans, La, 1983. Verlag Chemie International, Weinheim, pp 197-209

Gremmel H (1981) Die Strahlenbehandlung des Bronchialkarzinoms. In: Hamelmann H, Troidl H (Hrsg) Behandlung des Bronchialkarzinoms. Resignation oder neue Ansätze. Thieme, Stuttgart New York, S 170-177

Greschuchna D (1978) Ergebnisse der operativen Behandlung des kleinzelligen Bronchialkarzinomes. Thoraxchirurgie 26: 300-303

Greschuchna D, Konietzko N (1981) Operationskriterien und chirurgische Behandlung des Bronchialkarzinoms bei Patienten über 70 Jahre. Prax Pneumol 35: 915-917

Greschuchna D, Maaßen W (1971) Über die intrapulmonalen und mediastinalen Ausbreitungswege des Bronchialkarzinomes. Thoraxchirurgie 19: 434-437

Greschuchna D, Maaßen W (1980) The importance of histological classification and tumor staging for prognosis after resection of bronchial carcinoma. Thorac Cardiovasc Surg 28: 115-119

Greschuchna D, Maaßen W (1981) Pro-contra: Kleinzelliges Bronchialkarzinom-Operation oder Chemotherapie als primäre Behandlung; Argumente für eine selektive primäre Resektionsbehandlung. Internist (Berlin) 22: 656-657

Greschuchna D, Maaßen W (1982) Stadieneinteilung und Ergebnisse der operativen Behandlung des Bronchialkarzinoms. Prax Klin Pneumol 36: 281-284

Greschuchna D, Kasparek R, Kappes R (1983) Ein Vergleich der Histologien präoperativer Bronchusbiopsien und Mediastinalbiopsien mit Lungenresektaten von Bronchialkarzinomen. Prax Klin Pneumol 37: 862-865

Grimelius L (1968) A silver nitrate stain for α_2 cells in human pancreatic islets. Acta Soc Med Uppsal 73: 243-270

Grimm V, Drings P, Träger E (1985) Monochemotherapie des nicht kleinzelligen Bronchialkarzinoms mit Mitoxantron. FAC (Fortschr Antimikrob Antineoplast Chemotherapie) 4-2: 535-539

Gropp C, Havemann K (1980) Bedeutung von Tumormarkern in der Diagnostik und Behandlung des Bronchialkarzinomes. Onkologie 3: 133-138

Grundmann E (1983) Pathologisch-anatomische Grundlagen der Metastasierung. Chirurg 54: 501-504

Grundmann E (1984) Die lymphogene Metastasierung. Verh Dtsch Ges Pathol 68: 33-46

Guiliano AE, Rangel D, Golub SH, Holmes EC, Morton DL (1979) Serum-mediated immunosuppression in lung cancer. Cancer 43: 917-924

Hackl H (1969) Über die Metastasen bei 1000 obduzierten Bronchuskarzinomen. Med Monatsschr 23: 490-494

Hackl H (1973) Das Alveolarzellkarzinom. Zentralbl Allg Pathol 117: 44-53, 152-165, 244-256

Hamelmann H, Troidl H (1981) Behandlung des Bronchialkarzinoms. Resignation oder neue Ansätze. Thieme, Stuttgart New York

Hamelmann H, Thermann M, Müller-Schwefe T, Schnürer C, Troidl H (1983) Surgically treated bronchial carcinoma patients - results of systematic follow-up. Thorac Cardiovasc Surg 31: 41-44

Hammer J, Kratzer H, Denz H, Aigner K, Schindl R, Michelmayr G, Wachtler F (1981) Kombinierte Chemo- und Radiotherapie bei kleinzelligen Bronchuskarzinomen. Onkologie 4: 300-303

Haesemann D von (1915) Die Lymphangitis reticularis der Lungen als selbständige Erkrankung. Virchows Arch 220: 311-321

Hansen HH, Elliott JA (1984) Patterns of failure in small cell lung cancer: Implications for therapy. In: Duncan W (ed) Lung cancer. Recent Results Cancer Res 92. Springer, Berlin Heidelberg New York Tokyo, pp 43-57

Hansen HH, Dombernowsky P, Hirsch FR (1978) Staging procedures and prognostic features in small cell anaplastic bronchogenic carcinoma. Semin Oncol 5: 280-287

Harland S, Perez D, Millar J, Smith I (1984) A randomised trial of cyclophosphamide pretreatment ('priming') before short-duration chemotherapy for small cell lung carcinoma. Eur J Cancer Clin Oncol 21: 61-64

Harper PG (1985) Staging of small cell lung cancer. In: Spiro SG (ed) Small cell lung cancer. Clin Oncol 4/1. Saunders, London Philadelphia Toronto, pp 85-103

Harper PG, Souhami RL, Spiro SG, Geddes DM, Guimaraes M, Fearon F, Smyth JF (1982) Tumor size, response rate, and prognosis in small cell carcinoma of the bronchus treated by combination chemotherapy. Cancer Treat Rep 66: 463-470

Harris CC (1973) The epidemiology of different histologic types of bronchogenic carcinoma. Cancer Chemother Rep 3: 59-61

Harrison CV (1967) Histological typing of lung tumours. J Clin Pathol 20:923-924

Hartung W (1983) Krankheiten des Bronchialsystems. In: Doerr W, Seifert G (Hrsg) Pathologie der Lunge. Springer, Berlin Heidelberg New York Tokyo (Spezielle pathologische Anatomie, Bd. 16/I, S 179-231)

Hartung W (1984) Atemwege, Lungen, Pleura. In: Remmele W (Hrsg) Pathologie 1. Ein Lehr- und Nachschlagebuch. Springer, Berlin Heidelberg New York Tokyo, S. 699-856

Hartung W, Schmidt U, Wierich W (1982) Bronchialkarzinom - Pathologische Anatomie (Untersuchungen an 200 Resektionspräparaten). Prax Pneumol 36: 193-195

Hata E, Troidl H, Hasegawa T (1981) In vivo-Untersuchungen der Lymphdrainage des Bronchialsystems beim Menschen mit der Lympho-Szintigraphie - eine neue diagnostische Technik. In: Hamelmann H, Troidl H (Hrsg) Behandlung des Bronchialkarzinoms. Resignation oder neue Ansätze. Thieme, Stuttgart New York, S 27-34

Hattori S, Matsuda M, Tateishi R, Nishihara H, Horai T (1972) Oat cell carcinoma of the lung. Clinical and morphological studies in relation to its histognesis. Cancer 30: 1014-1024

Haupt R, Kühn H (1968) Narben und Vernarbungen in Bronchialkarzinomen. Z Krebsforsch 71: 301-307

Havemann K (1981) Chemotherapie des Bronchialkarzinoms. In: Hamelmann H, Troidl H (Hrsg) Behandlung des Bronchialkarzinoms. Resignation oder neue Ansätze. Thieme, Stuttgart New York, S 162-170

Havemann K, Luster W, Gropp C, Holle R (1985) Peptide hormone production associated with small cell lung cancer. In: Seeber S (ed) Small cell lung cancer. Recent Results Cancer Res 97. Springer, Berlin Heidelberg New York Tokyo, pp 65-76

Heilmann HP (1982) Strahlenbehandlung beim Bronchialkarzinom. Prax Klin Pneumol 36: 340-342

Heilmann HP (1984) Bronchus-Karzinom: Strahlentherapie. Sitzungsbericht des ärztlichen Vereins Hamburg. MMW 126: 29

Heilmann HP, Doppelfeld HJ, Fernholz HJ (1972) Ergebnisse der Strahlenbehandlung des Bronchialkarzinomes. Dtsch Med Wochenschr 110: 1557-1562

Heilmann HP, Pichlmaier H, Jünginger T (1976) Ergebnisse der operativen Behandlung des Bronchialkarzinoms. Dtsch Med Wochenschr 101: 1553-1557

Heilmann KL (1978) Gastritis - Intestinale Metaplasie - Karzinom. Vergleichende quantitative und qualitative morphologische Untersuchungen. Thieme, Stuttgart (Gastroenterologie und Stoffwechsel, Bd 13).

Heinemann V, Jehn U (1985) Das Bronchial-Karzinom: neue zellbiologische Erkenntnisse mit Relevanz für Diagnostik und Therapie. Internist (Berlin) 26: 521-522

Heitzman ER (1978) Radiologic diagnosis of mediastinal lymph node enlargement. J Can Assoc Radiol 29: 151-157

Herberman RB, McIntire KR, Braatz J et al (1978) Antigenic markers associated with lung cancer. In: Krebs BP, Lalanne CM, Schneider M (eds) Clinical applications of karzinoembryonic antigen assay. Excerpta Med Int Congr Ser 439: 165-174

Hermanek P, Gall FP (1979a) Grundlagen der klinischen Onkologie. Kompendium der klinischen Tumorpathologie Bd 1. Witzstrock, Baden-Baden Köln New York Baden Köln New York

Hermanek P, Gall FP (1979b) Lungentumoren. Kompendium der Klinischen Tumorpathologie Bd 2. Witzstrock, Baden-Baden Köln New York

Hermanek P, Giedl J (1981) Aussagen des klinischen Pathologen als Grundlage für das Behandlungsprinzip und die Erfolgsbeurteilung beim Lungenkrebs. In: Hamelmann H, Troidl H (Hrsg) Behandlung des Bronchialkarzinoms. Resignation oder neue Ansätze. Thieme, Stuttgart New York, S 16-26

Herrera GA, Alexander CB, Jones JM (1984) Ultrastructural characterization of pulmonary neoplasms. I. The role of electron microscopy in characterization of the most common epithelial neoplasms. Surv Synth Pathol Res 3: 520-546

Heydermann E, Chapman DV, Richardson TC (1982) Biological markers in lung cancer: An immunocytochemical approach. Cancer Detect Prev 5: 427-449

Hinson KTW, Miller AB, Tall R (1975) An assessment of the World Health Organization (WHO) classification of the histologic typing of lung tumours applied to biopsy and resected material. Cancer 35: 399-405

Hirsch F, Heine H, Dombernowsky P, Hanau B (1977) Bone-narrow examination in the staging of small-cell anaplastic carcinoma of the lung with special reference to subtyping. Cancer 39: 2563-2567

Hirsch FR, Matthews MJ, Yesner R (1982) Histopathological classification of small cell carcinoma of lung. Cancer 50: 1360-1366

Hirsch FR, Østerlind K, Hansen HH (1983) The prognostic significance of histopathologic subtyping of small cell carcinoma of the lung according to the classification of World Health Organization. Cancer 52: 2144-2150

Hoffmann E (1959) Die Abflußwege der Lungenlymphe und ihre Bedeutung für die Ausbreitung maligner Tumoren. Bruns Beitr Klin Chir 199: 451-171

Hoffmann E, Jünemann A, Pisa G (1971) Ergebnisse beim resezierten Bronchialkarzinom in Abhängigkeit von Lymphknotenbefall, Karzinomtyp und Tumorlokalisation. Bruns Beitr Klin Chir 218: 518-527

Holoye PY, Samuels ML, Lanzottie VJ et al (1977) Combination chemotherapy and radiation therapy for small cell carcinoma. JAMA 327: 1221-1224

Höpker W-W (1970) Informatik in der Pathologie. Boehringer, Mannheim

Höpker W-W (1974) Spätfolgen extremer Lebensverhältnisse. Springer, Berlin Heidelberg New York (2. Aufl: Gentner, Stuttgart, 1983)

Höpker W-W (1976) Obduktionsgut des Pathologischen Institutes der Universität Heidelberg 1841-1972. Eine tabellarische Übersicht aus 66868 verschlüsselten Sektionsprotokollen. Unter Mitarbeit von Fritsch E, Fritsch U, Krusche C, Löser I, Orbeck H, Schieber R, Schüßler M. Mit einem Geleitwort von Doerr W. Springer, Berlin Heidelberg New York

Höpker W-W (1977) Das Problem der Diagnose und ihre operationale Darstellung in der Medizin. Springer, Berlin Heidelberg New York

Höpker W-W (1985a) Krebs und Alter oder: Der Krebs als Ereignis in einem endlichen Urnenmodell. Z Gerontol 18: 134-143

Höpker W-W (1985b) Metastasierung - Metastasierungswege. Aktuel Onkol 19: 37-45

Höpker W-W, Burkhardt HU (1984) Unsinn - und Sinn? - der Todesursachenstatistik. Eine Validitätsstudie zur Prüfung der Krebssterblichkeitsziffern. Dtsch Med Wochenschr 109: 1269-1274

Höpker W-W, Nüssel E, Prawitz R (1977) Propagations- und Progressionsfaktoren der Arteriosklerose. Virchows Arch [A]374: 317-338

Horácek J, Placek V, Sevc J (1977) Histologic types of bronchogenic cancer in relation to different conditions of radiation exposure. Cancer 40: 832-835

Horie A, Ohta M (1981) Ultrastructural features of large cell carcinoma of the lung with reference to the prognosis of patients. Hum Pathol 12: 423-432

Horm JW, Kessler LG (1986) Falling rates of lung cancer in men in the United States. Lancet I:425-426

Horny HP, Horst HA (1984) Quantitative immunhistologische Befunde an Lymphknoten im Abflußgebiet von nicht-metastasierten und metastasierten Mamma- und Colonkarzinomen. Verh Dtsch Ges Pathol 68: 47-66

Hort W, Schmitt-Gräff A (1979) Ätiologie des Bronchialkarzinomes und Grundzüge seiner Klassifikation. In: Hamelmann H, Troidl H (Hrsg) Behandlung des Bronchialkarzinoms. Resignation oder neue Ansätze. Thieme, Stuttgart New York, S 13-16

Huber H, Salzer GM, Grünewald K, Mikucz G, Hüttenberger H, Braunsteiner H (1980) Das Bronchialkarzinom: Der heutige Stand der Behandlung. Wiener Klin Wochenschr 92: 779-789

Huckauf H, Brehmer W (1981) Ansätze zu einer lokalen Immuntherapie des Lungenkrebses. Prax Pneumol 35: 889-893

Huhti E, Saloheimo M, Sutinen S, Reinilae A (1983) Does the location of lung cancer affect its prognosis? Eur J Respir Dis 64: 460-465

Illiger HJ, Frommhold H, Hartlapp JH, Grauthoff B, Schwabe KH (1981) Kombinierte Radio-Chemotherapie des Plattenepithelkarzinoms der Lunge. Prax Pneumol 35: 931-934

Immich H (1974) Medizinische Statistik. Eine Einführungsvorlesung. Schattauer, Stuttgart New York

Ishikawa S (1973) Staging system on TNM classification for lung cancer. Jpn J Clin Oncol 6: 19-30

Jacob W, Scheida D, Wingert F (1978) Tumor-Histologie-Schlüssel. ICD-O-DA. International Classifications of Diseases for Oncology, Deutsche Ausgabe. Springer, Berlin Heidelberg New York

Jensik RJ (1981) Die Berechtigung zur parenchymsparenden Resektion. In: Hamelmann H, Troidl H (Hrsg) Behandlung des Bronchialkarzinoms. Resignation oder neue Ansätze. Thieme, Stuttgart New York, S 138-147

Jesdinsky HJ (1968) Einige χ^2-Tests zur Hypothesenprüfung bei Kontingenztafeln. Methods Inf Med 7: 174-177

Joachim HL, Dorsett BH, Paluch E (1976) The immune response at the tumor site in lung carcinoma. Cancer 38: 2296-2309

Johnson RE, Brereton HD, Kent CH (1976) Small-cell carcinoma of the lung: Attempt to remedy causes of past therapeutic failure. Lancet II:289-291

Jones HD, Bleehen NM, Grant RM et al (1983) Scheduled and unscheduled combination chemotherapy in the treatment of squamous cell lung cancer. (Cyclophosphamide, adriamycin, vincristine and bleomycin, with and without cis-platinum). Anticancer Res 3: 235-238

Joss R, Bleher EA, Goldhirsch A, Kaufmann M, Brunner KW (1983) Adjuvante Therapien beim operablen nichtkleinzelligen Bronchuskarzinom. Praxis 72: 553-560

Joss RA, Alberto P, Obrecht JP, Barrelet L, Holdener EE, Siegenthaler P, Goldhirsch A, Mermillod B, Cavalli F (1984a) Combination chemotherapy for non-small cell lung cancer with doxorubicin and mitomycin or cisplatin and etoposide. Cancer Treat Rep 68: 1079-1084

Joss RA, Hansen HH, Hansen M, Renards J, Rozencweig M (1984b) Phase II trial of epirubicin in advanced squamous, adeno- and large cell carcinoma of the lung. Eur J Cancer Clin Oncol 20: 495-499

Joss RA, Obrecht JP, Senn HJ, Alberto P, Sauter C, Cavalli F (1984c) Phase II trial of mitomycin-C in patients with small cell carcinoma of the lung after failure on combination chemotherapy. Eur J Cancer Clin Oncol 20: 1477-1479

Jungi WF (1982) Chemotherapie der Bronchialkarzinome. Med Welt 33: 314-317

Kaiser D (1979a) Die Abklärung der lokalen Operabilität des Bronchialkarzinoms. Therapiewoche 29: 7203-7212

Kaiser D (1979b) Die operative Behandlung des Bronchialkarzinoms. Therapiewoche 29: 7213-7224

Kannerstein M, Churg J (1972) Pathology of carcinoma of the lung associated with asbestos exposure. Cancer 30: 14-21

Kaplan EL, Meier P (1958) Nonparametric estimation from incomplete observations. J Am Stat Assoc 53: 457-481

Karnofsky D, Abelmann WH, Craver LF et al (1948) The use of nitrogen mustards in the palliative treatment of carcinoma with particular reference to bronchogenic carcinoma. Cancer 1: 634-656

Karrer K, Pridun N, Denck H, Sighert H (1977) Polychemotherapie bei Patienten nach radikaler Operation wegen Bronchus-Karzinom. Österr Z Onkol 3: 127-141

Karrer K, Pridun N, Denck H (1980) Zur kombinierten Therapie der Bronchuskarzinome. 2. Erk. Atmungsorgane 155: 21-40

Karrer K, Denck H, Obermair H, Pridun N, Zwintz E (1982) Combination of surgery and polychemotherapy for cure in early small cell bronchial carcinoma. Bull Cancer 69: 94-97

Karrer K, Denck H, Pridun N, Zwintz E, Coop Group (1983) Combination of early surgery for cure and polychemotherapy in small-cell bronchial carcinoma. 13th International Congress of Chemotherapy, Vienna (Proceedings, Addendum, part 228/52)

Katlic M, Carter D (1979) Prognostic implications of histology, size and location of primary tumors. In: Muggia F, Rozencweig M (eds) Lung cancer: Progress in therapeutic research. Raven, New York, pp 143-150

Kaufmann M, Wirth K, Scheurer J, Zimmermann A, Luscietti P, Stjernswärd J (1977a) Immunomorphologic parameters of regional lymphnodes and survival period of patients operated for squamous-cell carcinoma of 1st and 2nd stages. Helv Chir Acta 44: 549-554

Kaufmann M, Wirth K, Scheurer J, Zimmermann A, Luscietti P, Sternswärd J (1977b) Immunomorphological lymph node changes in patients with operable bronchogenic squamous cell carcinoma. Cancer 39: 2371-2377

Kayser K, Toomes H, Vollhaber HH, Burkhardt HU (1985) Tumor volume and macroscopic growth pattern of bronchogenic carcinoma. Virchows Arch [A]405: 387-397

Kennel SJ (1979) Characterization of a tumour cell surface protein with heterologous antisera to a spontaneous BALC/c lung carcinoma. Cancer Res 39: 2934-2939

Kerr IH (1984) Radiological assessment. In: Duncan W (ed) Lung cancer. Recent Results Cancer Res 92. Springer, Berlin Heidelberg New York Tokyo, pp 30-42

Kerr KM, Lamb D (1984) Actual growth rate and tumour cell proliferation in human pulmonary neoplasms. Br J Cancer 50: 343-349

Kikuth W (1925) Über Lungenkarzinom. Virchows Arch 255: 107-128

Kildea JJ (1981) Mediastinoscopy in bronchogenic carcinome. AORN J 33: 57-63

Kimula Y (1978) A histochemical and ultrastructural study of adenocarcinoma of the lung. Am J Surg Pathol 2: 253-264

Kirsh MM, Sloan H (1982) Mediastinal metastases in bronchogenic carcinoma: Influence of postoperative irridation, cell type, and location. Ann Thorac Surg 33: 459-463

Kitaichi M, Asamoto H, Izumi T, Furuta M (1981) Histological classification of regional lymph nodes in relation to postoperative survival in primary lung cancer. Hum Pathol 12: 1000-1005

Klacsman P, Olson JL, Eggleston JC (1979) Mucoepidermoid carcinoma of the bronchus. Cancer 43: 1720-1733

Klastersky J, Nicaise C, Longeval E, Stryckmans P and the EORTC Lung Cancer Working Party (1982) Cisplatin, adriamycin, and etoposide (CAV) for remission induction of small-cell bronchogenic carcinoma. Evaluation of efficacy and toxicity and pilot study of a „late intensification" with autologous bone-marrow rescue. Cancer 50: 652-658

Kluge E, Ebeling K, Nischon P (1983) Bronchialkarzinom in Berlin, Hauptstadt der DDR, in den Jahren 1975-1979. Arch Geschwulstforsch 53: 363-375

Koeppe P (1981) Krebs als Erscheinung des Lebens. Folgerungen aus einer einheitlichen Theorie des Krebsgeschehens. Therapiewoche 31: 6465-6483

Kolb E, Müller E (1979) Local responses in primary and secundary human lung cancer. II. Clinical correlations. Br J Cancer 40: 410-416

Koller S (1964) Systematik der statistischen Schlußfehler. Methods Inf Med 3: 113-117

König HJ, Arnold E, Sander W, Sander U (1984) Behandlung des nichtkleinzelligen Bronchuskarzinoms mit hochdosiertem Cisplatin und Vindesin. Ergebnisse einer prospektiven Studie. Fortschr Med 102: 811-815

König R, Kaick G van, Lüllig G, Vogt-Moykopf I (1983) Computertomographische Beurteilung mediastinaler Lymphknoten beim Bronchialkarzinom. RÖFO 138: 682-688

König R, Müller HA, Kaick G van, Vogt-Moykopf I (1984) Indikationen zur Computertomographie der Lunge und des Mediastinums. Therapiewoche 34: 2076-2088

Konrad RM (1981) Diagnostik, Therapie und Nachsorge von Patienten mit Bronchialkarzinom. Therapiewoche 31: 6431-6494

Kreyberg L (1969) Etiology of lung cancer. A morphometrical, epidemiological and experimental analysis. Universitetsforlaget, Oslo

Kreyberg L (1971) Comments on the histological typing of lung tumors. Acta Pathol Microbiol Scand [A] 79: 409-422

Kreyberg L, Lichow AA, Uehlinger E (1967) Histological classification of lung tumors. Geneva, WHO (Int histol class tum, vol 1)

Kris MG, Gralla RJ, Kalman LA, Kelsen DP, Casper ES, Burke MT, Groshen S, Cibas IR, Bagin R, Heelan RT (1985) Randomized trial comparing vindesine plus cisplatin with vinblastine plus cisplatin in patients with non-small cell lung cancer, with an analysis of methods of response assessment. Cancer Treat Rep 69: 387-395

Krook JE, Fleming TR, Eagan RT, Cullinan S, Del Pfeifle TE, Elliott T, Etzell P (1984) Comparison of combination chemotherapy programs in advanced adenocarcinoma-large cell carcinoma of the lung: a north central cancer treatment group study. Cancer Treat Rep 68: 493-498

Kuckein D (1983) Beitrag und Stellenwert der Computertomographie in der Diagnostik intrathorakaler Raumforderungen und bei Abklärung mediastinaler und lymphogener Absiedlung. Röntgenblätter 36: 318-323

Kühn H (1972) Lungenentzündungen und ihr Wandel unter der Chemotherapie. Barth, Leipzig

Kultchitzky N (1897) Zur Frage über den Bau des Darmkanals. Arch Mikrosk Anat Entwicklungsgesch 49: 7-35

Kunze E, Reckels M, Eiardt B (1985) Der hämatogene Metastasierungsmodus des Bronchialkarzinoms in Abhängigkeit von der Tumorgröße und vom metastatischen Lymphknotenbefall. Eine Autopsiestudie. Pathologe 6: 71-79

Kutschera W (1976) Bronchuskarzinom, Abhängigkeit des Operationserfolges. Thoraxchirurgie 24: 164-176

Lach-Herzog E (1986) Retrospektive Untersuchungen von Überlebenszeiten und deren Einflußfaktoren bei Patienten mit primär operiertem Bronchialkarzinom. Inauguraldissertation Universtät Heidelberg

Lamb D (1984a) Histological classification of lung cancer. Thorax 39: 161-165

Lamb D (1984b) Pathology and classification. In: Duncan W (ed) Lung cancer. Recent Results Cancer Res 92. Springer, Berlin Heidelberg New York Tokyo, pp 1-15

Lange HJ (1970) Problematik und Fehlerquellen von Syntropieuntersuchungen aus der Sicht des Statistikers. Internist (Berlin) 11: 216-222

Larsson S (1973) Pretreatment classification and staging of bronchogenic carcinoma. Scand J Thorac Cardiovasc Surg [Suppl] 10

Larsson S (1976) Mediastinoscopy in bronchogenic carcinoma. Scand J Thorac Cardiovasc Surg [Suppl] 19: 1-23

Larsson S (1981) Mediastinoskopie - notwendig oder überflüssig. In: Hamelmann H, Troidl H (Hrsg) Behandlung des Bronchialkarzinoms. Resignation oder neue Ansätze. Thieme, Stuttgart New York, S 64-70

Larsson S, Zettergren L (1976) Histological typing of lung cancer. Acta Pathol Microbiol Scand [A] 84: 529-537

Lauche A (1928) Die Entzündungen der Lunge und des Brustfelles. In: Henke F, Lubarsch O (Hrsg) Atmungswege und Lungen. Springer, Berlin Heidelberg New York (Handbuch der speziellen und pathologischen Anatomie und Histologie, Bd. 3/1, S 701-918)

Laurén P (1965) The two histological main types of gastric carcinoma, diffuse and so called intestinal type carcinoma. Acta Pathol Microbiol Scand 64: 31-56

Law M, Henk JM, Lennox SC, Hodson ME (1982) Value of radiotherapy for tumour on the bronchial stump after resection for bronchial carcinoma. Thorax 37: 496-499

Legardeur BY, Lopez SA, Johnson WD (1984) Vitamin A and lung cancer in Louisiana. In: Mizell M, Correa P (eds) Lung cancer: Causes and prevention. Internat lung cancer update confer New Orleans, La, 1983. Verlag Chemie International, Weinheim, pp 211-218

Leichter F (1956) Narbenkrebs der Lunge als Wehrdienstbeschädigung. MMW 98: 599-601

Lennert K (1961) Lymphknoten. Diagnostik in Schnitt und Ausstrich. Bandteil A. Cytologie und Lymphadenitis. Springer, Berlin Göttingen Heidelberg (Handbuch der speziellen pathologischen Anatomie und Histologie, Bd I/3)

Lesch R (1979) Das Bronchialkarzinom: Nomenklatur - Morphologie - Präneoplasien. Therapiewoche 29: 7157-7179

Leschke H (1952) Die Zunahme des Bronchialkarzinoms in einer Sektionsstatistik (1895-1950). Virchows Arch 321: 101-120

Liebig S, Gabler A (1981) Problematik und Wert der Stadieneinteilung für die Behandlung intrathorakaler Tumoren. Prax Pneumol 35: 843-850

Liebig S, Müller KM (1985) Seltenere Lungentumoren. In: Trendelenburg F (Hrsg) Tumoren der Atmungsorgane und des Mediastinums, B. Spezieller Teil. Springer, Berlin Heidelberg New York Tokyo (Handbuch der inneren Medizin, 5. Aufl, Bd 4/4, S 457-531)

Liebig S, Gabler A, Reichardt J, Warlies F (1981) Auswirkung der präoperativen „Tumorverschleppungszeit" auf das Langzeitüberleben beim Bronchialkarzinom. Prax Pneumol 34: 922-925

Liesenfeld A, Havemann K, Gropp C, Seifert W, Thomas C, Drings P, Mahnke HG, Westerhausen M, Wellens W, Konrad RM, Mitrou PS, Diehl V, Georgii A (1984) Drei multizentrische Phase-II-Studien in der Behandlung des kleinzelligen Bronchialkarzinoms (incl. AIO-Studien BI + BII). Onkologie 7: 145-151

Lieven H von (1981) Strahlentherapie des Bronchialkarzinoms. Strahlentherapie 157: 431-436

Lindgren D, Cadman E, Erichson R, Grann V, Sachs K (1984) Use of cisplatin , cyclophosphamide, vincristine, and doxorubicin for the treatment of non-small cell lung cancer. Cancer Treat Rep 68: 1159-1161

Little CD, Nau M, Carney DN, Gazdar AF, Minna JD (1983) Aplification and expression of the c-myc oncogene in human cancer lines. Nature 306: 194-196

Livingston RB (1978) Treatment of small cell carcinoma: Evolution and future directions. Semin Oncol 5: 299-308

Livingston RB (1980) Small cell carcinoma of the lung. Blood 56: 575-584

Livingston RB, Fee WH, Einhorn LH et al (1976) Bacon (bloemycin, adriamycin, CCNU, oncovin and nitrogen mustard) in squamous lung cancer. Experience in fifty patients. Cancer 37: 1237-1242

Livingston RB, Heilbrun L, Lehane D et al (1977) Comparative trial of combination chemotherapy in extensive squamous carcinoma of lung: A South West Oncology Group Study. Cancer Treat Rep 61: 1623-1629

Livingston RB, Moore TN, Heilbrun L, Bottomley R, Lehane D, Rivkin SE, Thigpen T (1978) Small cell carcinoma of the lung: Combined chemotherapy and radiation. A Southwest Oncology Group Study. Ann Intern Med 88: 194-199

Loddenhemper R, Gabler A, Göbel D (1983) Criteria of functional operability in patients with bronchial carcinome. J Thorac Cardiovasc Surg 31: 334-337

Longeval E, Klastersky J (1982) Combination chemotherapy with cisplatin and etoposide in bronchogenic squamous cell carcinoma and adenocarcinoma. A study by the EORTC lung cancer working party (Belgium). Cancer 50: 2751-2756

Lowe J, Segal-Eiras A, Iles PB, Baldwin RW (1981) Circulating immune complexes in patients with lung cancer. Thorax 36: 56-59

Lowenbraun S, Birch R, Buchanan R, Krauss S, Durant J, Perez C, Mill W, Vollmer R, Ogden L and the southeastern cancer study group (1984) Combination chemotherapy in small cell lung carcinoma. A randomized study of two intensive regimens. Cancer 54: 2344-2350

Lüders CJ (1959) Weitere Beiträge zur Pathologie und Häufigkeit des peripheren Lungenkrebses. Berl Med 10: 93-100

Lüders CJ (1967) Zur Morphologie und Pathogenese des peripheren Lungenkarzinoms in Lungennarben. Zentralbl Allg Pathol 110: 164-165

Lüders CJ, Themel KG (1954) Die Narbenkrebse der Lunge als Beitrag zur Pathogenese des peripheren Lungenkarzinoms. Virchows Archiv 325: 499-551

Lüllig H, Vogt-Moykopf I (1980) Bronchial-Ca: Chirurgische Therapie. MMW 122: 1255-1259

Lüllig H, Vogt-Moykopf I (1981) Operative Therapie des Bronchialkarzinoms. Dtsch Med Wochenschr 106: 1544-1548

Lüllig H, Hewera K, Vogt-Moykopf I (1977) Die Mediastinoskopie - Indikation und Aussagefähigkeit. Prax Pneumol 31: 25-28

Lüllig H, Heinrich S, Toomes H, Vogt-Moykopf I (1982a) Bronchialkarzinom. In: Encke A, Jungbluth KH, Röher H-D (Hrsg) Aktuelle chirurgische Onkologie. Springer, Berlin Heidelberg New York, S 170-182

Lüllig H, Pertzborn W, Vogt-Moykopf I (1982b) Grundzüge operativer Eingriffe am Thorax. Chirurgie der Gegenwart Bd. III: Thorax, Ergänzung 1982. Urban & Schwarzenberg, München Wien Baltimore

Lyon JL, Avlon ED, Gardner JW (1984) Lung cancer in nonsmokers and low-risk population. In: Mizell M, Correa P (eds) Lung cancer: Causes and prevention. Internat lung cancer update confer New Orleans, La, 1983. Verlag Chemie International, Weinheim, pp 131-140

Maaßen W (1985) V. Supraklavikuläre Lymphknotenbiopsie, Mediastinoskopie. In: Trendelenburg F (Hrsg) Tumoren der Atmungsorgane und des Mediastinums. A. Allgemeiner Teil. Springer, Berlin Heidelberg New York Tokyo (Handbuch der inneren Medizin, 5. Aufl, Bd 4, S 382-396)

Maaßen W, Greschuchna D (1981) Die operative Behandlung und deren Fortschritte bei intrathorakalen Tumoren. Prax Pneumol 35: 869-876

Maaßen W, Greschuchna D (1982) Grenzen und Möglichkeiten der chirurgischen Therapie beim Bronchialkarzinom. Med Welt 33: 310

Madri JA, Carter D (1984) Scar cancers of the lung: Origin and significance. Hum Pathol 15: 625-631

Maloney DJL, Moritt GN, Walbaum PR, Lamb D (1983) Histological features of small-cell carcinomas and survival after surgical resection. Thorax 38: 715-721

Manning JT, Spjut HJ, Tschen JA (1984) Bronchioloalveolar carcinoma: The significance of two histopathologic types. Cancer 54: 525-534

Marchesani W (1924) Über den primären Bronchialkrebs. Frankf Z Pathol 30: 158-190

Markman M, Abeloff MD, Berkman AW, Waterfield WC (1985) Intensive alternating chemotherapy regimen in small cell carcinoma of the lung. Cancer Treat Rep 69: 161-166

Martini N (1979) Identification and prognostic implications of mediastinal lymph node metastasis in carcinoma of the lung. In: Muggia M, Rosenzcweig M (eds) Lung cancer: Progress in therapeutic research. Raven, New York, pp 251-255

Martini N, Flehinger BJ, Zaman MB, Beattie EJ (1980) Prospective study of 445 lung carcinomas with mediastinal lymph node metastases. J Thorac Cardiovasc Surg 80: 390-399

Martini N, Flehinger BJ, Nagasaki F, Hart B (1983a) Prognostic significance of N_1 disease in carcinoma of the lung. J Thorac Cardiovasc Surg 86: 646-653

Martini N, Flehinger BJ, Zaman MB, Beattie EJ (1983b) Results of resection in non-oat cell carcinoma of the lung with mediastinal lymph node metastases. Ann Surg 198: 112-115

Marty-Ané C, Pezet D, Camilleri L, Escande G, Mercier R (1985) La médiastinoscopie dans le bilan d'opérabilité du cancer bronchique. Rev Pneumol Clin 41: 183-294

Marx G (1984) Die chirurgische Behandlung des Bronchialkarzinoms. Arch Geschwulstforsch 54: 191-196

Matelsky HW, Lokich JJ, Huberman MS, Zipoli TE, Paul S, Sonneborn H, Philips D (1984) Adriamycin, cyclophosphamide, and etoposide (VP-16-213) in extensive-stage small cell lung cancer. Am J Clin Oncol (CCT) 7: 729-732

Matthews E, Plowman N (1984) Chemotherapy for bronchial carcinoma. In: Bates M (ed) Bronchial carcinoma. An integrated approach to diagnosis and management. Springer, Berlin Heidelberg New York Tokyo, pp 255-267

Matthews MJ (1976) Problem in morphology and behavior of brochopulmonary malignant disease. In: Chahinian AP (ed) Lung cancer. Academic Press, New York San Francisco London

Matthews MJ (1985) Pathology of Small Cell Lung Cancer. In: Spiro SG (ed) Small cell lung cancer. Clin Oncol 4/1. Saunders, London Philadelphia Toronto, pp 11-29

Matthews MJ, Gazada A, Ihde D, Cohen M, Bunn P, Minna J (1977) Small cell carcinoma of the lung: correlation of mophology with clinical response. Proc AACR-ASCO 18: 87-104

Matthews MJ, Rozencweig M, Staquet MJ, Minna JD, Muggia FM (1980) Long-term survivors with small cell carcinoma of the lung. Eur J Cancer 16: 527-531

Matthys H (1979a) Das Bronchialkarzinom. Ätiologie - Diagnose - Therapieplanung. Therapiewoche 29: 7144-7145

Matthys H (1979b) Epidemiologie und Risikofaktoren des Bronchialkarzinomes. Therapiewoche 29: 7146-7153

Matthys H (1982) Pneumologie. Springer, Berlin Heidelberg New York

Matthys H (1984) Interstitielle Lungenfibrosen, Pneumokoniosen und Lungensarkoidose. Therapiewoche 34: 1430-1438

Mayer JE, Ewing SL, Ophoren TJ, Sumner HW, Humphrey EW (1982) Influence of histological type on survival after curative resection of undifferentiated lung cancer. J Thorac Cardiovasc Surg 84: 641-648

McKneally M (1981) Das Albany-Projekt: Intrapleurales BCG beim Lungenkarzinom - Erfahrungen und Ergebnisse nach 4 Jahren Follow-up. In: Hamelmann H, Troidl H (Hrsg) Behandlung des Bronchialkarzinoms. Resignation oder neue Ansätze. Thieme, Stuttgart New York, S 154-161

Merkle NM, Pertzborn W, Zeidler D, Vogt-Moykopf I (1985) Chirurgische Therapie. In: Trendelenburg F (Hrsg) Tumoren der Atmungsorgane und des Mediastinums. B. Spezieller Teil. Springer, Berlin Heidelberg New York Tokyo (Handbuch der inneren Medizin, 5. Aufl, Bd 4, S 195-226)

Meyer JA (1984) Surgical resection as an adjunct to chemotherapy for small cell carcinoma of the lung. In: Bates M (ed) Bronchial carcinoma. An integrated approach to diagnosis and management. Springer, Berlin Heidelberg New York Tokyo, pp 177-195

Minna JD, Cuttita F, Rosen S (1981) Methods for the production of monclonal antibodies with specifity for human lung cancer cells. In Vitro 17: 1058-1064

Mitrou PS, Graubner M, Berdel WE, Mende S, Gropp C, Diehl V, Klippstein TH (1984) Cis-platinum (DDP) and VP 16-213 (etoposide) combination chemotherapy for advanced non-small cell lung cancer. A phase II clinical trial. Eur J Cancer Clin Oncol 20: 347-351

Mizell M, Correa P (eds) (1984) Lung cancer: Causes and prevention. Internat lung cancer update confer New Orleans, La, 1983. Verlag Chemie International, Weinheim

Monfardini S, Brunner K, Crowther D, Olive D (1979) Postgraduate courses on clinical cancer chemotherapy. UICC Tech Rep Ser 47

Morriston Davies H (1913) Recent advances in surgery of the lung and pleura. Br J Surg 1: 228-258

Mould RF, Williams RJ (1982) Survival of histologically proven carcinoma of the lung registered in the North West Thames Region, 1975-1979. Br J Cancer 46: 999-1003

Mountain CF (1977) Biology, physiology and technical determinants in surgical therapy for lung cancer. In: Strauss MJ (ed) Lung cancer. Grune & Stratton, New York

Mountain CF, Hermes KE (1979) Management implications of surgical staging studies. In: Muggia M, Rozencweig M (eds) Lung cancer: Progress in therapeutic research 11. Raven, New York, pp 233-242

Mountain CF, Carr DT, Anderson WAD (1974) A system for the clinical staging of lung cancer. AJR 120: 130-138

Mayer JE, Ewing StL, Ophoven JJ, Sumner HW, Humphrey EW (1982) Influence of histologic type on survival after curative resection for undifferentiated lung cancer. J Thorac Cardiovasc Surg 84: 641-648

Müller HA, Kaick G van, Schaaf J, Lüllig H, Vogt-Moykopf I, Delphendahl A (1981) Präoperatives Staging des Bronchialkarzinoms: Wertigkeit der Computertomographie im Vergleich zur konventionellen Radiologie. Fortschr Röntgenstr 134: 601-607

Müller KM (1976) Morphologie und Epidemiologie des Bronchialkarzinoms. Verh Dtsch Krebsge 1: 353-378

Müller KM (1979) Krebsvorstadien der Bronchialschleimhaut. Verh Dtsch Gesellsch Pathol (63. Tagung Stuttgart), S 112-132

Müller KM (1980 Problematik der histologischen Klassifikation des Bronchialkarzinoms. Onkologie 3: 127-132

Müller KM (1983) Bronchialkarzinom. In: Doerr W, Seifert G, Uehlinger E (Hrsg) Pathologie der Lunge. Springer, Berlin Heidelberg New York Tokyo (Spezielle pathologische Anatomie, Bd 16/II, S 1081-1189)

Müller KM (1984) Histological classification and histogenesis of lung cancer. Eur J Respir Dis 65: 4-19

Müller KM, Menne R (1985) Small cell carcinoma of the lung: pathological anatomy. In: Seeber S (ed) Small cell lung cancer. Recent Results Cancer Res 97. Springer, Berlin Heidelberg New York Tokyo, pp 11-24

Müller-Ruchholtz W (1981) Konzepte der Immuntherapie. In: Hamelmann H, Troidl H (Hrsg) Behandlung des Bronchialkarzinoms. Resignation oder neue Ansätze. Thieme, Stuttgart New York, S 150-156

Mulvihill JJ, Bale AE (1984) Ecogenetics of lung cancer: Genetic susceptibility in the etiology of lung cancer. In: Mizell M, Correa P (eds) Lung cancer: Causes and prevention. Internat lung cancer update confer New Orleans, La, 1983. Verlag Chemie International, Weinheim, pp 141-152

Nakhosteen JA, Lindemann L, Orth U, Heye M (1983) Bronchofiberskopische Katheter- und flexible Nadelsaugbiopsien beim extraluminalen und peripheren Lungenherd. Prax Klin Pneumol 37: 854-855

Naruke T, Suemasu K, Ishikawa S (1976) Surgical treatment for lung cancer with metastasis to mediastinal lymph nodes. J Thorac Cardiovasc Surg 71: 279-285

Naruke T, Suemasu K, Ishikawa S (1978) Lymph node mapping and curability at various levels of metastasis in resected lung cancer. J Thorac Cardiovasc Surg 6: 832-839

Niederle N, Schütte J (1985) Chemotherapeutic results in small cell lung cancer. In: Seeber S (ed) Small cell lung cancer. Recent Results Cancer Res 97. Springer, Berlin Heidelberg New York Tokyo, pp 127-145

Niederle N, Krischke W, Schulz U, Schmidt CG, Seeber S (1982) Untersuchungen zur kurzzeitigen Induktions- und zyklischen Erhaltungstherapie beim inoperablen kleinzelligen Bronchialkarzinom. Klin Wochenschr 60: 829-838

Niederle N, Schütte J, Krischke W, Seeber S, Schmidt CG (1984a) Vindesine/cisplatin chemotherapy in relapsed or premarily resistant small-cell carcinoma of the lung. Klin Wochenschr 62: 783-786

Niederle N, Schütte J, Schmidt CG, Seeber S (1984b) Treatment of recurrent small cell lung carcinoma with vindesine and cisplatin. Cancer Treat Rep 68: 791-792

Niell HB, Griffin JP, West WH, Neely CL (1984) Combination chemotherapy with mitomycin C, methotrexate, cisplatin, and vinblastine in the treatment of non-small cell lung cancer. Cancer 54: 1260-1263

Nou E (1984) The natural five-year course in bronchial carcinoma. Cancer 53: 2211-2216

Ochs RH, Katz AS, Edmunds LH, Epstein DM (1981) Peripheral lung carcinoma: The role of scars. Lab Invest 44: 48A-49A

Ochs RH, Katz TS, Edmunds LH, Miller CL, Epstein DM (1982) Prognosis of pulmonary scar carcinoma. J Thorac Cardiovasc Surg 84: 359-366

O'Donnell JF, Maurer LH, Forcier RJ, LeMarbre PA, Quinn BM, Stern R (1984) Intensive cytosine arabinoside therapy in small cell carcinoma of the lung. Am J Clin Oncol (CCT) 7: 415-418

Oeser H , unter Mitwirkung von Koeppe P (1979) Krebs: Schicksal oder Verschulden? Thieme, Stuttgart

Ojala A, Nikkanen VN, Paloheimo S, Palojoki A, Thölix E (1983) Combination chemotherapy in metastatic or recurrent non-small cell bronchogenic carcinoma. 5-year results. Strahlentherapie 159: 775-777

Otto H (1970) Die Atmungsorgane. In: Altmann HW, Büchner F, Cottier H et al. (Hrsg) Die Organe. Die Organstruktur als Grundlage der Organleistung und Organerkrankung III. Springer, Berlin Heidelberg New York (Handbuch der allgemeinen Pathologie, Bd 3/4, S 2-104)

Otto H (1977) Pathologie der Lunge. XII. Symposion der Internationalen Akademie für Pathologie (IAP), Deutsche Sektion e.V., Bonn 4.6. 1977

Oye RK, Shapiro MF (1984) Reporting results from chemotherapy trials. Does response make a difference in patient survival? JAMA 252: 2722-2725

Papac RJ, Pfenninger AS, Son YH (1983) Small cell carcinoma of bronchus: 1970-1980. A retrospective analysis. Am J Clin Oncol (CCT) 6: 437-444

Paris F, Tarazona V, Blasco E, Cantó A, Casilla M, Pastor J (1975) Mediastinoskopie in the surgical management of lung cancer. Thorax 30: 146-151

Pater JL, Loeb M (1982) Nonanatomic prognostic factors in carcinoma of the lung. Cancer 50: 326-331

Paulson DL, Reisch JS (1976) Long term survival after resection for carcinoma bronchogenic. Ann Surg 184: 324-332

Payne WS (1981) Frühentdeckung des Lungenkarzinoms - Ein Zwischenbericht. In: Hamelmann H, Troidl H (Hrsg) Behandlung des Bronchialkarzinoms. Resignation oder neue Ansätze. Thieme, Stuttgart New York, S 101-109

Pearl R (1929) Cancer and tuberculosis. Am J Hyg 9: 97-159

Pearse AGE (1977) Das diffuse endokrine (parakrine) System; Feyrter's Konzept und seine moderne Geschichte. Verh Dtsch Ges Pathol 61: 2-6

Pearson FG, De Larue NC, Ilves R, Todd FRJ, Cooper JD (1982) Significance of positive superior mediastinal nodes identified at mediastinoscopy in patients with resectable cancer of the lung. J Thorac Cardiovasc Surg 83: 1-11

Pedersen AG, Bork E, Østerlind K, Dombernowsky P, Hansen HH (1984) Phase II study of teniposide in small cell carcinoma of the lung. Cancer Treat Rep 68: 1289-1291

Percy C, Horm JW, Goffman TE (1984) Trends in histologic types of lung cancer, SEER, 1973-1981. In: Mizell M, Correa P (eds) Lung cancer: Causes and prevention. Internat lung cancer update confer New Orleans, La, 1983. Verlag Chemie International, Weinheim, pp 153-159

Peters RM (1977) Staging of lung cancer. Chest 71: 633-634

Peto R, Doll R (1984) Keynote address: The controll of lung cancer. In: Mizell M, Correa P (eds) Lung cancer: Causes and prevention. Internat lung cancer update confer New Orleans, La, 1983. Verlag Chemie International, Weinheim, pp 1-19

Pflanz M (1973) Allgemeine Epidemiologie. Aufgaben, Technik, Methoden. Thieme, Stuttgart

Pfreundschuh M, Schaadt M, Diehl V (1984) Internistische Therapie der Bronchialkarzinome. Therapiewoche 34: 4791-4798

Pichlmaier H (1984) Chirurgische Diagnostik und Therapie des Bronchialkarzinoms. Therapiewoche 34: 4801-4809

Pichlmaier H, Junginger T, Sommer B (1973) Das sogenannte inoperable Bronchialkarzinom. Dtsch Med Wochenschr 98: 347-350

Poehls Ch, Eckert H (1982) Die Stromareaktion beim Bronchialkarzinom. Z Erkr Atmungsorgane 159: 24-30

Porter LL, Johnson DH, Hainsworth JD, Hande KR, Greco FA (1985) Cisplatin and etoposide combination chemotherapy for refractory small cell carcinoma of the lung. Cancer Treat Rep 69: 479-481

Postmus PE, Hirschler-Schulte TJW, De Leij L, Poppema S, Elema JE, Edens ETh, Mesander G, Sluiter HJ, Hauw The T (1986) Diagnostic application of a monoclonal antibody against small cell lung cancer. Cancer 57: 60-63

Presant CA, Metter GE, Multhauf P, Bertrand M, Chang FF, Klein L, Rappaport D, Kendregan B, Mackie A (1984) Effects of amphotericin B with combination chemotherapy on response rates and on survival in nonsmall cell carcinoma of the lung. Cancer Treat Rep 68: 651-654

Preussler H (1981) Aktuelle histologische Klassifikation intrathorakaler Tumoren und deren Problematik. Prax Pneumol 35: 839-842

Pugath RD, Munn CS, Faling LJ (1984) Computed tomography of the lung, pleura and chest wall. Clin Chest Med 5: 265-280

Ramm B, Hofmann G (1976) Biomathematik und medizinische Statistik. Enke, Stuttgart

Reinila A, Dammert K (1974) An attempt to use the WHO typing in the histological classification of lung carcinomas. Acta Pathol Microbiol Scand [A] 82: 783-790

Remmele W (1984) Pathologie 1. Ein Lehr- und Nachschlagebuch. Springer, Berlin Heidelberg New York Tokyo

Reynolds RD, Pajak TF, Bernard PD, Greenberg BR, Shirley JH, Lucas RN, Hill RP, Schacht LR (1978) Lung cancer as a second primary. Cancer 42: 2287-2893

Rhomberg W (1980) Probleme der kumulativen Toxizität von Radiotherapie und zytostatischer Chemotherapie beim Bronchialkarzinom. Onkologie 3: 97-101

Rilke F, Carbone A, Clemente Cl, Pilotti S (1979) Surgical pathology of resectable lung cancer. In: Muggia F, Rozencweig M (eds) Lung cancer: Progress in therapeutic research. Raven, New York, pp 129-142

Robert F, Omura GA, Birch R, Krauss S, Oldham R (1984) Randomized Phase III comparison of three doxorubicin-based chemotherapy regimens in advanced nonsmall cell lung cancer: A Southeastern Cancer Study Group Trial. J Clin Oncol 2: 391-395

Rosenblatt MB, Lisa JR, Collier F (1967) Criteria for the histologic diagnosis of bronchogenic carcinoma. Dis Chest 51: 587-595

Rosenow EC, Carr DT (1979) Bronchogenic carcinoma. Cancer-A 29: 233-245

Rössle H (1943) Die Narbenkrebse der Lungen. Schweiz Med Wochenschr 73: 1200-1209

Rothschild H, Buechner H, Welsh R, Vial L, Weinberg R (1982) Histologic typing of lung cancer in Louisiana. Cancer 49: 1874-1877

Rotter W (1980) Lehrbuch der Pathologie, Bd III. Schattauer, Stuttgart New York

Rubin P (1966) Current cancer concepts - comment. JAMA 195: 160

Rubin R (1982) Fibrosierende Alveolitiden (interstitielle Pneumonien). Prax Pneumol 36: 108-112

Rubinstein J, Baum GL, Kalter Y, Pauzner Y, Lieberman Y, Bubis JJ (1979) Resectional surgery in the treatment of primary carcinoma of the lung with mediastinal lymph node metastases. Thorax 34: 33-35

Ruckdeschel JC, Finkelstein DM, Mason BA, Creech RH (1985) Chemotherapy for metastatic non-small-cell bronchogenic carcinoma: EST 2575, Generation V-A randomized comparison of four cisplatin-containing regimens. J Clin Oncol 3: 72-79

Rühle KH (1979) Pneumologisch-internistische Diagnostik des Bronchialkarzinoms. Therapiewoche 29: 7186-7197

Russell B (1953) Vorwort zu: Themerson S (1953; engl. Originalfassung) Professor Mmaa's Vorlesung. Deutscher Taschenbuch Verlag, München, S 9-10

Sack H (1984) Die Strahlenbehandlung des nicht-kleinzelligen Bronchialkarzinoms. Therapiewoche 34: 4810-4814

Salzer G (1951) Vorschlag einer Einteilung des Bronchuskarzinoms nach pathologisch-anatomischen Gesichtspunkten. Wiener Med Wochenschr 101: 102-103

Salzer G (1967) Klinische Überlegungen zur Histologie des Bronchialkarzinomes. Das Fiasko der Klassifizierung. Thoraxchirurgie 15: 121-124

Salzer G (1971) Die Problematik der histologischen Klassifizierung des Bronchuskarzinoms. Thoraxchirurgie 19: 423-426

Salzer G, Wenzl M, Jenny R, Stangl A (1952) Das Bronchialkarzinom. Springer, Wien

Sanner T, Kotlar HK, Eker P (1980) Immune responses in lung cancer patients measured by a modified leukocyte adherence inhibition test using serum. Cancer Lett 8: 283-290

Sauer R (1982) Indikationen zur Strahlentherapie des Bronchialkarzinoms. Med Welt 33: 311-313

Sauer H, Drings P, Schalhorn A, Wilmanns W (4/1982) Ineffektivität von hochdosiertem Methotrexat bei Patienten mit kleinzelligem Bronchialkarzinom. Onkologie 5: 174-177

Saunders MI, Bennett MH, Dische S, Anderson PJ (1984) Primary tumour control after radiotherapie for carcinome of the bronchus. Int J Radiol Oncol Biol Phys 10: 499-501

Schaefer H, Blohmke M (1972) Sozialmedizin. Thieme, Stuttgart

Schenck U (1980) Zur Realisierbarkeit effektiver Früherkennungsuntersuchungen des Bronchialkarzinoms. MMW 122: 1246-1248

Schirrmacher V (1984) Eigenschaften von Tumorzellen als Voraussetzung der Metastasierung: Untersuchungen zum metastatischen Phänotyp. Verh Dtsch Ges Pathol 68: 12-17

Schmähl D (1970) Enstehung, Wachstum und Chemotherapie maligner Tumoren. Cantor, Aulendorf, S 1-419

Schmidt F (1982) Forced smoking and cancer. In: Georgii A (Hrsg) Solide Tumoren und Metastasierung. 15. Dtsch Krebskongr München 1980. Fischer, Stuttgart New York (Verhandlungen der Deutschen Krebsgesellschaft, Bd 3, S 645)

Schnabel K, Vogt-Moykopf I, Berberich W, Abel U (1983) Vergleich einer Neutronen- mit einer Protonenbestrahlung des Bronchialkarzinoms. Strahlentherapie 159: 458-464

Schöttler J (1986) Die lymphogene Propagation des Bronchialkarzinomes. Inauguraldissertation Universität Heidelberg

Schubert GE (1975) Pathologie des Bronchialkarzinoms. Klassifizierung nach den WHO-Richtlinien. Therapiewoche 37: 5080-5086

Schüle-Hein K, Röttinger EM, Sack H (1980) Die Indikation zur Strahlentherapie bei der Behandlung des Bronchialkarzinoms. MMW 122: 1252-1255

Schulz V (1981) Chemotherapie des Bronchialkarzinoms. Prax Pneumol 35: 877-888

Sculier JP, Klastersky J (1984) Progress in chemotherapy of non-small cell lung cancer. Eur J Cancer Clin Oncol 20: 1329-1333

Seeber S (1981a) Chemotherapie des Bronchialkarzinoms. Therapiewoche 31: 6484-6490

Seeber S (1981b) Pro-contra: Kleinzelliges Bronchialkarzinom - Operation oder Chemotherapie als primäre Behandlung: Argumente für eine primäre Chemotherapie. Internist (Berlin) 22: 653-655

Seeber S (ed) (1985) Small cell lung cancer. Springer, Berlin Heidelberg New York Tokyo

Seifert G (1983) Zur Pathomorphologie der hämatogenen Metastasierung. Pathologe 4: 194-203

Selawy OS, Hansen HH (1973) Lung cancer. In: Holland JF, Frei E, III (eds) Cancer medicine. Lea & Febiger, Philadelphia, pp 1473-1518

Senning A, Geroulanos S, Brouz G, Hadel T, Schönbeck H (1980) Resultate nach erweiterten Lungeneingriffen wegen Bronchuskarzinoms. Helv Chir Acta 47: 61-65

Sherman DM, Neptune W, Weichselbaum R, Order SE, Piro AJ (1978) An aggressive approach to marginarly resectable lung cancer. Cancer 41: 2040-2045

Shields TW (1976) Thoughts concerning the management of patients with carcinoma of the lung. In: Williams TE et al (eds) Perspectives in lung cancer. Frederik E. Jones Memorial Symposium in Thoracic Surgery, Columbus, Ohiho, pp 82-93 (Karger, Basel 1977)

Shields TW (1980) Classification and prognosis of surgically treated patients with bronchial carcinome. Analysis of „VASOG" studies. Int J Radiat Oncol Biol Phys 6: 1021-1027

Shields TW, Higgins GA, Keehn RJ (1972) Factors influencing survival after resection for bronchial carcinoma. J Thorac Cardiovasc Surg 64: 391-399

Shields TW, Yee J, Conn JH, Robinette CD (1975) Relationship of cell type and lymph node metastasis to survival after resection of bronchial carcinoma. Ann Thorac Surg 20: 501-510

Shields TW, Humphrey EW, Matthews M, Eastridge CE, Keehn RJ (1980) Pathological stage grouping of patients with resected carcinoma of the lung. J Thorac Cardiovasc Surg 80: 400-405

Shy CM (1984) Air pollution and lung cancer. In: Mizell M, Correa P (eds) Lung cancer: Causes and prevention. Internat lung cancer update confer New Orleans, La, 1983. Verlag Chemie International, Weinheim, pp 65-72

Sierocki JS, Hilaris BS, Hopfan S, Martini N, Barton D, Golbey RB, Wittes RE (1979) Cis-Dichlorodiammineplatinum(II) and VP-16-213: An active induction regimen for small cell carcinoma of the lung. Cancer Treat Rep 63: 1593-1597

Singh G, Katyal SL, Torikata C (1981) Carcinoma of typ II pneumocytes: Immunodiagnosis of a subtype of 'bronchioloalveolar carcinomas'. Am J Pathol 102: 195-208

Slack NH (1970 stard (HN_2) as a surgical adjuvant and factors influencing survival. Cancer 25: 987-1002

Smart J (1966) Can lung cancer be cured by irradiation alone? JAMA 195: 1034-1035

Smith RA (1981) Evaluation of the long-term results of surgery for bronchial carcinoma. J Thorac Cardiovasc Surg 82: 325-333

Smith SR, Hooper RG, Beechler CR, Whitcomb MF (1982) Indications for mediastinal lymph node evaluation. Chest 81: 599-604

Smyth JF, Gregor A (1984) Management of small cell cancer: Intensive chemotherapy. In: Duncan W (ed) Lung cancer. Recent Results Cancer Res 92. Springer, Berlin Heidelberg New York Tokyo, pp 58-64

Sobin LH (1979) The WHO histological classification of lung tumors. In: Muggia F, Rozencweig M (eds) Lung Cancer: Progress in therapeutic research. Raven, New York, pp 83-86

Sobin LH (1982) The World Health Organization's histological classification of lung tumors: A comparison of the first and second editions. Cancer Detect Prev 5: 391-406

Sommerwerck D, Ziolko-Lange K (1981) Präoperative krankengymnastische Übungsbehandlung - eine Möglichkeit zur Minderung des Operationsrisikos bei der operativen Behandlung des Bronchialkarzinomes. Prax Pneumol 35: 911-914

Soorae AS, Smith RA (1977) Tumor size as a prognostic factor after resection of lung carcinoma. Thorax 32: 19-25

Soorae AS, Stevenson HM (1979) Survival with residual tumour on bronchial margin after resection for bronchogenic carcinoma. J Thorac Cardiovasc Surg 78: 175-180

Souhami RL, Spiro SG, Tobias JS, Geddes DM (1982) Combination chemotherapy and radiotherapy in small cell carcinoma of the bronchus. 3rd World conference on lung cancer, Tokyo (Abstr 213)

Soukop M (1984) Management of non-small-cell-cancer. In: Duncan W (ed) Lung cancer. Recent Results Cancer Res 92. Springer, Berlin Heidelberg New York Tokyo, pp 79-88

Spencer H (1977) Pathology of the lung (excluding pulmonary tuberculosis), 3rd edn, 2 vols. Pergamon, Oxford New York Toronto Sydney Paris Frankfurt

Spiessl B, Hermanek P, Scheibe O, Wagner G (1982) International Union against Cancer (UICC). TNM-Atlas. Illustrated guide to the classification of malignant tumours. Springer, Berlin Heidelberg New York

Spiessl B, Hermanek P, Scheibe O, Wagner G (1985) International Union against Cancer (UICC). TNM-Atlas. Illustrated guide to the TNM/pTNM-classification of malignant tumours, 2. Aufl. Springer, Berlin Heidelberg New York Tokyo

Spiro SG (1984) Diagnosis and staging. In: Duncan W (ed) Lung cancer. Recent Results Cancer Res 92. Springer, Berlin Heidelberg New York Tokyo, pp 16-29

Spiro SG (ed) (1985) Small cell lung cancer. Clin Oncol 4/1. Saunders, London Philadelphia Toronto

Sprenger E (1981) Möglichkeiten und Grenzen des Zytopathologen bei der Diagnostik von Lungentumoren. In: Hamelmann H, Troidl H (Hrsg) Behandlung des Bronchialkarzinoms. Resignation oder neue Ansätze. Thieme, Stuttgart New York, S 34-37

Stack BHR (1984) The immunology of bronchial carcinoma. In: Bates M (ed) Bronchial carcinoma. An integrated approach to diagnosis and management. Springer, Berlin Heidelberg New York Tokyo, pp 205-223

Steele RH (1983) Lung tumors: A personal review. Diagn Histopathol 6: 119-169

Stegmüller K (1986) Die heterogene morphologische Manifestation des Bronchialkarzinomes und die histologischen Einflußfaktoren der Prognose. Inauguraldissertation Universität Heidelberg

Tanneberger S (1985) Übersicht. Antineoplastische Chemotherapie beim Bronchialkarzinom. Arch Geschwulstforsch 55: 63-71

Tao LC, Weisbrod G, Ritcey EL, Ilves R (1984) False „falsepositive" results in diagnostic cytology. Acta Cytol (Baltimore) 28: 450-456

Tateishi R, Horai T, Hattori S (1978) Demonstration of argyrophie granules in small cell carcinoma of the lung. Virchows Arch [A] 377: 203-210

Taylor WF, Fontana RS, Uhlenhopp MA, Davis CS (1981) Some results of screening for early lung cancer. Cancer 47: 1114-1120

Teppo L (1984) Lung cancer in Scandinavia: Time trends and smoking habits. In: Mizell M, Correa P (eds) Lung cancer: Causes and prevention. Internat lung cancer update confer New Orleans, La, 1983. Verlag Chemie International, Weinheim, pp 21-31

Thermann M, Troidl H, Schliebs G, Hamelmann H (1981) Die Aussagekraft retro- und prospektiver Datenerfassung am Beispiel einer Bronchialkarzinomstudie. In: Hamelmann H, Troidl H (Hrsg) Behandlung des Bronchialkarzinoms. Resignation oder neue Ansätze. Thieme, Stuttgart New York, S 110-116

Thermann M, Poser H, Müller-Hermelink KH, Troidl H (1984) Evaluation of tomography and mediastinoscopy for the detection of mediastinal lymph node metastases. Ann Thorac Surg 37: 443-447

Thomas C (1984) Die pathologisch-anatomische Tumordiagnose. Dtsch Ärztebl 81: 197-198

Thomsen P (1978) Überlebenschancen beim ökonomisch resezierten Karzinom der Lunge anhand von 88 Fällen des Krankenhauses Großhansdorf in den Jahren 1967-1972. Prax Pneumol 32: 665-675

Timothy AR (1984) The role of radiotherapy in carcinoma of the bronchus. In: Bates M (ed) Bronchial carcinoma. An integrated approach to diagnosis and management. Springer, Berlin Heidelberg New York Tokyo, pp 231-254

Timothy AR, Calman FMB, Bateman NT, Farebrother M, Slevin ML, Bellamy D, Rubens RD, Costello J (1985) Single-dose etoposide in combination with vincristine and doxorubicin in the treatment of smallcell lung cancer (SCLC). Semin Oncol 12 [Suppl] 2: 45-47

Tischler AS (1978) Small cell carcinoma of the lung: Cellular origin and relationship to other neoplasms. Semin Oncol 5: 244-252

Toomes H (1984) Lokale Immunstimulation bei operiertem nicht-kleinzelligem Bronchialkarzinom. Dtsch Med Wochenschr 109: 935-940

Toomes H, Delphendahl A, Manke H-G, Vogt-Moykopf I (1983 a) The coin lesion of the lung. Cancer 51: 534-537

Toomes H, Vogt-Moykopf I, Ahrendt J (1983 b) Decortication of the lung. J Thorac Cardiovasc Surg 31: 338-341

Tosi P, Luzi P, Leoncini L, Miracco C, Gambacorta M, Grossi A (1981) Bronchogenic carcinoma: Survival after surgical treatment according to stage, histologic type and immunomorphologic changes in regional lymph nodes. Cancer 48: 2288-2295

Trendelenburg F (Hrsg) (1985 a) Tumoren der Atmungsorgane und des Mediastinums, A. Allgemeiner Teil. Springer, Berlin Heidelberg New York Tokyo (Handbuch der inneren Medizin, 5. Aufl, Bd 4/4)

Trendelenburg F (Hrsg) (1985 b) Tumoren der Atmungsorgane und des Mediastinums, B. Spezieller Teil. Springer, Berlin Heidelberg New York Tokyo (Handbuch der inneren Medizin, 5. Aufl, Bd 4/4)

Trendelenburg F, Eich F (1985) Primärprävention des Bronchialkarzinoms. In: Trendelenburg F (Hrsg) Tumoren der Atmungsorgane und des Mediastinums, B. Spezieller Teil. Springer, Berlin Heidelberg New York Tokyo (Handbuch der inneren Medizin, 5. Aufl, Bd 4/4, S 432-455)

Troidl H, Hata E, Thermann M (1979) Kontroverse Standpunkte in Diagnostik und Therapie des Bronchialkarzinoms. In: Hamelmann H, Troidl H (Hrsg) Behandlung des Bronchialkarzinoms. Resignation oder neue Ansätze. Thieme, Stuttgart New York 1981, S 1-12

Trovo MG, Tirelli U, De Paoli A, Franchin G, Roncadin M, Magri M, Galligioni E (1982) Combined radiotherapy and chemotherapy with cyclophosphamide, adriamycin, methotrexate, CAMP, in 64 consecutive patients with epidermoid bronchogenic carcinoma. Int J Radiat Oncol Biol Phys 8: 1051-1054

Tummarello D, Porfiri E, Cellerino R (1983) Moderate chemo-radiotherapy in non-small cell lung cancer: Results in 21 patients with advanced disease and low performance status. Tumori 70: 81-84

Ulrich B, Ammedick U, Berndt V, Huth F, Irlich G, Konrad RM, Schwind P (1972) Ausdehnung mediastinalen Lymphknotenbefalls beim Bronchialkarzinom in Abhängigkeit von Tumorlokalisation und Tumorart und ihre Bedeutung für die Überlebensrate. Thoraxchirurgie 20: 407-410

Valdivieso M, Burgess MA, Ewer MS, Mackay B, Wallace S, Benjamin RS, Ali MK, Bodey GP, Freireich EJ (1984 a) Increased therapeutic index of weekly doxorubicin in the therapy of non-small cell lung cancer: A prospective, randomized study. J Clin Oncol 2: 207-214

Valdivieso M, Umsawasdi T, Spitzer G, Chiuten DF, Booser DJ, Dhingra HM, Bodey GP (1984 b) Phase II clinical evaluation of dihydroxyanthracenedione in patients with advanced lung cancer. Am J Clin Oncol (CCT) 7: 241-244

Veraguth P (1983) Wann sollen Bronchialkarzinome bestrahlt werden? Praxis 72: 442-447

Veronesi A, Zagonel V, Santarossa M, Tirelli U, Galligioni E, Trovo' MG, Tumolo S, Grigoletto E (1983) Cis-platinum and etoposide combination chemotherapy of advanced non-oat cell bronchogenic carcinoma. Cancer Chemother Pharmacol 11: 35-37

Vincent RG, Pickren JW, Lane WW, Bross I, Takita H, Houten L, Gutierrez AC, Rzepka Th (1977) The changing histopathology of lung cancer. Cancer 39: 1647-1655

Vogl SE, Berenzweig M, Camacho F, Greenwald E, Kaplan BH (1982) Efficacy study of intensive cis-platin therapy in advanced non-small cell bronchogenic carcinoma. Cancer 50: 24-26

Vogt-Moykopf I, Zeidler D (1977) Chirurgische Therapie des Bronchialkarzinoms. Hippokrates, Stuttgart (Fortbildung in Thoraxkrankheiten, Bd 8)

Vogt-Moykopf I, Lüllig H, Toomes H (1980) Operativer Stand und Möglichkeiten beim Bronchialkarzinom. Onkologie 3: 112-119

Vogt-Moykopf I, Abel U, Heinrich S, Toomes H, Wesch H (1981 a) Organsparende Operationsverfahren beim Bronchialkarzinom. Ergebnisse (Kongreßbericht). Langenbecks Arch Chir 355: 117-122

Vogt-Moykopf I, Lüllig H, Heinrich S (1981 b) Diagnostik und operative Therapie des Bronchialkarzinoms. Kassenarzt 21: 3986-3997

Vogt-Moykopf I, Toomes H, Manke H-G (1983) Klinische Forschung in der Lungenchirurgie. Chirurg 54: 196-202

Volm M, Drings P, Mattern J, Sonka J, Vogt-Moykopf I, Wayss K (1985 a) Prognostic significance of DNA patterns and resistance-predictive tests in non-small cell lung carcinoma. Cancer 56: 1396-1403

Volm M, Mattern J, Sonka J, Vogt-Schaden M, Wayss K (1985 b) DNA distribution in non-small-cell lung carcinomas and its relationship to clinical behavior. Cytometry 6: 348-356

Wacha H, März E, Ungeheuer E (1979) Nimmt das primäre Narbenkarzinom in der Chirurgie des Lungenkrebses eine Sonderstellung ein? Langenbecks Arch Chir 350: 65-70

Wang NS, Seemayer TA, Ahmed MN, Knaack J (1976) Giant cell carcinoma of the lung, a light and electron microscopy study. Hum Pathol 7: 3-16

Wang-Peng JW, Bunn PA, Kao-Shan CS, Carney DN, Gazdar AF, Minna JD (1982) Specific chromosome defect associated with human small cell lung cancer: Deletion 3 p (14-23). Science 215: 181-182

Wannenmacher M, Slanina J (1979) Strahlentherapie des Bronchialkarzinoms. Therapiewoche 29: 7225-7239

Wassner UJ, Timm J (1981) Krebs in der Lunge - eine Bestandsaufnahme. Chirurg 51: 219-224

Wassner UJ, Zastrow F (1982) Lebenserwartung nach Lungenkrebsresektion. Lebensversicherungsmed 8: 185-187

Waterhouse JAH (1974) Cancer handbook of epidemiology and prognosis. Churchill Livingstone, Edinburgh London

Waxmann AD, Julien PJ, Brachmann MB, Tanasescu DE, Ramanne L, Birnbaum F (1984) Gallium scintigraphy in bronchogenic carcinome. The effect of tumor location on sensitivity and specifity. Chest 86: 178-183

Weber E (1967) Grundriß der biologischen Statistik. Anwendungen der mathematischen Statistik in Naturwissenschaft und Technik, 6. Aufl. Fischer, Stuttgart

Weber J, Anstett F, Ermisch K, Dörfel G (1980) Analyse und Entwicklungstendenzen in der Chirurgie des Bronchialkarzinoms. Zentralbl Chir 105: 881-885

Weiss W (1980) The cigarette factor in lung cancer due to chloromethyl ethers. J Occup Med 22: 527-529

Weiss W (1984) Implications of tumor growth rate for the natural history of lung cancer. J Occup Med 26: 345-352

Weiss W, Gillick JS (1977) The metastatic spread of bronchogenic carcinoma in relation to the interval between resection and death. Chest 71: 725-799

Weiss W, Boucot KR, Cooper DA (1968) Survival of men with peripheral lung cancer in relation to histologic characteristics and growth rate. Am Rev Respir Dis 98: 75-86

Weiss W, Boucot KR, Cooper DA (1970) The histopathology of bronchogenic carcinoma and its relation to growth rate, metastasis and prognosis. Cancer 26: 965-970

Weiss W, Moser RL, Auerbach O (1979) Lung cancer in chloromethyl ether workers. Am Rev Respir Dis 120: 1031-1037

Wellons HA, Johnson G, Benson WR, Pate D, Wilcox BR, Peters RM (1968) Prognostic factors in malignant tumors of the lung. Ann Thorac Surg 5: 228-235

Wenisch JC, Lulay M (1980) Lymphogenous spread of an intravascular bronchioalveolar tumor. Virchows Arch [A] 387: 117-123

Wilde J, Dürschmied H (1985) Prognose. In: Trendelenburg F (Hrsg) Tumoren der Atmungsorgane und des Mediastinums, B. Spezieller Teil. Springer, Berlin Heidelberg New York Tokyo (Handbuch der inneren Medizin, 5. Aufl, Bd 4/4, S 176-194)

Wils JA, Utama I, Naus A, Verschueren TA (1984) Phase II randomized trial of radiotherapy alone vs the sequential use of chemotherapy and radiotherapy in Stage III non-small cell lung cancer. Phase II trial of chemotherapy alone in stage IV non-small cell lung cancer. Eur J Cancer Clin Oncol 20: 911-914

Windheim K von (1978) Sind gewebserhaltende Resektionsverfahren bei broncho-pulmonalen Krebserkrankungen vertretbar? Thoraxchirurgie 26: 304-305

Wingert F (Bearb) (1984 a) Systematisierte Nomenklatur der Medizin: SNOMED. Bd I: Numerischer Index, Bd II: Alphabetischer Index. Springer, Berlin Heidelberg New York Tokyo

Wingert F (1984 b) SNOMED manual. Springer, Berlin Heidelberg New York Tokyo

Wossidlo H, Thalmann U, Liebig S, Gabler A (1981) Histopathologische Aspekte des Lungenkarzinoms bei jungen Erwachsenen. Prax Pneumol 35: 737-741

Wrbka E (1978) Metastasenlunge, Zehnjahresbericht aus einer Lungenabteilung. Wien Med Wochenschr 18: 606-608

Wrbka E (1980) Übersicht über 198 maligne pulmonale Erkrankungen im Jahre 1975. Wien Med Wochenschr 12: 436-439

Wright NL (1984) Role of surgery. In: Duncan W (ed) Lung cancer. Recent Results Cancer Res 92. Springer, Berlin Heidelberg New York Tokyo, pp 89-98

Yarbro JW (1981) Lung cancer: Multimodal approach. Front Radiat Ther Oncol 15: 109-120

Yashar J, Yashar JY (1975) Factors affecting long-term survival of patients with bronchogenic carcinoma. Am J Surg 129: 386-393
Yesner R (1973) Observer variability and reliability in lung cancer diagnosis. Cancer Chemother Rep 3: 55-57
Yesner R (1976) Spectrum of lung cancer histopathology. Proc 3rd Int Symp Detection and Prevention of Cancer, New York
Yesner R, Gerstl B, Auerbach O (1965) Application of the World Health Organization classification of lung carcinoma to biopsy material. Ann Thorac Surg 1: 33-49
Zeidler D (1981) Die erweiterte Resektion beim Bronchialkarzinom. In: Hamelmann H, Troidl H (Hrsg) Behandlung des Bronchialkarzinoms. Resignation oder neue Ansätze. Thieme, Stuttgart New York, S 133-149
Zeidler D, Linder F (1973) Das Bronchialkarzinom. Dtsch Med Wochenschr 98: 1099-1104
Zeller WJ, Schmähl D (1985) Etiology of small cell lung carcinoma. In: Seeber S (ed) Small cell lung cancer. Recent Results Cancer Res 97. Springer, Berlin Heidelberg New York Tokyo, pp 1-10

Schriften ohne Autorenangaben

Die bösartigen Tumoren von Lunge, Pleura und Thymus (1985) Empfehlungen für eine standardisierte Diagnostik, Therapie und Nachsorge (Autorenkollektiv im Anhang angegeben). Tumorzentrum Heidelberg/Mannheim (Onkologischer Arbeitskreis Heidelberg/Mannheim)
Das Bronchial-Karzinom (1979) Empfehlungen für eine standardisierte Diagostik, Therapie und Nachsorge. Tumorzentrum Heidelberg/Mannheim
International Union Against Cancer (UICC) (1976) TNM-Klassifikation der malignen Tumoren und Allgemeine Regeln zur Anwendung des TNM-Systems, 2. Aufl. Springer, Berlin Heidelberg New York
International Union Against Cancer (UICC) (1079) TNM-Klassifikation der malignen Tumoren, 3. Aufl. Springer, Berlin Heidelberg New York
International Union Against Cancer (UICC) (1982) TNM-Atlas. Illustrated guide to the TNM/pTNM-classification of malignant tumours. 1st edn. 2nd edn. 1985. Springer, Berlin Heidelberg New York
Die Klassifizierung der malignen Tumoren nach dem TNM-System (1970) Springer, Berlin Heidelberg New York
Praxis der Krebsbehandlung in der Chirurgie (1974) Empfehlung der Deutschen Gesellschaft für Chirurgie. Thoraxchirurgie 26: 381-384

Sachverzeichnis